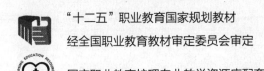

"十二五"职业教育国家规划教材

经全国职业教育教材审定委员会审定

国家职业教育护理专业教学资源库配套教材

ZHENGCHANG RENTI GONGNENG

正常人体功能

主编 彭 波 李洪润

高等教育出版社·北京

内容提要

本书为"十二五"职业教育国家规划教材,亦是国家职业教育护理专业教学资源库配套教材。

本书融合了传统"生理学"和"生物化学"等教材的基本内容,以人体为研究对象,主要内容包括正常人体的化学组成、化学变化规律;正常人体的细胞、组织、器官、系统等组成成分及各种生命现象的基本活动规律及代谢机制;不同细胞、组织、器官、系统之间的关系及相互作用;正常人体遗传信息的传递及表达等。

本书可作为三年制高职高专护理专业学生的教学用书,也可作为在职护理人员及其他医务人员的参考用书。

图书在版编目(CIP)数据

正常人体功能/彭波,李洪润主编. --北京:高等教育出版社,2014.12

ISBN 978-7-04-041178-2

Ⅰ.①正… Ⅱ.①彭…②李… Ⅲ.①人体生理学-高等职业教育-教材 Ⅳ.①R33

中国版本图书馆 CIP 数据核字(2014)第 260417 号

策划编辑 夏 宇　　责任编辑 夏 宇　　封面设计 杨立新　　责任印制 刘思涵

出版发行	高等教育出版社	咨询电话	400-810-0598
社　　址	北京市西城区德外大街 4 号	网　　址	http://www.hep.edu.cn
邮政编码	100120		http://www.hep.com.cn
印　　刷	北京人卫印刷厂	网上订购	http://www.landraco.com
开　　本	787mm×1092mm　1/16		http://www.landraco.com.cn
印　　张	26.25	版　　次	2014 年 12 月第 1 版
字　　数	540 千字	印　　次	2014 年 12 月第 1 次印刷
购书热线	010-58581118	定　　价	42.00 元

本书如有缺页、倒页、脱页等质量问题,请到所购图书销售部门联系调换

版权所有　侵权必究

物料号 41178-00

《正常人体功能》编写人员

主　审

田国华

主　编

彭　波　李洪润

副主编

罗婉妹　冯润荷　邓祖国

编　者（按姓氏笔画排序）

邓祖国　黔南民族医学高等专科学校

田培燕　黔南民族医学高等专科学校

冯润荷　天津医学高等专科学校

吕　昕　黑龙江护理高等专科学校

孙厚良　重庆三峡医药高等专科学校

杜广才　山东医学高等专科学校

李洪润　淄博职业学院

何国产　金华职业技术学院

宋世卿　重庆医药高等专科学校

陈慧勤　泉州医学高等专科学校

罗婉妹　泉州医学高等专科学校

赵　霞　黑龙江护理高等专科学校

黄　敏　武汉大学医学职业技术学院

黄霞丽　襄阳职业技术学院

彭　波　黑龙江护理高等专科学校

国家职业教育护理专业教学资源库建设参与院校

（按首字笔画排序）

上海医药高等专科学校	大庆医学高等专科学校
山东医学高等专科学校	广西卫生职业技术学院
天津医学高等专科学校	长春医学高等专科学校
四川中医药高等专科学校	乐山职业技术学院
宁波卫生职业技术学院	永州职业技术学院
江西护理职业技术学院	江苏建康职业学院
安徽医学高等专科学校	苏州卫生职业技术学院
沧州医学高等专科学校	武汉大学医学职业技术学院
昌吉卫生学校	金华职业技术学院
贵阳护理职业学院	重庆三峡医药高等专科学校
重庆医药高等专科学校	泉州医学高等专科学校
济南护理职业学院	泰州职业技术学院
盐城卫生职业技术学院	聊城职业技术学院
廊坊卫生职业学院	商丘医学高等专科学校
淄博职业学院	雅安职业技术学院
黑龙江护理高等专科学校	湖北职业技术学院
滨州职业学院	福建卫生职业技术学院
漯河医学高等专科学校	漳州卫生职业学院
黔南民族医学高等专科学校	襄阳职业技术学院

出版说明

教材是教学过程的重要载体,加强教材建设是深化职业教育教学改革的有效途径,推进人才培养模式改革的重要条件,也是推动中高职协调发展的基础性工程,对促进现代职业教育体系建设,切实提高职业教育人才培养质量具有十分重要的作用。

为了认真贯彻《教育部关于"十二五"职业教育教材建设的若干意见》(教职成〔2012〕9号),2012年12月,教育部职业教育与成人教育司启动了"十二五"职业教育国家规划教材(高等职业教育部分)的选题立项工作。作为全国最大的职业教育教材出版基地,我社按照"统筹规划,优化结构,锤炼精品,鼓励创新"的原则,完成了立项选题的论证遴选与申报工作。在教育部职业教育与成人教育司随后组织的选题评审中,由我社申报的1 338种选题被确定为"十二五"职业教育国家规划教材立项选题。现在,这批选题相继完成了编写工作,并由全国职业教育教材审定委员会审定通过后,陆续出版。

这批规划教材中,部分为修订版,其前身多为普通高等教育"十一五"国家级规划教材(高职高专)或普通高等教育"十五"国家级规划教材(高职高专),在高等职业教育教学改革进程中不断吐故纳新,在长期的教学实践中接受检验并修改完善,是"锤炼精品"的基础与传承创新的硕果;部分为新编教材,反映了近年来高职院校教学内容与课程体系改革的成果,并对接新的职业标准和新的产业需求,反映新知识、新技术、新工艺和新方法,具有鲜明的时代特色和职教特色。无论是修订版,还是新编版,我社都将发挥自身在数字化教学资源建设方面的优势,为规划教材开发配备数字化教学资源,实现教材的一体化服务。

这批规划教材立项之时,也是国家职业教育专业教学资源库建设项目及国家精品资源共享课建设项目深入开展之际,而专业、课程、教材之间的紧密联系,无疑为融通教改项目、整合优质资源、打造精品力作奠定了基础。我社作为国家专业教学资源库平台建设和资源运营机构及国家精品开放课程项目组织实施单位,将建设成果以系列教材的形式成功申报立项,并在审定通过后陆续推出。这两个系列的规划教材,具有作者队伍强大、教改基础深厚、示范效应显著、配套资源丰富、纸质教材与在线资源一体化设计的鲜明特点,将是职业教育信息化条件下,扩展教学手段和范围,推动教学方式方法变革的重要媒介与典型代表。

教学改革无止境,精品教材永追求。我社将在今后一到两年内,集中优势力量，全力以赴，出版好、推广好这批规划教材，力促优质教材进校园、精品资源进课堂，从而更好地服务于高等职业教育教学改革，更好地服务于现代职教体系建设，更好地服务于青年成才。

高等教育出版社

2014 年 7 月

序

　　为了更好地贯彻《国家中长期教育改革和发展规划纲要(2010—2020年)》关于"大力发展职业教育"的精神,根据《关于全面提高高等职业教育教学质量的若干意见》(教高〔2006〕16号)中"不断推进教学资源的共建共享"的要求,来自全国示范性高职院校、骨干高职院校等30余所高职高专院校的护理专业带头人及这些院校所在地的护理行业专家共同组成建设团队,自2010年起开展国家职业教育护理专业教学资源库建设。在护理专业教学资源库建设初具规模之际,全国高职高专医药类专业教学资源建设专家委员会共同携手,以多种形式积极推广资源库建设成果,不断扩大资源库项目影响力,深入发掘资源库的内在价值,有力地促进护理专业的教学改革和教学模式转变。而建设教学资源库配套教材,即是此项工作的关键一环。现在,我们欣喜地看到,在专家委员会强有力的规划指导和整体部署下,在高等教育出版社的统筹组织下,经过所有编者的不懈努力,"国家职业教育护理专业教学资源库配套教材"即将完成。

　　根据高职高专院校护理专业教学的实际需要,专家委员会在资源库建设的课程体系框架和强大项目团队的基础上,为本套教材总计规划了33种选题,遴选了62位主编,最终由38所院校分别牵头,400余位来自院校的专业骨干教师和来自医疗单位的资深行业人士作为编者,共同完成了全套教材的编写。

　　本套教材的建设理念与护理专业教学资源库建设一脉相承,即以临床护理岗位任务引领为出发点,以技术应用为重点,注重临床技术与教学过程有效对接,教学资源与教学内容有效对接,打破传统教学的固定思维,努力改变护理职业教育的教学形态,是护理职业教育教学改革的一次创新体验。我们真诚地希望,通过本套教材的建设和使用,与全国护理职业院校分享教学经验与改革成果,继续为医药卫生职业教育的教学改革、内涵建设和人才培养水平提升贡献力量。

国家职业教育护理专业教学资源库建设项目组

2012年6月于上海

前　言

随着社会的发展,人民群众对生活质量和健康水平有了新的需求,这就对医学护理教育水平、护理教育模式、护理质量提出了更高的要求。《正常人体功能》即是在这样的大趋势下,在全国高职高专医药类专业教学资源建设专家委员会的领导下,在高等教育出版社的组织下,在国家职业教育护理专业教学资源库建设取得丰硕成果的基础上编写的。本教材紧密依托护理专业教学资源库的数字化教学资源,本着坚持"四贴近"(贴近护理专业人才培养目标、贴近临床护理职业岗位需求、贴近学生现状、贴近护士执业资格考试需求)的基本原则,着力在基础课充分服务于专业课,突出护理专业高端技能型专门人才培养特色上下工夫,以期编出"学生易学、教师易教"的高质量教材,是探索高职护理专业基础课教材改革的一次新的重要尝试。作为国家职业教育护理专业教学资源库配套教材之一,本教材有如下特点。

1. 打破了传统"生理学"和"生物化学"两大学科体系知识内容机械组合的格局,力求将其有机地融合在一起,全面揭示正常人体的生理功能与代谢机制,为各类细胞、器官和系统的功能产生原因提供更加紧密的理论依据,更好地体现出知识的逻辑性、系统性和完整性。

2. 教材编写在充分体现高职教育教学改革规律的同时,更加重视素质教育,强化职业道德。每章前学习目标的设计中,既有知识目标的三个层次提示,又以不同章节的内容作为切入点,增添了相应的能力目标和态度目标。

3. 在每一章的理论叙述前,以"应用与实践"为引导,提出若干个思考问题,让学生带着问题采取探究式的学习方法去学习,以此激发学生的求知欲,训练学生解决问题和寻求解决问题途径的能力,为今后在临床岗位的进一步学习、提高以及可持续发展奠定基础。同时还加入了能提高学生学习兴趣的文字作为引言,试图吸引学生眼球。

4. 增设了经典的"知识拓展"小贴示,适当介绍一些著名的生理、生化学家获得生理、生化成果的思路和过程,以及正常人体功能基础知识在临床和生活实际中的应用与实践,使基础理论与临床护理实践、生活实际相结合,调动学习热情,引导学生主动思考,提高其分析问题和解决问题的能力。

5. 教材适当反映现代生理学、生物化学的最新进展,使学生了解正常人体功能研究与发展的前沿,并把正常人体功能的理论知识与现代科学技术及社会现象联系起来,适当增添近年来人们关注的热点知识,体现出科学精神与人文精神的结合。

6. 每章后附小结和思考题，一方面强化知识点，培养学生总结归纳能力；另一方面力图使学生将知识的学习与临床工作紧密结合起来，培养学生的逻辑思维能力、综合应用能力及创新能力。

在编写过程中我们参考了国内外最新的生理学、生物化学教材，尤其是国家职业教育护理专业教学资源库的丰富素材，在此对参与教学资源库建设项目的专家学者们致以诚挚的感谢。

本教材按 90 学时编写（不包含实验部分，实验部分见《医学机能实验教程》），供三年制高职高专护理专业学生使用，也可作为护理专业人员参加国家护士执业资格考试及在职护理人员的参考用书。

由于时间紧迫，编者水平有限，对书中不妥之处，恳请广大师生和专家批评指正。

彭　波
2013 年 7 月

资源标识说明

资源标识	资源类型	资源内容
	文本	学习内容、电子教案 案例分析、实践指导
	图片	教学图片
	视频	教学视频
	动画	虚拟演示
	互动	虚拟互动

注：图标对应护理专业教学资源库（www.cchve.com.cn/nursing）相应扩展资源应用。

目　录

第一章 绪 论

学习目标

1. 掌握生命活动的基本特征,机体内环境和稳态的概念及生理意义,机体生理功能的反馈控制。
2. 熟悉正常人体功能的调节方式。
3. 了解正常人体功能的研究内容、学习方法及与医学和护理学的关系。
4. 能运用本章所学基本知识,解释相关护理操作技术(如肌内注射)和日常生活现象,养成用理论知识解决临床问题和生活实例的思维意识。
5. 认识到良好的护理服务态度是提高护理工作质量的关键,也是护理人员必备的基本素质。

应用与实践

临床上,要求护士在给患者作肌内注射时,要做到态度和蔼、"两快一慢"。"两快一慢"即进针快、拔针快、推药慢。

【思考】

1. 护士给患者作肌内注射时,为什么要做到态度和蔼?
2. 护士给患者作肌内注射时,"两快一慢"为何能使患者的疼痛减轻?

在这个世界上,最宝贵的财富是人的生命,这是大自然的奇迹,世界因而才如此生动和精彩,每个人都应该懂得珍爱。因此,探讨和掌握生命的奥秘尤为重要。

第一节 概 述

一、正常人体功能的研究对象和任务

正常人体功能是研究人体生命活动本质和规律的一门科学。它融合了传统"人体生理学"和"生物化学"等学科的基本内容,将宏观的整体功能与微观的代谢机制有机结合起来,从整体、系统和器官、细胞和分子 3 个水平阐述正常人体活动的基本知识和基本技能,揭示各种功能活动在整体生命活动中的意义。

正常人体功能是以人体及组成人体的各个系统、组织器官、细胞和生物大分子为研究对象,研究内容包括人体的物质组成、物质代谢与调节、遗传信息传递与调控和各种生命活动的规律等。生命活动即生命现象,如躯体的运动、食物的消化和吸收、气体的吸入和呼出、血液的循环、腺体的分泌、代谢产物的排泄、大脑的思维活动和后代的繁衍等。由于在人体中每种生命活动都起一定的作用,即实现一定的功能,所以,正常人体功能的研究任务就是阐明人体正常生命活动的现象、过程、发生机制和影响因素等,从而掌握各种生命活动发展、变化的规律。

二、正常人体功能与医学、护理学的关系

疾病和健康一样,都是生命的表现形式。人体出现的各种疾病,都是正常功能活动发生量变和质变的结果。只有全面掌握人体的正常功能活动规律和代谢机制,才能正确认识疾病的发生、发展规律,从而掌握防治疾病、促进康复的理论和技能,并进一步提出保持和增进健康、提高生命质量的措施。长期以来,医学中关于疾病的理论研究都是以正常人体功能知识为基础的,相反,医学实践和发展又为正常人体功能的研究提出新课题、新任务,不断丰富和发展正常人体功能相关理论。在护理领域中,护理工作的范畴已从"以疾病为中心"的治疗型护理扩展到"以人的健康为中心"的整体护理、程序护理,护理工作也从被动的执行者转变为相对独立的决策者,要求护理人员能够根据护理对象的生理、心理、行为等各种因素,具有诊断和处理健康问题的能力。例如护理人员要全面收集护理对象的资料,做出护理诊断,制定护理计划,实施身心的整体护理等。这些都要求专业护理人员具有坚实的正常人体功能的知识和技能。因此,正常人体功能是一门重要的基础医学课程,可为进一步学好疾病学基础、用药护理、成人护理和母婴护理等课程及从事医护工作实践提供必要的理论基础。

三、正常人体功能的研究水平

人体的代谢和功能极其复杂,正常人体功能对其进行研究和阐释主要是从分子和细胞水平、器官和系统水平、整体水平3个不同的层次展开的。

人体各个器官的功能都是由所含细胞的特性决定的,而各种细胞的生理特性又取决于所含物质分子的组成及其理化特性。因此,要揭开人体及其各器官功能的奥秘,就必须深入到细胞和分子水平。分子和细胞水平的研究是以构成细胞的物质及细胞为研究对象,观察研究细胞内生物分子的化学组成、结构功能、化学变化及其代谢规律,理解各类细胞的各种生理过程与特性的过程。当今生命科学研究的热门课题——基因工程、基因组学和蛋白组学等都属于这一水平的研究。

器官和系统水平的研究是以观察、研究各个器官和系统的功能及调节机制,阐明器官和系统活动规律及其在整个生命活动中所起作用的过程。例如,机体的血液循环过程就是以血液、血管、心脏等为研究对象,研究血液循环的动力、阻力和影响因素,此即器官和系统水平的研究。

人体是一个完整的统一体,各种功能活动都是这个完整统一体的组成部分,它们

相互联系、相互影响、相互协调,并与周围环境相适应。因此,要用整合的观点研究人体功能的整体性和综合性。只有这样,才能对人体的功能有全面、完整的认识,此即整体水平研究。

四、正常人体功能的学习方法

根据正常人体功能的研究内容和特点,在学习本门课程时应加强以下学习方法的培养和运用:第一,以辩证唯物主义思想为指导,用整体的、动态的、对立统一的观点去理解和认识人体的一切生理生化变化及功能活动。第二,要从生物的、心理的、社会的角度来综合观察、理解人体的功能活动。第三,应坚持理论联系实践的原则,重视实验,了解理论知识的来源,加深对理论知识的理解,同时培养创新思维和动手能力。第四,应适当联系生活和临床实际,把本门课程的基本知识和技能运用到卫生保健和临床实践中去。

知识拓展

生理学鼻祖

早在 1628 年,英国医生威廉·哈维(William Harvey)首次应用动物实验的方法,即在多种动物身上采用活体解剖的方法,经反复多次实验观察,第一次科学地阐明了血液循环的途径和规律,指出心脏是血液循环的中心,血液由心脏射入动脉,再由静脉回流入心脏而不断循环。并发表了著名的《心与血的运动》一书,这是历史上第一部基于实验证据的生理学著作,在生理学发展史上起到了里程碑的作用。恩格斯在自然辩证法中这样写道:"哈维由于发现了血液循环而把生理学(人体生理学和动物生理学)确立为一门科学。"因此,威廉·哈维被公认为是近代生理学的奠基人。1926 年,中国人林可胜教授发起并成立了中国生理学会,由他发现的"肠抑胃素"也是中国人发现的第一种激素。因此,林可胜教授被公认为是中国近代生理学的奠基人。

第二节 生命活动的基本特征

生物学家通过对各种生物体基本生命活动的观察和研究,发现生命活动至少包括4 种基本表现,即新陈代谢、兴奋性、生殖和适应性。这些都是生物体所特有的,是生命活动的基本特征。

一、新陈代谢

新陈代谢(metabolism)是指机体与周围环境之间不断地进行物质交换和能量交换,以实现自我更新的过程。它包括合成代谢(同化作用)和分解代谢(异化作用)两个方面。**合成代谢**(anabolism)是指机体不断从外界摄取营养物质,并将其合成、转化为自身的物质,同时储存能量的过程;**分解代谢**(catabolism)是指机体不断分解自身的物质,同时释放能量供生命活动的需要,并将其分解产物排出体外的过程。因此,新陈代谢又包含着物质代谢和能量代谢两个密不可分的过程。

新陈代谢是生命活动的最基本特征,机体的一切生命活动都是在新陈代谢的基础上实现的,新陈代谢一旦停止,生命也随之终结。

二、兴奋性

兴奋性(excitability)是指组织或细胞接受刺激后产生反应的能力或特性,它是在新陈代谢的基础上形成的又一重要的生命特征。

护理专业教学资源库/课程中心/人体结构与功能/教学内容/学习单元1-绪论/电子教案

(一)刺激与反应

能被组织或细胞感受到的环境变化称为**刺激**(stimulus)。刺激的种类很多,按其性质可分为:① 物理性刺激:如声、光、电、机械、温度及放射线等;② 化学性刺激:如酸、碱、药物等;③ 生物性刺激:如细菌、病毒、寄生虫等;④ 社会心理性刺激:如语言、文字、思维和情绪等。

机体或组织接受刺激后所产生的一切变化称为反应(reaction)。如骨骼肌受外力牵拉后引起收缩;外界气温升高后,汗腺分泌汗液等。不同的组织对刺激发生反应的形式不同,归纳起来有两种基本表现形式,即**兴奋**和**抑制**。兴奋是指组织或细胞接受刺激后,由相对静止变为活动状态或活动由弱变强。如电刺激动物的交感神经,可引起动物心搏加快、加强,就是一种兴奋反应。抑制是指组织或细胞接受刺激后,由活动变为相对静止状态或活动由强变弱。如电刺激动物的迷走神经,引起动物心搏减慢、减弱,就是一种抑制反应。

组织或细胞接受刺激后产生兴奋反应还是产生抑制反应,主要取决于刺激的质和量及机体所处的功能状态。相同的功能状态,刺激的强弱不同,反应可以不同。例如,疼痛刺激可引起心搏加强、呼吸加快、血压升高等,这是中枢兴奋反应的表现;但过度剧烈的疼痛则引起心搏减弱、呼吸变慢、血压降低,甚至意识丧失,这是抑制反应的表现。当机体的功能状态不同时,同样的刺激,引起的反应也可不同。例如,饥饿和饱食的人,对食物的反应截然不同。

护理专业教学资源库/课程中心/人体结构与功能/教学内容/学习单元1-绪论/教学图片

(二)衡量细胞兴奋性的指标

实验证明,任何刺激要引起组织或细胞产生反应必须具备3个条件,即足够的刺激强度、足够的刺激持续时间和一定的强度-时间变化率(单位时间内强度变化的幅度)。在医疗实践和实验中,电刺激是常用的刺激方法,因为电刺激的 3 个条件均容易控制,而且对组织损伤较小。如果将刺激持续时间、强度-时间变化率保持固定不变,刺激必须达到一定的强度,才能引起细胞产生反应。这种能引起组织产生反应的最小刺激强度,称为**阈强度**,简称**阈值**。强度等于阈值的刺激称为**阈刺激**;大于阈值的刺激称为**阈上刺激**;小于阈值的刺激称为**阈下刺激**。阈值通常可作为衡量组织兴奋性高低的指标,它与兴奋性呈反变关系,即阈值越大,说明组织的兴奋性越低,反之,阈值越小,说明组织的兴奋性越高。

各种刺激只有作用在具有兴奋性的活体上,才会产生反应,说明兴奋性是反应产生的基础。可见机体对各种刺激做出适当的反应是一种普遍的生命现象,是机体生存的必要条件。

三、生殖

生物体发育成熟后,能够产生与自己相似的子代个体,这种功能称为生殖(reproduction)。任何生物个体的寿命都是有限的,只有通过生殖活动产生新的个体才能使生命得以延续,种族得以繁衍。所以,生殖是生命活动的基本特征之一(详见第十五章)。

四、适应性

机体能根据所处环境的变化来调整自身活动以保持自身生存的能力或特性称为**适应性**,这是机体在长期的进化过程中逐渐形成的一种特殊的、适合自身生存的反应方式。例如,当外界气温降低时,机体就会产生适应性的反应,皮肤血管收缩,以减少散热量;骨骼肌紧张性增强甚至出现寒战,以增加产热量,从而维持体温的相对稳定,这些属于生理性适应。如果气温过低,人体还可采取增加衣着、建造房屋、安装取暖设备等措施,有意识地对体温进行调节,以保持在寒冷环境中的体热平衡,这些属于行为性适应。人类大脑皮质发达,使行为性适应更具有主动性。因此,人体不仅有被动适应环境的能力,而且还有客观认识环境和科学改造、利用环境的能力,使环境更适合人体生命活动的需要。

第三节 机体与环境

一、机体的内环境和稳态

(一) 机体的内环境

机体的绝大多数细胞并不直接与外环境相接触,而是生活在体内的液体环境中。机体内的液体总称为**体液**(body fluid),成人体液总量约占体重的 60%,其中,约 2/3(约占体重的 40%)存在于细胞内,称为**细胞内液**(in‐tracellular fluid);约 1/3(约占体重的 20%)存在于细胞外,称为**细胞外液**(ex‐tracellular fluid),包括血浆、组织液、淋巴液和脑脊液等。由此可见，机体的绝大多数细胞是浸浴在细胞外液之中，细胞代谢所需的营养直接由细胞外液提供，细胞的代谢产物也首先排到细胞外液中。因此，细胞外液是细胞直接接触和赖以生存的环境，称为机体的**内环境**(internal environment)，以区别于整个机体所处的外环境。

（二）稳态

外环境的各种因素是经常发生变化的，而内环境的各种理化因素（如温度、酸碱度、渗透压及各种化学成分的浓度等）总是相对稳定的。例如，外环境的温度有春夏秋冬的变化，但机体的体温总是维持在 37℃ 左右。这种内环境的各种成分和理化性质保持相对稳定的状态称为内环境的**稳态**(homeostasis)。在高等动物体内，内环境的稳态是机体维持正常生命活动的必要条件。需要指出的是，在机体的生存过程中，内环境的稳态总是受到双重干扰：一方面受外环境多种因素变化的影响，如气温的升高和降低可影响体温；另一方面受体内细胞代谢活动的影响，如细胞的新陈代谢会使内环境中 O_2 和营养物质减少，CO_2 和代谢废物增多等，其结果是干扰内环境的稳态。而实际情况是，体内各个器官、细胞本身的代谢虽然不断地在扰乱和破坏内环境的稳态，但同时其各自的功能活动又不断地从某个方面来维持内环境的稳态。例如，呼吸器官通过呼吸运动补充 O_2 和排出 CO_2，消化器官通过消化和吸收补充营养物质，泌尿器官通过生成尿液排出各种代谢废物等。因此，内环境稳态是一种动态平衡，机体的正常生命活动正是在稳态的不断破坏和不断恢复过程中得以维持和进行的。如果内环境的稳态不能维持，疾病就会随之发生，甚至危及生命。

从广泛意义上讲，稳态的概念已不是专指内环境理化特性的动态平衡，也可泛指机体各个水平功能状态的相对稳定。

知识拓展

内环境概念的提出

100 多年前，法国著名的生理学家克劳德·伯尔纳(Claude Bernard)首次提出了机体的内环境这一概念。他通过大量实验观察到，机体生存在两个环境中，一个是不断变化着的外环境，另一个是比较稳定的内环境。内环境就是围绕在多细胞动物体内细胞周围的体液，即细胞外液，包括血液、淋巴和组织液等。他还观察到内环境的理化性质变动非常小，而高等动物机体许多特性保持恒定的程度高于低等动物，因而认为这种差异是由于在进化中发展了内环境的缘故。据此，他又进一步对生命现象进行了高度的概括：内环境的相对稳定是机体自由和独立生存的首要条件；身体中所有的生命机制，尽管种类不同，功能各异，但只有一个目的，就是使内环境保持恒定。

二、生物节律

机体内的许多功能活动还经常按一定的时间顺序发生周期性的变化，这种变化的节律称为**生物节律**(biorhythm)。根据周期的长短可分为日节律、月节律、年节律。机体许多生理活动具有日节律,是最重要的生物节律,如觉醒与睡眠、动脉血压、体温、血细胞数和促肾上腺皮质激素分泌等均呈日周期变化。女性的月经周期是典型的月周期变化,而所谓的"春困秋乏"则具有年周期特点。掌握人体的生物节律,有助于医护工作者正确掌握和解释各种生理数据,提高药物的治疗效果。例如下丘脑分泌促肾上腺皮质激素释放激素(CRH)呈现昼夜节律,因此,腺垂体促肾上腺皮质激素(ACTH)的分泌和肾上腺皮质糖皮质激素的分泌也表现为日周期变化。一般在清晨觉醒前,血中糖皮质激素的浓度最高,随后逐渐下降,白天维持在较低水平,到午夜时降至最低,凌晨又逐渐升高。由此可知,外源性糖皮质激素对下丘脑-腺垂体-肾上腺皮质轴的影响,在早晨最小,午夜最大,故可将一日或两日总药量在隔日早晨一次给予,此时正值糖皮质激素正常分泌的高峰,对肾上腺皮质功能的抑制作用较小。

第四节　机体生理功能的调节

在生理情况下,机体内各器官、系统的功能活动能够相互协调,紧密配合,构成一个统一的整体,同时又能对复杂多变的内、外环境做出适应性反应,维持机体内环境的稳态。这是因为人体具有较完备的调节系统和控制系统,能对各种生理功能进行有效调节和控制。

一、生理功能的调节方式

人体对各种功能活动进行调节的方式主要有3种,即神经调节、体液调节和自身调节。

(一)神经调节

神经调节是指通过神经系统的活动对机体生理功能进行的调节。神经调节的基本方式是**反射**。反射是指在中枢神经系统的参与下,机体对刺激产生的规律性反应。反射活动的结构基础是**反射弧**。反射弧由5个基本部分组成,即感受器、传入神经、中枢、传出神经和效应器(图1-1)。例如,当手无意中触及火焰时,火的热刺激作用于皮肤,皮肤的痛觉和温度觉感受器将痛和热的刺激转换为神经冲动,沿传入神经传至中枢,中枢经过分析处理后发出指令,通过传出神经传至相应的肌肉(效应器),使这些肌肉有舒有缩,协调配合,完成缩手动作。每一种反射的完成,都有赖于其反射弧结构和功能的完整性。反射弧的5个组成部分中,任何一个环节受到破坏或出现功能障碍,都将导致这一反射消失。

护理专业教学资源库/课程中心/人体结构与功能/教学内容/学习单元1-绪论/教学图片

反射的种类很多,按其形成过程,可分为非条件反射和条件反射两类。非条件反射和条件反射的区别见表1-1。

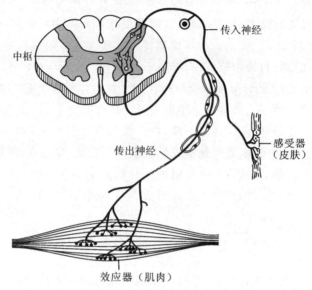

图 1-1　反射弧的组成

表 1-1　非条件反射和条件反射的区别

项目	非条件反射	条件反射
形成	先天遗传，种族共有	后天在一定条件下形成
举例	吸吮反射、膝反射等	"望梅止渴"等
神经联系	有恒定、稳固的反射弧联系	有易变、暂时性的反射弧联系
中枢	大脑皮质下各中枢就能完成反射	必须通过大脑皮质才能完成反射
意义	数量有限，适应性弱	数量无限，适应性强

　　整个机体的一切活动，就其本质来说，都属于反射活动。只要感受器感受到内、外环境的变化，机体就可通过相应的神经反射，对内、外环境的变化产生恰当的应答，以适应环境的变化，维持内环境的稳态。因此，神经调节是机体最主要的调节方式，具有调节迅速、精细而准确、作用时间短暂等特点。

　　（二）体液调节

　　体液调节是指体液中的化学物质通过体液途径对机体功能进行的调节。参与体液调节的化学物质主要是内分泌腺或内分泌细胞分泌的激素，如胰岛素、生长激素、肾上腺皮质激素等。这些激素通过血液运输到全身的组织细胞，对其功能活动产生调节作用，称为**远距分泌**，是体液调节的主要方式。例如胰岛 B 细胞分泌的胰岛素，经血液循环运输到全身各处，促进组织细胞对葡萄糖的摄取和利用，以维持机体血糖浓度的相对稳定。接受某种激素调节的细胞，称为该种激素的**靶细胞**。此外，由组织细胞产生的代谢产物，如 CO_2、H^+、乳酸等，可经局部组织液扩散调节邻近细胞的活动，这种调节称为**旁分泌**，它是体液调节的辅助方式。随着现代生物技术的发展，发现体液调节还有神经分泌和自分泌等方式。与神经调节相比较，体液调节的特点是调节速度较慢、作用范围较广、持续时间较长。

护理专业教学资源库/课程中心/人体结构与功能/教学内容/学习单元1-绪论/教学图片

　　人体内大多数内分泌腺或内分泌细胞接受神经系统的支配,在这种情况下,体液调节便成为神经调节反射弧的传出部分,是反射弧传出通路的一种延伸,这种调节称为神经-体液调节。例如,肾上腺髓质受交感神经节前纤维支配,交感神经兴奋时,一方面可通过神经纤维直接作用于心脏、血管和其他内脏功能器官,另一方面可使肾上腺髓质分泌肾上腺素和去甲肾上腺素增多,从而使神经和体液因素共同参与机体的调节活动。

　　(三)自身调节

　　自身调节是指体内的某些组织细胞不依赖于神经和体液因素的作用,自身对刺激产生的一种适应性反应。例如,心肌的收缩力在一定范围内与收缩前心肌纤维的初长度成正比,即收缩前心肌纤维越长,其产生的收缩力越大,反之,则收缩力越小。这一现象在脱离了神经和体液因素影响下的离体灌流心脏中同样存在,说明自身调节完全是由体内组织细胞自身的特性决定的。其特点是调节范围局限、幅度较小、灵敏度较低,但对维持某些组织细胞功能的相对稳定具有一定作用。

二、生理功能调节的反馈控制

　　经研究发现,在机体功能活动的3种调节中都具有自动化的特点,与现代控制论的原理相似。从控制论的角度来看,体内存在着数以千计的自动控制系统。自动控制系统的基本特点是控制部分与受控部分之间存在着双向的信息联系,形成一个"闭环"回路。在机体内,通常将反射中枢或内分泌腺等看做是控制部分,而将效应器或靶细胞看做是受控部分。控制部分发出的指令作为控制信息送达受控部分改变其功能活动,而受控部分也能够将其活动的状况作为反馈信息送回到控制部分,使控制部分能不断地根据反馈信息来纠正和调整自己的活动,从而实现自动精确的调节(图1-2)。这种由受控部分发出的信息反过来影响控制部分活动的过程称为反馈。机体经过指令控制与反馈不断往返的相互调节,使反应更准确、更完善,达到最佳效果。可见,反馈是机体自动控制系统的关键环节,贯穿于机体各种功能活动的调节过程。反馈作用主要包括负反馈和正反馈两种方式。

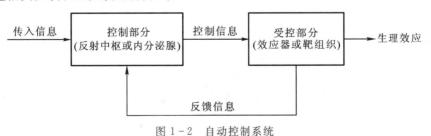

图1-2　自动控制系统

（一）负反馈

反馈信息与控制信息作用相反的反馈称为**负反馈**。也就是说，当某种生理活动过强时，通过这种反馈控制可使该生理活动减弱；而当某种生理活动过弱时，又可反过来引起该生理活动增强。例如，在生理情况下，机体的动脉血压保持在相对稳定的水平。如果某种原因引起心脏的收缩活动加强、加快，血管收缩，使动脉血压高于正常时，体内的压力感受器就会检测到这种变化，并将这种信息反馈到心血管中枢，使心血管中枢的活动发生改变，导致心脏的收缩活动减弱、减慢，血管舒张，使升高的血压降到正常水平。反之，如果动脉血压低于正常，则通过负反馈机制使血压回升到正常范围。由此可见，负反馈的意义在于维持机体各种生理功能的相对稳定。前面所说的内环境稳态主要是通过负反馈控制实现的。

（二）正反馈

反馈信息与控制信息作用相同的反馈称为**正反馈**。例如，在排尿过程中，排尿中枢发出控制信息使膀胱收缩，发动排尿反射，当尿液流经后尿道时，又可刺激尿道感受器产生反馈信息，送回到排尿中枢并加强其活动，导致膀胱进一步收缩，促进尿液的排出，此过程不断反复，直到膀胱内的尿液完全排出为止。由此可见，正反馈的意义在于促使某些生理活动一旦发动，就迅速加强，直到其生理过程完成为止。正反馈在体内为数不多，除上述排尿反射的例子外，还有排便、分娩与血液凝固等过程。

小　　结

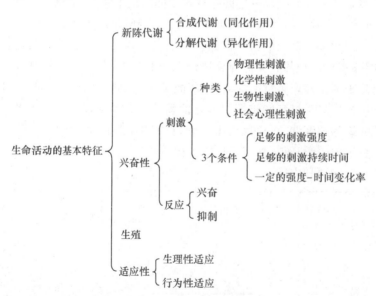

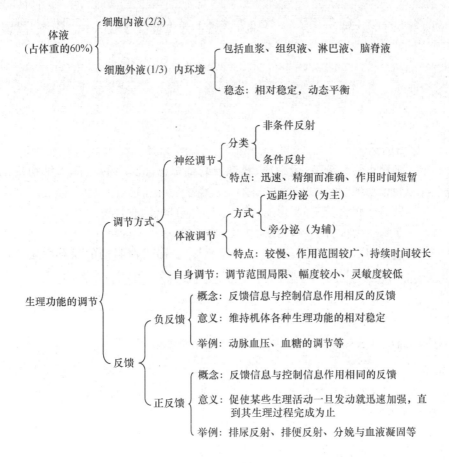

体液
(占体重的60%)
- 细胞内液(2/3)
- 细胞外液(1/3) —— 内环境
  - 包括血浆、组织液、淋巴液、脑脊液
  - 稳态：相对稳定，动态平衡

生理功能的调节
- 调节方式
  - 神经调节
    - 分类
      - 非条件反射
      - 条件反射
    - 特点：迅速、精细而准确、作用时间短暂
  - 体液调节
    - 方式
      - 远距分泌（为主）
      - 旁分泌（为辅）
    - 特点：较慢、作用范围较广、持续时间较长
  - 自身调节：调节范围局限、幅度较小、灵敏度较低
- 反馈
  - 负反馈
    - 概念：反馈信息与控制信息作用相反的反馈
    - 意义：维持机体各种生理功能的相对稳定
    - 举例：动脉血压、血糖的调节等
  - 正反馈
    - 概念：反馈信息与控制信息作用相同的反馈
    - 意义：促使某些生理活动一旦发动就迅速加强，直到其生理过程完成为止
    - 举例：排尿反射、排便反射、分娩与血液凝固等

思考题

1. 请说明刺激与反应之间的关系。

2. 反应与反射有何区别？

3. 机体内环境的稳态是如何维持的？有何生理意义？

4. 举例说明负反馈和正反馈控制的过程及其生理意义。

5. 请查阅与正常人体功能相关的科学史话，选出 3 个经典小故事，思考你从中得到哪些启示？

（彭　波）

第二章　生物大分子(蛋白质、核酸和酶)

学习目标

1. 掌握生物大分子(蛋白质、核酸、酶)的概念、化学组成、基本结构及生物学功能。
2. 熟悉生物大分子(蛋白质、核酸、酶)的分类、理化性质。
3. 了解生物大分子(蛋白质、核酸、酶)在医学上的应用。
4. 能运用本章所学知识,解释消毒原理、说出蛋白制剂的保存方法及抗生素的使用原则等临床问题。

应用与实践

日常生活中,将生鸡蛋煮熟后再食用,可以杀菌,而且煮熟后鸡蛋中的蛋白质等营养物质更易被消化吸收。

【思考】

为何熟鸡蛋比生鸡蛋更易消化?

生命源于自然,生命的孕育是漫长而艰难的,是环境从量变到质变的过程中出现的伟大奇迹。自然界拥有的形形色色的生命体,其形状、大小和结构可以千差万别,但它们都是由蛋白质、核酸和酶等生物大分子构成的。生物大分子的形成和演变是生命体形成的物质基础,使生命能够通过遗传延续下去,得以生生不息。

第一节　蛋白质的结构与功能

蛋白质(protein)是生物体的重要组成物质,人体内所含蛋白质多达 10 万余种,是含量最丰富的大分子化合物。蛋白质是各种生命活动的物质基础,维持组织的生长、更新和修复,参与体内多种重要的生理活动。了解蛋白质的结构和功能对理解生命的本质具有重要意义。

一、蛋白质的分子组成

(一)蛋白质的元素组成

研究分析得知,蛋白质的种类繁多,结构各异,但元素组成相似,主要含有碳、氢、氧、氮,多数蛋白质还含有硫,有的蛋白质还含有少量磷、硒或金属元素铁、铜、锌、锰、钴、钼等,个别蛋白质还含有碘。各种蛋白质的含氮量颇为相近,平均为 16%,即每克氮相当于 6.25 g 蛋白质。动、植物组织中的含氮物质主要是蛋白质,因此,在测定生物样品的蛋白质含量时,只要测出它的含氮量,就可以通过下列公式计算出样品中的蛋白质含量。

100 g 样品中蛋白质的含量(g%)=每克样品的含氮克数×6.25×100

(二) 蛋白质的基本组成单位——氨基酸(amino acid)

蛋白质受酸、碱或蛋白酶作用后可彻底水解产生游离氨基酸,氨基酸是蛋白质的基本组成单位。

1. 氨基酸的结构特点 自然界中存在的氨基酸约有 300 多种,构成人体蛋白质的氨基酸仅有 20 种,并且都具有特异的遗传密码,称为编码氨基酸。其结构具有共同的特点。

(1) 蛋白质水解所得到的氨基酸都是 α-氨基酸(脯氨酸为 α-亚氨基酸),即在连接羧基的 α-碳原子上还连接一个氨基,故称 α-氨基酸。α-氨基酸可以用下面的结构通式表示,R 为氨基酸的侧链基团。

$$H_2N-C_\alpha-H$$

COOH 连接于 C_α,R 连接于 C_α

(2) 氨基酸的 α-碳原子所连接的 4 个原子或基团各不相同(甘氨酸除外),α-碳原子称为手性碳原子。故它们具有旋光异构现象,存在 D-型和 L-型两种异构体。组成人体蛋白质的氨基酸均为 L-型。

L-α-氨基酸   D-α-氨基酸

2. 氨基酸的分类 根据氨基酸 R 侧链基团的结构和性质可将 20 种氨基酸分为四类:非极性疏水性氨基酸、极性中性氨基酸、酸性氨基酸、碱性氨基酸(表 2-1)。

表 2-1 组成蛋白质的 20 种氨基酸

名称	简写,符号	结构式	等电点(pI)
非极性疏水性氨基酸			
甘氨酸	甘,Gly,G	$H-CHCOO^-$ $\quad NH_3^+$	5.97
丙氨酸	丙,Ala,A	$CH_3-CHCOO^-$ $\quad NH_3^+$	6.00
缬氨酸	缬,Val,V	$CH_3-CH-CHCOO^-$ $\quad CH_3\ \ NH_3^+$	5.96

续表

名称	简写,符号	结构式	等电点(pI)
亮氨酸	亮,Leu,L	$CH_3-CH-CH_2-CHCOO^-$ $\;\;\;\;\;\;\;\;\;CH_3\;\;\;\;\;\;\;\;\;NH_3^+$	5.98
异亮氨酸	异亮,Ile,I	$CH_3-CH_2-CH-CHCOO^-$ $\;\;\;\;\;\;\;\;\;\;\;\;\;CH_3\;\;NH_3^+$	6.02
苯丙氨酸	苯丙,Phe,F	$C_6H_5-CH_2-CHCOO^-$ $\;\;\;\;\;\;\;\;\;\;\;\;\;\;\;\;\;\;\;NH_3^+$	5.48
脯氨酸	脯,Pro,P	$CH_2-CHCOO^-$ 环状 NH_2^+	6.30

极性中性氨基酸

名称	简写,符号	结构式	等电点(pI)
色氨酸	色,Trp,W	吲哚环$-CH_2-CHCOO^-$ $\;\;\;\;\;\;NH_3^+$	5.89
丝氨酸	丝,Ser,S	$HO-CH_2-CHCOO^-$ $\;\;\;\;\;\;\;\;\;\;\;\;\;\;NH_3^+$	5.68
酪氨酸	酪,Tyr,Y	$HO-C_6H_4-CH_2-CHCOO^-$ $\;NH_3^+$	5.66
半胱氨酸	半胱,Cys,C	$HS-CH_2-CHCOO^-$ $\;\;\;\;\;\;\;\;\;\;\;\;\;\;NH_3^+$	5.07
甲硫氨酸	甲硫,Met,M	$CH_3SCH_2CH_2-CHCOO^-$ $\;NH_3^+$	5.74
天冬酰胺	天胺,Asn,N	$H_2N-\overset{O}{\overset{\|}{C}}-CH_2-CHCOO^-$ $\;NH_3^+$	5.41
谷氨酰胺	谷胺,Gln,Q	$H_2N-\overset{O}{\overset{\|}{C}}-CH_2CH_2-CHCOO^-$ $\;NH_3^+$	5.65

续表

名称	简写,符号	结构式	等电点(pI)
苏氨酸	苏,Thr,T	$HO-CH-CHCOO^-$ 下接 CH_3 和 NH_3^+	5.60
酸性氨基酸			
天冬氨酸	天冬,Asp,D	$HOOC-CH_2-CHCOO^-$ 下接 NH_3^+	2.97
谷氨酸	谷,Glu,E	$HOOCCH_2CH_2-CHCOO^-$ 下接 NH_3^+	3.22
碱性氨基酸			
赖氨酸	赖,Lys,K	$NH_2CH_2CH_2CH_2CH_2-CHCOO^-$ 下接 NH_3^+	9.74
精氨酸	精,Arg,R	$NH_2CNHCH_2CH_2CH_2-CHCOO^-$ 下接 NH 和 NH_3^+	10.76
组氨酸	组,His,H	$HC=C-CH_2-CHCOO^-$ 下接 N、NH、NH_3^+ 及 CH	7.59

除上述 20 种氨基酸外,有些氨基酸在蛋白质合成过程中或合成后,由相应的编码氨基酸经加工、修饰而成,如胱氨酸、羟脯氨酸、羟赖氨酸等。

3. 蛋白质中氨基酸的连接方式　一个氨基酸的 α-羧基和另一个氨基酸的 α-氨基脱水缩合形成的酰胺键称为**肽键**(peptide bond)(—CO—NH—)。

氨基酸通过肽键连接而成的化合物称为**肽**(peptide)。由 2 个氨基酸形成的肽称为 2 肽,3 个氨基酸形成的肽称为 3 肽,依此类推。一般 10 肽以下者称为**寡肽**,10 肽以上者称为**多肽**,多肽由氨基酸分子首尾相连,形成链状结构,也称为**多肽链**。肽链中氨基酸分子因脱水缩合而基团不全,称为**氨基酸残基**。

多肽链有两端,含有自由 α-氨基的一端称**氨基末端**或N-末端;含有自由 α-羧基的一端称为**羧基末端**或C-末端。在书写某肽链时,常规定 N-末端在左,C-末端在右。

$$H_2N-\underset{\underset{H}{|}}{\overset{\overset{R_1}{|}}{C}}-\underset{}{\overset{\overset{O}{||}}{C}}-\underset{\underset{H}{|}}{N}-\underset{\underset{H}{|}}{\overset{\overset{R_2}{|}}{C}}-\underset{}{\overset{\overset{O}{||}}{C}}-\underset{\underset{H}{|}}{N}-\underset{\underset{H}{|}}{\overset{\overset{R_3}{|}}{C}}-\underset{}{\overset{\overset{O}{||}}{C}}----\underset{\underset{H}{|}}{N}-\underset{\underset{H}{|}}{\overset{\overset{Rn}{|}}{C}}-COOH$$

N-末端　　　　　　　　　　　　　　　　　　　　　　　　C-末端

　　每条多肽链中氨基酸残基的顺序编号都从 N-末端开始。肽的命名也是从 N-末端开始指向 C-末端的,如从 N-末端到 C-末端依次由谷氨酸、半胱氨酸和甘氨酸缩合成的 3 肽称为谷氨酰半胱氨酰甘氨酸,或简称谷胱甘肽(glutathione ,GSH),SH 表示分子中的自由巯基。GSH 中谷氨酸通过 γ-羧基与半胱氨酸的 α-氨基脱水形成肽键,因此也称 γ-谷胱甘肽。

　　4. 生物活性肽　在体内,存在许多具有重要功能的小分子肽,称为**生物活性肽**,如谷胱甘肽(3 肽)、促甲状腺素释放激素(3 肽)、抗利尿激素(9 肽)、催产素(9 肽)、促肾上腺皮质激素(39 肽)等。生物活性肽是传递细胞间信息的重要分子,在调节代谢、生长、发育、繁殖等生命活动中起重要作用。

 护理专业教学资源库/课程中心/人体结构与功能/教学内容/生化部分/电子教案

二、蛋白质的分子结构与功能

　　生物体内的蛋白质种类繁多,结构各异。每种蛋白质都有自己特有的氨基酸组成、排列顺序以及相对空间排布。不同结构的蛋白质发挥不同的生理功能。蛋白质的分子结构分为一级、二级、三级和四级结构,后三者统称为空间结构或空间构象。其空间构象涵盖了蛋白质分子中每个原子在三维空间的相对位置,是蛋白质特有性质和功能的结构基础。

　　(一) 蛋白质的一级结构

　　在蛋白质分子中,从 N-末端到 C-末端氨基酸的排列顺序称为**蛋白质的一级结构**。一级结构是蛋白质分子的基本结构。肽键是维持蛋白质一级结构的主要化学键。此外,有些蛋白质一级结构中还含有二硫键(-S-S-),它是由 2 个半胱氨酸的巯基(-SH)脱氢氧化而生成的。

牛胰岛素(insulin)是首先被确定为一级结构的蛋白质,它由 A、B 2 条多肽链构成,A 链含 21 个氨基酸残基,B 链含 30 个氨基酸残基。2 条多肽链之间通过 2 个二硫键相连,A 链内部也含有一个二硫键(图 2-1)。

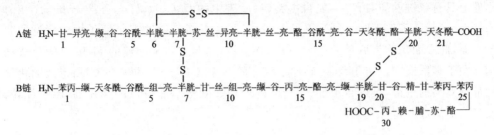

图 2-1　牛胰岛素的一级结构

蛋白质分子的一级结构是其生物学活性和特异空间结构的基础。尽管各种蛋白质的基本结构都是多肽链,但因其所含氨基酸种类、数目及氨基酸在多肽链中的排列顺序不同,就形成了结构多样、功能各异的蛋白质。因此,蛋白质一级结构的研究,是在分子水平上阐述蛋白质结构与功能关系的基础,对揭示某些疾病的发病机制、指导疾病的治疗有十分重要的意义。

知识拓展

牛 胰 岛 素

牛胰岛素是牛胰腺中胰岛 β-细胞所分泌的一种调节糖代谢的蛋白质激素,是一种多肽。在医学上有抗炎、抗动脉硬化、抗血小板聚集、治疗骨质增生、治疗精神疾病等作用。1955 年其一级结构由英国桑格(S. Sanger)测定。1965 年,中国科学院上海生物化学研究所、有机化学研究所与北京大学的科学家通力合作,在经历了多次失败后,终于在世界上第一次用人工方法合成出具有生物活性的蛋白质——结晶牛胰岛素。人工牛胰岛素的合成,标志着人类在认识生命、探索生命奥秘的征途上迈出了重要的一步,是生命科学发展史上一个新的重要里程碑。同时,它也是中国自然科学基础研究的重大成就。

(二) 蛋白质的空间结构

蛋白质的空间结构指蛋白质多肽链通过折叠、盘曲,使分子内各原子形成一定的空间排布及相互关系,这种空间结构也称为蛋白质的空间构象。各种蛋白质的分子形状、理化性质和生物学活性主要取决于它特定的空间结构。维持蛋白质空间结构稳定的化学键主要有疏水键、氢键、盐键、范德华力等非共价键以及二硫键,统称为次级键。

1. 蛋白质的二级结构　蛋白质的二级结构是指蛋白质分子中某一段多肽链主链骨架原子的相对空间位置,不涉及氨基酸残基侧链的构象。在所有已测定的蛋白质分子中均存在二级结构。

　　二级结构形成的基础是**肽单元**(peptide unit)。20 世纪 30 年代末 Linus Pauling 和 Robert Corey 应用 X 线衍射法研究发现:肽键(-CO-NH-)中的 C-N 键在一定程度上具有双键性质,所以不能自由旋转;肽键中的 C、O、N、H 4 个原子和与之相邻的 2 个 α-碳原子位于同一刚性平面上,处于同一平面上的这 6 个原子构成所谓的肽键平面,此平面也称为肽单元(图 2-2);在肽键中,与 C-N 相连的 H 和 O 为反式结构存在于多肽链中。由于与 α-碳原子相连的 N 和 C(C_α-N 和 C_α-C)所形成的化学键都是典型的单键,可以自由旋转,所以两个相邻肽键平面可以围绕 α-碳原子旋转,使多肽链形成有特殊规律的结构。

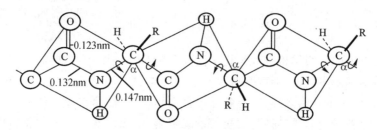

图 2-2　肽键平面

　　蛋白质二级结构的主要形式有 α-螺旋、β-折叠、β-转角和无规卷曲。稳定二级结构的主要次级键是氢键。

　　(1) α-螺旋(α-helix):α-螺旋是指多肽链中肽键平面通过 α-碳原子的相对旋转,沿长轴方向按规律盘绕形成的一种紧密螺旋盘曲构象(图 2-3)。其结构特点是:① 多肽链以 α-碳原子为转折点,以肽键平面为单位,盘曲成一个右手螺旋样结构。② 每螺旋圈包含 3.6 个氨基酸残基,每个氨基酸残基向上平移 0.15 nm,故螺距为 0.54 nm。③ 肽键平面与螺旋长轴平行,α-螺旋中相邻螺旋之间通过肽键中的亚氨基氢(—N—H—)和羰基氧(C═O)形成若干氢键,氢键的方向与螺旋长轴基本平行,且数量较大,使螺旋结构相当稳定。④ 肽链中各氨基酸残基的 R 侧链基团均伸向螺旋外侧,R 侧链基团的大小、形状、性质及所带电荷状态对 α-螺旋的形成及稳定均有影响。如脯氨酸是亚氨基酸,构成肽键后不能再参与氢键的形成,加上其 α-碳原子位于五元环上,其两侧的键难于旋转,故不易形成 α-螺旋;甘氨酸的 R 基团为 H,空间占位小,其 α-碳原子与肽键间旋转的自由度大,亦影响 α-螺旋的稳定。

　　肌红蛋白和血红蛋白分子中有许多肽链局部呈 α-螺旋结构;毛发的角蛋白、肌肉的肌球蛋白及血凝块中的纤维蛋白,它们的多肽链几乎都卷曲成 α-螺旋。

　　(2) β-折叠(β-pleated sheet):β-折叠又称 β-片层,是蛋白质多肽主链的另一种有规律的构象,比较伸展,呈锯齿状存在的肽链结构(图 2-4)。其结构特点是:① 多肽链充分伸展,相邻肽键平面之间折叠成锯齿状结构,平面间的夹角为 110°,肽链中氨基酸残基的 R 侧链基团交替分布于片层"锯齿"的上下方。② 当两段肽链接近时,肽链之间形成氢键以维持结构稳定,氢键的方向与折叠的长轴垂直。③ 所形成的锯

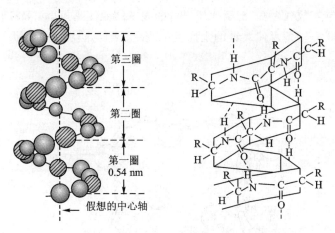

图 2-3 α-螺旋

齿状结构一般较短,只含有 5～8 个氨基酸残基,可由一条肽链内的若干肽段折返而成,或由 2 条以上多肽链顺向或逆向平行排列而成。若两段肽链走向相同,即 N-末端、C-末端方向一致,称为顺向平行,反之,称为逆向平行。从能量上看,逆向平行结构更为稳定。

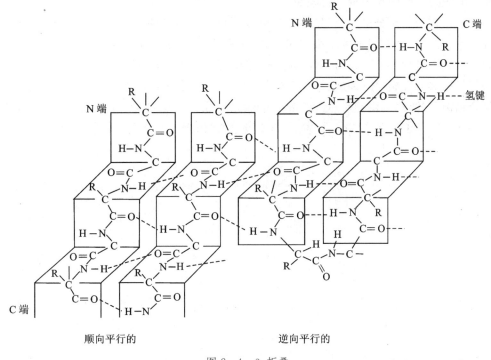

顺向平行的   逆向平行的

图 2-4 β-折叠

(3) β-转角(β-turn):球状蛋白质分子中,多肽链主链常常会出现 180°回折,这部分回折称为 β-转角(图 2-5)。β-转角通常由 4 个连续的氨基酸残基构成,其第一个氨基酸残基的羰基氧(C=O)与第 4 个氨基酸残基的亚氨基氢(=NH)形成氢键,以维持其结构稳定。β-转角可使肽链的走向发生改变。脯氨酸由于其环状结构,常出现在 β-转角结构中。

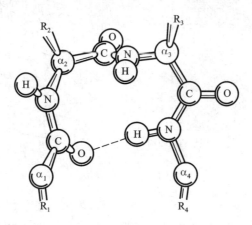

图 2-5　β-转角

（4）无规卷曲(random coil)：此结构是多肽链中除以上几种比较规则的构象外,没有确定规律性的那部分肽链构象。

在许多蛋白质分子中,可发现 2 个或 2 个以上具有二级结构的肽段,在空间上相互接近,形成一个有规则的二级结构组合,被称为超二级结构。目前已知的二级结构组合形式有 3 种：αα、βαβ、ββ。具有特殊功能的超二级结构也称为**模体**(motif)。常见的模体形式有螺旋-环-螺旋、锌指等(图 2-6)。在许多钙结合蛋白分子中通常有 1 个结合钙离子的模体,由螺旋-环-螺旋 3 个肽段组成。近年发现的锌指结构,是由 1 个 α-螺旋和 2 个反向平行的 β-折叠 3 个肽段组成,形似手指,具有结合锌离子的功能,也是一个常见的模体。

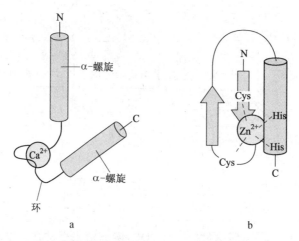

图 2-6　钙离子结合模体(a)和锌指结构(b)

2. 蛋白质的三级结构　蛋白质的三级结构是一整条多肽链(包括主链和 R 侧链)中所有原子的空间排布,是多肽链在二级结构的基础上进一步盘曲折叠形成的空间构象。仅由一条多肽链组成的蛋白质分子,必须具有三级结构才有生物学活性,且三级结构就是它的最高结构层次。蛋白质三级结构的形成和稳定主要靠疏水键、盐键、氢键、范德华力和二硫键等(图 2-7)。蛋白质多肽链上含有许多 R 基团,这些基团具有疏水、相互聚集而藏于蛋白质分子内部的自然趋势,这种结合力称为疏水键。它是维持蛋白质三级结构的主要作用力。由于疏水键的作用,使疏水基团埋藏于分子内部,而大部分亲水基团则暴露在分子表面,因此具有三级结构的天然蛋白质多是亲水的。

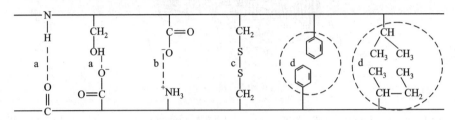

图 2-7　维系蛋白质三级结构的化学键

a. 氢键;b. 离子键;c. 二硫键;d. 疏水键

　　分子量较大的蛋白质在形成三级结构时,肽链中某些局部的二级结构汇聚在一起,形成一些较为紧密的区域,具有特定的生物学功能,这种区域称为**结构域**(domain)。结构域具有较为独特的空间构象,大多呈"口袋""洞穴"或"裂缝"状,往往是蛋白质的功能活性部位。如血红蛋白分子中的血红素位于结构域"口袋"中;核糖核酸酶的三级结构中有一裂缝,可与底物核糖核酸结合而催化其水解。

　　3. 蛋白质的四级结构　许多具有生物活性的蛋白质由 2 条或 2 条以上多肽链组成,每条多肽链都具有独立的三级结构。具有独立三级结构的多肽链称为亚基(subunit)。各亚基的空间排布和相互作用称为蛋白质的四级结构。亚基之间的结合力主要有疏水键、氢键、盐键和范德华力等。具有四级结构的蛋白质,单独的亚基一般没有生物学活性,只有所含亚基完整地聚合到一起才能发挥生物学活性。如血红蛋白分子是由 2 个 α-亚基和 2 个 β-亚基组成的四聚体($\alpha_2\beta_2$),它们分别由含有 141 个氨基酸的 α-链和含有 146 个氨基酸的 β-链各结合一个血红素辅基构成。2 个 α-亚基、2 个β-亚基相互交叉,结合成球状分子,具有运输氧和二氧化碳的功能(图 2-8)。每个亚基单独存在时,虽可结合氧,但在体内组织中难以释放氧,失去了血红蛋白原有的作用。

　　(三) 蛋白质结构与功能之间的关系

　　蛋白质的功能与其特定的空间结构有密切关系,而一级结构对空间结构有决定作用。因此,蛋白质的一级结构和空间结构都与蛋白质的功能有关。

　　1. 蛋白质一级结构与功能的关系　蛋白质的一级结构决定了蛋白质的空间结构和功能。大量实验证明,一级结构相似的多肽或蛋白质,其空间结构和功能相似。例

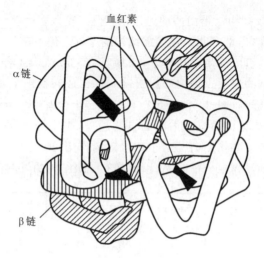

血红素

α链

β链

图 2-8　血红蛋白的四级结构

如,不同哺乳类动物的胰岛素分子均由 A、B 两条多肽链组成,而且二硫键的位置和空间构象也极其相似,一级结构仅有个别氨基酸存在差异,因而它们都执行着相同的调节糖代谢的功能。

　　一级结构中某些氨基酸残基是维持蛋白质功能所必需,如果这些氨基酸发生改变,蛋白质的特定空间结构也会发生改变,功能随之发生改变或丧失。人类有很多疾病已被证实是由于某种蛋白质缺乏或异常造成的,有的仅仅是一个氨基酸的异常。例如,血红蛋白是由 $\alpha_2\beta_2$ 四个亚基组成的蛋白质,镰状红细胞性贫血患者的血红蛋白中 α-链与正常的完全相同,而 β-链 N-端第 6 位谷氨酸残基被缬氨酸残基所替代,这一微小的改变,使血红蛋白运氧功能减弱,红细胞由圆盘状变为镰状并极易破裂溶血,导致贫血。这种由于遗传物质(DNA)的突变导致某一蛋白质分子一级结构异常而引起其生物学功能改变的遗传性疾病称为分子病。

　　2. 蛋白质空间结构与功能的关系　蛋白质的功能与其特定的空间结构密切相关。蛋白质空间结构是其生物活性的基础,空间结构发生改变,必然引起功能的改变。

　　核糖核酸酶是由 124 个氨基酸残基组成的单链蛋白质,分子中有 4 个二硫键及许多氢键共同维系其空间结构。当用尿素和 β-巯基乙醇处理核糖核酸酶时,尿素破坏维系其空间结构的氢键,β-巯基乙醇将分子中的二硫键还原为巯基,该酶的正常结构被破坏,酶活性逐渐消失。如果将此酶放入透析袋中,去掉尿素及 β-巯基乙醇,则可使多肽链上的巯基温和、缓慢地氧化,重新形成二硫键和氢键,酶的活性又逐渐地恢复。由此证明核糖核酸酶的功能与空间结构密切相关(图 2-9)。

　　成年人红细胞中的血红蛋白主要功能是运输 O_2。未结合 O_2 时,血红蛋白的四个亚基之间靠盐键紧密连接。随着 O_2 的结合,4 个亚基之间的盐键断裂,其空间结构变得相对松散,有利于各个亚基与 O_2 结合,增强了血红蛋白与 O_2 的亲和力。在肺毛细血管部位,O_2 分压高,促使血红蛋白亚基之间的盐键断裂,有利于血红蛋白与 O_2 结合。

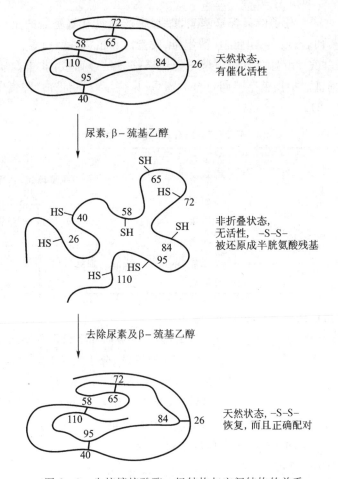

图 2-9　牛核糖核酸酶一级结构与空间结构的关系

引发疯牛病的**阮病毒蛋白**(prion protein,PrP),是由一种存在于牛脑中正常的蛋白质分子转变而来。正常动物和人 PrP 水溶性强、对蛋白酶敏感,其二级结构为多个 α-螺旋,称为 PrPc。

在某种未知蛋白质的作用下可转变为全 β-折叠结构的致病分子,称为 PrPsc。其水溶性差,分子相互聚集,对热稳定,对蛋白酶不敏感,最终形成淀粉样纤维沉淀而致病。

 护理专业教学资源库/课程中心/人体结构与功能/教学内容/生化部分/电子教案

三、蛋白质的分类

(一) 根据蛋白质分子组成分类

根据蛋白质分子的组成特点,可将蛋白质分为单纯蛋白质和结合蛋白质两大类。

1. 单纯蛋白质　分子中只含氨基酸,即水解产物只有氨基酸的蛋白质称为单纯蛋白质。如清蛋白、球蛋白、组蛋白、精蛋白、硬蛋白和植物谷蛋白等。

2. 结合蛋白质　由蛋白质部分与非蛋白质部分结合而成,非蛋白质部分称为该结合蛋白质的辅基。根据辅基不同可分为糖蛋白、核蛋白、脂蛋白、磷蛋白、色蛋白、金属蛋白等(表2-2)。

表2-2　结合蛋白质的种类

分类	辅基	举例
糖蛋白	糖类	免疫球蛋白、黏蛋白
核蛋白	核酸	染色体核蛋白、病毒核蛋白
脂蛋白	脂类	α-脂蛋白、β-脂蛋白
磷蛋白	磷酸	胃蛋白酶、酪蛋白
色蛋白	色素	血红蛋白、肌红蛋白、细胞色素
金属蛋白	金属离子	铁蛋白、铜蓝蛋白

（二）根据蛋白质分子形状的不同分类

根据分子形状不同,可将蛋白质分为球状蛋白质和纤维状蛋白质两大类。

1. 球状蛋白质　整个分子盘曲成球形或椭圆形,分子长轴与短轴相差不多,大多数为水溶性,有特定生物活性,如胰岛素、血红蛋白、免疫球蛋白等。

2. 纤维状蛋白质　分子呈长纤维状,长轴与短轴相差悬殊,长轴比短轴长10倍以上,大多难溶于水,具有韧性,如毛发、指甲中的角蛋白,皮肤、骨和结缔组织中的胶原蛋白等,多属于结构蛋白质,起支撑作用,更新慢。

（三）根据蛋白质的功能分类

根据蛋白质的功能,可分为活性蛋白和非活性蛋白。活性蛋白有酶、蛋白质激素、运输蛋白和受体蛋白等;非活性蛋白有角蛋白和胶原蛋白等。

四、蛋白质的理化性质及应用

蛋白质由氨基酸组成,其理化性质有部分与氨基酸相同或相关,如两性解离、等电点、紫外吸收特性和呈色反应等。然而蛋白质是由许多氨基酸组成的生物大分子,又具有与氨基酸不同的理化性质,如胶体性质、变性、沉淀和凝固等。

（一）蛋白质的两性解离与等电点

蛋白质多肽链的 N-末端和 C-末端含有自由氨基和羧基,可以解离,此外多肽链中许多氨基酸残基的 R 侧链也可以解离,如谷氨酸的 γ-COOH、天冬氨酸的 β-COOH、精氨酸的胍基、组氨酸的咪唑基等。蛋白质分子中既含有能解离出 H^+ 的酸性基团,又含有能结合 H^+ 的碱性基团,因此,蛋白质为两性电解质。在某一 pH 溶液中,蛋白质解离后分子所带正负电荷相等,净电荷为零,即成为兼性离子,此时溶液的 pH 称为蛋白质的**等电点**(isoelectric point,pI)。等电点是蛋白质的特征性常数,不同蛋白质的等电点不同,多数蛋白质等电点接近于 pH 5.0。人体蛋白质在体液 pH

为 7.4 的环境下,多数解离成阴离子。

$$P\begin{matrix} NH_3^+ \\ COOH \end{matrix} \underset{H^+}{\overset{OH^-}{\rightleftharpoons}} P\begin{matrix} NH_3^+ \\ COO^- \end{matrix} \underset{H^+}{\overset{OH^-}{\rightleftharpoons}} P\begin{matrix} NH_2 \\ COO^- \end{matrix}$$

阳离子　　　　　　兼性离子　　　　　　阴离子

(pH<pI)　　　　　　(pH=pI)　　　　　　(pH>pI)

在 pH＝pI 时,蛋白质为兼性离子,带有正、负电荷数相等,呈中性粒子,此时蛋白质不稳定,溶解度最小,容易从溶液中沉淀析出。利用这一特性,可通过沉淀法将不同pI 的混合蛋白质从溶液中分离出来。

电泳法也是分离、纯化混合蛋白质的一种重要技术。**电泳**(electrophoresis)是指带电粒子在电场中向相反电极移动的现象。蛋白质在 pH 高于或低于 pI 的溶液中为带电粒子,在电场中能向正极或负极移动。带电粒子在电场中移动的速度主要取决于粒子所带电荷的数目、颗粒的大小、形状和电场强度等因素,一般来说,在同一电场强度下,粒子所带电荷数越多,分子量越小,形状越圆,泳动速度越快,反之则越慢。各种蛋白质 pI、分子量不同,在同一 pH 缓冲液中带电荷性质、数目不同,在电场中泳动的方向和速度也不相同,电泳技术可将各种蛋白质从混合溶液中分离出来。

(二) 蛋白质的胶体性质

蛋白质是生物大分子,相对分子质量为 1 万～100 万。分子颗粒直径可达 1～100 nm,属于胶体颗粒的范围,具有胶体性质。

蛋白质分子表面多为亲水基团,在水溶液中可与水分子相互作用,在颗粒表面形成一层水化膜,使蛋白质彼此分开。此外,由于基团的解离,蛋白质分子表面带有一定量的相同电荷,颗粒之间相互排斥,从而阻止了蛋白质分子相互聚集从溶液中沉淀析出。所以蛋白质分子表面的水化膜和电荷的排斥作用,使蛋白质分子能稳定地分散在水中,形成胶体溶液。若去掉水化膜,中和其表面电荷,则蛋白质分子极易聚集,从溶液中沉淀析出(图 2－10)。

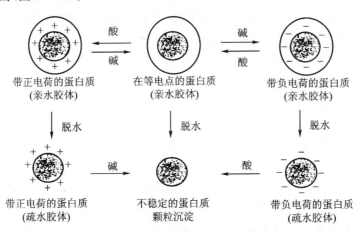

图 2－10　蛋白质胶体颗粒的沉淀

由于蛋白质胶体颗粒较大,不能通过半透膜,只允许相对分子质量为万以下的小分子通过。将含有杂质的蛋白质盛于半透膜做成的袋中,将袋置于流动的蒸馏水或缓冲液中,小分子杂质从袋中透出,颗粒较大的蛋白质分子留于袋内,使蛋白质得以纯化。这种利用半透膜分离、纯化蛋白质的方法称为**透析**(dialysis)。若选择不同孔径的超滤膜,可截留不同分子量的蛋白质,在一定压力下使小分子杂质和溶剂滤过,可达到分离纯化蛋白质的目的,此法称为超滤法,简便且回收率高,广泛应用于高分子溶液的脱盐、纯化和浓缩。

（三）蛋白质的变性、沉淀与凝固

1. 蛋白质变性　在某些理化因素作用下,蛋白质特定的空间结构被破坏,导致其理化性质的改变和生物学活性的丧失,称为蛋白质变性(denaturation)。一般认为蛋白质的变性主要是二硫键和非共价键的破坏,不涉及一级结构的改变。导致蛋白质变性的因素很多,常见的有高温、高压、紫外线、X线、超声波、剧烈振荡与搅拌等物理因素;强酸、强碱、乙醇、重金属离子及生物碱试剂等化学因素。蛋白质变性后,其溶解度降低,黏度增大,生物学活性丧失,易被蛋白酶水解。这些改变与蛋白质变性后空间结构被破坏、结构松散、分子不对称性增加、氨基酸残基侧链暴露在外等密切相关。变性因素常用来消毒灭菌,如利用高温、紫外线灭菌。此外,防止蛋白质变性也是有效保存蛋白制剂(疫苗、酶试剂等)的必要条件。

若蛋白质变性程度较轻,除去变性因素后,其空间结构逐渐复原,生物学活性可逐渐恢复,称为蛋白质的**复性**(renaturation)。如在核糖核酸酶溶液中加入尿素和 β-巯基乙醇,使其空间结构被破坏,丧失生物学活性,如经透析或超滤的方法去除尿素和β-巯基乙醇,核糖核酸酶又可恢复其原有的空间结构和生物学活性。但是许多蛋白质变性以后,空间结构遭到严重破坏,不能复性,称为不可逆变性。

2. 蛋白质的沉淀与凝固　蛋白质从溶液中析出的现象称为沉淀。使蛋白质沉淀的因素有以下几种。

（1）盐析:在蛋白质溶液中加入高浓度的中性盐(如硫酸铵、硫酸钠、氯化钠等),破坏蛋白质分子的水化膜,中和分子表面电荷,蛋白质胶体颗粒失去这两种稳定因素而聚集,从溶液中沉淀析出。盐析时溶液的 pH 在蛋白质的 pI 时效果最好。不同蛋白质分子颗粒大小、亲水程度不同,故盐析所需的盐浓度也不尽相同。调节中性盐浓度,可将某溶液中所含的几种混合蛋白质分离。这种分级沉淀的方法称为分段盐析。此种方法沉淀蛋白质不会使蛋白质发生变性,但其中所含的大量中性盐需通过透析的方法除去。

（2）重金属离子:重金属离子如 Ag^+、Hg^{2+}、Cu^{2+}、Pb^{2+} 等,在 pH 大于蛋白质 pI 的环境中,可与带负电荷的蛋白质结合,形成不溶性蛋白盐沉淀。临床上利用蛋白质与重金属盐结合形成不溶性沉淀这一性质,抢救重金属盐中毒的患者。给患者口服大量牛奶、生鸡蛋等酪蛋白和清蛋白,然后再用催吐剂将结合的重金属盐呕出以解毒。

（3）有机溶剂:如乙醇、甲醇、丙酮等能破坏蛋白质分子水化膜,使蛋白质沉淀析出。常温下,有机溶剂沉淀蛋白质往往使蛋白质发生变性,如利用乙醇消毒杀菌。

（4）生物碱试剂:苦味酸、鞣酸、钨酸等可在 pH 小于蛋白质 pI 的环境中与带正电荷的蛋白质结合形成不溶性盐沉淀。

若将 pH 调至 pI,变性的蛋白质加热可变为较坚固的凝块,这种现象称为蛋白质的**凝固作用**。如鸡蛋加热煮熟后变为固体状,就是蛋白质凝固的典型例子。蛋白质凝固是蛋白质变性后进一步发展的结果。

 护理专业教学资源库/课程中心/人体结构与功能/教学内容/生化部分/电子教案

(四) 蛋白质的紫外吸收特性

蛋白质分子中常含有酪氨酸、色氨酸等芳香族氨基酸残基,其侧链上的共轭双键具有吸收紫外光的能力,在 280 nm 波长处出现最大吸收峰。在此波长处,蛋白质的吸光度与其浓度成正比,因此,可进行蛋白质定量分析。

(五) 蛋白质的呈色反应

蛋白质可与某些化学试剂反应而呈现多种颜色,常用于蛋白质的定性、定量分析。

1. 双缩脲反应   蛋白质和肽类化合物在碱性溶液中加热可与 Cu^{2+} 作用生成紫红色化合物。氨基酸则无此呈色反应,故此反应可用于检测蛋白质的水解程度。

2. 茚三酮反应   蛋白质分子中的 α-氨基与茚三酮反应生成蓝紫色化合物。此反应可用于蛋白质定性及定量分析。

第二节 核酸的结构与功能

核酸(nucleic acid)是一类重要的生物大分子。它是 1868 年由瑞士的外科医生 Friedrich Miescher 从脓细胞核中分离出来的含磷量很高的酸性化合物。核酸分为两类,即**脱氧核糖核酸**(DNA)和**核糖核酸**(RNA)。DNA 主要分布在细胞核和线粒体中,是遗传信息的重要载体;RNA 可存在细胞核和细胞质中,参与胞内遗传信息的表达。核酸与蛋白质一样,是机体的重要组成成分,同时还是生物遗传的物质基础,具有复杂的结构和生物学功能。

一、核酸的分子组成

核酸由 C、H、O、N、P 元素组成,其中 P 的含量比较恒定,为 9%～10%,可通过测定生物样品中磷的含量,大致推算出其中核酸的含量。核酸水解可生成核苷酸;核苷酸进一步水解生成磷酸和核苷;核苷再进一步水解为碱基和戊糖。核酸的基本组成单位是核苷酸,而核苷酸由碱基、戊糖和磷酸组成。

$$核酸 \longrightarrow 核苷酸 \longrightarrow \begin{cases} 磷酸 \\ 核苷 \longrightarrow \begin{cases} 碱基 \\ 戊糖 \end{cases} \end{cases}$$

（一）碱基

核酸中的碱基包括两类：嘌呤碱和嘧啶碱，都是含氮的杂环化合物。其中嘌呤碱有 2 种：腺嘌呤（A）和鸟嘌呤（G）；嘧啶碱有 3 种：胞嘧啶（C）、尿嘧啶（U）和胸腺嘧啶（T）。DNA 分子中含有 A、G、C、T 4 种碱基；RNA 分子中含有 A、G、C、U 4 种碱基。除上述碱基外，核酸中还有一些含量较少的碱基，称为**稀有碱基**（rare base），如次黄嘌呤、二氢尿嘧啶、5-甲基胞嘧啶等。

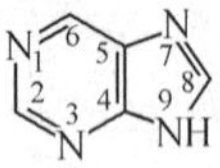

嘌呤 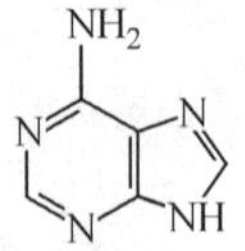　　　　　　　　腺嘌呤 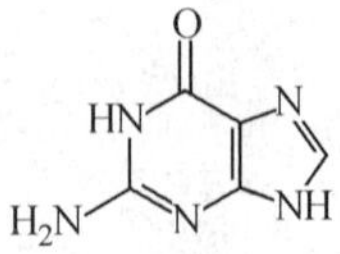　　　　　　　　鸟嘌呤

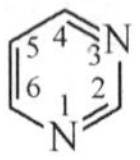

嘧啶 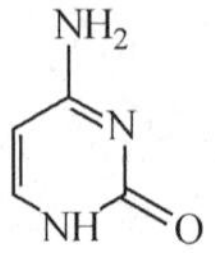　　　　　胞嘧啶 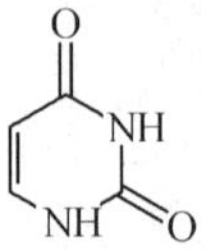　　　　尿嘧啶 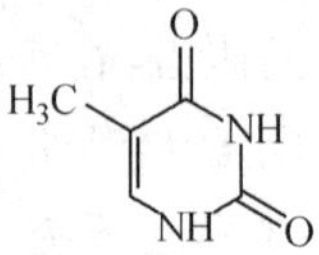　　　　胸腺嘧啶

（二）戊糖

核酸分子中的戊糖有 2 种：β-D-核糖（ribose）和 β-D-2-脱氧核糖（deoxyribose），都是以呋喃糖的形式存在。β-D-核糖存在于 RNA 中，β-D-2-脱氧核糖存在于 DNA 分子中。为了与碱基中的碳原子相区别，戊糖中的碳原子以 C' 表示。

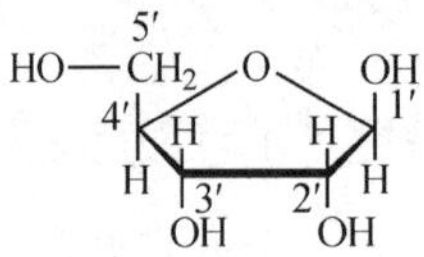

核糖 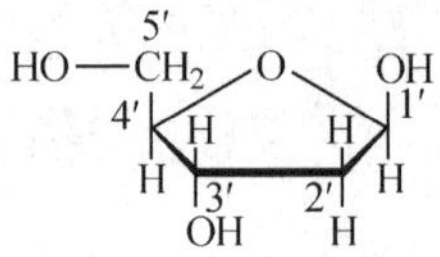　　　　　　　　脱氧核糖

（三）核苷

核苷是碱基与戊糖通过脱水缩合、以糖苷键连接而成的化合物。其中，嘌呤碱的第 9 位氮原子或嘧啶碱第 1 位氮原子与戊糖分子上第 1 位碳原子相连。核苷中含核糖者称为**核糖核苷**，简称核苷，如腺嘌呤核苷（简称腺苷）；核苷中含脱氧核糖者称为**脱氧核糖核苷**，简称脱氧核苷，如胞嘧啶脱氧核苷（简称脱氧胞苷）。

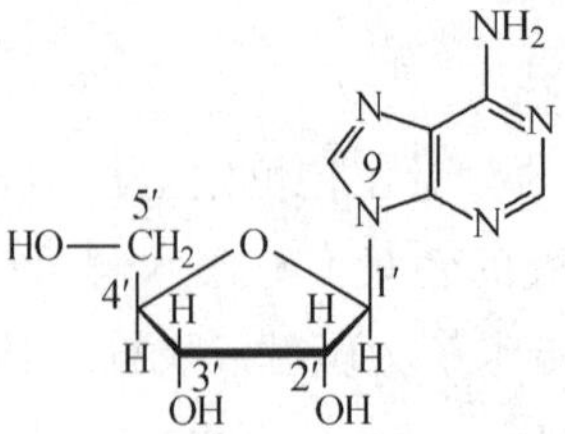

腺嘌呤核苷（腺苷） 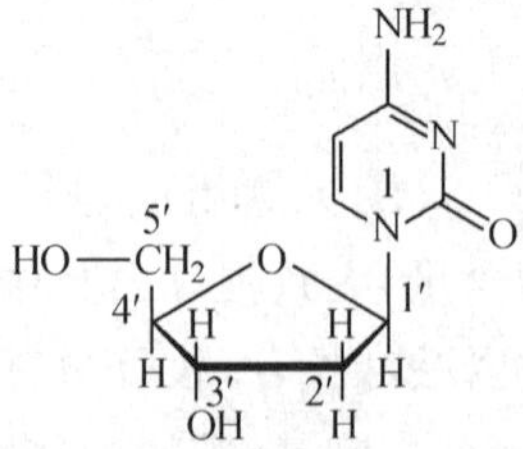　　　　胞嘧啶脱氧核苷（脱氧胞苷）

（四）核苷酸

核苷中戊糖上的羟基与磷酸通过磷酸酯键连接构成核苷酸。生物体内多数核苷

酸的磷酸是连接在核糖或脱氧核糖的第 5 位碳原子上,形成 5′-核苷酸(5′-脱氧核苷酸),常用 NMP(dNMP)表示,N 表示"核苷"。组成 RNA 的核苷酸主要有 AMP、GMP、CMP、UMP;组成 DNA 的核苷酸主要有 dAMP、dGMP、dCMP、dTMP。

核苷酸 5′位碳进一步磷酸化即生成二磷酸核苷(NDP)和三磷酸核苷(NTP),如二磷酸鸟苷(GDP)、三磷酸胞苷(CTP)、三磷酸腺苷(ATP)等,它们在体内具有重要的生理功能。如 ATP 是体内能量的直接来源和利用形式;GTP、UTP、CTP 也可提供能量;ATP、GTP、CTP、UTP 等可激活许多化合物,生成活泼的中间产物,如 UDP-葡萄糖、CDP-二酯酰甘油、S-腺苷甲硫氨酸等。核苷酸还是许多辅酶的组成成分,如腺苷酸是 NAD$^+$、FAD、辅酶 A 等的组成成分。此外核苷酸的衍生物还能参与各种物质代谢的调控,如环腺苷酸(cAMP)和环鸟苷酸(cGMP)是细胞信号转导过程中的第二信使(图 2-11)。

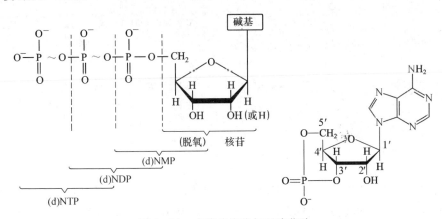

图 2-11　多磷酸核苷与环腺苷酸

(五)核酸中核苷酸的连接方式

一个核苷酸的 3′-羟基与另一个核苷酸的 5′-磷酸脱水形成的酯键,称为3′,5′-磷酸二酯键(3′,5′-phosphodiester bond)。许多核苷酸以 3′,5′-磷酸二酯键首尾相连形成了大分子的多核苷酸链(图 2-12)。DNA 是由许多脱氧核苷酸分子通过 3′,5′-磷酸二酯键连接而成的多聚脱氧核苷酸链,RNA 是由许多核苷酸分子通过 3′,5′-磷酸二酯键连接而成的多聚核苷酸链。

护理专业教学资源库/课程中心/人体结构与功能/教学内容/生化部分/电子教案

二、核酸的分子结构与功能

(一)DNA 的一级结构

DNA 的一级结构是指 DNA 分子中脱氧核苷酸的排列顺序。由于 DNA 分子内

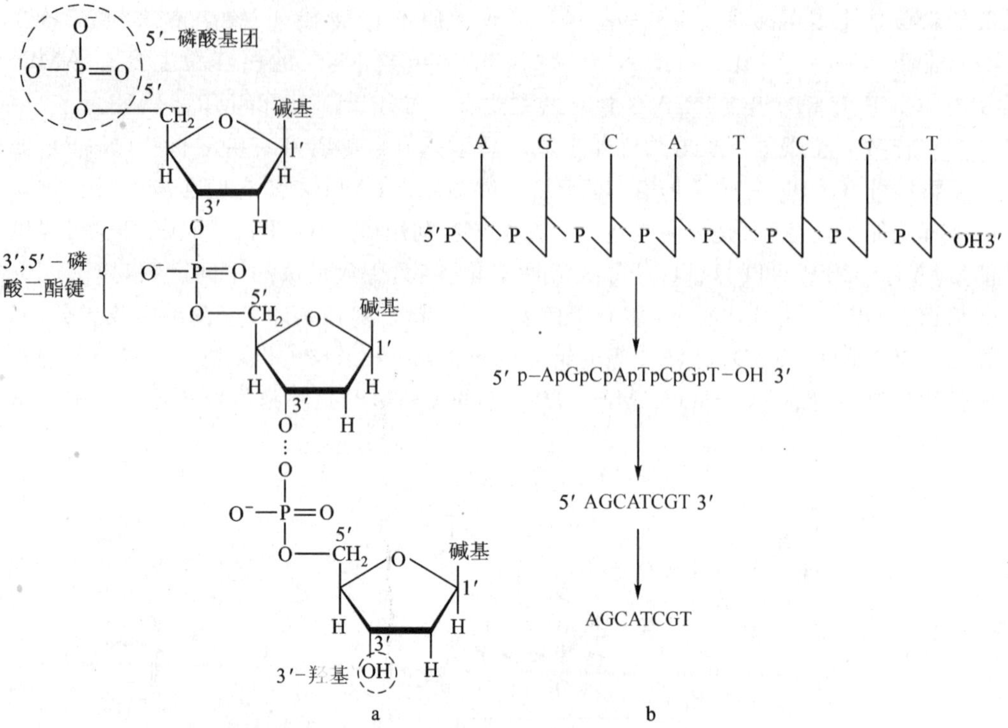

图 2-12　多核苷酸链(a)及核酸的书写方式(b)

各种脱氧核苷酸中的磷酸和脱氧核糖结构均相同,不同的仅是碱基,因此 DNA 分子中碱基的排列顺序就代表了 DNA 的一级结构。每条 DNA 链具有 2 个不同的末端,脱氧核糖带有游离磷酸基团的称为 5′-末端,带有游离羟基的称为 3′-末端,按照通常规则,以 5′→3′方向为正向。书写时将 5′-末端写在左边,3′-末端写在右边,常用简化式表示,如图 2-12 所示。

(二) DNA 的空间结构

1. DNA 的二级结构　　DNA 的二级结构是**双螺旋结构**(图 2-13),这一结论是在1953 年由青年科学家 Watson 和 Crick 综合当时的科学研究成果提出的。

DNA 的二级结构具有如下特征。

(1) DNA 分子是由两条反向平行的脱氧核苷酸链围绕同一中心轴盘旋而成的右手互补双螺旋结构。

(2) 由磷酸和脱氧核糖形成的基本骨架位于螺旋的外侧,碱基位于螺旋的内侧。螺旋表面形成大沟与小沟。

(3) 螺旋旋转一周包含有 10 个碱基对,每个碱基对的 2 个碱基共处于一个平面,该平面与螺旋纵轴垂直,螺旋的直径为 2 nm,螺距为 3.4 nm,每个碱基平面之间的距离为 0.34 nm。

(4) 双螺旋结构的两条脱氧核苷酸链通过碱基之间形成的氢键联系在一起。即A 与 T 形成 2 个氢键,G 与 C 形成 3 个氢键而彼此连接。这种 A-T、G-C 配对的规

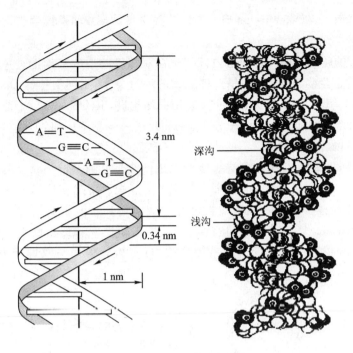

图 2-13　DNA 的二级结构

律称为碱基互补规则。氢键维系双螺旋横向结构的稳定,碱基堆积力维系双螺旋纵向结构的稳定。

护理专业教学资源库/课程中心/人体结构与功能/教学内容/生化部分/电子教案

知识拓展

J. Watson 和 F. Crick

James Watson 出生于美国芝加哥,1950 年完成博士学业后来到了欧洲。1951 年春,在意大利那不勒斯召开的一次会议上,他看到了伦敦国王大学 M. Wilkins 教授展示的一张 DNA 的 X 线衍射图片。从那时起,他下决心一定要解决 DNA 的结构问题。之后,他进入了著名的英国剑桥大学的卡文迪什实验室工作。Francis Crick 出生在英国的北安普敦,1947 年,由于有生物学研究的经验,他进入了剑桥大学的卡文迪什实验室工作,研究方向是蛋白质的 X 线衍射。两人对 DNA 的结构研究都非常感兴趣,借助 DNA 的 X 线衍射图像和生化学家埃尔文·查迦夫早年的研究数据,发现并构建了 DNA 的精确模型——双螺旋结构,并于 1953 年 4 月 25 日刊登在《自然》杂志上,完成了科学上最伟大的发现之一。DNA 的双螺旋模型令所有的生物学家们叹为观止,它解释了迄今为止所观察到的 DNA 的一切物理和化学性质。1962 年,James Watson、Francis Crick 与 M. Wilkins 因此共同获得诺贝尔生理学或医学奖。

2. DNA 的超级结构　在细胞内,DNA 在双螺旋结构的基础上进一步折叠盘绕成为超级结构。生物界的 DNA 是一种庞大的信息分子,不同物种的 DNA 分子大小和复杂程度相差很大。一般来说,生物进化程度越高,其 DNA 的分子越大。在小小的细胞核内要容纳如此长度 DNA 分子,要求其进一步盘绕压缩,形成更致密的结构组装在细胞核内。

原核生物的 DNA 双螺旋可进一步紧缩成闭合环状或开链环状及麻花状的**超螺旋结构**(图 2-14)。如多发性肿瘤病毒 DNA 是双螺旋首尾相接形成的环状或麻花状超螺旋。线粒体、叶绿体、细菌质粒也可形成封闭环状双螺旋结构。根据双螺旋本身的方向性,超螺旋的旋转方向有两种形式:正超螺旋和负超螺旋。前者旋转方向与双螺旋方向相同,是较少见的一种形式,后者旋转方向与双螺旋方向相反,较为常见。

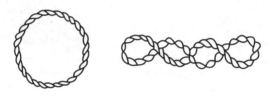

图 2-14　DNA 环状与麻花状超螺旋结构

真核生物 DNA 的超级结构是与组蛋白结合在一起的。DNA 双螺旋盘绕在组蛋白上形成**核小体**(nucleosome),完整的核小体由核心颗粒和间隔区两部分组成(图 2-15)。**组蛋白**共有 H_1、H_2A、H_2B、H_3、H_4 5 种。核小体的核心颗粒是先由 H_2A、H_2B、H_3、H_4 各 2 个分子构成八聚体,然后由 146 个碱基对的 DNA 链在其表面缠绕 1.75 圈而构成。间隔区由 H_1 和有 20~80 个碱基对的 DNA 链构成。核心颗粒和间隔区形成串珠样结构,然后 6 个核小体又绕成一圈空心螺线管,120 个螺线管又盘绕成超螺线管,最后再形成棒状的染色体。这样近 1 m 长的 DNA 分子就能容纳在直径只有数微米的细胞核中。

(三) DNA 的功能

实验证明 DNA 是遗传的物质基础。遗传学家长期以来使用的"基因"一词也终于有了它真实的物质基础。所谓基因(gene)就是能编码蛋白质或 RNA 等具有特定功能产物的遗传信息的基本单位,是染色体或基因组中的一段序列。一个生物体的基因组是它的 DNA 的全部核苷酸序列,即**碱基序列**。这种碱基序列以遗传密码的方式决定了蛋白质分子中氨基酸的排列顺序。也就是说 DNA 的基本功能是作为生物遗传信息的携带者,是遗传信息复制和转录的模板,是生命遗传和生命活动的物质基础。

(四) RNA 的结构与功能

RNA 与 DNA 一样在生命活动中具有非常重要的作用,与 DNA 不同的在于,

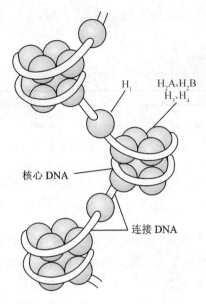

图 2-15　核小体结构

RNA 的碱基组成为 A、G、C 和 U,同时还存在稀有碱基,以单条多核苷酸链的形式存在。

RNA 种类繁多,分子大小、结构及功能各不相同,根据其功能不同可将 RNA 分为 3 类。

1. 信使 RNA(mRNA)　mRNA 在细胞中种类多,含量少,代谢活跃,半寿期短,在蛋白质生物合成过程中起着非常重要的作用,是蛋白质合成的模板。实验证实 mRNA 是在细胞核内把 DNA 上的碱基序列以碱基互补原则,转录并转移至细胞质中,从而将 DNA 上的遗传信息转移至细胞质,决定蛋白质合成过程中的氨基酸排列顺序。

细胞核内合成的 mRNA 初级产物分子大小不一,称为核内不均一 RNA(hnRNA),经过剪接加工变为成熟的 mRNA,依靠特殊机制转移至细胞质中。真核生物 mRNA 的结构特点如下。

(1) 大多数真核生物的 mRNA 的 5′-末端在转录后均加上一个 7-甲基鸟苷三磷酸,而第一个和第二个核苷酸的 C-2′位也被甲基化,形成的 m^7GpppNm 结构称为帽子结构(图 2-16)。帽子结构的形成可保护 mRNA 免受核酸酶从 5′-末端的降解作用,并能促进核糖体与 mRNA 的结合,加速翻译起始速度。

(2) 绝大多数真核生物的 mRNA 的 3′-末端有一段由 80~200 多个腺苷酸连接而成的多聚腺苷酸结构,称为多聚 A(polyA)尾(图 2-16)。多聚 A 尾结构和帽子结构共同负责 mRNA 从核内向细胞质的转移,维系 mRNA 的稳定性以及翻译起始的调控,去除多聚 A 尾结构和帽子结构可导致细胞内的 mRNA 降解。

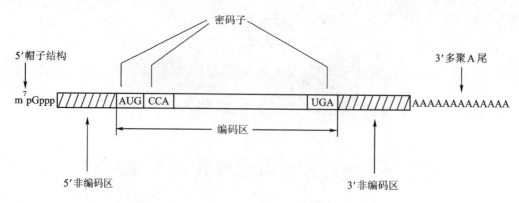

图 2-16 真核生物 mRNA 分子结构示意图

2. 转运 RNA(tRNA)　tRNA 是细胞内相对分子质量最小的一类核酸,由 70～90 个核苷酸组成,在蛋白质的合成中发挥转运氨基酸的作用。细胞内 tRNA 的种类很多,每种氨基酸都有其相应的一种或数种 tRNA,tRNA 的结构特点如下。

(1) tRNA 分子中含有较多的稀有碱基,包括双氢尿嘧啶(DHU)、假尿嘧啶核苷(ψ)、次黄嘌呤(I)和甲基化的嘌呤(如^{m}G,^{m}A)等(图 2-17)。

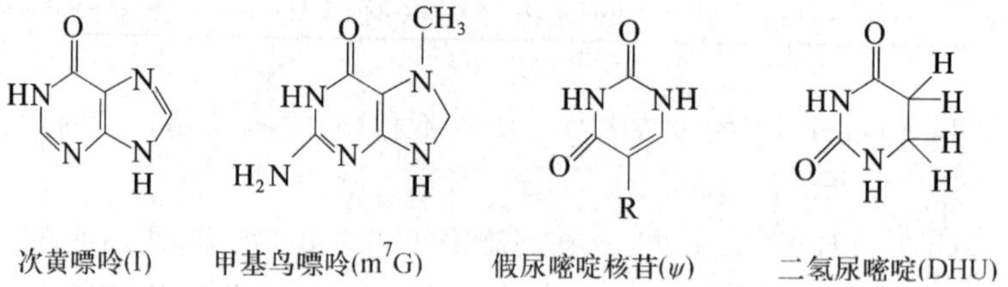

次黄嘌呤(I)　　甲基鸟嘌呤(m^{7}G)　　假尿嘧啶核苷(ψ)　　二氢尿嘧啶(DHU)

图 2-17　tRNA 中的稀有碱基

(2) 组成 tRNA 的核苷酸,局部存在一些能与碱基互补配对的区域,可形成局部双螺旋结构。这些局部双链呈茎状,某些不能配对的区域则膨出形成环状,构成茎-环结构或发夹结构。这些结构使整个 tRNA 的二级结构呈三叶草形(cloverleaf)(图 2-18)。

结构中有 4 个局部螺旋区,3 个环。4 个螺旋区中有一个位于 tRNA 链的 3′-末端,有-CCA-OH 结构,为氨基酸的连接部位,也称氨基酸臂。tRNA 的 3 个环分别是 DHU 环、TψC 环和反密码环。DHU 环上含有双氢尿嘧啶(DHU);TψC 环上含有胸腺嘧啶核苷(T)和假尿嘧啶核苷(ψ);反密码环上居中的 3 个碱基构成一个反密码子,不同的 tRNA 有不同的反密码子。在蛋白质生物合成中,tRNA 反密码子依靠碱基互补的方式辨认 mRNA 的密码子(图 2-19),将自身所携带的氨基酸正确地运送到蛋白质合成的场所。

(3) tRNA 的三级结构(图 2-20)呈倒 L 形,一端为氨基酸臂,另一端为反密码环,在 L 形的拐角处是 DHU 环和 TψC 环。

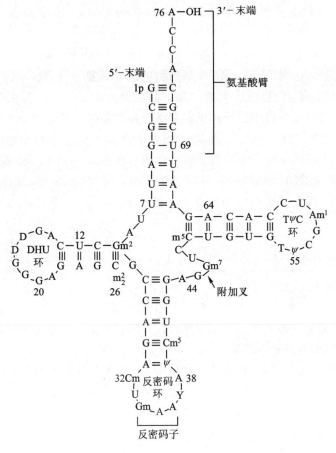

图 2 - 18　tRNA 的二级结构

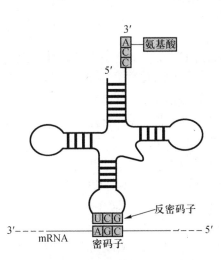

图 2 - 19　tRNA 反密码子与 mRNA
密码子的相互识别

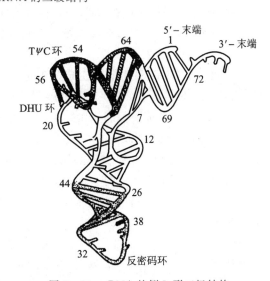

图 2 - 20　tRNA 的倒 L 形三级结构

3. 核糖体RNA(rRNA)　rRNA是细胞内含量最多的一类RNA,与核糖体蛋白结合共同构成核糖体,在蛋白质生物合成中起装配机的作用。为蛋白质合成所需的mRNA、tRNA及多种蛋白质因子提供相互结合和作用的空间场所。

原核生物有3种rRNA,分别为5S、16S、23S(S是大分子物质在超速离心沉降中的沉降系数)。其中5S与23S存在于核糖体的大亚基,16S存在于核糖体的小亚基。真核生物有四种rRNA,分别为5S、5.8S、18S、28S。其中5S、5.8S和28S存在于核糖体的大亚基,18S存在于核糖体的小亚基。各种rRNA具有不同的二级结构和三级结构。

三、核酸的理化性质及应用

(一)核酸的一般性质

核酸属于两性电解质,既含有酸性的磷酸基团,又含有碱性的碱基,因为磷酸基团酸性较强,核酸分子通常表现为较强的酸性。在碱性环境中不稳定,可发生水解,利用这一特点可测定核酸的碱基组成。

核酸多为线性大分子,若将人体二倍体细胞DNA展开成一直线,可长达1.7 m,相对分子质量为3×10^{12}。大肠埃希菌染色体DNA为环形,总长约1.4 mm,相对分子质量为2.7×10^9。由于DNA分子细长,其在溶液中的黏度很高。RNA分子较DNA短,黏度低于DNA。

(二)核酸的紫外吸收性质

核酸分子中的碱基含有共轭双键,具有紫外光吸收的性质。其最大吸收峰在260 nm附近。可利用这一性质对核酸进行定性和定量分析。

(三)核酸的变性和复性

1. 变性　DNA变性是指在某些理化因素的作用下,DNA分子互补碱基对之间的氢键断裂,双螺旋被解开,形成单链的过程。这一过程不伴有共价键的断裂,DNA一级结构没有被破坏。引起DNA变性的因素很多,如加热、有机溶剂、酸、碱、尿素、酰胺等。变性后的DNA理化性质发生一系列改变,如黏度降低,紫外线吸收值增加等。监测DNA变性的常用指标是在260 nm处吸光度的变化。

热变性是实验室常用的DNA变性方法。加热时,DNA双链发生解离,在260 nm处吸光度增高,此现象称为**增色效应**。DNA的热变性是爆发性的,只在很狭窄的温度范围内进行。这一温度范围的中点称为**熔点**或**解链温度**(T_m)。T_m是DNA双链解开50%时的环境温度。T_m值主要与DNA分子中碱基的组成、分子长度、溶液离子强度等因素有关。G和C的含量越高、分子越长、离子强度越大,T_m值越高。

2. 复性　DNA的变性是可逆的。当变性条件去除后,解开的两条链可重新缔合恢复双螺旋结构,这一过程称为复性。例如热变性的DNA经缓慢冷却后可以复性,这一过程也称为**退火**。若 DNA 变性后,温度突然急剧下降到 4℃ 以下,则不可能发生复性。可利用这一特性来保存变性后的 DNA。

在 DNA 复性的过程中,如果将不同种类的 DNA 单链或 RNA 单链放在同一溶液中,只要两种单链之间存在着一定程度的碱基配对关系,它们就有可能形成杂交双链。这种杂交双链可以在不同来源的 DNA 单链之间形成,也可以在 RNA 单链之间形成,甚至还可以在 DNA 单链和 RNA 单链之间形成。这种现象称为**核酸分子杂交**(图 2-21)。

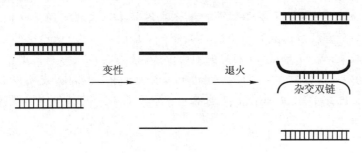

图 2-21 核酸分子复性与杂交

分子杂交技术已广泛应用于分子生物学及生物医学领域,它可用于物种的进化分析、亲缘关系鉴定、遗传病诊断、基因突变分析及犯罪鉴定等方面。

第三节 酶

生物体内的物质代谢是生命活动的基本特征之一。物质代谢所包含的各种化学反应几乎都是在生物催化剂的作用下完成的。迄今为止,已发现有两类生物催化剂——**酶**(enzyme,E)与**核酶**。酶是具有高效催化作用的蛋白质,是机体内催化各种代谢反应的最主要催化剂;核酶是具有高效、特异催化作用的核酸,为数不多,主要作用于核酸。在酶的催化下,体内的物质代谢有条不紊地进行。人体的许多疾病和酶的异常密切相关。许多酶已经用于临床诊断和治疗,随着酶学研究的深入,其成果必将为人类做出更大的贡献。

一、酶的分子组成

酶是由活细胞合成的,对其特异底物具有高效催化作用的蛋白质。酶所催化的化学反应称为酶促反应。在酶促反应中被酶催化的物质称为**底物**(substrate,S),反应的生成物称为**产物**(product,P)。酶所具有的催化能力称为酶活性,酶丧失催化能力称为酶失活。

早在 19 世纪初,美国生物化学家 L. B. Sumner 第一次从刀豆中得到脲酶结晶,并证明脲酶的化学本质是蛋白质。此后陆续发现的多种酶,其本质均为蛋白质。

知识拓展

第一个证明酶是蛋白质的人

第一个证明酶是蛋白质的人是美国生物化学家 L. B. Sumner。L. B. Sumner 17 岁时因玩枪不慎失去了左臂。他不顾家人的反对,坚持学习化学。博士毕业后,他成为康内尔大学的助理教授。他以顽强的毅力和勇气,坚持他为自己确定的宏伟目标:纯化脲酶。尽管遭到权威教授的反对,他还是经过十余年的不懈努力,与 1962 年终于从南美热带植物刀豆中纯化出脲酶结晶。纯化液的酶活性比原液高 700 倍。脲酶结晶具有蛋白质的所有性质。3 年后,J H. Northrop 证实了 L. B. Sumner 的发现,并结晶出许多酶。后来,W M. Stanley 利用他们的方法,将病毒结晶出来。由于当时检测技术的限制,无法确认他们得到的结晶的纯度。直到电泳和超离心发明以后,他们的成果才被承认。因此 J H. Northrop、L. B. Sumner 和 W M. Stanley 共同获得 1946 年的诺贝尔化学奖。

根据酶的分子组成不同,将其分为**单纯酶**与**结合酶**。

（一）单纯酶

单纯酶是仅由氨基酸构成的单纯蛋白质,通常只有一条多肽链。其催化活性主要由蛋白质结构决定,如淀粉酶、脂肪酶、蛋白酶、核糖核酸酶、脲酶等均属于单纯酶。

（二）结合酶

结合酶是结合蛋白质,由蛋白质部分和非蛋白质部分组成。蛋白质部分称为**酶蛋白**,非蛋白质部分称为**辅助因子**,酶蛋白与辅助因子结合形成的复合物称为**全酶**(holoenzyme),只有全酶才有催化作用。酶蛋白决定催化反应的特异性,而辅助因子决定反应的类型。

辅助因子包括金属离子和小分子有机化合物。常见的金属离子有 K^+、Na^+、Mg^{2+}、Zn^{2+}、Cu^{2+}(Cu^+)、Fe^{2+}(Fe^{3+})、Mn^{2+} 等。其中有的金属离子与酶蛋白结合紧密,这些酶被称为**金属酶**,如羧基肽酶、黄嘌呤氧化酶等。有的金属离子与酶结合不甚紧密,但为酶的活性所必需,这些酶被称为**金属活化酶**,如己糖激酶、肌酸激酶、丙酮酸羧化酶等。金属离子的作用在于维持酶分子的特定空间结构、参与电子的传递、作为酶和底物之间的桥梁及中和阴离子降低静电斥力等。

作为辅助因子的小分子有机化合物,是一些化学结构稳定的物质,分子结构中常含有维生素或维生素类物质(表 2-3)。其主要作用是参与酶的催化过程,在反应中传递电子、质子或一些基团(如甲基、氨基、酰基等)。

辅助因子与酶蛋白结合较紧密,不能通过透析或超滤的方法除去的称为**辅基**(prosthetic group);与酶蛋白结合较疏松,用透析和超滤的方法可将其分开的称为**辅酶**(coenzyme)。金属离子多与酶蛋白结合紧密,小分子有机物有的与酶蛋白结合紧密(如 FMN、FAD 等),有的结合疏松(NAD^+、$NADP^+$ 等)。

表 2-3 B族维生素与辅助因子的关系

维生素	化学本质	辅助因子形式	主要功能
维生素 B₁	硫胺素	焦磷酸硫胺素(TPP)	脱羧
维生素 B₂	核黄素	黄素腺嘌呤单核苷酸(FMN)	递氢
		黄素腺嘌呤二核苷酸(FAD)	
维生素 PP	烟酸或	烟酰胺腺嘌呤二核苷酸(NAD^+)	递氢
	烟酰胺	烟酰胺腺嘌呤二核苷酸磷酸($NADP^+$)	
维生素 B₆	吡哆醛或	磷酸吡哆醛或	转氨基
	吡哆胺	磷酸吡哆胺	
泛酸		辅酶 A	酰基转移
生物素		生物素	羧化
叶酸		四氢叶酸(FH_4)	一碳单位转移
维生素 B₁₂	钴胺素	甲基 B₁₂	甲基转移

护理专业教学资源库/课程中心/人体结构与功能/教学内容/生化部分/电子教案

二、酶作用的特点

酶是生物催化剂,故具有一般催化剂的共性:① 只能催化热力学上允许进行的化学反应;② 酶在反应前后没有质和量的改变;③ 能加快反应进程,缩短反应达到平衡所需的时间,但不改变反应的平衡点。同时酶属于生物大分子,还具有一般催化剂所没有的特性。

(一)高度的催化效率

酶的催化效率通常比非催化反应高 $10^8 \sim 10^{20}$ 倍,比一般催化剂高 $10^7 \sim 10^{13}$ 倍。如脲酶催化尿素水解的速率是 H^+ 催化作用的 7×10^{12} 倍;酵母蔗糖酶催化蔗糖水解的速率是 H^+ 催化作用的 2.5×10^{12} 倍。酶高度的催化效率在于酶与底物之间特殊的作用机制。

(二)高度的专一性

酶对其所催化的底物有较严格的选择性,即一种酶只能催化一种或一类底物,发生一定的化学反应,并产生一定的产物。这种特性称为酶的专一性,也称酶的特异性。如盐酸能使糖、脂肪、蛋白质等多种物质水解,而淀粉酶只能催化淀粉水解,对脂肪和蛋白质则无催化作用。这种特异性取决于酶蛋白分子的特定结构。根据酶对底物选择的严格程度不同,酶的特异性大致分为 3 个类型。

1. 绝对特异性 一种酶只能催化一种底物发生化学反应,生成特定的产物。这种严格的特异性称为**绝对特异性**。如脲酶只能催化尿素水解生成 NH_3 和 CO_2。

2. 相对特异性　一种酶只能催化一类化合物或一种化学键，这种对底物不太严格的选择性称为**相对特异性**。如脂肪酶不仅能水解脂肪，而且能水解一些酯类物质；蔗糖酶不仅能水解蔗糖，也能水解棉籽糖中的同一糖苷键；磷酸酶对一般的磷酸酯键都有水解作用。

3. 立体异构特异性　有的酶对底物的立体构型有一定的选择性，只能作用于某一底物的一种立体构型，而对其他立体构型没有催化作用，这种严格的选择性称为**立体异构特异性**。如乳酸脱氢酶只能催化 L-乳酸脱氢转变为丙酮酸，而对 D-乳酸没有此催化作用；糖代谢的酶类仅作用于 D-葡萄糖及其衍生物，对 L-葡萄糖及其衍生物无作用；蛋白质代谢的酶类仅作用于 L-氨基酸，对 D-氨基酸则无作用。

（三）酶活性的可调节性

体内酶活性的调节作用是维持物质代谢平衡的关键环节。酶促反应受多种因素的调控，以适应机体不断变化的内外环境和生命活动的需要。如酶与代谢物在细胞内的区域化分布；代谢物通过对酶活性的抑制与激活，对系列酶中的关键酶进行调节；通过对酶生物合成的诱导与阻遏作用对酶进行量的调节等。

（四）酶活性的不稳定性

多数酶是蛋白质，其活性易受理化因素的影响。酶促反应要求一定的温度、pH等适宜的条件，高温、高压、强酸、强碱、重金属盐、有机溶剂、紫外线、剧烈振荡等任何能使蛋白质变性的因素，都可使酶变性而失活。

三、酶的结构与功能

（一）酶的活性中心

酶分子中氨基酸残基的侧链由不同的化学基团组成。其中与酶活性密切相关的基团称为**必需基团**（essential group）。常见的必需基团有组氨酸残基上的咪唑基、丝氨酸和苏氨酸残基上的羟基、半胱氨酸残基上的巯基等。这些必需基团在一级结构上可能相距甚远，但在空间结构上可彼此靠近，形成一个特定的空间区域，能与底物特异结合并将底物转化为产物，这一区域称为**酶的活性中心**（active center）或**活性部位**。对于结合酶来说，辅助因子可参与活性中心的组成。

构成酶活性中心的必需基团分为两种：能直接与底物结合的必需基团称为**结合基团**，催化底物发生化学变化并将其转化成产物的必需基团称为**催化基团**，活性中心内有的必需基团可同时具有这两方面的功能。还有一些必需基团虽然不参加酶活性中心的组成，但对维持酶活性中心应有的空间结构有重要作用，这些基团称为**酶活性中心外的必需基团**（图 2-22）。

酶的活性中心是酶催化作用的关键部位。不同的酶具有不同的活性中心，故酶对其底物具有高度的特异性。例如乳酸脱氢酶的立体异构特异性，活性中心只能结合 L-乳酸，底物结构一旦与酶活性中心结构不匹配，则不能结合并催化底物变为产物。

活性中心往往是位于酶分子表面的具有三维结构的区域，形如裂缝或凹陷。它深

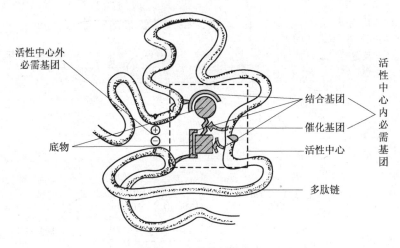

图 2-22　酶的活性中心

入到酶分子内部,多为酶分子中氨基酸残基的疏水基团组成的疏水环境。不同的酶活性中心,空间结构不同,具有的催化作用也各不相同。活性中心一旦被其他物质占据或某些理化因素使酶的空间结构破坏,酶的活性就会丧失。

 护理专业教学资源库/课程中心/人体结构与功能/教学内容/生化部分/电子教案

（二）酶原与酶原的激活

有些酶在细胞内合成或初分泌时,并无催化活性,这种无活性的酶的前体称为**酶原(zymogen)**。在一定条件下,无活性的酶原转变为有活性的酶的过程称为**酶原的激活**,其实质是酶的活性中心形成或暴露的过程。人体内与消化作用、凝血作用及补体作用有关的蛋白酶在分泌时是以酶原形式存在的。

例如,胰蛋白酶原由胰腺分泌进入小肠后,受肠激酶的激活,使第6位赖氨酸残基与第7位异亮氨酸残基之间的肽键断裂,水解下一个6肽,酶分子的构象发生改变,形成酶的活性中心,从而成为有催化活性的胰蛋白酶(图2-23)。胰蛋白酶的形成,不仅能水解食物中的蛋白质．还能催化胰蛋白酶原的自身激活和小肠中其他蛋白酶原的激活,形成一个逐级加快的连锁反应过程。

酶原激活具有重要的生理意义。蛋白酶以酶原形式分泌,能保护组织器官本身不受酶的水解破坏,防止组织自溶,又可使酶到达特定部位、特定环境发挥作用,从而保证体内代谢过程正常进行。如果胰蛋白酶原过早地在胰腺被激活,将使胰腺本身组织蛋白及血管遭到破坏,严重者将引起致命的出血性胰腺炎。又如正常情况下血液中虽有凝血酶原,却不会被激活,故无血液凝固发生。一旦血管破损,凝血酶原被激活成凝血酶,催化纤维蛋白原变成纤维蛋白,使血液凝固,阻止大量失血,发挥对机体的保护作用。

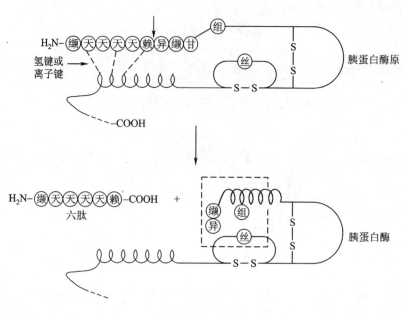

图 2-23　胰蛋白酶原激活

(三) 同工酶

同工酶(isoenzyme)是指催化相同的化学反应,但酶蛋白的分子结构、理化性质及免疫学性质不同的一组酶。这类酶存在于同一种属或同一机体的不同组织中,甚至同一组织细胞内的不同亚细胞结构中,使不同的组织、细胞具有不同的代谢特征。

现已发现百余种酶具有同工酶,例如,乳酸脱氢酶、核糖核酸酶、肌酸激酶、胆碱酯酶等。其中发现最早、研究最多的是乳酸脱氢酶(LDH)。LDH 是四聚体,有 2 种亚基:心肌型(H)和骨骼肌型(M),这 2 种亚基以不同比例组合成 5 种同工酶:$LDH_1(H_4)$、$LDH_2(H_3M)$、$LDH_3(H_2M_2)$、$LDH_4(HM_3)$ 和 $LDH_5(M_4)$(图 2-24)。由于分子结构上的差异,这 5 种同工酶具有不同的电泳速度,电泳时它们都向正极移动,速度由 LDH_1 到 LDH_5 依次递减。

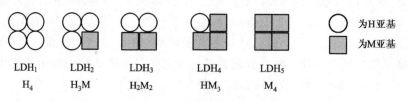

LDH_1	LDH_2	LDH_3	LDH_4	LDH_5	○ 为H亚基
H_4	H_3M	H_2M_2	HM_3	M_4	■ 为M亚基

图 2-24　LDH 同工酶的结构

LDH 同工酶在各器官中的种类、含量和分布比例不同(表 2-4),各器官组织都有其各自特定的分布酶谱及功能。如心肌中以 LDH_1 含量最高,骨骼肌和肝以 LDH_5 含量最高。当急性心肌梗死时,心肌细胞缺血坏死,细胞内的乳酸脱氢酶释放入血,从血清同工酶电泳图谱中可发现 LDH_1 比例增加,故测定同工酶有助于疾病的诊断,是现代医学中诊断灵敏且可靠的手段之一。

表 2-4　人体部分组织器官中 LDH 同工酶的分布(占总活性的%)

组织器官	LDH$_1$	LDH$_2$	LDH$_3$	LDH$_4$	LDH$_5$
心肌	67	29	4	<1	<1
肾	52	28	16	4	<1
肝	2	4	11	27	56
骨骼肌	4	7	21	27	41
红细胞	42	36	15	5	2
肺	10	20	30	25	15

护理专业教学资源库/课程中心/人体结构与功能/教学内容/生化部分/电子教案

(四) 酶活性的调节

生物体具有调节自身代谢活动的能力,体内各种代谢途径的调节主要是对代谢途径中的关键酶的调节。调节酶活性的方式有**变构调节**和**化学修饰调节**。

1. 变构调节　体内一些代谢物可以与酶分子活性中心外的某些部位可逆地结合,使酶发生构象变化并改变其催化活性。这种调节方式称为变构调节。酶分子中这些结合部位称为**变构部位**或**调节部位**。导致变构调节的代谢物分子称为**变构效应剂**。有时底物本身就是变构效应剂。

2. 化学修饰调节　酶蛋白肽链上的一些基团可与某种化学基团发生可逆的共价结合,从而改变酶的活性,以调节代谢途径,这一过程称为酶的化学修饰或共价修饰。在此过程中,酶发生无活性(或低活性)与有活性(或高活性)两种形式的互变。这种互变由不同的酶所催化,这些酶又受到激素的调控。如酶的磷酸化与脱磷酸化、乙酰化与脱乙酰化、甲基化与脱甲基化、腺苷化与脱腺苷化以及 -S-S- 与 -SH 的互变等。其中磷酸化与脱磷酸化较为常见,修饰过程通过酶促反应完成,作用快,效率高,是体内快速调节的一种重要方式。

四、酶催化作用的机制

酶和一般催化剂一样,加速反应的作用都是通过降低反应所需的活化能实现的。只有那些能量较高,达到或超过一定水平的**过渡态**分子(活化分子)才有可能发生化学反应。过渡态分子所具有的高出底物平均水平的能量称为**活化能**,也就是底物分子从初态转变为过渡态所需的能量。酶通过与底物的特异结合释放能量,使底物分子只需再吸收较少能量便可转变到过渡态(图 2-25)。例如过氧化氢分解为水和氧,无催化剂时,所需活化能为 75.6 kJ/mol,胶体钯作催化剂时需活化能 49 kJ/mol,用过氧化氢酶作催化剂时,活化能只需 8.4 kJ/mol,活化能由 75.6 kJ/mol 降至 8.4 kJ/mol,反应速度增加百万倍以上。

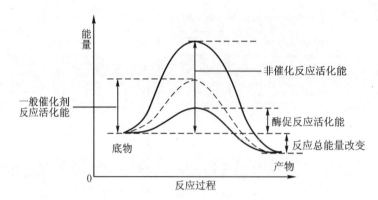

图 2-25 酶促反应活化能的改变

酶与底物的结合有利于底物形成过渡态。20世纪60年代,Koshland 提出**诱导契合学说**来解释酶与底物形成复合物的机制。该学说认为,酶在发挥催化作用之前,必须先与底物密切结合。这种结合不是如锁与钥匙的机械结合,而是底物与酶相互接近的过程中,两者的结构相互诱导、相互变形和相互适应,进而相互结合,这一过程称为诱导契合(图 2-26)。在此过程中,酶分子的结构改变有利于与底物结合,底物分子在酶的诱导下也发生结构改变,处于不稳定的过渡态,容易受到酶的催化。

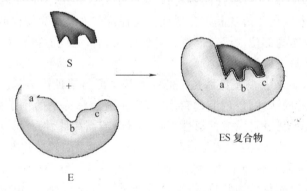

图 2-26 酶与底物结合的诱导契合学说

酶与底物结合形成酶-底物复合物(ES),改变了原来的反应途径,使原来需要较高活化能的一步反应变成只需很低活化能的两步反应,加快了反应速度。

$$E+S \Longleftrightarrow ES \longrightarrow E+P$$

酶所具有的高效催化作用还与以下几种作用机制有关。

1. 邻近效应与定向排列 酶能与底物相互靠近,使底物进入酶的活性中心,活性中心中底物的浓度明显增高。在两个以上底物参加的反应中,底物之间必须以正确的方向相互碰撞,才有可能发生反应。酶能促使进入活性中心的各底物反应部位与酶的催化基团相互接近,并形成有利于反应的正确定向关系(图 2-27)。

邻近效应与定向排列增加了底物的有效浓度,使分子间的反应变成类似于分子内的反应,从而增加了底物分子的有效碰撞,降低反应的活化能,大幅度提高反应速度。

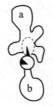 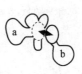

不适合的靠近　　　　适合的靠近　　　　适合的靠近
不适合的定位　　　　不适合的定位　　　　适合的定位

图 2-27　邻近效应与定向排列

2. 多元催化　酶不同于一般常用的酸碱催化剂,酶是两性电解质,有许多酸碱功能基团,既可以作为质子的供体,也能作为质子的受体,兼有酸-碱双重催化作用;而且很多酶的催化基团在催化过程中可与底物形成瞬间共价键而将底物激活,并能很快水解形成产物和游离的酶,此为酶的共价催化作用;此外,酶的活性中心内有些亲核基团,能为带有正电荷的过渡态中间物提供电子,可加速产物的生成,使酶具有亲核催化作用。这些多功能基团的协同作用可极大地提高酶的催化效率。

3. 表面效应　酶的活性中心内部多种疏水性氨基酸残基常形成一个疏水"口袋",以容纳并结合底物。此疏水环境可排除大量水分子对酶与底物分子中功能基团的干扰,防止水化膜的形成,有利于底物与酶分子的直接接触,使反应更快、更有效地进行。

五、影响酶催化作用的因素

酶的本质是蛋白质,凡是影响蛋白质的理化因素都可影响酶的催化作用。其因素包括底物浓度、酶浓度、温度、pH、激活剂和抑制剂等。了解影响酶促反应速度的各种因素,对酶含量测定、疾病的诊断和治疗等都有指导意义。在研究某一因素对酶促反应速度的影响时,应保持反应体系中其他因素不变。

（一）底物浓度的影响

在酶浓度及其他条件不变的情况下,底物浓度对酶促反应速度的影响呈矩形双曲线(图 2-28)。在底物浓度很低时,反应速度随底物的增加而增加,两者呈近似正比关系。随着底物浓度的继续升高,反应速度的增高趋势渐缓。若再继续增大底物浓度,反应速度不再增加,达到最大速度(V_{max}),此时酶的活性中心已被底物饱和。

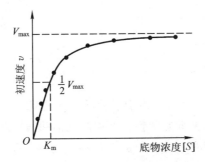

图 2-28　底物浓度对酶促反应速度的影响

1913 年，Leonor Michaelis 和 Maud L. Menten 提出了酶促反应速度和底物浓度关系的数学方程式，称米-曼氏方程式（Michaelis equation），简称米氏方程：

$$V = \frac{V_{max}[S]}{K_m + [S]}$$

V_{max} 为最大反应速度，$[S]$ 为底物浓度，K_m 为米氏常数，V 是在不同 $[S]$ 时的反应速度。

K_m 值是研究酶学的一个重要常数，具有以下重要意义。

（1）K_m 值等于酶促反应速度为最大速度 1/2 时的底物浓度。K_m 值是酶的特征性常数，通常只与酶的结构、酶所催化的底物和反应环境有关，而与酶的浓度无关。

（2）K_m 值可表示酶与底物之间的亲和力。K_m 越大，酶与底物亲和力越小，反之亦然。

（3）K_m 可判断酶作用的最适底物。K_m 最小的底物一般认为是该酶的天然底物或最适底物。

（二）酶浓度的影响

在最适条件和底物浓度 $[S]$ 足够大时，酶促反应速度与酶浓度成正比（图 2-29）。即酶浓度越高，反应速度越快。

（三）温度的影响

温度对酶促反应速度的影响具有双重性（图 2-30）。酶促反应速度最快时反应体系的温度称为酶促反应的**最适温度**。恒温动物组织中酶的最适温度一般在 37～40℃，人体内最适温度接近体温。在最适温度以下，温度升高，酶促反应速度加快；当温度升高到一定范围后，酶可发生变性而降低催化活性。温度升高到 60℃ 以上时，大多数酶开始变性；80℃时，多数酶的变性不可逆转。

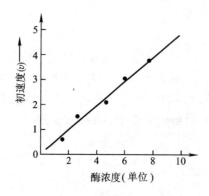

图 2-29 酶浓度对酶促反应速度的影响

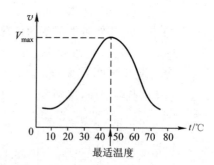

图 2-30 温度对酶促反应速度的影响

温度对酶促反应速度的影响在临床上具有指导意义。低温能降低酶活性，但一般不破坏酶，温度回升后，酶又恢复活性。所以酶制剂和酶检测标本（如血清、血浆等）应在冰箱中低温（0～4℃）保存。高温灭菌就是利用高温使酶变性失活这一原理而发挥作用的。

（四）pH 的影响

一种酶在不同 pH 条件下活性不同,酶促反应速度最大时的环境 pH 称为酶的**最适 pH**。溶液的 pH 高于或低于酶的最适 pH 时,酶的活性降低,远离最适 pH 时还会导致酶的变性失活(图 2-31)。在测定酶的活性时,应选用适宜的缓冲液以保持酶活性的相对恒定。人体内大多数酶的最适 pH 接近中性,但也有例外,例如肝精氨酸酶的最适 pH 在 9.8 左右,胃蛋白酶的最适 pH 大约为 1.8。临床上根据胃蛋白酶的最适 pH 偏酸的这一特点,配制助消化的胃蛋白酶合剂时加入一定量的稀盐酸,使其发挥更好的疗效。

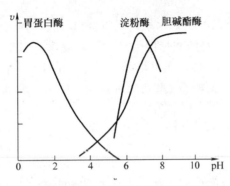

图 2-31　pH 对酶促反应速度的影响

（五）激活剂的影响

凡能使酶由无活性变为有活性或使酶活性增加的物质称为酶的**激活剂**（activator）。激活剂包括无机离子和小分子有机物,如 Mg^{2+}、K^+、Mn^{2+}、Cl^- 及胆汁酸盐等。其中,大多数金属离子激活剂对酶促反应是不可缺少的,否则酶将失去催化活性,这类激活剂称为**必需激活剂**。它们与酶、底物或酶-底物复合物结合参加反应,但不转化为产物,例如,Mg^{2+} 是激酶的必需激活剂。有些激活剂不存在时,酶仍有一定的催化活性,但催化效率较低,加入激活剂后,酶的催化活性显著提高,这类激活剂称为**非必需激活剂**,非必需激活剂通过与酶、底物或酶-底物复合物结合,提高酶的催化活性,如 Cl^- 是淀粉酶的激活剂,胆汁酸盐是胰脂肪酶的激活剂等。

（六）抑制剂的影响

凡能使酶的催化活性下降或丧失而不引起酶变性的物质称为酶的抑制剂（inhibitor）。抑制剂多与酶的活性中心内、外的必需基团结合,从而抑制酶的催化活性。除去抑制剂后酶的活性得以恢复。根据抑制剂与酶结合的紧密程度不同,酶的抑制作用分为**不可逆性抑制和可逆性抑制**两类。

1. **不可逆性抑制**　抑制剂与酶活性中心上的必需基团形成共价键,使酶失活,这类抑制剂不能用透析、超滤等方法去除,此种抑制方式称为不可逆性抑制。在临床上可用某些药物解除这种抑制作用,使酶恢复活性。

例如,某些重金属离子 Hg^{2+}、Ag^+、Pb^{2+} 等可与酶分子的巯基(-SH)结合,使含巯基的酶失去活性。化学毒剂路易士气是一种含砷化合物,能抑制体内巯基酶的活性而使人畜中毒。重金属盐引起的巯基酶中毒可用二巯基丙醇(BAL)或二巯基丁二酸钠解毒。

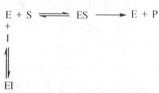

又如,胆碱酯酶催化乙酰胆碱水解生成胆碱和乙酸。有机磷杀虫剂,如敌百虫、敌敌畏、1059 等,能专一性地与胆碱酯酶活性中心丝氨酸残基的羟基结合,使酶失去活性,不能催化乙酰胆碱水解,乙酰胆碱堆积造成副交感神经兴奋,表现出恶心、呕吐、多汗、肌肉震颤、瞳孔缩小、惊厥等一系列中毒症状。临床上常采用解磷定(PAM)治疗有机磷化合物中毒。

不可逆性抑制作用的强度与抑制剂的浓度、作用的时间有关。抑制剂浓度越高,时间越长,则抑制作用越强,甚至使酶的活性难以恢复。

2. 可逆性抑制　抑制剂与酶分子以非共价键相结合,使酶活性降低或丧失,这类抑制剂能用透析或超滤的方法去除,使酶活性恢复,此种抑制方式称为可逆性抑制。可逆性抑制分为**竞争性抑制**、**非竞争性抑制**和**反竞争性抑制**。

(1) 竞争性抑制:抑制剂(I)与底物(S)结构相似,能与底物竞争酶(E)的活性中心,从而阻碍底物与酶结合,使酶促反应速度降低,这种抑制作用称为竞争性抑制。酶既可结合底物也可结合抑制剂,但不能与两者同时结合;竞争性抑制作用的强弱取决于抑制剂与酶的相对亲和力大小,以及抑制剂与底物的相对浓度;在抑制剂浓度不变的情况下,增加底物浓度能减弱抑制剂的抑制作用。

$$E + S \rightleftharpoons ES \longrightarrow E + P$$
$$+$$
$$I$$
$$\Updownarrow$$
$$EI$$

例如,磺胺类药物是酶的竞争性抑制剂,它抑制细菌体内二氢叶酸合成酶的活性,从而抑制细菌生长。对磺胺类药物敏感的细菌,不能利用环境中的叶酸,而需在菌体内二氢叶酸合成酶的催化下,由对氨基苯甲酸、二氢蝶呤、谷氨酸合成二氢叶酸(FH_2)。FH_2进一步还原为FH_4,FH_4是细菌合成核苷酸不可缺少的辅酶。磺胺药的结构与对氨基苯甲酸结构相似,可竞争性地抑制细菌的二氢叶酸合成酶,抑制FH_2的合成,进而减少FH_4的合成,引起核酸合成障碍从而抑制了细菌的生长繁殖。人体能直接利用食物中的叶酸,所以不受磺胺药的干扰。根据竞争性抑制的特点,在使用磺胺类药物时,必须保持血液中药物的有效浓度,才能发挥抑菌效果。

$$H_2N\!-\!\langle\;\rangle\!-\!COOH \qquad H_2N\!-\!\langle\;\rangle\!-\!SO_2NHR$$

对氨基苯甲酸   磺胺类药物
(PABA)

$$
\left.\begin{array}{l}\text{对氨基苯甲酸}\\\text{二氢蝶呤}\\\text{谷氨酸}\end{array}\right\}\xrightarrow[\text{磺胺类药物}(-)]{\text{二氢叶酸合成酶}}\text{二氢叶酸}\xrightarrow[\text{TMP}(-)]{\text{二氢叶酸还原酶}}\text{四氢叶酸}
$$

护理专业教学资源库/课程中心/人体结构与功能/教学内容/生化部分/电子教案

(2)非竞争性抑制:抑制剂不与底物竞争酶的活性中心,而是与酶活性中心外的必需基团结合,使酶的催化活性降低。底物与抑制剂间无竞争关系,这种抑制作用称为非竞争性抑制。抑制剂与酶的结合不影响底物与酶的结合,同时酶与底物的结合也不影响酶与抑制剂的结合。但是酶-底物-抑制剂三者的复合物(ESI)不能进一步转变成产物。抑制程度取决于抑制剂本身浓度,不能通过增加底物浓度的方法减弱或消除抑制作用。

$$
\begin{array}{ccc}
E+S & \rightleftharpoons & ES & \longrightarrow & E+P\\
+ & & +\\
I & & I\\
\Updownarrow & & \Updownarrow\\
EI+S & \rightleftharpoons & ESI
\end{array}
$$

(3)反竞争性抑制:抑制剂不与酶结合,仅与酶-底物复合物(ES)结合,使ES的量下降,结合后生成的ESI不能分解成产物,酶的催化活性也受到抑制。此种抑制不排斥酶与底物的结合,反而增加两者的亲和力,这与竞争性抑制作用相反,故称反竞争性抑制。

$$
\begin{array}{ccc}
E+S & \rightleftharpoons & ES & \longrightarrow & E+P\\
& & +\\
& & I\\
& & \Updownarrow\\
& & ESI
\end{array}
$$

六、酶的命名、分类及其与医学的关系

(一) 酶的命名

酶的命名方法分为习惯命名法和系统命名法。

1. **习惯命名法**　以往酶的命名缺乏系统的原则,名称多由发现者确定。通常是以酶催化的底物、酶促反应性质以及酶的来源命名。例如淀粉酶、脂肪酶、胰蛋白酶、脱氢酶、转氨酶、氨基酸氧化酶等。习惯命名法简单易懂,应用历史较长,但常出现混乱,缺乏系统性。

2. **系统命名法**　国际生物化学与分子生物学学会(IUBMB)以酶的分类为依据,于1961年提出系统命名法,规定每一个酶都有一个系统名称,它标明酶的所有底物与反应性质。底物名称之间用":"隔开,并附有一个4位数字的分类编码。系统命名虽然合理,但许多酶的名称过于繁琐,为了使用方便,国际酶学会又从每种酶的数个习惯名称中选定一个简便实用的推荐名称。一些酶的系统名称和推荐名称见表2-5。

表 2-5　部分酶的命名与分类

酶的分类	系统名称	编号	催化的化学反应	推荐名称
氧化还原酶类	乙醇：NAD^+ 氧化还原酶	EC 1.1.1.1	乙醇＋NAD^+ ⟷ 乙醛＋$NADH＋H^+$	乙醇脱氢酶
转移酶类	L-天冬氨酸：α-酮戊二酸氨基转移酶	EC 2.6.1.1	L-天冬氨酸＋α-酮戊二酸 ⟷ 草酰乙酸＋L-谷氨酸	天冬氨酸转氨酶
水解酶类	L-精氨酸脒基水解酶	EC 3.5.3.1	L-精氨酸＋H_2O→L-鸟氨酸＋尿素	精氨酸酶
裂解酶类	酮糖-1-磷酸裂解酶	EC 4.1.2.7	酮糖-1-磷酸 ⟷ 磷酸二羟丙酮＋醛	醛缩酶
异构酶类	D-葡萄糖-6-磷酸酮-醇异构酶	EC 5.3.1.9	D-葡萄糖-6-磷酸 ⟷ D-果糖-6-磷酸	磷酸葡萄糖异构酶
连接酶类	L-谷氨酸：氨连接酶	EC 6.3.1.2	L-谷氨酸＋ATP＋NH_3 ⟷ L-谷氨酰胺＋ADP＋磷酸	谷氨酰胺合成酶

(二) 酶的分类

根据酶促反应的类型,可将酶分为6大类,分别用1,2,3,4,5,6编号来表示,即:

1. **氧化还原酶类**　催化底物进行氧化还原反应的酶类。包括转移电子、氢的反应及分子氧参加的反应。常见的有脱氢酶、氧化酶、还原酶、过氧化物酶等。

2. **转移酶类**　催化底物之间进行某些基团(乙酰基、甲基、氨基、磷酸基等)的转移或交换的酶类。例如,甲基转移酶、氨基转移酶、乙酰转移酶、磷酸化酶等。

3. 水解酶类　催化底物发生水解反应的酶类。例如,淀粉酶、蛋白酶、脂肪酶、磷酸酶、糖苷酶等。

4. 裂合酶类或裂解酶类　催化从底物移去一个基团并形成双键的反应或其逆反应的酶类。例如,醛缩酶、柠檬酸合酶等。

5. 异构酶类　催化各种同分异构体、几何异构体或光学异构体之间相互转化的酶类。例如,磷酸丙糖异构酶、磷酸己糖异构酶等。

6. 合成酶类或连接酶类　催化两分子底物合成为一分子化合物,同时耦联有 ATP 的磷酸键断裂释能的酶类。例如,谷氨酰胺合成酶、谷胱甘肽合成酶等。

(三) 酶与医学的关系

1. 酶与疾病的发生　有些疾病的发病机制直接或间接与酶的异常或酶活性受到抑制相关。酶缺陷引起的疾病多为先天性或遗传性疾病,因酶的缺陷使相应的正常代谢途径不能进行而引起的疾病称为酶遗传缺陷病。如白化病因酪氨酸酶缺乏,使酪氨酸不能转化成黑色素,导致皮肤、毛发缺乏黑色素;蚕豆病因 6 - 磷酸葡萄糖脱氢酶缺乏,导致红细胞膜失去保护,容易被破坏,易诱发急性溶血。许多中毒性疾病几乎都是出于某些酶活性被抑制所引起的,如有机磷农药中毒时,就是因它们与胆碱酯酶活性中心必需基团丝氨酸上的一个-OH 结合而使酶失去活性;重金属离子中毒,则是与某些酶活性中心的必需基团(如半胱氨酸的-SH)结合而使酶失去活性;氰化物中毒是抑制了细胞色素氧化酶的活性等。

2. 酶与疾病的诊断　正常人体内酶活性较稳定,不同组织细胞分布着参与不同代谢途径的酶类。当人体某些器官和组织受损或发生疾病后,某些细胞内的酶大量入血;或因细胞病变使其合成酶的能力下降,均可导致血清(浆)酶活性发生改变。因此,测定血清(浆)酶的活性,对于疾病的诊断、治疗评价和预后判断都具有重要的临床意义。例如,与血液凝固和纤维蛋白溶解有关的酶类、催化血浆中胆固醇酯化的卵磷脂胆固醇酰基转移酶、使乳糜微粒中三酰甘油水解的脂蛋白脂酶等,这些酶主要由肝细胞合成后分泌入血,在血浆中含量较为恒定。测定这些酶在血中的活性,有助于了解肝功能。

此外,测定血清同工酶的活性,能较准确地反映出哪些器官组织损伤及损伤程度,从而提高酶学诊断水平。如乳酸脱氢酶(LDH)总活性升高的同时若证实主要由 LDH_1 升高引起,应考虑心肌病变所致;若证实主要是 LDH_5 引起的,可怀疑是肝或骨骼肌病变所致。

许多组织器官的疾病可引起血浆中酶活性的改变,如体内某些物质代谢发生障碍时,细胞中酶合成增加,进入血中的酶量增加;组织细胞损伤或细胞通透性变大,进入血中的酶量增加;酶在细胞内合成障碍或酶活性受到抑制,会导致血清中酶活性降低。

3. 酶与疾病的治疗　近年来,酶在医学上的应用已逐渐被人们所认识和重视,各种酶制剂在临床上的应用越来越普遍。

利用胃蛋白酶、胰蛋白酶、淀粉酶、脂肪酶、木瓜蛋白酶等可帮助消化;胰蛋白酶、溶菌酶可缓解炎症,促进消肿;糜蛋白酶可用于外科清创和烧伤患者痂垢的清除及胸、腹腔浆膜粘连的治疗等;纤溶酶、链激酶、尿激酶等防止血栓的形成,可用于血栓性静脉炎、心肌梗死、肺梗死以及弥散性血管内凝血等疾病的治疗。

此外,阻断肿瘤细胞中相应的酶活性可达到遏制肿瘤生长的目的。如天冬酰胺具有促进肿瘤生长的作用。利用天冬酰胺酶分解天冬酰胺可抑制肿瘤细胞的生长。人工合成的巯嘌呤、氟尿嘧啶等药物,通过酶的竞争性抑制作用阻碍肿瘤细胞生长过程中相关酶的活性,用于抗肿瘤治疗。

小　结

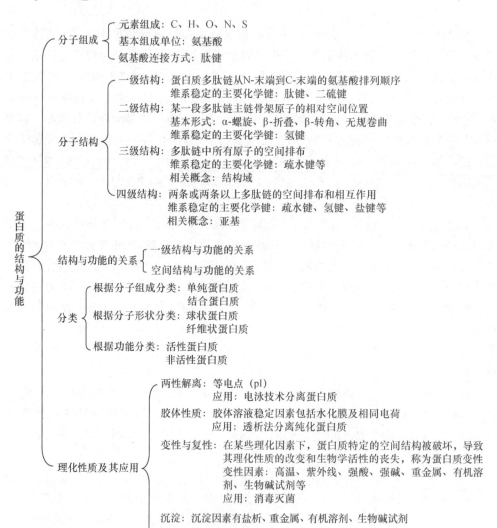

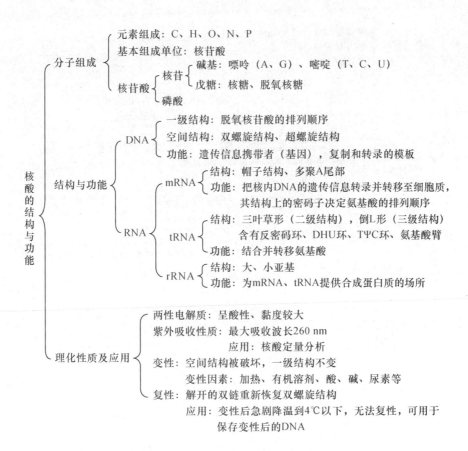

核酸的结构与功能

分子组成
- 元素组成：C、H、O、N、P
- 基本组成单位：核苷酸
- 核苷酸
  - 核苷
    - 碱基：嘌呤（A、G）、嘧啶（T、C、U）
    - 戊糖：核糖、脱氧核糖
  - 磷酸

结构与功能
- DNA
  - 一级结构：脱氧核苷酸的排列顺序
  - 空间结构：双螺旋结构、超螺旋结构
  - 功能：遗传信息携带者（基因），复制和转录的模板
- RNA
  - mRNA
    - 结构：帽子结构、多聚A尾部
    - 功能：把核内DNA的遗传信息转录并转移至细胞质，其结构上的密码子决定氨基酸的排列顺序
  - tRNA
    - 结构：三叶草形（二级结构），倒L形（三级结构）含有反密码环、DHU环、TΨC环、氨基酸臂
    - 功能：结合并转移氨基酸
  - rRNA
    - 结构：大、小亚基
    - 功能：为mRNA、tRNA提供合成蛋白质的场所

理化性质及应用
- 两性电解质：呈酸性、黏度较大
- 紫外吸收性质：最大吸收波长260 nm
  - 应用：核酸定量分析
- 变性：空间结构被破坏，一级结构不变
- 变性因素：加热、有机溶剂、酸、碱、尿素等
- 复性：解开的双链重新恢复双螺旋结构
  - 应用：变性后急剧降温到4℃以下，无法复性，可用于保存变性后的DNA

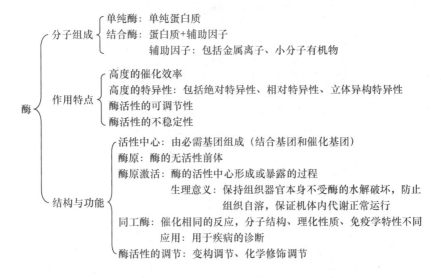

酶

分子组成
- 单纯酶：单纯蛋白质
- 结合酶：蛋白质+辅助因子
  - 辅助因子：包括金属离子、小分子有机物

作用特点
- 高度的催化效率
- 高度的特异性：包括绝对特异性、相对特异性、立体异构特异性
- 酶活性的可调节性
- 酶活性的不稳定性

结构与功能
- 活性中心：由必需基团组成（结合基团和催化基团）
- 酶原：酶的无活性前体
- 酶原激活：酶的活性中心形成或暴露的过程
  - 生理意义：保持组织器官本身不受酶的水解破坏，防止组织自溶，保证机体内代谢正常运行
- 同工酶：催化相同的反应，分子结构、理化性质、免疫学特性不同
  - 应用：用于疾病的诊断
- 酶活性的调节：变构调节、化学修饰调节

酶
- 作用机制
  - 降低反应所需活化能
  - 酶与底物的结合——诱导契合
  - 邻近效应与定向排列
  - 多元催化
  - 表面效应
- 影响酶催化作用的因素
  - 底物浓度：米氏方程 $V=V_{max}[S]/(K_m+[S])$、K_m的意义
  - 酶浓度：一定条件下，酶浓度越高，反应速度越快
  - 温度：双重影响
    - 最适温度：酶活性最强，反应速度最大时的温度
  - pH：最适pH：酶活性最强时的环境pH
  - 激活剂：必需激活剂与非必需激活剂
  - 抑制剂
    - 不可逆性抑制（举例：重金属抑制巯基酶、有机磷抑制羟基酶）
    - 可逆性抑制
      - 竞争性抑制（举例：磺胺类药物作用机制）
      - 非竞争性抑制
      - 反竞争性抑制
- 命名
  - 习惯命名法
  - 系统命名法
- 分类
  - 1.氧化还原酶类
  - 2.转移酶类
  - 3.水解酶类
  - 4.裂合酶类或裂解酶类
  - 5.异构酶类
  - 6.合成酶类或连接酶类
- 酶与医学的关系
  - 疾病的发病机制（酶遗传缺陷病如白化病、蚕豆病等）
  - 疾病的诊断（如血清酶活性的测定）
  - 疾病的治疗（各种酶制剂如胃蛋白酶、溶菌酶、纤溶酶、天冬酰胺酶等）

思考题

1. 组成蛋白质的基本单位是什么？何谓蛋白质分子的一、二、三、四级结构？

2. 比较两类核酸的化学组成、分子结构、分布及生物学功能。

3. 什么是酶？酶促反应有何特点？

4. 酶原激活的实质是什么？有何生物学意义？

5. 比较各种类型抑制作用的特点。举例说明竞争性抑制作用在药理学上的应用。

（黄　敏）

第三章　细胞的基本功能

学习目标

1. 掌握细胞膜的物质转运功能,静息电位和动作电位的概念及形成的离子基础。
2. 熟悉极化、去极化、复极化、超极化、反极化、阈电位、兴奋-收缩耦联、等长收缩、等张收缩的概念。
3. 了解受体的概念及细胞膜的受体功能。
4. 能运用细胞学基本知识,解释日常生活现象,养成用理论知识解决临床问题和生活实例的思维意识。

应用与实践

一名急诊患者,在外就餐后发生食物中毒入院,出现持续剧烈呕吐,主诉心慌、四肢无力,血电解质检查提示低血钾。

【思考】

1. 运用所学知识分析低血钾对肌肉运动的影响及其原理。
2. 在护理中要注意哪些问题?

细胞是生物体结构与功能的基本单位,人体有 200 多种细胞。人体的生理功能都是在细胞活动的基础上完成的。因此,要掌握人体的功能活动及其规律,揭示生命现象的本质,就必须从学习和认识细胞开始。

不同细胞具有不同功能,但细胞的许多基本功能活动是相同的,如细胞膜的物质转运功能、细胞信号跨膜转导功能、细胞的生物电现象、肌细胞的收缩功能等。

第一节　细胞膜的物质转运功能

细胞膜主要由脂质、蛋白质及少量的糖类组成。1972 年,由 Singer 和 Nicholson 提出的细胞膜液态镶嵌模型理论被学术界一致认同。其基本内容是:细胞膜以脂质的双分子层为基本骨架,其间镶嵌着不同结构、功能的蛋白质。

细胞膜在体温条件下呈液态,具有流动性。细胞膜脂质双分子层中及表面镶嵌有不同功能的蛋白质,称为膜蛋白,细胞膜的功能主要是通过膜蛋白实现的。根据膜蛋白存在的形式不同,可分为表面蛋白和整合蛋白两大类。表面蛋白主要位于膜的外表面或内表面,其数量较少;整合蛋白的肽链一次或多次跨越脂质双分子层,数量较多,承担细胞膜物质转运功能。如通道、载体等都属于整合蛋白(图 3 - 1)。

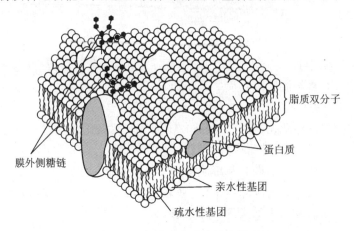

图 3 - 1　细胞膜的液态镶嵌模型

一、单纯扩散

单纯扩散(simple diffusion)是指脂溶性小分子物质从细胞膜的高浓度一侧向低浓度一侧转运的过程。单纯扩散是一种简单的物理现象。机体内依靠单纯扩散通过细胞膜的物质较少,比较肯定的有 O_2、CO_2 和 N_2 等气体分子。单纯扩散的特点是物质顺浓度差转运,不需要细胞代谢提供能量及蛋白质的帮助。

影响单纯扩散的因素:① 通透性:指细胞膜对物质通透的难易程度。脂溶性高、分子量小的物质容易穿越脂质双分子层。通透性越大,单位时间内被转运的物质数量就越多。② 浓度差:细胞膜两侧的物质浓度差是物质跨膜扩散的动力。物质浓度差越大,单位时间内被转运的物质数量就越多。

 护理专业教学资源库/课程中心/人体结构与功能/教学内容/学习单元 2 - 细胞/电子教案

二、易化扩散

易化扩散(facilitated diffusion)是指某些非脂溶性或脂溶性很小的物质,在特殊膜蛋白帮助下,从细胞膜的高浓度一侧向低浓度一侧的转运过程。易化扩散与单纯扩散一样,不需要细胞代谢提供能量。易化扩散与单纯扩散不同之处是需要在特殊膜蛋白的帮助下才能完成。易化扩散根据参与膜蛋白的不同,分为两种类型:① 借助载体的易化扩散，简称为载体转运。② 借助通道的易化扩散，简称为通道转运。

1. 载体转运 **载体转运**是在载体蛋白的帮助下完成的。载体蛋白上有与某些物质特异性结合的位点，当某物质在细胞膜的高浓度一侧与载体蛋白特异性结合位点结合后，通过载体蛋白空间构象的改变，使结合位点转向细胞膜低浓度一侧并解离出该物质，从而完成该物质的跨膜物质转运。载体蛋白与物质解离后，恢复原来的空间构象，又可实现其物质转运功能。载体转运的物质主要有葡萄糖、氨基酸、核苷酸等小分子有机物。

载体转运有 3 个显著的特点：① 高度的特异性：载体与所结合的物质具有高度的特异性，即一种载体只能转运某种特定结构的物质。② 饱和现象：由于细胞膜上载体数量有限，当被转运的物质超过一定数量时，则对该物质转运量不再增加。③ 竞争性抑制：如果同一载体对两种结构相似的物质均有转运能力，增加 A 物质的浓度将减少 B 物质的转运，这是载体的结合位点被 A 物质竞争性占据的缘故。

2. 通道转运 **通道转运**是在通道蛋白的帮助下完成的。通道蛋白是一类贯穿脂质双分子层中央带有亲水性孔道的膜蛋白，其对离子有高度的亲和力，允许小于通道直径的离子顺浓度差快速通过。如 Na^+、K^+、Ca^{2+}、Cl^- 等顺浓度差或电位差通过细胞膜就是以这种方式进行的，转运这些离子的通道分别称为 Na^+ 通道、K^+ 通道、Ca^{2+} 通道和 Cl^- 通道等。

通道转运的特点主要有：① 离子选择性：即每一种通道开放时只允许相应的一种或几种离子通过，其他离子则不能通过。② 门控特性：即通道的开放（激活）或关闭（失活）是由"闸门"来调控的，所谓闸门实际上就是通道蛋白中带电荷的分子或基团。通道的开放或关闭是由通道的构象改变引起的。根据通道的开放和关闭的机制不同，可将通道分为化学门控通道、电压门控通道和机械门控通道。由化学物质控制其开放或关闭的通道称为化学门控通道，如骨骼肌细胞终板膜上的 Ach 受体通道；由膜两侧电位的变化来控制其开放或关闭的通道称为电压门控通道，如神经细胞膜上的 Na^+ 通道；由机械刺激控制其开放或关闭的通道称为机械门控通道，如耳蜗毛细胞上的由声波刺激控制其开放或关闭的通道。

单纯扩散和易化扩散转运物质时，转运的动力来自膜两侧物质的浓度差（或电位差），它不需要细胞本身代谢提供能量，故将这两类转运统称为被动转运。

知识拓展

影响离子通道的药物在临床中的应用

离子通道是细胞电活动的分子基础，目前有大量影响离子通道的药物应用于临床，发挥干预生理和病理过程的作用。例如，普鲁卡因等局部麻醉药是 Na^+ 通道阻滞药，通过阻滞 Na^+ 通道来阻止动作电位的产生和传导；苯妥英钠类抗癫痫药是通过抑制电压门控 Na^+ 通道和 Ca^{2+} 通道来抑制神经元放电，治疗癫痫发作的；优降糖类降血糖药通过阻滞胰岛 β 细胞 K^+ 通道，使膜去极化，从而增加 Ca^{2+} 通道的开放速率和 Ca^{2+} 内流，促进胰岛素释放；地西泮（安定）类镇静药是通过促使 Cl^- 通道开放，增加

Cl^- 内流使突触后神经元超极化而发挥中枢抑制作用。

三、主动转运

主动转运(active transport)是指细胞通过本身的耗能过程,将某些离子或小分子物质,逆浓度差(或电位差)由膜的低浓度一侧向高浓度一侧转运的过程。主动转运可分为原发性主动转运和继发性主动转运两种形式。

1. **原发性主动转运**　原发性主动转运是指细胞直接利用代谢产生的能量,逆浓度差(或电位差)跨膜转运物质的过程。原发性主动转运必须在细胞膜上特殊蛋白质(生物泵)的作用下才能完成。生物泵是细胞膜上的一种膜蛋白,具有 ATP 酶活性,能分解 ATP 并利用其分解所释放的能量直接将某种物质逆浓度差(或电位差)跨膜转运。由于生物泵转运的物质通常是一些离子,因此通常又称为离子泵,如转运 Na^+ 和 K^+ 的 Na^+-K^+ 泵,转运 Ca^{2+} 的 Ca^{2+} 泵,转运 H^+ 的质子泵,转运 I^- 的碘泵等。细胞膜上的生物泵有多种,其中 Na^+-K^+ 泵存在最广泛、作用最重要,对其研究也最充分。

Na^+-K^+ 泵(简称 Na^+ 泵)是细胞膜上的一种特殊蛋白质,当细胞内 Na^+ 浓度增高和(或)细胞外 K^+ 浓度增高时,Na^+ 泵就会被激活,分解 ATP 提供能量,逆浓度差把 Na^+ 转运出细胞外,K^+ 转运入细胞内。由于 Na^+ 泵具有 ATP 酶活性,故又称为 Na^+-K^+ 依赖式 ATP 酶。Na^+ 泵广泛存在于人体各种细胞上,细胞代谢所产生的能量 1/3 以上用于维持 Na^+ 泵的活动。通常情况下,Na^+ 泵每分解一个 ATP 分子,可将膜内 3 个 Na^+ 转运出细胞外,同时将膜外 2 个 K^+ 转运入细胞内。Na^+ 泵具有十分重要的生理意义:① 通过 Na^+ 泵活动产生的细胞内高 K^+ 状态,是细胞内许多代谢反应如蛋白质合成所必需的。② 通过 Na^+ 泵活动产生的膜内外 Na^+ 和 K^+ 浓度差,是细胞生物电活动的前提条件。③ Na^+ 泵将细胞内的 Na^+ 转运出细胞外,可维持细胞质、细胞外液渗透压与细胞容积的相对稳定。④ Na^+ 泵活动产生的细胞外高 Na^+(细胞外 Na^+ 浓度比细胞内高约 13 倍)建立的势能储备,可供细胞其他耗能过程利用,可用于完成某些物质(如葡萄糖、氨基酸)的继发性主动转运。

2. **继发性主动转运**　继发性主动转运是指某些小分子物质在跨膜转运时,并不直接利用细胞代谢所产生的能量,而是依靠 Na^+ 泵主动转运时在膜两侧形成的 Na^+ 浓度势能,将其逆浓度差或电位差进行跨膜转运。继发性主动转运可分同向转运和逆向转运两种形式。与 Na^+ 转运方向相同的属于同向转运,如葡萄糖、氨基酸等营养物质在小肠黏膜上皮的吸收及在肾小管上皮细胞的重吸收等;与 Na^+ 转运方向相反的属于逆向转运,如心肌膜上的 Na^+-Ca^{2+} 交换。

四、出胞和入胞

上述几种物质跨膜转运方式的共同点是所转运的物质都是小分子或离子物质,但体内一些大分子物质或团块物质需要借助于细胞膜的复杂活动,以出胞和入胞的方式进出细胞。出胞和入胞过程需要细胞提供能量。

1. 出胞　　出胞(exocytosis)是指大分子或团块物质由细胞内转运到细胞外的过程。出胞主要见于细胞的分泌活动,如消化酶的分泌,神经递质的释放等。具体过程是大分子内容物在高尔基复合体形成后,在粗面内质网被包裹形成囊泡。分泌活动开始时,囊泡向细胞膜方向移动,囊泡膜与细胞膜融合并破裂,内容物排出细胞,而囊泡膜最后成为细胞膜的组成部分。

2. 入胞　　入胞(endocytosis)是指大分子或团块物质由细胞外进入细胞内的过程。如果进入细胞内的是固态物质,则称为吞噬,吞噬泡通常较大;如果进入细胞内的是液态物质,则称为吞饮。

护理专业教学资源库/课程中心/人体结构与功能/教学内容/学习单元2-细胞/教学图片

第二节　细胞的跨膜信号转导功能

各种形式的信号物质作用于细胞时,大多数信号物质如神经递质、含氮激素、细胞因子等本身并不能进入细胞内,而是与细胞膜上相应的受体结合后,通过膜的信号转导系统,将细胞外物质所携带的信息传递到细胞内,从而引起细胞的相应功能活动的改变,这一过程称为跨膜信号转导。根据膜受体类型的不同,细胞跨膜信号转导途径可分为离子通道型受体介导的信号转导、G蛋白耦联受体介导的信号转导和酶联型受体介导的信号转导3种方式。

一、离子通道型受体介导的信号转导

细胞膜上有些离子通道,本身就兼有受体功能,即离子通道与受体为同一膜蛋白分子,能识别、结合特异性配体,故也称为离子通道耦联受体或促离子型受体。当信号分子与离子通道耦联受体结合后,可引起通道的开放或关闭,进而引起相应的离子跨膜流动,改变膜电位而实现信号跨膜转导过程。

骨骼肌细胞终板膜上的 N_2 型胆碱受体就是一种离子通道耦联受体,当其与运动神经末梢释放的乙酰胆碱(Ach)结合后,构象发生变化,导致通道的开放,引起 Na^+ 和 K^+ 经通道跨膜流动(Na^+ 内流为主),使膜产生去极化,引发骨骼肌细胞的兴奋和收缩,从而实现Ach的信号跨膜转导。

知识拓展

受　体

受体是指位于细胞膜或细胞内能与相应的配体结合并引起特定效应的特殊蛋白质。根据受体结构与信号转导发生的不同,可将受体分为G蛋白耦联受体、酶耦联受体、离子通道耦联受体和细胞核受体等。能与受体结合的物质称为配体。受体的主要特征有：① 特异性：指某种受体只能与特定的配体结合，产生特定的生物学效应。② 饱和性：受体与配体结合有一定限度。③ 可逆性：指受体与配体结合是可逆的，既可结合，也可分离。④ 高效性：极微量的配体与受体结合后，即可产生较为显著的生物学效应。

二、G 蛋白耦联受体介导的信号转导

G 蛋白耦联受体也称为促代谢型受体，这类受体与信号分子结合后通过 G 蛋白即激活 GTP 结合蛋白，发挥生物学效应。G 蛋白耦联受体与信号分子结合后，通过激活细胞膜上的 G 蛋白进而激活 G 蛋白效应器酶（如腺苷酸环化酶），G 蛋白效应器酶再进一步催化某些物质（如 ATP、PIP_2）生成具有生物活性的小分子信号物质即第二信使（如 cAMP、IP_3、DG 等），第二信使再通过结合蛋白激酶或离子通道而发挥生物学效应，最终完成细胞跨膜信号转导过程。

三、酶耦联型受体介导的信号转导

酶耦联型受体是一种跨膜整合蛋白，既有受体的作用，又有酶的作用。如酪氨酸激酶受体的膜外侧部分可与胰岛素、各类生长因子等信号分子结合，进而激活膜内侧部分的酪氨酸激酶，酪氨酸激酶使细胞产生一系列生物化学反应，从而使细胞产生生理效应，实现细胞信号转导。此过程不需要 G 蛋白参加，没有第二信使产生及细胞内蛋白激酶的激活。

第三节　细胞的生物电现象

生物电是细胞伴随生命活动过程中出现的电变化。生物电是生理学重要的基础理论，具有重要的实用价值，如心电图、脑电图、肌电图等。细胞的生物电现象主要有两种表现，即在安静时的静息电位和受刺激后产生的动作电位。

一、静息电位及其产生机制

（一）静息电位的概念

静息电位（resting potential，RP）是指细胞在静息状态时存在于细胞膜两侧的电位差。它是一切生物电产生或变化的基础。静息电位的记录需要特殊的装置，主要包括能够显示电位变化的示波器、尖端很细（<1 μm）且能插入细胞内的微电极。当两电极均处于细胞膜外时，示波器不显示电位变化，提示细胞膜外表面任何两点之间的电位是相等的。若将其中一个微电极插入细胞内，另外一个微电极仍留在细胞膜外表面，示波器上随即显示电位下降，并显示细胞膜内外两侧的电位为一稳定的电位差，即静息电位。静息电位表现为膜内电位水平较膜外低，通常将膜外电位视为零，则膜内电位为负值。如某细胞的静息电位为−90 mV，即表示在静息时，该细胞膜内电位比膜外低 90 mV。

大多数细胞的静息电位为 $-100 \sim -10$ mV，如哺乳动物神经细胞和骨骼肌细胞静息电位为 $-90 \sim -70$ mV，平滑肌细胞为 $-60 \sim -50$ mV。

通常把静息状态时细胞膜所处的内负外正的电荷状态称为**极化**。以静息电位为基准，膜内电位向负值增大的方向变化称为**超极化**；反之，膜内电位向负值减小的方向变化称为**去极化（除极）**；去极化至零电位后，膜内电位变为正值，出现内正外负的状态，称为**反极化**；细胞膜去极化后再向静息电位水平的恢复，称为**复极化**。

护理专业教学资源库/课程中心/人体结构与功能/教学内容/学习单元 2-细胞/教学图片

（二）静息电位产生的机制

生理条件下细胞膜内外离子的不均匀分布与静息电位的形成有关。细胞跨膜转运离子取决于两个因素，即膜两侧的浓度差和细胞膜对离子的通透性。如上所述，细胞膜上 Na^+ 泵的活动使膜两侧的 Na^+ 和 K^+ 分布显著不均匀，细胞膜内分布大量的 K^+，细胞膜外存在大量的 Na^+。如哺乳动物神经细胞内 K^+ 浓度约为细胞膜外的 28 倍，而细胞外 Na^+ 浓度约为细胞膜内的 13 倍（表 3-1）。细胞处于静息状态时膜对 K^+ 的通透性较大，对 Na^+ 的通透性仅为 K^+ 的 $1/100 \sim 1/50$，细胞膜对膜内的有机负离子几乎没有通透性。因而受浓度差的驱动 K^+ 外流，K^+ 外流造成细胞膜外带正电荷，膜内带负电荷，膜两侧出现电位差。膜内的有机负离子不能向外扩散，对向膜外扩散的 K^+ 有静电吸引作用，且随着 K^+ 的继续外流，所形成的内负外正的电位差阻止了 K^+ 外流。当浓度差产生的促使 K^+ 外流的动力与电位差产生的阻碍 K^+ 外流的阻力达到平衡时，K^+ 的净外流停止，此时膜两侧的电位差即为静息电位。由于静息电位主要是由 K^+ 的移动形成，故静息电位又被称为 K^+ 平衡电位。

表 3-1　哺乳动物神经轴突膜内外离子的浓度（mmol/L）

	K^+	Na^+	Cl^-
细胞内	140	10	4
细胞外	5	130	120
细胞内外浓度比	28∶1	1∶13	1∶30

静息电位的大小，主要受膜内外 K^+ 浓度差的影响。通常情况下，细胞膜内 K^+ 浓度变化较小，影响膜内外 K^+ 浓度差的改变主要是膜外 K^+ 浓度的变化。当膜外 K^+ 浓度升高时，膜内外 K^+ 浓度差减小，K^+ 向外扩散的动力减小，K^+ 外流减少，静息电位减小；反之，膜外 K^+ 浓度降低时，静息电位将增大。当组织缺血、缺氧或酸中毒时，细胞代谢发生障碍，静息电位也会受到影响。

二、动作电位及其产生机制

（一）动作电位的概念及其特征

1. 动作电位的概念　细胞在受到一个有效刺激后，其膜电位在静息电位基础上发生的一次迅速、短暂、可逆、可扩布的电位变化称为动作电位（action potential，AP）。动作电位的产生是细胞兴奋的标志。因此，在近代生理学中把兴奋性定义为组织、细胞产生动作电位的能力或特性。

2. 动作电位的特征　动作电位有以下 3 个显著的特征：① "全或无"性：指细胞膜受刺激产生去极化，一旦达到阈电位，动作电位就会立即产生且幅度达到最大值，即使再增加刺激强度，动作电位幅度也不会因为刺激强度的增加而继续增大。即动作电位要么不产生（无），一旦产生就达到最大（全）。② 不衰减性传导：指动作电位产生后，会迅速以相同的强度和波形，沿着细胞膜向周围传导，直至整个细胞膜。③ 脉冲性：由于每个动作电位均有绝对不应期，不可能发生融合，连续刺激引起的动作电位之间总有一定的间隔，故形成脉冲样动作电位波形。

（二）动作电位的变化过程

不同细胞的动作电位在变化的过程、幅度和持续的时间等均有较大的差异，但所有动作电位都包括去极化和复极化两个基本过程。下面以神经纤维为例介绍动作电位的变化过程（图 3-2）。

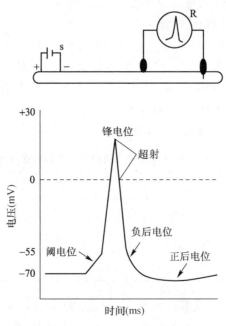

图 3-2　神经纤维动作电位

1. 去极化　神经纤维在安静情况下受到一次阈刺激或阈上刺激时，膜内电位由静息时的−70 mV 迅速上升至 0 mV，再上升至＋30 mV，构成动作电位变化曲线的上升支,这个过程称为动作电位的去极化时相。上升支历时较短,约 0.5 ms。上升支包括两个阶段:一是从 -70 mV 至 0 mV,膜内负电位直至为零;一是从 0 mV 上升至 $+30$ mV,膜内局部正电荷超过负电荷,即产生反极化,称为**超射**。

2. 复极化 膜电位去极化至 $+30$ mV 后,膜内电位迅速下降至静息电位水平,构成了动作电位曲线的下降支,这个过程称为动作电位的复极化时相。动作电位在恢复到静息水平之前,要经历一个缓慢而幅度较小的电位波动过程,称为后电位,包括负后电位和正后电位。

动作电位的去极化时相和复极化时相进行非常快,一般不超过 2.0 ms。上升支和下降支形成一个高耸的尖峰波形称为**锋电位**。

(三)动作电位产生的机制

神经纤维动作电位的产生是带电离子跨膜移动的结果。静息状态时膜外 Na^+ 的浓度约为膜内的 13 倍,同时膜外电位比膜内电位高 70 mV,Na^+ 存在很大的内流动力和趋势,但静息状态时膜对 Na^+ 通透性极低。刺激之所以能够使细胞产生动作电位,就是改变了膜对 Na^+ 通透性的结果。当细胞受到一个阈刺激(或阈上刺激)时,膜上的 Na^+ 通道被激活,产生少量的 Na^+ 内流,引起细胞膜轻度去极化。当膜电位去极化至某一临界电位时,引起电压门控 Na^+ 通道开放,膜对 Na^+ 的通透性突然增大。此时,Na^+ 在浓度差和电位差的作用下迅速大量内流,膜内电位急剧上升,形成了动作电位的上升支。当膜内电位上升至 $+30$ mV,内正外负的电位差又足以阻止 Na^+ 内流时,Na^+ 的净移动为零,此时膜电位又达到一个新的平衡点称为 Na^+ **平衡电位**。研究表明,降低细胞外液中 Na^+ 浓度,动作电位去极化的速度减慢,幅度减小,说明动作电位去极化过程是由 Na^+ 的内流形成的。

膜电位并不能停留在 Na^+ 平衡电位水平,而是迅速开始复极化。这是因为在去极化过程中,电压门控 K^+ 通道被激活而开放,细胞膜对 K^+ 的通透性迅速增大,膜内 K^+ 在浓度差和电位差的推动下向膜外扩散,致膜电位迅速下降,形成了动作电位的下降支。

在复极化期末,膜电位的数值虽然已经恢复到静息电位水平,但细胞内外离子的浓度差已发生变化。细胞内 Na^+ 浓度的增加和/或细胞外 K^+ 浓度的增加激活细胞膜上的 Na^+ 泵,使 Na^+ 泵加速运转,逆浓度差将细胞内的 Na^+ 主动转运至细胞外,将细胞外的 K^+ 主动转运入细胞内,从而使细胞内外的 Na^+、K^+ 离子分布恢复到兴奋前的状态。

(四)动作电位产生的条件

1. 阈电位与动作电位 细胞受刺激可产生动作电位,然而,并不是任何刺激均能使细胞产生动作电位。当单个刺激的强度小于阈强度时,虽可引起去极化,但去极化程度较小,不能产生动作电位;只有当刺激引起膜去极化达到某一临界膜电位水平时,引起细胞膜上电压门控的 Na^+ 通道大量开放,才能触发动作电位的产生。这个能触发 Na^+ 通道骤然大量开放,引发动作电位产生的临界膜电位值称为**阈电位**(threshold potential,TP)。因此,膜电位去极化达到阈电位是产生动作电位的前提条件。阈电位的数值通常比静息电位小 $10 \sim 20$ mV。显然,细胞兴奋性的高低与静息电位和阈电位的差值呈反变关系,即差值越大,细胞越不容易产生动作电位,兴奋性越低;差值越小,细胞越容易产生动作电位,兴奋性越高。

2. 局部电位与动作电位　单个阈下刺激虽不能触发动作电位,但它会引起少量的 Na^+ 内流,从而产生较小幅度的去极化,这种去极化的幅度不足以使膜电位达到阈电位的水平。这种由阈下刺激引起的细胞膜局部的、较小的去极化电位称为**局部电位**(local potential)。局部电位具有以下特点:① 等级性:去极化幅度大小与阈下刺激大小呈正比,无"全或无"特性。② 电紧张性扩布:发生在细胞膜某一点的局部反应性电变化,可以向邻近膜传播,但随传播距离的增加而迅速减弱,以致消失,局部电位的这种传播方式称为电紧张性扩布。③ 无不应期:局部电位没有绝对不应期和相对不应期。④ 可以总和:在细胞膜的同一部位,如果有多个阈下刺激同时作用,这些阈下刺激引起的局部电位可叠加在一起,称为空间总和;在细胞膜的同一部位,如果出现阈下刺激连续作用,引起的局部电位也可叠加在一起,称为时间总和。总和后的局部电位若达到阈电位,则产生动作电位。

（五）动作电位的传导和局部电流

动作电位一旦在细胞膜的某一点产生,就会迅速沿着细胞膜向周围传播,直到整个细胞膜,这种传播称为传导。如果动作电位是在神经纤维上传导,称为神经冲动。动作电位在同一细胞膜上的传导机制可用局部电流学说来解释。下面以神经纤维为例来阐明动作电位在同一细胞膜上的传导机制。

1. 动作电位在无髓神经纤维上的传导　静息时神经纤维表现为内负外正的极化状态,当受到刺激产生兴奋时,神经纤维产生膜电位倒转,呈现内正外负的反极化状态,而与之邻近的未兴奋部位仍处于内负外正的极化状态;已兴奋部位与邻近未兴奋部位之间存在电位差,由此产生正电位到负电位的电流。这种在兴奋部位与邻近未兴奋部位之间流动的电流称为局部电流。局部电流流动的方向是:膜外正电荷由未兴奋部位流向已兴奋部位,膜内正电荷则由已兴奋部位流向未兴奋部位(图 3 - 3)。如此流动的结果,造成未兴奋部位膜内正电荷增多及膜外负电荷增多,引起未兴奋部位膜发生去极化,当去极化达到阈电位,该处 Na^+ 通道骤然大量开放,Na^+ 迅速内流,未兴奋部位产生新的动作电位。动作电位在无髓神经纤维及同一细胞膜上的传导,就是以这种局部电流的方式依次连续进行传导的。

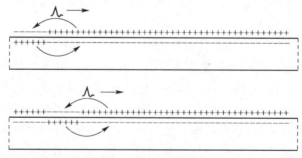

图 3 - 3　动作电位在无髓神经纤维上的传导

2. 动作电位在有髓神经纤维上的传导　在有髓神经纤维上,神经胶质细胞反复包绕轴突而形成髓鞘,髓鞘具有绝缘作用,带电离子不能通过。每相邻两段髓鞘之间有 1~2 μm 的轴突膜裸露区,称为郎飞结。郎飞结处膜上离子通道密集,带电离子容易通过。有髓神经纤维传导兴奋时,局部电流只能在相邻的郎飞结之间产生,即发生动作电位的郎飞结与邻近未兴奋的郎飞结之间,这种传导方式称为跳跃式传导(图 3-4),如有髓神经纤维的传导速度可达 70~120 m/s,而无髓神经纤维的传导速度仅为 0.2~0.6 m/s,故动作电位在有髓神经纤维上的传导要快得多。

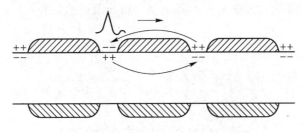

图 3-4　动作电位在有髓神经纤维上的传导

由于有髓神经纤维的动作电位只发生在郎飞结处,这使得动作电位传导过程中跨膜流入的 Na⁺ 和流出 K⁺ 较无髓神经纤维少,动作电位之后 Na⁺ 泵主动转运 Na⁺、K⁺ 所消耗的能量也大为减少。因此,有髓神经纤维以跳跃式传导动作电位,不仅能提高传导速度,还能减少能量消耗。

知识拓展

河豚毒素

河豚毒素剧毒,是一种 Na⁺ 通道阻断剂。河豚毒素与 Na⁺ 通道特异性地结合,细胞膜的 Na⁺ 通道被阻断,Na⁺ 不能内流,动作电位就不能产生,细胞的兴奋性就会消失,从而引起神经中枢和呼吸肌麻痹而致死。研究表明,河豚毒素对小鼠的致死量仅为 10 ng。河豚的皮肤、血液和内脏中均含有河豚毒素,食用不当可致死。

第四节　骨骼肌的收缩功能

一、骨骼肌的收缩机制

人体各种形式的运动,主要是靠骨骼肌的收缩活动来完成的。骨骼肌缺乏自律性,其活动受中枢神经系统控制,只有当兴奋传递给有运动神经支配的骨骼肌后,才能引起肌肉的兴奋和收缩。

(一) 骨骼肌的细微结构

骨骼肌由大量的肌纤维(肌细胞)组成,肌纤维内含有大量的肌原纤维和丰富的肌管系统,它们有规律地排列着,形成特殊的细微结构。

1.肌原纤维和肌小节　肌细胞内含有大量与其长轴平行排列的肌原纤维,肌原纤维纵贯肌细胞全长。在显微镜下观察,肌原纤维沿肌细胞长轴呈现明、暗交替的条纹,分别称为明带和暗带。在明带中央有一条与肌原纤维垂直的横线称为 Z 线。暗带中央有一条与肌原纤维垂直的横线称为 M 线。在暗带中央,M 线两侧有一相对透明的区域称为 H 带(图 3-5)。相邻两条 Z 线之间的区域称为肌小节(sarcomere),肌小节是肌肉收缩和舒张的基本结构和功能单位,一个肌小节由中间的一个暗带和两侧各 1/2 明带组成。肌肉收缩和舒张实际上就是肌小节的缩短和伸长。

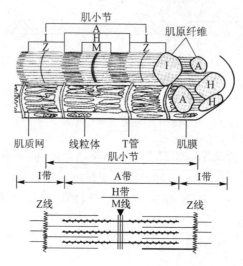

图 3-5　肌原纤维、肌小节和肌管系统

2.肌丝的分子组成　肌原纤维由两种不同的肌丝组成,分别为粗肌丝和细肌丝。粗肌丝主要排列在暗带,其长度与暗带相同,暗带中间有细胞骨架蛋白(M 线)将粗肌丝固定;细肌丝主要排列在明带,并深入到暗带一部分,另一端则固定在 Z 线骨架结构中(图 3-5)。所以,M 线两侧的 H 带没有细肌丝,色较亮,而 H 带两侧的暗带有粗、细肌丝交替,色较暗。明带的长度是可变的,当肌肉被动拉长时,肌小节变长,这时细肌丝由暗带重叠区拉出,使明带的长度增大,H 带长度亦相应增大。

(1)粗肌丝:粗肌丝是肌细胞收缩的物质基础,主要由肌球蛋白分子组成,肌球蛋白也称肌凝蛋白。一个肌球蛋白分子分为杆状部和球形的头状部(图 3-6a)。在粗肌丝中,由许多肌球蛋白分子的杆状部聚合成束,形成粗肌丝的主干;球形的头状部则有规则地裸露在粗肌丝主干的表面并突向细肌丝(图 3-6b),称为横桥(cross-bridge)。横桥的主要特性有:① 在一定条件下,可与细肌丝上的肌动蛋白分子可逆性结合并连续摆动,牵引细肌丝向粗肌丝的 M 线方向扭动。② 横桥具有 ATP 酶的作用,可以分解 ATP 而获得能量,作为横桥扭动和做功的能量来源。

(2)细肌丝:细肌丝由三种蛋白质分子组成,分别称为肌动蛋白(肌纤蛋白)、原肌球蛋白(原肌凝蛋白)和肌钙蛋白(图 3-6c)。肌动蛋白呈球形,许多肌动蛋白聚合在一起形成双螺旋状,构成细肌丝的主体。肌动蛋白上有与横桥结合的位点,肌动蛋白与横桥结合,则产生细肌丝滑行;反之,与横桥分离,滑行停止。原肌球蛋白呈长杆状,由两条肽链构成双螺旋。原肌球蛋白双螺旋缠绕在肌动蛋白构成的双螺旋沟内,掩盖了肌动蛋白与横桥的结合位点,阻碍肌动蛋白与横桥的结合。肌钙蛋白是一球形分子,由 3 个亚单位组成,分别为 T、I 和 C 亚单位。T 亚单位与原肌球蛋白结合,将肌钙蛋白与原肌球蛋白链接在一起;I 亚单位可与肌动蛋白结合,从而使原肌球蛋白能够保持在肌动蛋白构成的双螺旋沟内,发挥"位阻效应";C 亚单位是 Ca^{2+} 结合亚单位,其与 Ca^{2+} 结合后,将引起肌钙蛋白空间构象的改变,继而引起原肌球蛋白分子构型和位置的改变,从而解除其对横桥与肌动蛋白结合的阻碍作用。

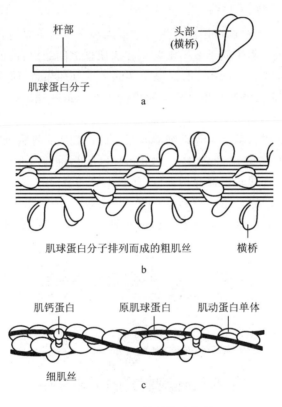

图 3-6 肌丝的结构示意图

a. 肌球蛋白;b. 粗肌丝;c. 细肌丝

由于肌动蛋白和肌球蛋白与肌丝滑行有直接的关系,故称为收缩蛋白。原肌球蛋白和肌钙蛋白虽然不直接参与肌细胞收缩,但对收缩过程起调控作用,故称为调节蛋白。

3. 肌管系统 肌管系统是指包绕在肌原纤维周围的膜性管状结构,肌原纤维间有两种不同的肌管系统,即横管和纵管(图 3-5)。横管也称 T 管,位于明带与暗带的交界处,它是由肌膜向细胞内凹陷形成并与肌原纤维相垂直。横管实质上是肌细胞膜

（肌膜）的延续,横管中的液体为细胞外液。当动作电位在肌膜上传导时,能沿横管膜向细胞内部传导。纵管也称肌质网,与肌原纤维平行排列,它们互相连通形成网状包绕肌原纤维,但不与细胞外液或胞质沟通。纵管在接近横管附近时管腔膨大,称为终池。终池内 Ca^{2+} 含量丰富,其浓度比肌质高 1 000 倍以上,故终池有体内"Ca^{2+} 库"之称。纵管膜上有 Ca^{2+} 释放通道和 L 型 Ca^{2+} 通道。

以横管为中心,加上两侧各一个终池,称为三联管(triad),也称为三联体。在三联管处,横管和终池并不相通,中间被约 12 nm 的胞质隔开(图 3-5)。三联管的作用是把从横管传来的电信息和终池的 Ca^{2+} 释放耦联起来,完成横管向肌质网的信息传递,终池 Ca^{2+} 释放则是触发骨骼肌收缩的直接原因。

（二）肌丝滑行的基本过程

骨骼肌细胞的收缩机制可用肌丝滑行学说来解释。其主要内容为:整块肌肉或肌纤维的缩短,本质上是由于肌小节中细肌丝在粗肌丝之间的滑行,即当肌肉收缩时,由 Z 线发出的细肌丝向暗带中央滑动,结果相邻的 Z 线互相靠近,肌小节的长度变短,从而导致肌原纤维以至整条肌纤维和整块肌肉的缩短。这一理论最直接的证据是,肌肉收缩时暗带长度不变,明带缩短,H 带也缩短。

肌肉收缩的基本过程是:当肌细胞膜上的兴奋传导到肌细胞深部,终池释放 Ca^{2+},引起肌质中 Ca^{2+} 浓度升高(10^{-5} mol/L)时,肌钙蛋白与 Ca^{2+} 结合,肌钙蛋白发生空间构型的改变,原肌球蛋白变构移位,暴露出肌动蛋白与横桥的结合位点,横桥与肌动蛋白的结合位点结合,激活横桥上的 ATP 酶,使 ATP 分解释放能量,引起横桥向 M 线方向扭动(图 3-7),拉动细肌丝向粗肌丝之间滑行,肌小节长度缩短,肌肉收缩。

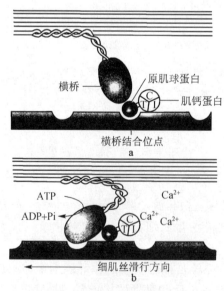

图 3-7　肌丝滑行示意图

a. 肌肉舒张；b. 肌肉收缩

肌质中 Ca^{2+} 浓度的升高同时激活肌质网上的 Ca^{2+} 泵,肌质中 Ca^{2+} 被 Ca^{2+} 泵逆浓度差泵回终池,使肌质中 Ca^{2+} 浓度降低,引起 Ca^{2+} 与肌钙蛋白解离,原肌球蛋白的空间构型恢复,重新回到肌动蛋白构成的双螺旋沟中,肌动蛋白与横桥的结合位点再次被掩盖,它们之间的结合被阻碍,细肌丝从粗肌丝之间滑行出来,表现为肌肉舒张。

肌小节长度在一定范围内变化,激活的横桥数目越多,细肌丝滑行距离越大,肌张力越强,因而激活的横桥数和横桥上的 ATP 酶是控制肌肉收缩力的关键。

二、骨骼肌细胞的兴奋-收缩耦联

当神经-骨骼肌接头传递产生的动作电位,沿着肌膜迅速传递经横管膜到达三联管部位时,使终池膜上的电压门控 Ca^{2+} 通道开放,储存在终池内 Ca^{2+} 顺浓度差进入肌质并到达肌丝区域,与细肌丝的肌钙蛋白结合,引起肌细胞收缩。测定表明,肌细胞兴奋时,肌质中 Ca^{2+} 浓度比正常时高约 100 倍,肌质中 Ca^{2+} 同时也可激活肌质网上 Ca^{2+} 泵,又被 Ca^{2+} 泵逆浓度差转运回终池,肌质中 Ca^{2+} 降低引起肌细胞舒张。在生理学中,将骨骼肌细胞的电兴奋与机械收缩联系起来的中介过程称为**兴奋-收缩耦联**(excitation – contraction coupling)。可见,在骨骼肌细胞的兴奋-收缩耦联中,关键的部位是三联管,起关键作用的物质是 Ca^{2+}。

三、骨骼肌收缩的外部表现

肌肉收缩是指肌肉长度的缩短或张力的增加,在不同情况下,肌肉收缩的形式不同。骨骼肌收缩时,根据肌肉所承受的负荷可表现为等长收缩和等张收缩;根据刺激的频率不同可分为单收缩和强直收缩。

(一) 等长收缩与等张收缩

1. 等长收缩　等长收缩是指肌肉收缩时肌肉长度保持不变而只有张力的增加。由于此种收缩没有使负荷移动,所以无对外做功。等长收缩的重要意义是维持人体一定的位置和姿势。如人体在站立时,为了对抗重力和维持一定姿势而发生的肌肉收缩即属于等长收缩。

2. 等张收缩　等张收缩是指肌肉收缩时只表现为肌肉的缩短而张力保持不变。等张收缩是在当肌肉承受负荷小于肌肉收缩力的情况下发生的,其主要意义是使被作用的物体产生位移,对物体做功。

在人体内,骨骼肌的收缩多表现为长度和张力变化的混合形式,即肌肉张力的增加和长度的缩短,而且总是肌肉张力增加在前,长度缩短在后。

(二) 单收缩与强直收缩

1. 单收缩　单收缩是指肌肉受到一个刺激引发一次动作电位,出现一次机械收缩。实验记录到的单收缩曲线可分为潜伏期、收缩期与舒张期 3 个时期。

2. 强直收缩　强直收缩是指肌肉受到连续刺激时,产生肌肉收缩的复合。根据刺激频率的不同,强直收缩可分为两种情况:一是当刺激频率较低时,每一个新的刺激总是落在前一次收缩的舒张期内,导致前一次收缩的舒张期尚未结束又开始新的收缩,表现为舒张不完全,所记录到的收缩曲线呈锯齿状,这种复合收缩形式称为不完全强直收缩;另一种情况是刺激频率较高,每一个新的刺激总是落在前一次收缩的收缩期内,导致前一次的肌肉收缩与后一次肌肉收缩相叠加,因而表现为只有收缩期而没有舒张期,骨骼肌处于持续收缩状态,此时记录到的收缩曲线顶端呈一平滑曲线,这种复合收缩形式称为完全强直收缩(图 3-8)。完全强直收缩比单收缩产生更大而稳定的收缩力。在人体,支配骨骼肌的运动神经纤维的神经冲动总是连续性的,因此,骨骼肌的收缩均表现为强直收缩。

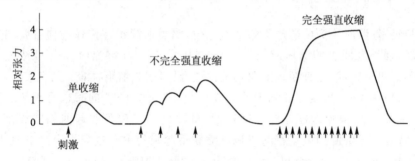

图 3-8 骨骼肌的单收缩和强直收缩

护理专业教学资源库/课程中心/人体结构与功能/教学内容/学习单元2-细胞/教学图片

四、影响骨骼肌收缩的因素

影响骨骼肌收缩的主要因素有前负荷、后负荷和肌收缩力。其中前负荷、后负荷是外部作用于骨骼肌的力,而肌收缩力是骨骼肌内在的功能状态。

(一)前负荷

肌收缩前就施加在肌肉上的负荷称为**前负荷**(preload)。前负荷决定了肌肉在收缩前的长度,即肌肉的初长度,肌肉初长度可以作为前负荷的观测指标。当其他条件不变时,在一定范围内前负荷越大,肌肉初长度越长,肌肉产生的张力越大。产生最大张力时的肌肉初长度称为最适初长度,引起最适初长度的前负荷称为最适前负荷。

(二)后负荷

肌肉开始收缩后遇到的负荷称为**后负荷**(afterload)。后负荷对肌肉初长度无影响,但可阻碍肌肉的缩短,是肌肉收缩的阻力。在施加后负荷的条件下,肌肉收缩使张力增加,克服阻力而表现为等长收缩。当张力增加到等于或大于后负荷时,肌肉的长度缩短而张力不变,表现为等张收缩。且后负荷越大,肌肉在缩短前产生的张力越大,肌肉长度缩短出现的时间越晚,缩短速度越小。在一定范围内,后负荷与张力呈正比,与缩短速度呈反比。

（三）肌收缩力

肌收缩力是指与前、后负荷无关的肌肉本身内在的功能特性。离体肌肉实验研究表明，当其他条件不变时，肌收缩力增强，可以使肌肉收缩的张力增强，缩短速度加快，做功增加。肌收缩力主要取决于兴奋-收缩耦联过程中肌质 Ca^{2+} 水平、横桥 ATP 酶的活性等。体内许多因素如神经、体液因素、化学物质、机体代谢都能影响肌收缩力，如交感神经兴奋、Ca^{2+} 浓度升高等均可提高肌收缩力和做功效率，而缺血、缺氧、酸中毒等则可降低肌收缩力和做功效率。

护理专业教学资源库/课程中心/人体结构与功能/教学内容/学习单元 2－细胞/电子教案

小　结

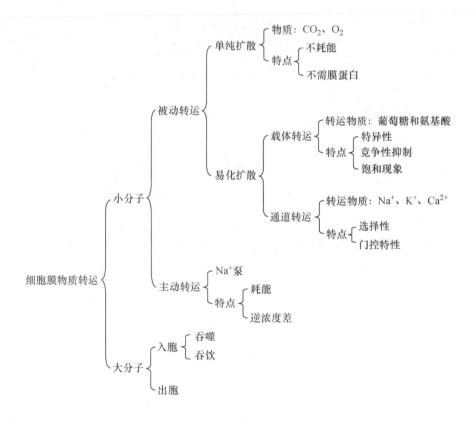

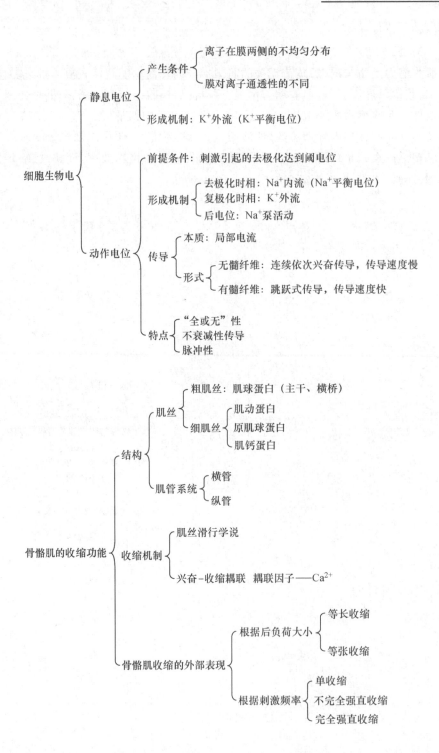

细胞生物电

- 静息电位
  - 产生条件
    - 离子在膜两侧的不均匀分布
    - 膜对离子通透性的不同
  - 形成机制：K^+外流（K^+平衡电位）
- 动作电位
  - 前提条件：刺激引起的去极化达到阈电位
  - 形成机制
    - 去极化时相：Na^+内流（Na^+平衡电位）
    - 复极化时相：K^+外流
    - 后电位：Na^+泵活动
  - 传导
    - 本质：局部电流
    - 形式
      - 无髓纤维：连续依次兴奋传导，传导速度慢
      - 有髓纤维：跳跃式传导，传导速度快
  - 特点
    - "全或无"性
    - 不衰减性传导
    - 脉冲性

骨骼肌的收缩功能

- 结构
  - 肌丝
    - 粗肌丝：肌球蛋白（主干、横桥）
    - 细肌丝
      - 肌动蛋白
      - 原肌球蛋白
      - 肌钙蛋白
  - 肌管系统
    - 横管
    - 纵管
- 收缩机制
  - 肌丝滑行学说
  - 兴奋-收缩耦联　耦联因子——Ca^{2+}
- 骨骼肌收缩的外部表现
  - 根据后负荷大小
    - 等长收缩
    - 等张收缩
  - 根据刺激频率
    - 单收缩
    - 不完全强直收缩
    - 完全强直收缩

思考题

1. 细胞膜转运小分子、离子物质的形式有哪些？各有何特点？

2. 为什么动作电位的传导表现为非衰减性传导？

3. 骨骼肌是如何收缩与舒张的？Ca^{2+} 在其中发挥了什么样的作用？

4. 高钾血症患者，其静息电位和动作电位有何改变？为什么？

（邓祖国）

第四章　细胞的代谢

细胞中每时每刻都进行着的化学反应,是生物体进行一切生命活动的基础。

第一节　糖 的 代 谢

学习目标

1. 掌握糖的无氧氧化、有氧氧化、三羧酸循环、糖异生作用及糖原的合成与分解的概念和生理意义,磷酸戊糖途径的生理意义。
2. 熟悉各种糖代谢途径的关键反应,血糖水平及其恒定的意义。
3. 了解血糖水平的调节。
4. 能运用本节所学基本知识,学会判断血糖异常及胰岛素的使用等相关临床问题。

应用与实践

临床上,要求护士在给糖尿病患者作快速血糖测定采血时,一般选择指腹两侧采血,要由指根轻轻地向指尖按压,使血流出来。

【思考】

1. 采血时,为什么选择指腹两侧?
2. 采血时,为什么不能挤压?

一、糖的化学及生理功能

糖是多羟醛或多羟酮及其聚合物和衍生物。糖是人体最重要的能源物质,它广泛存在于动植物体内,植物中含量最高,占其干重的 80% 以上。除水之外,人体从自然界摄取量最大的是糖。

人体内糖的运输形式是**葡萄糖**(glucose,Glu),储存形式是**糖原**(glycogen,Gn),糖原是葡萄糖的多聚体。在糖原分子中,葡萄糖通过 α-1,4-糖苷键连接为直链,通过 α-1,6-糖苷键连接为分支结构,支链末端均为非还原端。一个糖原分子只有一个还原端,有许多个非还原端(图 4-1)。

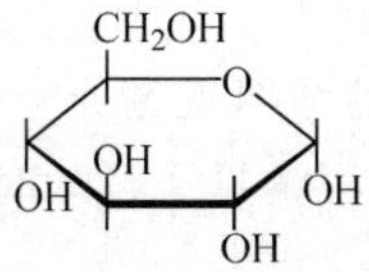

α-葡萄糖分子

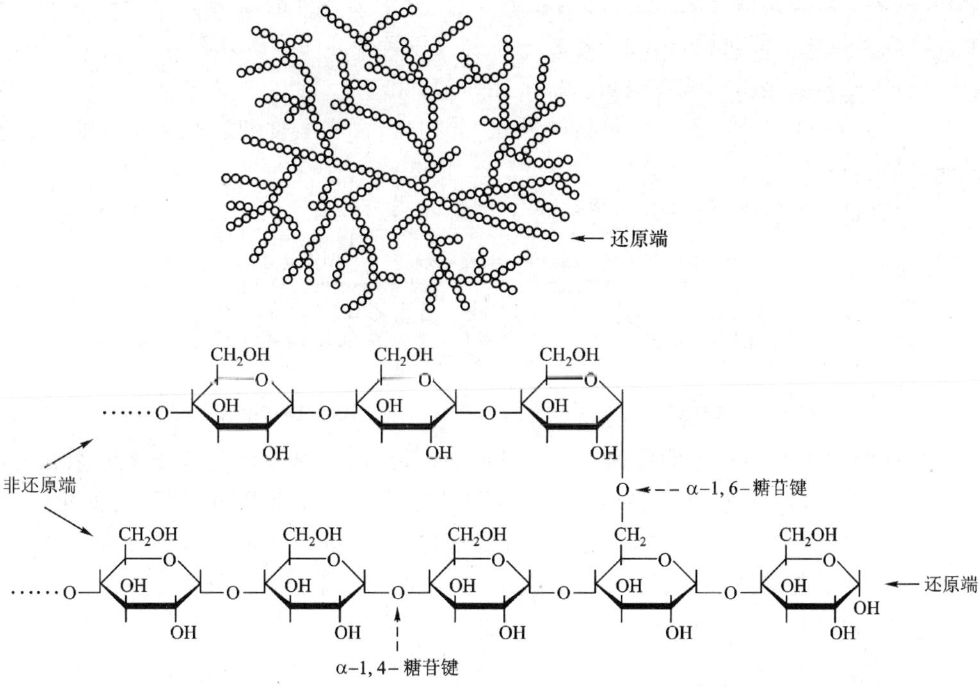

图 4-1　糖原分子

　　糖的主要生理作用是提供能量和碳源。人体所需能量的 50%～70% 来自糖的氧化分解，1 mol 葡萄糖彻底氧化可释放 2 840 kJ 的能量，糖分解代谢的中间产物可转变成脂肪酸、甘油、非必需氨基酸和核苷酸等，参与脂肪、蛋白质和核酸等重要物质的合成。除此之外，糖还是细胞的重要成分，如核糖、脱氧核糖是核酸的组成成分；杂多糖和结合糖是构成细胞膜、神经组织、结缔组织、细胞间质的主要成分；糖蛋白和糖脂不仅是生物膜的重要成分，而且其糖链部分还参与细胞间的识别、黏着以及信息传递等过程；参与构成部分具有特殊功能的物质，如免疫球蛋白、血型物质、部分激素及大部分凝血因子。

二、糖的分解代谢

　　根据反应条件、反应过程和终产物的不同，细胞内葡萄糖分解代谢途径主要有 3 条：① 无氧氧化。② 有氧氧化。③ 磷酸戊糖途径。

（一）糖的无氧氧化

当机体处于相对缺氧情况时,葡萄糖或糖原分解生成乳酸,并产生少量能量的过程称为糖的无氧氧化。这个代谢过程常见于运动时的骨骼肌,因与酵母的生醇发酵非常相似,故又称为**糖酵解**(glycolysis)。

1. 反应过程　糖无氧氧化全过程均在细胞液中进行,根据其反应特点可分为3个阶段:第一阶段是活化裂解阶段,消耗 ATP,1 分子葡萄糖裂解为 2 分子磷酸丙糖;第二阶段是氧化产能阶段,磷酸丙糖经一系列反应转变为丙酮酸并释放能量和产生还原当量;第三阶段是丙酮酸在缺氧条件下还原为乳酸。

（1）活化裂解阶段:此阶段包括磷酸化、异构化、再磷酸化和裂解 4 个步骤,是消耗能量的过程。

① 葡萄糖磷酸化为 6-磷酸葡萄糖（G-6-P）:

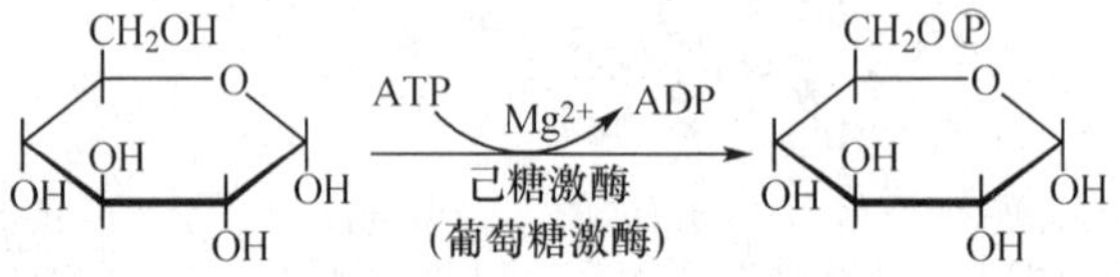

葡萄糖　　　　　　　　　　　　　　　6-磷酸葡萄糖

肝外组织主要是在**己糖激酶**(HK)催化下进行,此酶对葡萄糖有较强的亲和力,在糖浓度较低时,仍可发挥较强的催化作用;肝内是在**葡萄糖激酶**(GK)的催化下进行,此酶与葡萄糖的亲和力较小,只有当葡萄糖浓度较高时,才能充分发挥催化活性。生成的 6-磷酸葡萄糖是重要的中间产物,是各条糖代谢途径的连接点。

② 6-磷酸葡萄糖异构化为 6-磷酸果糖（F-6-P）:

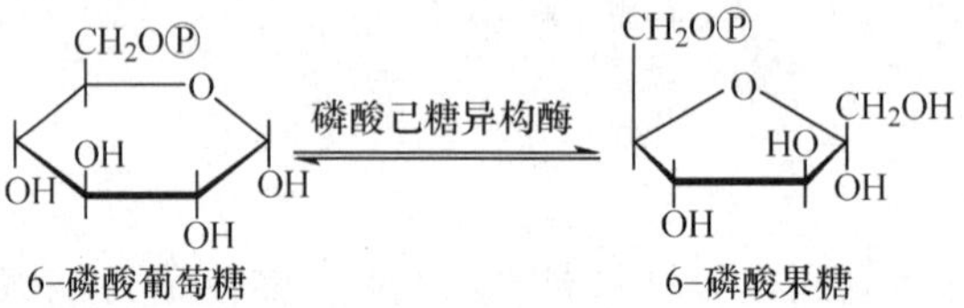

6-磷酸葡萄糖　　　　　　　　　　　6-磷酸果糖

③ 6-磷酸果糖磷酸化为 1,6-二磷酸果糖（F-1,6-BP）:

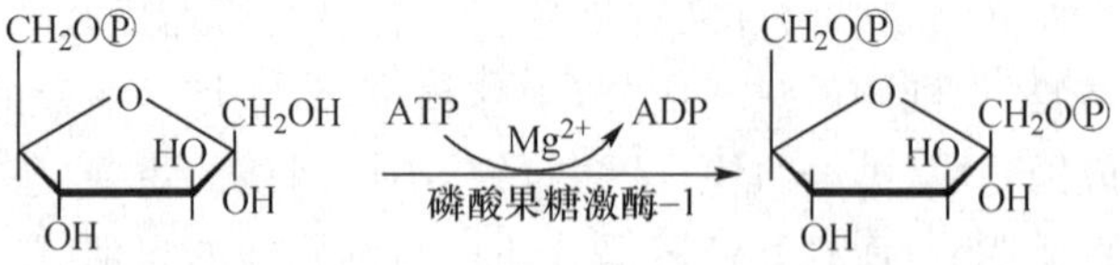

6-磷酸果糖　　　　　　　　　　　1,6-二磷酸果糖

磷酸果糖激酶-1 是糖酵解途径中最重要的限速酶,其催化活性的强弱直接影响着糖酵解的速度。此酶为变构酶,受多种代谢物的变构调节;胰岛素可诱导其合成。

④ 1,6-二磷酸果糖裂解为 2 分子磷酸丙糖:

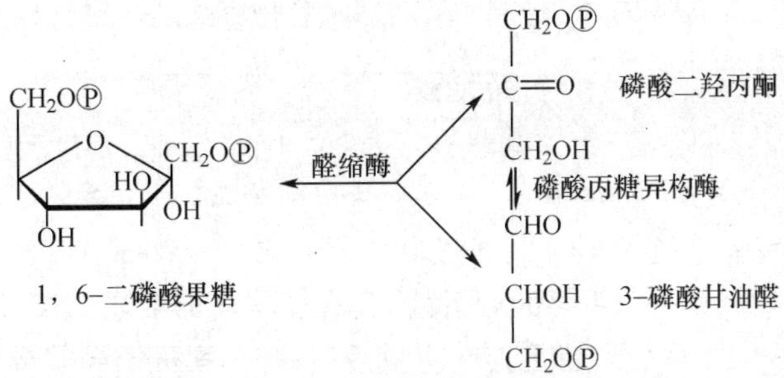

$$\text{1，6-二磷酸果糖} \xrightarrow{\text{醛缩酶}} \begin{cases} \text{磷酸二羟丙酮} \\ \text{3-磷酸甘油醛} \end{cases}$$

此步骤生成的磷酸二羟丙酮和 3-磷酸甘油醛是糖代谢与脂肪代谢相互沟通的重要中间产物。

（2）氧化产能阶段：此阶段磷酸丙糖经一系列反应转变为丙酮酸并释放能量和生成还原当量，共生成 4 分子 ATP 和 2 分子还原当量。

① 3-磷酸甘油醛脱氢氧化：

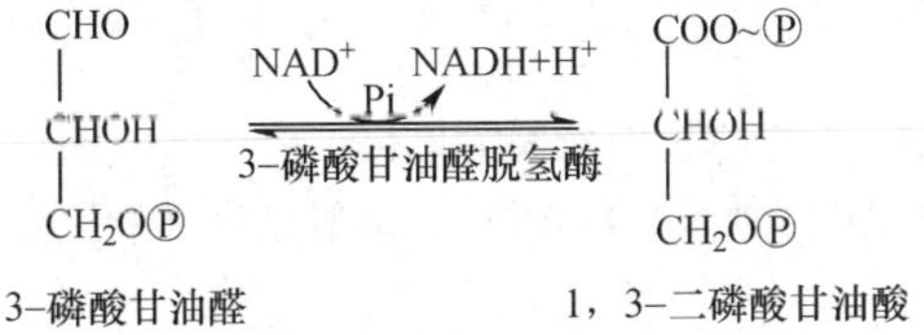

3-磷酸甘油醛   1，3-二磷酸甘油酸

这是糖酵解途径中唯一的一次氧化反应，有还原当量的生成。

② 3-磷酸甘油酸的生成：

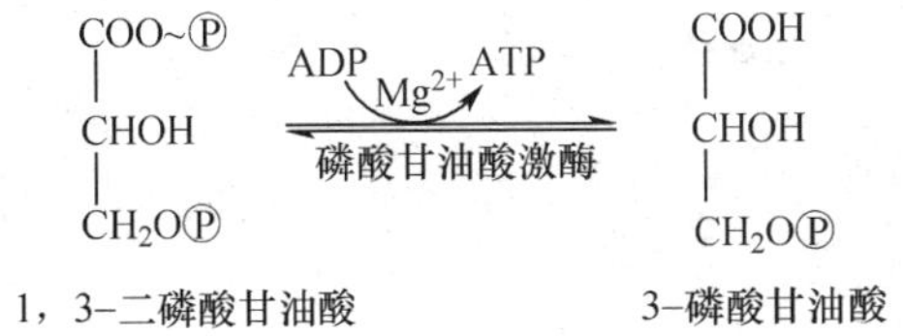

1，3-二磷酸甘油酸   3-磷酸甘油酸

此反应是糖酵解途径中第一次通过底物水平磷酸化生成 ATP 的反应。

③ 3-磷酸甘油酸的变位反应：

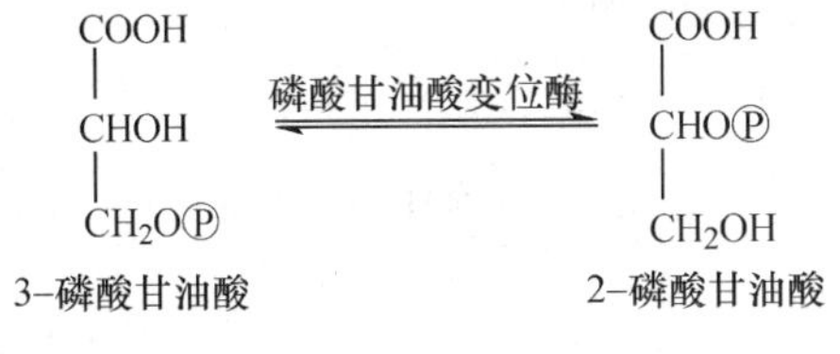

3-磷酸甘油酸   2-磷酸甘油酸

④ 磷酸烯醇式丙酮酸（PEP）的生成：

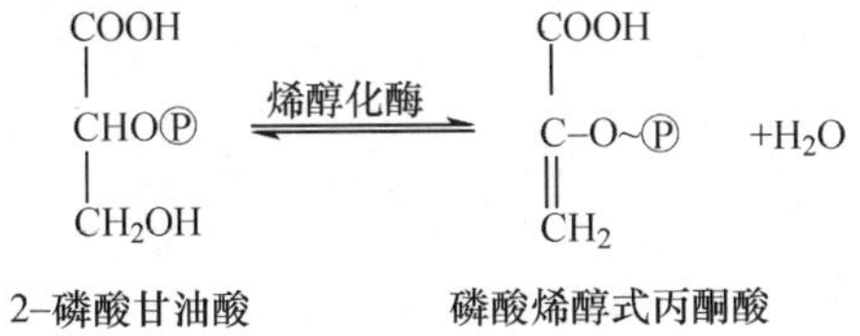

2-磷酸甘油酸   磷酸烯醇式丙酮酸

⑤ 丙酮酸的生成：

$$
\begin{array}{ccc}
\text{COOH} & & \text{COOH} & & \text{COOH} \\
| & \xrightarrow[\text{丙酮酸激酶}]{\text{ADP} \quad \text{Mg}^{2+} \quad \text{ATP}} & | & \longrightarrow & | \\
\text{C}-\text{O}\sim\textcircled{P} & & \text{C}-\text{OH} & & \text{C}=\text{O} \\
| & & || & & | \\
\text{CH}_2 & & \text{CH}_2 & & \text{CH}_3 \\
\text{磷酸烯醇式丙酮酸} & & \text{烯醇式丙酮酸} & & \text{丙酮酸}
\end{array}
$$

此反应是糖酵解途径中第二次通过底物水平磷酸化生成 ATP 的反应。**丙酮酸激酶**是糖酵解途径中又一个重要的调节酶,具有变构酶的性质。ATP、长链脂肪酸是其变构抑制剂;1,6-二磷酸果糖是其变构激活剂;胰岛素可诱导其合成。丙酮酸是沟通糖代谢和氨基酸代谢的重要中间产物。

(3)丙酮酸在缺氧条件下还原为乳酸:

$$
\begin{array}{ccc}
\text{COOH} & & \text{COOH} \\
| & \underset{\text{乳酸脱氢酶}}{\overset{\text{NADH}+\text{H}^+ \quad \text{NAD}^+}{\rightleftharpoons}} & | \\
\text{C}=\text{O} & & \text{CHOH} \\
| & & | \\
\text{CH}_3 & & \text{CH}_3 \\
\text{丙酮酸} & & \text{乳酸}
\end{array}
$$

此反应所需的 H 由 3-磷酸甘油醛脱氢氧化反应生成的还原当量 NADH+H$^+$ 提供,即该反应使 NADH+H$^+$ 转变为 NAD$^+$,保证了缺氧条件下糖酵解反应能够继续进行。

糖酵解反应的全过程如图 4-2 所示。

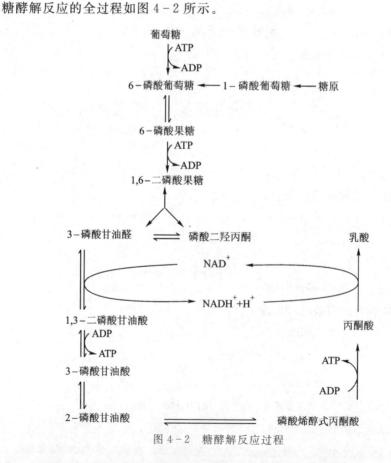

图 4-2 糖酵解反应过程

2. 糖酵解反应的特点

（1）由葡萄糖经糖酵解生成乳酸的整个过程在细胞液中进行，且无氧参与。

（2）3-磷酸甘油醛脱氢是糖酵解中唯一的氧化反应，生成的 $NADH+H^+$ 在乳酸脱氢酶的作用下，使丙酮酸还原生成乳酸。

（3）糖酵解过程中有两步耗能反应，消耗 2 分子 ATP；有两步产能反应，生成 4 分子 ATP。1 分子葡萄糖经糖酵解生成 2 分子的乳酸，净生成 2 分子 ATP。如果糖酵解从糖原开始，则 1 分子的葡萄糖可净生成 3 分子 ATP。糖酵解过程中生成 ATP 的方式是底物水平磷酸化。

（4）糖酵解全过程有 3 步不可逆反应，分别由己醣激酶（肝内为葡萄糖激酶）、磷酸果糖激酶-1 和丙酮酸激酶 3 个关键酶催化，调节这 3 个关键酶的活性，可调节糖酵解的反应速度，其中磷酸果糖激酶-1 的催化活性最低，是最重要的限速酶。

3. 糖酵解的生理意义

（1）糖酵解是机体缺氧时迅速提供急需能量的重要方式，尤其是肌肉。

（2）糖酵解是成熟红细胞供能的主要方式。成熟红细胞没有线粒体，能量基本来自糖酵解供应。

（3）某些组织细胞如神经、白细胞、骨髓、肿瘤细胞的代谢极为活跃，即使不缺氧也要由糖酵解提供部分能量。

（4）在某些病理情况下（如循环或者呼吸功能障碍、失血过多、严重贫血等），机体因缺氧而加强糖酵解以获得能量。如果体内酵解产生的乳酸大量堆积，可发生乳酸性酸中毒。

护理专业教学资源库/课程中心/人体结构与功能/教学内容/生化部分/电子教案

（二）糖的有氧氧化

葡萄糖或糖原在有氧条件下彻底氧化分解成水和二氧化碳并释放大量能量的过程称为糖的有氧氧化(aerobic oxidation)。这是糖氧化的主要方式，是机体获得能量的主要途径。

1. 反应过程　糖的有氧氧化可分为 4 个阶段。第一阶段是葡萄糖经糖酵解途径转变为丙酮酸和 $NADH+H^+$，在细胞液中进行；第二阶段是丙酮酸转移到线粒体内并氧化脱羧生成乙酰 CoA 和 $NADH+H^+$；第三阶段是乙酰 CoA 经三羧酸循环氧化为 CO_2、$NADH+H^+$ 和 $FADH_2$；第四阶段是氧化分解过程中生成的还原当量 $NADH+H^+$ 和 $FADH_2$ 进入呼吸链，进行氧化磷酸化，生成水并释放大量能量。

（1）葡萄糖生成丙酮酸：在细胞液中葡萄糖经糖酵解途径转变为丙酮酸和 $NADH+H^+$。

（2）丙酮酸转移到线粒体内并氧化脱羧生成乙酰 CoA 和 $NADH+H^+$：

$$\begin{array}{c} \text{COOH} \\ | \\ \text{C}{=}\text{O} \\ | \\ \text{CH}_3 \end{array} + \text{HSCoA} + \text{NAD}^+ \xrightarrow[\text{TPP FAD 硫辛酸}]{\text{丙酮酸脱氢酶复合体}} \begin{array}{c} \text{O} \\ \| \\ \text{CH}_3{-}\text{C}{\sim}\text{SCoA} \end{array} + \text{NADH+H}^+ + CO_2$$

丙酮酸 　　　　　　　　　　　　　　　　　　　　　　　乙酰CoA

丙酮酸脱氢酶复合体是由 3 种酶组成的多酶复合体,参与反应的辅助因子有 TPP、硫辛酸、FAD、NAD$^+$ 及 CoA。5 种辅助因子涉及 5 种维生素,即维生素 B$_1$、硫辛酸、泛酸、维生素 B$_2$ 和维生素 PP。人体通过饮食或药物补充维生素,使代谢正常进行。

(3) 乙酰 CoA 经三羧酸循环氧化为 CO_2、NADH＋H$^+$ 和 FADH$_2$:乙酰 CoA 与草酰乙酸缩合生成含有 3 个羧基的柠檬酸,再经过 4 次脱氢和 2 次脱羧重新变成草酰乙酸的过程称为**三羧酸循环**(tricarboxylic acid cycle,TCA)或柠檬酸循环(citric acid cycle)。为纪念 Hans Krebs 在阐明三羧酸循环方面所做的贡献,又称之为 Krebs 循环。

三羧酸循环在线粒体内进行,包括 8 步反应。

① 柠檬酸的生成:反应所需能量来自乙酰 CoA 中的高能硫酯键的水解。**柠檬酸合酶**是三羧酸循环的关键酶。

$$\begin{array}{c} \text{O} \\ \| \\ \text{C}{\sim}\text{SCoA} \\ | \\ \text{CH}_3 \end{array} + \begin{array}{c} \text{O} \\ \| \\ \text{C}{-}\text{COOH} \\ | \\ \text{CH}_2{-}\text{COOH} \end{array} + H_2O \xrightarrow{\text{柠檬酸合酶}} \begin{array}{c} \text{CH}_2{-}\text{COOH} \\ | \\ \text{HO}{-}\text{C}{-}\text{COOH} \\ | \\ \text{CH}_2{-}\text{COOH} \end{array} + \text{HSCoA}$$

乙酰CoA 　　　　草酰乙酸 　　　　　　　　　　　柠檬酸

② 异柠檬酸的生成:

$$\begin{array}{c} \text{CH}_2{-}\text{COOH} \\ | \\ \text{HO}{-}\text{C}{-}\text{COOH} \\ | \\ \text{CH}_2{-}\text{COOH} \end{array} \underset{\text{顺乌头酸酶}}{\overset{H_2O}{\rightleftarrows}} \begin{array}{c} \text{CH}{-}\text{COOH} \\ \| \\ \text{C}{-}\text{COOH} \\ | \\ \text{CH}_2{-}\text{COOH} \end{array} \underset{\text{顺乌头酸酶}}{\overset{H_2O}{\rightleftarrows}} \begin{array}{c} \text{HO}{-}\text{CH}{-}\text{COOH} \\ | \\ \text{CH}{-}\text{COOH} \\ | \\ \text{CH}_2{-}\text{COOH} \end{array}$$

柠檬酸 　　　　　　　　　顺乌头酸 　　　　　　　　　　　异柠檬酸

③ 异柠檬酸氧化脱羧:这是三羧酸循环中第一次氧化脱羧。**异柠檬酸脱氢酶**是三羧酸循环的限速酶,是最主要的调节点。

$$\begin{array}{c} \text{COOH} \\ | \\ \text{HO}{-}\text{CH} \\ | \\ \text{CH}{-}\text{COOH} \\ | \\ \text{CH}_2 \\ | \\ \text{COOH} \end{array} \xrightarrow[\underset{\text{NAD}^+ \quad \text{NADH+H}^+}{\text{Mg}^{2+} \searrow CO_2}]{\text{异柠檬酸脱氢酶}} \begin{array}{c} \text{COOH} \\ | \\ \text{C}{=}\text{O} \\ | \\ \text{CH}_2 \\ | \\ \text{CH}_2 \\ | \\ \text{COOH} \end{array}$$

异柠檬酸 　　　　　　　　　　　　　　　　　　　α-酮戊二酸

④ α-酮戊二酸氧化脱羧:这是三羧酸循环中第二次氧化脱羧。**α-酮戊二酸脱氢酶复合体**是三羧酸循环的关键酶,是第三个调节点。α-酮戊二酸脱氢酶复合体是多

酶复合体,其组成及反应方式都与丙酮酸脱氢酶复合体相似。

⑤ 琥珀酸的生成:这是三羧酸循环中唯一的一次底物水平磷酸化,生成 1 分子 GTP。

⑥ 琥珀酸脱氢生成延胡索酸:

⑦ 延胡索酸转变为苹果酸:

⑧ 草酰乙酸的再生成:再生的草酰乙酸可再携带乙酰 CoA 进入三羧酸循环。

三羧酸循环的反应过程如图 4-3 所示。

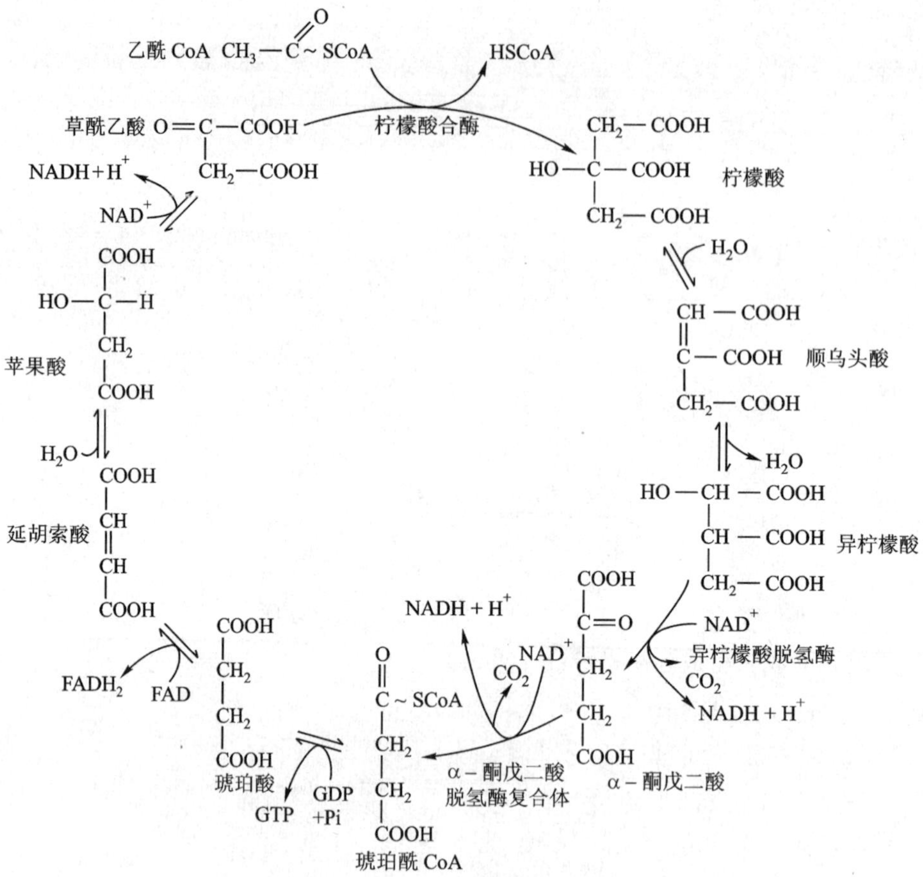

乙酰 CoA $CH_3-\overset{O}{\overset{\|}{C}}\sim SCoA$ HSCoA

草酰乙酸 $O=C-COOH$ 柠檬酸合酶

CH_2-COOH

$NADH+H^+$

NAD^+

CH_2-COOH

$HO-C-COOH$ 柠檬酸

CH_2-COOH

COOH

$HO-C-H$

CH_2

COOH

苹果酸

H_2O

$CH-COOH$

$\|$

$C-COOH$ 顺乌头酸

CH_2-COOH

H_2O

$HO-CH-COOH$

$CH-COOH$ 异柠檬酸

CH_2-COOH

COOH

延胡索酸

H_2O

COOH

CH

$\|$

CH

COOH

$FADH_2$ FAD

COOH

CH_2

CH_2

COOH

琥珀酸

GDP
+Pi

GTP

$NADH+H^+$

O

$\|$

$C\sim SCoA$

CH_2

CH_2

COOH

琥珀酰 CoA

CO_2 NAD^+

α-酮戊二酸
脱氢酶复合体

COOH

$C=O$

CH_2

CH_2

COOH

α-酮戊二酸

NAD^+

异柠檬酸脱氢酶

CO_2

$NADH+H^+$

图 4-3 三羧酸循环过程

（4）氧化分解过程中生成的还原当量 $NADH+H^+$ 和 $FADH_2$ 进入呼吸链，进行氧化磷酸化，生成水并释放大量能量。

在细胞液中生成的 $NADH+H^+$，每分子经穿梭机制进入呼吸链彻底氧化可生成 2.5（或 1.5）分子 ATP：即在线粒体内生成的 $NADH+H^+$，每分子进入呼吸链彻底氧化可生成 2.5 分子 ATP；在线粒体内生成的 $FADH_2$，每分子进入呼吸链彻底氧化可生成 1.5 分子 ATP。

2. 三羧酸循环的特点

（1）1 分子乙酰 CoA 通过三羧酸循环，经历了 1 次底物水平磷酸化相当于生成 1 分子 ATP，2 次脱羧反应生成 2 分子 CO_2，有 3 个关键反应，分别在 3 种关键酶即柠檬酸合酶、异柠檬酸脱氢酶及 α-酮戊二酸脱氢酶复合体催化下进行，经过 4 次脱氢反应，生成 3 分子 $NADH+H^+$，1 分子 $FADH_2$。

（2）三羧酸循环是有氧条件下的单向反应，是机体主要的产能途径。每分子乙酰 CoA 进行三羧酸循环并彻底氧化可生成 10 分子 ATP。

（3）中间产物需要不断更新：三羧酸循环的各中间产物表面上没有消耗，但由于体内各代谢途径的相互交汇和转化，三羧酸循环的中间产物常脱离循环进入其他代谢途径，如草酰乙酸可转变为天冬氨酸而参与蛋白质合成，琥珀酸辅酶 A 可用于合成血红素，α-酮戊二酸可转变为谷氨酸等。所以为了维持三羧酸循环中间产物的浓度，就必须补充消耗的中间产物。

3. 糖有氧氧化的生理意义

（1）糖的有氧氧化是机体获得能量的主要方式：1 mol 葡萄糖经有氧氧化净生成30（或 32）分子的 ATP（表 4-1）。

表 4-1　葡萄糖有氧氧化时 ATP 的消耗与生成

反应过程	ATP 的数量
葡萄糖→6-磷酸葡萄糖	−1
6-磷酸果糖→1,6-二磷酸果糖	−1
3-磷酸甘油醛脱氢生成的 $NADH+H^+$ 氧化	+1.5×2（或 2.5×2）
1,3-二磷酸甘油酸→3-磷酸甘油酸	+1×2
磷酸烯醇式丙酮酸→丙酮酸	+1×2
丙酮酸→乙酰 CoA 生成的 $NADH+H^+$	+2.5×2
乙酰 CoA→CO_2+H_2O	+10×2
合计	30（或 32）

（2）三羧酸循环是糖、脂肪、蛋白质彻底氧化的共同途径：乙酰 CoA 是糖、脂肪、蛋白质分解代谢的共同中间产物，均可进入三羧酸循环彻底氧化生成 H_2O、CO_2，并生成大量 ATP 以满足机体的需要。

（3）三羧酸循环是物质代谢相互联系的枢纽：脂肪分解产生的甘油和脂肪酸，某些氨基酸脱氨基生成的碳骨架可转变成为三羧酸循环的中间产物；三羧酸循环的某些中间产物可经糖异生途径转变为糖或甘油；脂肪酸、胆固醇和氨基酸等的合成也需由三羧酸循环协助提供原料。

 护理专业教学资源库/课程中心/人体结构与功能/教学内容/生化部分/电子教案

（三）磷酸戊糖途径

磷酸戊糖途径（pentose phosphate pathway）是葡萄糖氧化分解的另一条重要途径，虽然不产生 ATP，却产生具有重要生理功能的特殊物质，如 NADPH 和 5-磷酸核糖。此反应途径主要发生于肝、脂肪组织、泌乳期的乳腺、肾上腺皮质、性腺和红细胞等组织。

1. 磷酸戊糖途径反应过程　磷酸戊糖途径在细胞液中进行。全过程（图4-4）

可分为两个阶段:第一阶段是氧化和脱羧反应,产生 NADPH、CO_2 和 5 -磷酸戊糖;第二阶段是非氧化反应,是一系列基团的转移过程,生成糖酵解途径的中间产物。

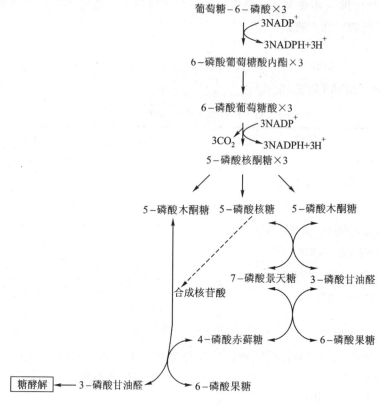

图 4 - 4　磷酸戊糖途径反应过程

(1) 氧化和脱羧反应:这一阶段产生了 NADPH+H⁺ 和 5 -磷酸核糖这 2 个重要的代谢产物。6-磷酸葡萄糖脱氢酶(G-6-PD)是反应的限速酶,其活性受 NADPH+H⁺ 需求量的调节,NADPH+H⁺ 浓度升高时该酶的活性受抑制。

(2) 非氧化反应即一系列基团的转移:磷酸戊糖继续代谢,通过一系列的反应,最后转变成 6 -磷酸果糖和 3 -磷酸甘油醛,进入糖代谢途径进行代谢。

2. 生理意义　磷酸戊糖途径的主要生理作用是生成 5 -磷酸核糖和 NADPH+H⁺。

(1) 5 -磷酸核糖是核苷酸、核酸的合成原料。

(2) NADPH+H⁺ 作为供氢体,参与体内许多重要的还原性代谢反应。① NADPH+H⁺ 作为供氢体,参与生物合成反应。如脂肪酸、类固醇激素等生物合成时都需要大量的 NADPH+H⁺。② NADPH+H⁺ 是加单氧酶系的辅酶,参与体内羟化反应,例如一些药物、毒物在肝中的生物转化作用等。③ NADPH+H⁺ 是谷胱甘肽还原酶的辅酶,对维持红细胞中还原型谷胱甘肽(GSH)的正常含量、保持红细胞膜的完整性起重要作用。GSH 是体内重要的抗氧化剂,能去除红细胞中的 H_2O_2,保护细胞膜上的巯基蛋白和巯基酶,维持血红蛋白的亚铁状态,防止脂质的过氧化。

遗传性 G-6-PD 缺乏的患者,磷酸戊糖途径不能正常进行,导致 $NADPH+H^+$ 不足,GSH 含量低下,红细胞易破坏而发生溶血性贫血。

三、糖原的合成与分解

糖原主要储存在肝和肌肉组织中,肝组织中的糖原称为肝糖原,含量最高,占肝重 5%～7%,总量为 70～100 g。肌肉组织中的糖原称为肌糖原,总量最高,为 250～400 g。糖原的合成与分解均从非还原端开始,糖原的分支愈多,非还原端愈多,糖原的代谢速度愈快。

(一) 糖原的合成

由单糖(主要是葡萄糖)合成糖原的过程称为**糖原合成**(glycogenesis)。

1. 反应过程

(1) 葡萄糖进入细胞后首先被磷酸化为 6-磷酸葡萄糖(见糖无氧氧化)。

(2) 6-磷酸葡萄糖转变为 1-磷酸葡萄糖:

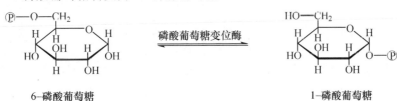

6-磷酸葡萄糖 　　　　　　　　　　　1-磷酸葡萄糖

(3) 尿苷二磷酸葡萄糖(UDPG)的生成:

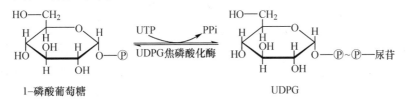

1-磷酸葡萄糖 　　　　　　　　　　　UDPG

(4) UDPG 合成糖原:

$$UDPG+G_n \xrightarrow{\text{糖原合酶}} UDP+G_{n+1}$$

糖原合酶(glycogen synthase)是糖原合成过程的限速酶。在糖原合酶的作用下,UDPG 上的活性葡萄糖转移给糖原引物的非还原末端,形成 $\alpha-1,4-$糖苷键,释放出 UDP。

2. 糖原合成的反应特点

(1) 糖原的合成需要引物:糖原合酶催化的糖原合成反应不能从头开始,只能催化葡萄糖残基加到至少含 4 个葡萄糖单位的 $\alpha-1,4-$葡聚糖上。

(2) 葡萄糖残基的供体是 UDPG:葡萄糖不能直接加到糖原引物上,只能先活化生成 UDPG,UDPG 上的活性葡萄糖才能转移到糖原引物上。

(3) 糖原合酶是糖原合成过程的限速酶,受胰岛素的激活:餐后血糖水平升高时,胰岛素分泌增多,则糖原合成加强。

(4) 糖原合成是消耗能量的过程:在糖原引物上每增加一个新的葡萄糖单位,需要消耗 2 个高能磷酸键,分别由 ATP 和 UTP 提供。

(5) 糖原支链结构的形成需要分支酶的作用:糖原合酶只能催化 α-1,4-糖苷键形成,延长糖链,不能形成分支,需要分支酶作用才能形成分支结构。

(二) 糖原分解

肝糖原分解为葡萄糖的过程称为**糖原分解**(glycogenolysis)。其反应过程如下:

1. 肝糖原分解生成 1-磷酸葡萄糖

$$G_n \xrightarrow{\text{Pi 磷酸化酶}} G-1-P + G_{n-1}$$

2. 脱支酶的作用　当糖原分子中的 α-1,4-糖苷键被**糖原磷酸化酶**作用到距分支点只有 4 个葡萄糖单位时,糖原磷酸化酶不能再发挥作用,而是脱支酶发挥作用。

3. 变位

$$G-1-P \xrightleftharpoons{\text{变位酶}} G-6-P$$

4. 水解

$$G-6-P \xrightarrow[\text{(肝)}]{\text{葡萄糖-6-磷酸酶}} G + Pi$$

葡萄糖-6-磷酸酶主要存在于肝、肾组织,不存在肌肉中。肝糖原可以直接水解变成游离葡萄糖,释放到血液中,维持血糖浓度的相对恒定。肌糖原不能直接转变为血糖,产生的 G-6-P 在有氧的条件下被彻底分解,在无氧的条件下分解为乳酸,后者经血液循环运到肝进行糖异生,再合成葡萄糖或糖原(详见糖异生)。

(三) 糖原代谢的生理意义

维持血糖浓度的相对恒定。当葡萄糖供应丰富、细胞内能量充足时,如饭后,一部分糖将以糖原形式储存;当糖的供应不足或能量需求增加时,肝糖原直接分解为葡萄糖补充血糖。组织也可分解其储存的糖原,减少对血糖的直接利用。这对一些依赖血糖作为能量来源的组织如脑、红细胞等极其重要。

 护理专业教学资源库/课程中心/人体结构与功能/教学内容/生化部分/电子教案

四、糖异生

非糖物质(生糖氨基酸、乳酸、丙酮酸及甘油等)转变为葡萄糖或糖原的过程称为**糖异生作用**(gluconeogenesis)。生理情况下糖异生的最主要器官是肝,长期饥饿或者酸中毒时,肾的糖异生作用可大大增强。

(一) 糖异生途径

糖异生反应过程基本上是糖酵解的逆过程。由于糖酵解过程中由己糖激酶、磷酸果糖激酶-1和丙酮酸激酶催化的3个反应不可逆，所以必须在另外4个酶的催化下，才能使反应逆行，这4个酶称为糖异生作用的限速酶。

1. 丙酮酸转变为磷酸烯醇式丙酮酸

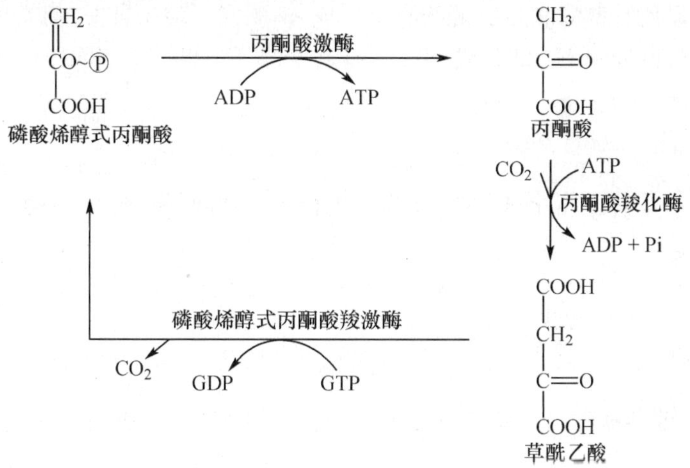

磷酸烯醇式丙酮酸
丙酮酸激酶
ADP
ATP
丙酮酸
CO2
ATP
丙酮酸羧化酶
ADP + Pi
草酰乙酸
磷酸烯醇式丙酮酸羧激酶
CO2
GDP
GTP

由于丙酮酸羧化酶仅存在于线粒体内，故胞液中的丙酮酸必须进入线粒体，才能羧化为草酰乙酸，磷酸烯醇式丙酮酸羧激酶在线粒体和胞液中都存在，故草酰乙酸转化为磷酸烯醇式丙酮酸既可在线粒体中直接进行，也可在胞液中进行；若在胞液中进行，由于草酰乙酸不能直接通过线粒体膜，所以需还原为苹果酸或经转氨基作用变为天冬氨酸才能透出线粒体。

2. 1,6-二磷酸果糖转变为6-磷酸果糖

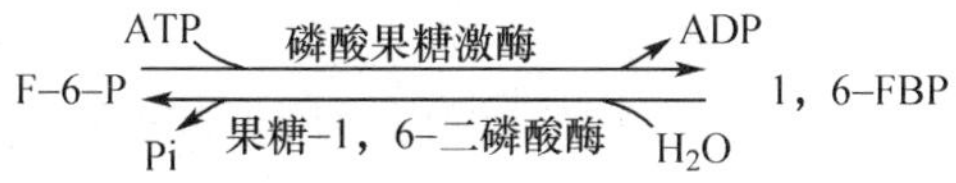

ATP
磷酸果糖激酶
ADP
F-6-P
1，6-FBP
Pi
果糖-1，6-二磷酸酶
H2O

3. 6-磷酸葡萄糖转变为葡萄糖

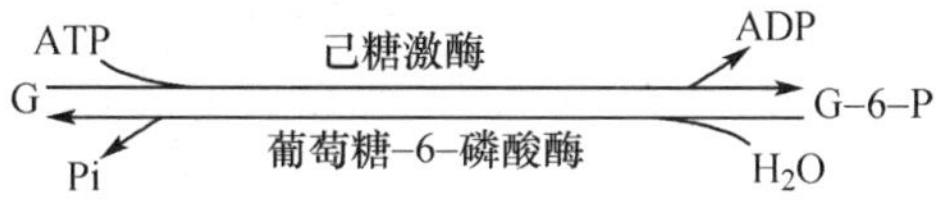

ATP
己糖激酶
ADP
G
G-6-P
Pi
葡萄糖-6-磷酸酶
H2O

（二）糖异生的生理意义

1. 维持血糖浓度恒定　在空腹或饥饿的情况下，维持血糖浓度的相对恒定，保证了大脑组织等重要器官的能量供应，这是糖异生最重要的生理意义。

2. 有利于乳酸再利用　乳酸主要来自红细胞代谢、肌肉剧烈运动或某些原因导致机体缺氧等情况下的糖酵解，大部分经血液运输到肝或肾，经糖异生再形成葡萄糖，后者可经血液运输到各组织中继续氧化供能，这个过程称为**乳酸循环或Cori循环**（lactate cycle or Cori cycle）（图4-5）。乳酸循环有利于乳酸的再利用，防止因

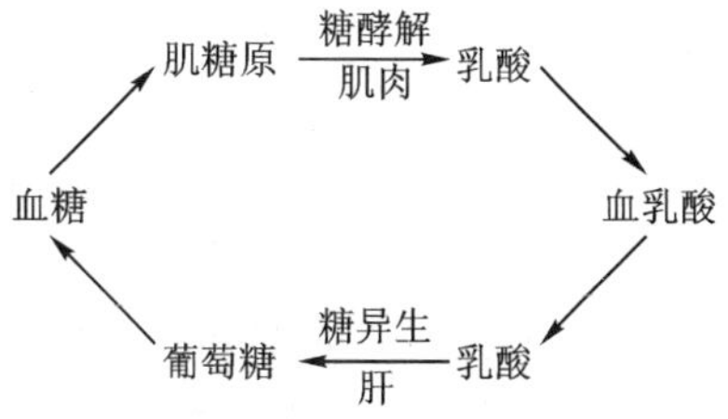

肌糖原
糖酵解
肌肉
乳酸
血糖
血乳酸
葡萄糖
糖异生
肝
乳酸

图4-5　乳酸循环

乳酸堆积引起的酸中毒。

3. 肾糖异生增强有利于维持酸碱平衡　酸中毒时,H$^+$能激活肾小管上皮细胞中的磷酸烯醇式丙酮酸羧激酶,促进糖异生作用。由于糖异生作用增强,造成 α-酮戊二酸含量降低,促使谷氨酸和谷氨酰胺脱氨生成 α-酮戊二酸来补充,而产生的氨则分泌进入肾小管,与原尿中 H$^+$ 结合成 NH$_4^+$,有利于排 H$^+$ 保 Na$^+$ 作用的进行,维持酸碱平衡。

 护理专业教学资源库/课程中心/人体结构与功能/教学内容/生化部分/电子教案

五、血糖

血液中的葡萄糖称为**血糖**(blood sugar)。正常情况下,血糖浓度是相对恒定的,正常人空腹静脉血糖浓度为 3.9～6.1 mmol/L。这是机体对血糖的来源和去路进行精细调节,使之维持动态平衡的结果。

(一) 血糖的来源与去路

1. 血糖的来源　食物中糖的消化吸收;肝糖原分解是空腹时血糖的重要来源;在长期饥饿时,大量非糖物质如甘油、乳酸及生糖氨基酸等通过糖异生作用生成葡萄糖,维持血糖的正常水平。

2. 血糖的去路　在各组织中氧化供能,这是血糖的主要去路;在肝、肌肉等组织进行糖原合成;转变为其他糖及其衍生物,如核糖、氨基糖和糖醛酸等;转变为非糖物质,如脂肪、非必需氨基酸等;血糖浓度过高时,由尿液排出。血糖浓度为 8.89～10.0 mmol/L,超过肾小管重吸收能力,将出现糖尿现象,此时的血糖浓度称为**肾糖阈**(renal threshold of glucose)。现将血糖的来源与去路总结如下图(图 4-6)。

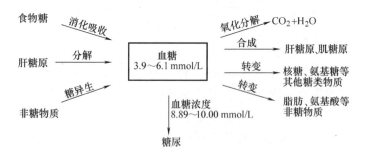

图 4-6　血糖的来源与去路

(二) 血糖水平的调节

正常人体内存在着精细的调节血糖来源和去路动态平衡的机制,保持血糖浓度的相对恒定是神经系统、激素及组织器官协同作用的结果。

  1. 组织器官的调节 肝是调节血糖浓度的最主要器官。当血糖浓度过高时,葡萄糖进入肝细胞,通过肝糖原合成来降低血糖浓度;肌肉和脂肪组织通过合成肌糖原或转变成脂肪储存起来。当血糖浓度偏低时,肝通过糖原分解及糖异生升高血糖浓度。

  2. 激素水平的调节 调节血糖的激素有两大类,一类是降血糖的激素,即胰岛素;另一类是升高血糖的激素,如胰高血糖素、肾上腺素、糖皮质激素和生长激素等,这两类激素通过诱导合成、激活、抑制糖代谢途径的关键酶活性或含量来调节血糖的浓度(详见第十四章 内分泌)。

  护理专业教学资源库 /课程中心 /人体结构与功能 /教学内容 /生化部分 /电子教案

  (三) 血糖水平异常的表现

  糖代谢途径的任何一个环节失调或某些酶活性异常都可引起糖代谢障碍,血糖浓度异常。

  1. 高血糖与糖尿病 空腹血糖浓度高于 6.9 mmol/L 称为**高血糖**(hyperglycemia)。若血糖高于肾糖阈值时,超过了肾小管对糖的最大重吸收能力,会出现糖尿。引起高血糖的原因有多种,生理性的高血糖如情绪激动、交感神经兴奋或一次摄入大量葡萄糖等都可引起血糖浓度暂时升高;病理情况下血糖增高常见于内分泌机能紊乱,如糖尿病,是复杂的代谢性疾病,表现为持续高血糖和糖尿,特别是空腹血糖和耐糖曲线高于正常范围。常见的糖尿病有两型,Ⅰ型为胰岛素依赖性,Ⅱ型为非胰岛素依赖性,其病因和发病机制都不相同。慢性肾炎、肾病综合征等引起肾糖阈值降低也可导致糖尿,但其血糖及耐糖曲线在正常范围内。

  2. 低血糖 空腹血糖浓度低于 3.0 mmol/L 时称低血糖(hypoglycemia)。血糖是脑细胞能量的主要来源。低血糖将影响脑的正常功能,患者会出现头昏、心悸、倦怠等症状,严重时出现昏迷,称为低血糖休克,甚至导致死亡。低血糖的常见原因有饥饿、胰腺 β 细胞功能亢进、肝病变、糖原积累症、内分泌异常等。

知识拓展

糖耐量试验

  正常人进食后血糖浓度暂时升高,1 h 左右达到高峰,2 h 左右即恢复正常水平,此现象叫做耐糖现象。机体处理摄入葡萄糖的能力称为葡萄糖耐量,它反映机体调节糖代谢的能力。临床上用葡萄糖耐量试验测定机体处理葡萄糖的能力。常用的方法是受试者先测定清晨空腹血糖浓度,然后一次服用 100 g 葡萄糖(或按每千克体重 1.5～1.75 g 食入),在 0.5、1、2、3 h 分别测量血糖一次,以时间为横坐标,血糖浓度为纵坐标作图得到的曲线,称为耐糖曲线。糖尿病患者的空腹血糖高于正常值,摄入葡萄糖后,血糖浓度急剧上升,2 h后仍高于正常。根据耐糖曲线形状可初步诊断一些与糖代谢有关的疾病。

小　结

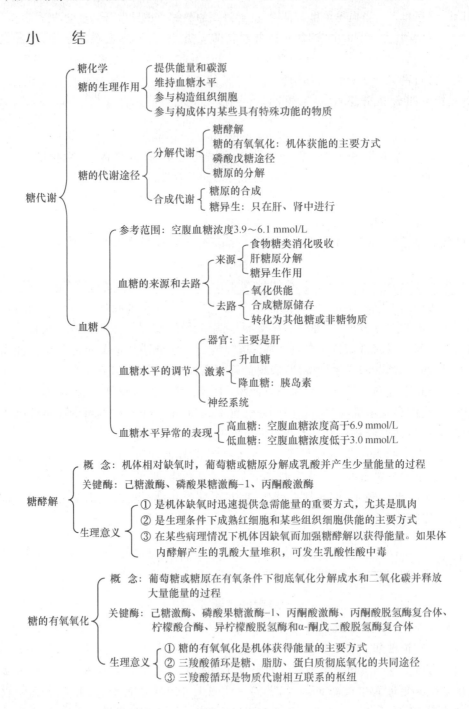

糖代谢
- 糖化学
- 糖的生理作用
  - 提供能量和碳源
  - 维持血糖水平
  - 参与构造组织细胞
  - 参与构成体内某些具有特殊功能的物质
- 糖的代谢途径
  - 分解代谢
    - 糖酵解
    - 糖的有氧氧化:机体获能的主要方式
    - 磷酸戊糖途径
    - 糖原的分解
  - 合成代谢
    - 糖原的合成
    - 糖异生:只在肝、肾中进行
- 血糖
  - 参考范围:空腹血糖浓度3.9~6.1 mmol/L
  - 血糖的来源和去路
    - 来源
      - 食物糖类消化吸收
      - 肝糖原分解
      - 糖异生作用
    - 去路
      - 氧化供能
      - 合成糖原储存
      - 转化为其他糖或非糖物质
  - 血糖水平的调节
    - 器官:主要是肝
    - 激素
      - 升血糖
      - 降血糖:胰岛素
    - 神经系统
  - 血糖水平异常的表现
    - 高血糖:空腹血糖浓度高于6.9 mmol/L
    - 低血糖:空腹血糖浓度低于3.0 mmol/L

糖酵解
- 概　念:机体相对缺氧时,葡萄糖或糖原分解成乳酸并产生少量能量的过程
- 关键酶:己糖激酶、磷酸果糖激酶-1、丙酮酸激酶
- 生理意义
  - ①是机体缺氧时迅速提供急需能量的重要方式,尤其是肌肉
  - ②是生理条件下成熟红细胞和某些组织细胞供能的主要方式
  - ③在某些病理情况下机体因缺氧而加强糖酵解以获得能量。如果体内酵解产生的乳酸大量堆积,可发生乳酸性酸中毒

糖的有氧氧化
- 概　念:葡萄糖或糖原在有氧条件下彻底氧化分解成水和二氧化碳并释放大量能量的过程
- 关键酶:己糖激酶、磷酸果糖激酶-1、丙酮酸激酶、丙酮酸脱氢复合体、柠檬酸合酶、异柠檬酸脱氢酶和α-酮戊二酸脱氢酶复合体
- 生理意义
  - ①糖的有氧氧化是机体获得能量的主要方式
  - ②三羧酸循环是糖、脂肪、蛋白质彻底氧化的共同途径
  - ③三羧酸循环是物质代谢相互联系的枢纽

磷酸戊糖途径 { 关键酶：6-磷酸葡萄糖脱氢酶
生理意义：生成5-磷酸核糖和NADPH+H⁺

糖原的合成与分解 {
糖原的合成 { 概念：单糖合成糖原的过程
关键酶：糖原合酶

糖原的分解 { 概念：肝糖原分解为葡萄糖的过程
关键酶：磷酸化酶

生理意义：维持血糖浓度的相对恒定

糖异生 {
概念：体内非糖物质转变为葡萄糖或糖原的过程

关键酶：丙酮酸羧化酶、磷酸烯醇式丙酮酸羧激酶、果糖二磷酸酶、
葡萄糖-6-磷酸酶

生理意义 {
① 维持血糖浓度的相对恒定
② 有利于乳酸的再利用
③ 酸中毒时，肾糖异生增强有利于维持酸碱平衡

思考题

1. 肝糖原与肌糖原分解代谢有何不同,有何生理意义?

2. 为什么剧烈运动后肌肉会酸痛? 如何缓解和消除?

3. 为什么血糖水平的相对恒定对脑细胞极其重要?

4. 为什么有些人服用氧化性食物或药物会引起溶血性黄疸?

（罗婉妹）

第二节　脂　质　代　谢

学习目标

1. 掌握血浆脂蛋白的分类、组成及其作用,酮体代谢的生理意义。

2. 熟悉甘油三酯分解代谢的主要过程和生理意义。

3. 了解胆固醇的消化吸收及其在体内转变和排泄,磷脂的代谢。

4. 能运用本节所学基本知识,学会判断血脂异常等相关临床问题。

应用与实践

某 14 岁患者,发病 2 周前饮食好,口渴多饮,夜尿次数多,因昏迷到当地儿童医院就诊,呼气有水果味,经检查:血乙酰乙酸、β-羟丁酸水平异常升高,血糖显著升高,尿糖强阳性,尿酮体强阳性。诊断:重度Ⅰ型糖尿病伴酮症酸中毒。

【思考】

1. 为什么严重糖尿病患者常导致酮症酸中毒?

2. 这类患者护理时应注意哪些问题?

一、脂质的化学及生理作用

(一) 脂质化学

脂质(lipids)是**脂肪**和**类脂**的总称,又称脂类。脂质难溶于水而易溶于有机溶剂。脂肪由1分子甘油和3分子脂肪酸结合而成,又称三酰甘油或称**甘油三酯**(triglyceride,TG)。

$$R_2-\overset{\overset{O}{\|}}{C}-O-\overset{\overset{\displaystyle CH_2-O-\overset{\overset{O}{\|}}{C}-R_1}{|}}{\underset{\underset{\displaystyle CH_2-O-\overset{\overset{O}{\|}}{C}-R_3}{|}}{CH}}$$

人体内的脂肪大多分布在皮下、大网膜、肠系膜及肾周围,统称脂库。成年人脂肪占体重的 10%～20%,而且有明显的个体差异,所以又称可变脂。

类脂广泛分布于人体各种组织,约占体重的 5%,含量比较固定,也称为固定脂,包括磷脂、糖脂、胆固醇及胆固醇酯等。

磷脂是一类含磷酸的类脂,按其化学组成不同可分为甘油磷脂和鞘磷脂两大类。以甘油为骨架构成的磷脂称为甘油磷脂,以鞘氨醇为骨架构成的磷脂称为鞘磷脂。甘油磷脂由甘油、脂肪酸、磷酸及含氮化合物等组成,其基本结构为:

$$R_2CO-O-\overset{\overset{\displaystyle CH_2-O-COR_1}{|}}{\underset{\underset{\displaystyle CH_2-O-\overset{\overset{O}{\|}}{P}-OX}{|}}{CH}}$$
$$\qquad\qquad\qquad OH$$

在甘油的 2 号碳的羟基上结合的脂肪酸,通常为必需脂肪酸,在 3 号碳的羟基上结合磷酸基团,与磷酸羟基相连的取代基团 X 为含氮碱。根据含氮碱的不同,形成了不同的甘油磷脂。

胆固醇是环戊烷多氢菲的衍生物,结构如下图:

(二) 生理作用

1. 脂肪的生理作用

(1)脂肪最重要的生理作用是储能供能:1 g 甘油三酯完全氧化可释放 38.9 kJ 的能量,比同等重量的糖或蛋白质分解产生的能量多一倍多。

(2)脂肪可供给必需脂肪酸,如亚油酸、亚麻酸和花生四烯酸。

(3)分布在脏器周围的脂肪对脏器起固定和保护作用;皮下脂肪可防止热量的散发,保持体温。

(4)促进脂溶性维生素的吸收:某些脂溶性维生素随同脂质一起吸收。

2. 类脂的生理作用

（1）类脂是细胞膜的重要组分。

（2）磷脂参与血浆脂蛋白的合成。

（3）甘油磷脂分子中甘油的第二碳原子上脂酰基多是必需脂肪酸，成为必需脂肪酸储存库。

（4）胆固醇在体内还能转变为胆汁酸、维生素 D_3、各种类固醇激素等重要物质。

二、甘油三酯的代谢

（一）甘油三酯的分解代谢

1. 脂肪动员　储存在脂肪细胞中的脂肪，被脂肪酶逐步水解为脂肪酸和甘油并释放入血以供其他组织氧化利用的过程称为脂肪动员。

在脂肪动员中，甘油三酯脂肪酶是脂肪分解的限速酶，其活性受多种激素的调控，因此又称为**激素敏感性甘油三酯脂肪酶**（HSL）。肾上腺素、去甲肾上腺素、胰高血糖素、肾上腺皮质激素及甲状腺素等能增强其活性，促进甘油三酯水解，这类激素通常称为脂解激素；胰岛素能降低其活性，抑制甘油三酯水解，称为抗脂解激素。

2. 甘油的代谢　脂肪动员产生的甘油，主要由血液运输到肝、肾和小肠黏膜等组织细胞，经甘油磷酸激酶的催化生成 3-磷酸甘油，后者脱氢生成磷酸二羟丙酮进入糖代谢途径代谢。

3. 脂肪酸的 β-氧化　脂肪酸是人和哺乳动物的重要能源物质。除脑组织外，大多数组织能氧化脂肪酸，以肝及肌肉最活跃。在供氧充足的条件下，脂肪酸可在体内分解成 CO_2 及 H_2O 并释出大量能量，以 ATP 形式供机体利用。

（1）脂肪酸的活化——脂酰 CoA 的生成：脂肪酸进行氧化前必须先活化，脂酰 CoA 合成酶存在于内质网和线粒体外膜上，每生成 1 分子脂酰 CoA 消耗 2 个高能磷酸键。

$$RCOOH + HSCoA + ATP \xrightarrow[Mg^{2+}]{\text{脂酰 CoA 合成酶}} RCO{\sim}SCoA + AMP + PPi$$

脂酸   脂酰 CoA

（2）脂酰 CoA 进入线粒体：脂肪酸的活化在胞液中进行，催化脂肪酸氧化的酶系存在于线粒体的基质内，而长链脂酰 CoA 不能直接透过线粒体内膜，需**肉碱**（carnitine）转运及多种酶的协同作用才能进入线粒体内代谢。此步骤不耗能。

（3）脂肪酸的 β-氧化：脂酰 CoA 进入线粒体基质后，在线粒体基质中的脂肪酸 β-氧化多酶复合体的催化下，从脂酰基的 β-碳原子开始，进行脱氢、加水、再脱氢和硫解等 4 步连续反应，生成 1 分子乙酰 CoA 和 1 分子比原来少 2 个碳原子的脂酰 CoA。脂肪酸 β-氧化的过程（图 4-7）。

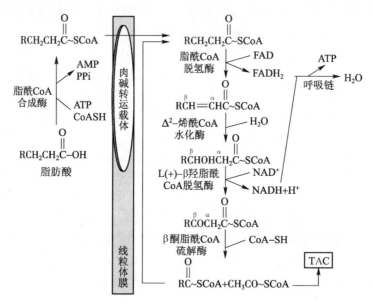

图 4-7 脂肪酸 β-氧化过程

① 脱氢：脱下的 2H 由 FAD 接受生成 FADH₂。

② 加水：在水化酶的催化下，加水生成 β-羟脂酰 CoA。

③ 再脱氢：脱下的 2H 由 NAD⁺ 接受，生成 NADH+H⁺。

④ 硫解：生成 1 分子乙酰 CoA 和少 2 个碳原子的脂酰 CoA。

生成的比原来少 2 个碳原子的脂酰 CoA，可再进行脱氢、加水、再脱氢及硫解反应。如此反复进行，直至最后生成乙酰 CoA。脂肪酸经 β-氧化的产物是乙酰 CoA 和还原当量。乙酰 CoA 一部分在线粒体内通过三羧酸循环彻底氧化，一部分在肝细胞中缩合生成酮体，通过血液运送至肝外组织氧化利用。

（4）脂肪酸氧化的能量生成：脂肪酸作为重要能源物质可氧化供能。以 1 分子 16 碳饱和脂肪酸（软脂肪酸）氧化为例，可进行 7 次 β-氧化，生成 7 分子 FADH₂、7 分子 NADH+H⁺ 和 8 分子乙酰 CoA。因此，1 分子软脂肪酸彻底氧化共生成（7×1.5）+（7×2.5）+（8×10）=108 分子 ATP。扣除脂肪酸活化时耗去的 2 个高能磷酸键，相当于 2 分子 ATP,净生成 106 分子 ATP。

护理专业教学资源库/课程中心/人体结构与功能/教学内容/生化部分/电子教案

4. 酮体的生成和利用　体内大多数组织能氧化脂肪酸,但以肝和肌肉最为活跃。脂肪酸在肝内代谢可生成特有的中间产物乙酰乙酸(acetoacetate)、β-羟丁酸(β-hydroxybutyrate)和丙酮(acetone),三者医学上统称为酮体(ketone bodies)。肝细胞线粒体内有活性较强的合成酮体的酶系,同时又缺乏利用酮体的酶系,因此,肝内生酮肝外用是酮体代谢的特点。

(1) 酮体的生成过程:脂肪酸 β-氧化生成的乙酰 CoA 是合成酮体的原料。HMG CoA 合成酶是酮体合成的限速酶(图 4-8)。

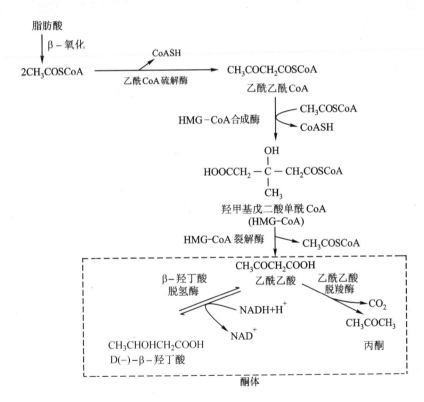

图 4-8　酮体的生成

(2) 酮体的利用:肝缺乏氧化利用酮体的酶系,酮体生成后,很快透过肝细胞膜,随血液循环运至肝外。肝外许多组织如心、肾、脑和骨骼肌含有活性很强的利用酮体的酶系,如琥珀酰 CoA 转硫酶、乙酰乙酰硫激酶和乙酰乙酰 CoA 硫解酶,可氧化利用乙酰乙酸产生能量。β-羟丁酸在 β-羟丁酸脱氢酶的催化下,脱氢生成乙酰乙酸氧化利用。部分丙酮可在一系列酶作用下转变为丙酮酸或乳酸,进而异生成糖(图 4-9)。

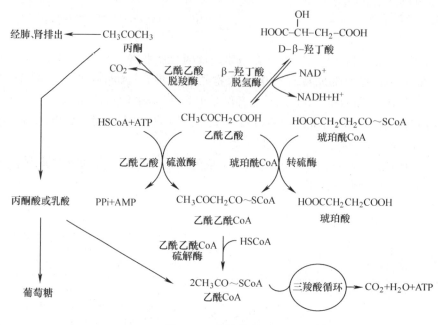

图 4-9　酮体的利用

（3）酮体代谢的生理意义:酮体是脂肪酸在肝内正常代谢的中间产物,是肝输出能源的一种形式。酮体溶于水,分子小,能通过血脑屏障及肌肉毛细血管壁,是肌组织,尤其是脑组织的重要能源。脑组织不能氧化脂肪酸,却能利用酮体。长期饥饿、糖供应不足时酮体可以代替葡萄糖成为脑组织和肌组织的主要能源。

正常情况下,血中仅含有少量酮体,为 $0.03 \sim 0.50$ mmol/L($0.3 \sim 5.0$ mg/dl)。在饥饿、高脂低糖膳食及糖尿病时,脂肪动员加强,酮体生成增多。尤其是未控制的糖尿病患者,血液酮体的含量可高出正常情况的数十倍,这时丙酮约占酮体总量的一半。酮体生成超过肝外组织利用的能力,引起血中酮体升高,可导致酮症酸中毒,并随尿排出,引起酮尿。

（4）酮体生成的调节:① 饱食及饥饿的影响。饱食和糖利用充分时,胰岛素分泌增加,脂解作用受抑制、脂肪动员减弱,脂肪酸 β-氧化和酮体生成减少;饥饿时,胰高血糖素等脂解激素分泌增多,脂肪动员加强,促进了脂肪酸 β-氧化和酮体生成。② 肝细胞糖原含量及代谢的影响。肝糖原丰富,糖代谢旺盛时,α-磷酸甘油和ATP 充足,进入肝细胞的脂肪酸主要与 α-磷酸甘油反应,生成甘油三酯和磷脂。③ 丙二酰 CoA 的影响。丙二酰 CoA 抑制脂酰 CoA 进入线粒体,使脂肪酸 β-氧化和酮体生成减少。

（二）甘油三酯的合成代谢

机体通过甘油三酯的合成来储存能源。许多组织都可合成甘油三酯，以肝和脂肪组织最活跃，但肝合成的甘油三酯，需运到脂肪组织储存。

1. 合成原料及其来源　甘油三酯合成的原料是 α-磷酸甘油和脂肪酸。

（1）α-磷酸甘油的来源：糖分解代谢的中间产物磷酸二羟丙酮在 α-磷酸甘油脱氢酶的催化下还原生成，这是 α-磷酸甘油的主要来源。也可以由脂肪水解产生或肠道吸收的甘油，在甘油磷酸激酶的催化下生成。

（2）脂肪酸的来源：除小肠吸收外，主要由体内合成。许多组织细胞的胞液中都含有合成脂肪酸的酶系。

1）脂肪酸的合成原料及来源：脂肪酸的合成酶系主要存在于细胞液中，乙酰 CoA 是合成脂肪酸的主要原料，主要来自糖代谢。细胞内的乙酰 CoA 虽然在线粒体内产生，但经过柠檬酸-丙酮酸循环，可进入胞液成为合成脂肪酸的原料。脂肪酸的合成除需乙酰 CoA 外，还需 ATP、NADPH、HCO_3^-（CO_2）及 Mn^{2+} 等。NADPH 主要来自磷酸戊糖途径。

2）脂肪酸合成过程：反应在胞液中进行，是以丙二酰 CoA 为基础的一种缩合反应。丙二酸单酰 CoA 的生成反应式如下：

$$ATP+HCO_3^- + \underset{\text{乙酰 CoA}}{CH_3CO\sim SCoA} \xrightarrow[\text{生物素、}Mn^{2+}]{\text{乙酰 CoA 羧化酶}} \underset{\text{丙二酰 CoA}}{HOOCCH_2CO\sim SCoA} + ADP+Pi$$

软脂肪酸的合成总反应式为：

$$CH_3COSCoA+7HOOCCH_2COSCoA+14NADPH+14H^+ \rightarrow$$
$$CH_3(CH_2)_{14}COOH+7CO_2+6H_2O+8HSCoA+14NADP^+$$

由于人体内脂肪酸碳链长短不一，根据机体的需要将其缩短或加长。碳链的缩短在线粒体内通过 β-氧化完成；碳链加长在肝细胞的内质网或线粒体中进行，在软脂肪酸的基础上加工使其延长。不饱和脂肪酸由去饱和酶催化生成，单多不饱和脂肪酸机体可以合成，但多不饱和脂肪酸体内无法合成，必须由食物摄入，称为必需脂肪酸。

知识拓展

必需脂肪酸的来源及作用

必需脂肪酸都是一些含多个双键的不饱和脂肪酸，植物油和鱼油中含量较多。但在菜肴烹饪过程中，由于温度过高易被氧化破坏。

近年来研究发现人脑组织中多不饱和脂肪酸含量丰富，并认为有① 促进儿童正常发育、增强学习记忆能力;② 延缓老年人大脑衰老,防治老年性痴呆,降低血浆胆固醇浓度,防治动脉硬化和冠心病发生。因此,要适量增加营养必需脂肪酸的摄入量。现在来自深海鱼油中的营养必需脂肪酸、二十碳五烯酸及二十二碳六烯酸,已经被开发成为一种营养保健品和降血脂的药物,如"多烯康"。

2. 甘油三酯的合成

(1) 合成部位:肝、脂肪组织和小肠的内质网是合成甘油三酯的主要场所,以肝的合成能力最强。

(2) 合成的基本过程:

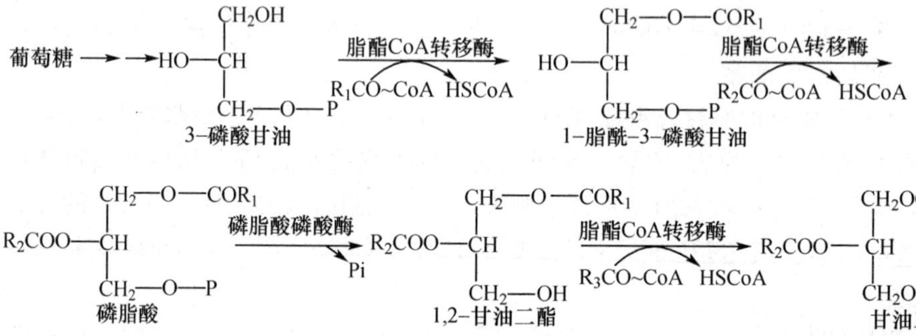

合成脂肪的三分子脂肪酸可相同,也可不同。脂肪细胞缺乏甘油激酶,因此不能利用甘油合成脂肪;肝细胞虽能合成大量脂肪,但不能储存,需与载脂蛋白、磷脂、胆固醇结合成极低密度脂蛋白(VLDL),由肝细胞分泌入血液后运输到全身各组织。

三、磷脂的代谢

甘油磷脂在脂质的运输和代谢中发挥重要作用。因此,我们着重介绍甘油磷脂的合成代谢及其与脂肪肝的关系。

1. 合成部位　全身各组织细胞内质网均有合成磷脂的酶系。因此均能合成甘油磷脂,但以肝、肾及肠等组织最活跃。

2. 合成的原料及辅因子

(1) 甘油二酯:主要来自甘油三酯合成过程中间产物——磷脂酸水解生成。但其2位的多不饱和脂肪酸必须从植物油摄取。

(2) 胆碱和乙醇胺:胆碱可由食物供给或可由丝氨酸及甲硫氨酸在体内合成;乙醇胺可由丝氨酸脱羧生成。合成需 ATP 和 CTP 参与。

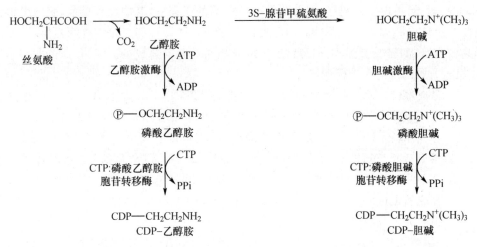

（3）合成基本过程如下图所示：

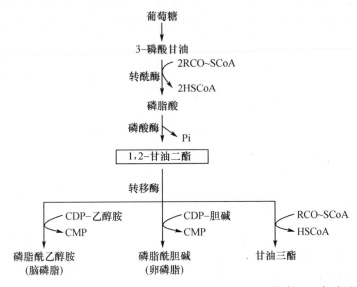

3. 甘油磷脂的合成与脂肪肝　肝是脂质合成的主要器官，正常成人中脂质占肝的 3%～5%，其中甘油三酯约有一半。当肝中脂质总量超过 10%，甘油三酯将在肝内堆积，称为脂肪肝。引起脂肪肝的原因有多种，其原因之一是甘油磷脂的合成障碍。如果体内合成甘油磷脂的原料（如必需脂肪酸、胆胺、胆碱、甲硫氨酸）缺乏，可使肝中甘油磷脂含量减少，导致极低密度脂蛋白（VLDL）合成障碍，从而使肝细胞内合成的甘油三酯不能顺利运至肝外利用，导致脂肪肝，影响肝的正常代谢与功能。临床常用甘油磷脂或合成甘油磷脂的原料（甲硫氨酸、胆碱、胆胺）以及相关辅助因子（ATP、CTP、叶酸、维生素 B_{12}）来防治脂肪肝。

四、胆固醇的代谢

人体约含胆固醇 140 g，广泛分布于全身各组织中，大约 1/4 分布在脑及神经组织中。肝、肾、肠等内脏及皮肤、脂肪组织亦含较多的胆固醇,其中以肝最多,肌肉组织含量较低。体内胆固醇有外源性和内源性两大来源。外源性胆固醇由食物提供,主要是动物的内脏、脑髓及蛋黄等;内源性胆固醇是由机体自身合成的。

(一) 胆固醇的合成代谢

1. 合成部位 除成年动物脑组织及成熟红细胞外,几乎全身各组织均可合成胆固醇,肝是合成胆固醇的主要场所。胆固醇的合成主要在细胞液及内质网中进行。

2. 合成原料 乙酰 CoA 是合成胆固醇的原料,还需要大量的 NADPH+H$^+$ 和 ATP 供给合成反应所需的氢原子及能量。乙酰 CoA 和 ATP 大多来自线粒体中糖的有氧氧化,而 NADPH+H$^+$ 则主要来自胞液中的磷酸戊糖途径。

3. 合成的限速酶 HMG CoA 还原酶是胆固醇生物合成的限速酶。

4. 胆固醇合成的调节

(1) 饥饿与饱食:饥饿与禁食不仅引起乙酰 CoA、ATP、NADPH+H$^+$ 的不足,而且使 HMG CoA 还原酶合成减少、活性降低,从而抑制肝合成胆固醇。相反,摄取高糖、高饱和脂肪膳食后,肝 HMG CoA 还原酶活性增加,胆固醇的合成增加。

(2) 食物胆固醇:食物胆固醇主要通过抑制 HMG CoA 还原酶的合成,反馈抑制肝胆固醇的合成。反之,降低食物胆固醇量,对酶合成的抑制作用解除,胆固醇合成增加。

(3) 激素:胰岛素及甲状腺素能诱导肝 HMG CoA 还原酶的合成,从而增加胆固醇的合成。胰高血糖素及皮质醇能抑制 HMG CoA 还原酶的活性,因而减少胆固醇的合成。甲状腺素除能促进 HMG CoA 还原酶的合成外,同时又促进胆固醇在肝内转变为胆汁酸,而且后一作用较前者强,因而,甲状腺功能亢进患者血清胆固醇含量反而下降。

(二) 胆固醇的转化与排泄

胆固醇在体内虽不能彻底氧化生成二氧化碳和水,也不能作为能源物质提供能量,却能转化为重要的生理活性物质。

1. 胆固醇的转化

(1) 转变为胆汁酸:胆固醇在肝中转化成胆汁酸(bile acid)是胆固醇在体内代谢的主要去路。

(2) 转化为类固醇激素:胆固醇是肾上腺皮质、睾丸、卵巢等内分泌腺合成及分泌类固醇激素的原料。

(3) 转变为维生素 D$_3$:在皮肤,胆固醇可被氧化为 7-脱氢胆固醇,后者经紫外线照射转变为维生素 D$_3$。

2. 胆固醇的排泄

(1) 胆汁酸:胆固醇在肝中转变成胆汁酸后,有部分随胆汁排出,这是胆固醇的主要排泄途径。

(2) 粪固醇:胆固醇还可直接随胆汁排入肠道,部分被肠道细菌还原成粪固醇,随粪便排出体外。

五、血脂和血浆脂蛋白

(一) 血脂

血浆所含脂质统称血脂,包括甘油三酯、磷脂、胆固醇及其酯以及游离脂肪酸等。这些脂质物质既可由食物摄取的脂质经消化吸收入血,又可由肝、脂肪组织等合成后释放入血。血脂含量远不如血糖恒定,受膳食、年龄、性别、职业以及代谢等因素的影响,波动范围较大。正常成年人空腹12～14 h血脂的主要成分和含量见表4－2。

表4－2　正常成人空腹血脂的主要成分和含量

主要成分	血浆含量	
	mg/dl	mmol/L
总脂	400～700	6.7～12.2
甘油三酯	10～160	0.11～1.69
总胆固醇	100～250	2.59～6.47
胆固醇酯	70～200	1.81～5.17
游离胆固醇	40～70	1.03～1.81
总磷脂	150～250	1.94～3.23
游离脂肪酸	5～20	0.5～0.7

(二) 血浆脂蛋白

脂质难溶于水,在血浆中不能以自由状态存在,而是与血浆中的蛋白质结合,以脂蛋白(lipoprotein)的形式而运输。

1. 血浆脂蛋白的分类　各种脂蛋白因所含脂质及蛋白质的种类和数量的不同,可分为多种。常用电泳法和超速离心法将血浆脂蛋白进行分类,可分为4类。

(1)电泳法:电泳法主要根据不同脂蛋白的颗粒大小和表面电荷量不同,在电场中具有不同的迁移率,按其在电场中移动的快慢,可将脂蛋白分为α-脂蛋白、前β-脂蛋白、β-脂蛋白及乳糜微粒4类(图4－10)。一般常用滤纸、醋酸纤维素膜、琼脂糖或聚丙烯酰胺凝胶作为电泳支持物。α-脂蛋白泳动最快,相当于α₁-球蛋白的位置;β-脂蛋白相当于β-球蛋白的位置;前β-脂蛋白位于β-脂蛋白之前,相当于α₂-球蛋白的位置;乳糜微粒(CM)则留在原点不动。

(2)超速离心法:由于各种脂蛋白含脂质及蛋白质的种类和数量各不相同,因而其密度亦不相同。血浆在一定密度的盐溶液中进行超速离心时,其所含脂蛋白因密度不同而漂浮或沉降,据此分为4类:乳糜微粒、极低密度脂蛋白(VLDL)、低密度脂蛋

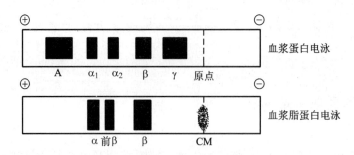

图 4-10 血浆脂蛋白的分类

白（LDL）和高密度脂蛋白（HDL）分别相当于电泳法的 CM、前 β-脂蛋白、β-脂蛋白及 α-脂蛋白。

2. 载脂蛋白　血浆脂蛋白的蛋白质部分称为**载脂蛋白**（apolipoprotein，Apo），在肝细胞和小肠黏膜细胞合成。主要有 5 类，即 ApoA、B、C、D、E。有些又分为若干亚类，如 ApoA 可分为 A Ⅰ、A Ⅱ、A Ⅳ、A Ⅴ，ApoB 可分为 B_{48} 和 B_{100}，ApoC 可分为 C Ⅰ、C Ⅱ、C Ⅲ、C Ⅳ等。

载脂蛋白的作用除了作为脂类的载体并起到稳定脂蛋白的结构以外，各种不同的载脂蛋白在促进脂蛋白代谢以及调节脂质在各组织间转移方面具有独特的作用。

3. 血浆脂蛋白的组成和功能　血浆脂蛋白主要由蛋白质、甘油三酯、磷脂、胆固醇及其酯组成。各类脂蛋白都含有这 4 类成分，但其组成比例及含量却大不相同，生理作用也不同。血浆脂蛋白的分类、组成特点及生理作用见表 4-3。

表 4-3　血浆脂蛋白的分类、组成特点及生理作用

超速离心分类 电泳法分类	乳糜微粒（CM）乳糜微粒	极低密度脂蛋白（VLDL）前 β-脂蛋白	低密度脂蛋白（LDL）β-脂蛋白	高密度脂蛋白（HDL）α-脂蛋白
蛋白质含量	0.5%～2%	5%～10%	20%～35%	50%
主要脂质成分	甘油三酯	甘油三酯	胆固醇	磷脂和胆固醇
密度/(g·m⁻³)	＜0.95	0.95～1.006	1.006～1.063	1.063～1.210
形成部位	小肠	肝	血浆	肝、小肠、血浆
主要生理作用	转运外源性脂肪	转运内源性脂肪	转运肝内胆固醇至肝外	转运胆固醇至肝内代谢

（1）乳糜微粒：CM 是由小肠黏膜上皮细胞吸收食物中的脂质后合成的脂蛋白，后者经淋巴进入血液，甘油三酯含量最高。其主要生理作用是运输外源性甘油三酯和胆固醇。正常人 CM 在血浆中代谢迅速，半衰期只有 5～15 min，正常人空腹 12～14 h 后血浆中不含 CM。

（2）极低密度脂蛋白：VLDL 是运输内源性甘油三酯的主要形式，转运肝细胞合成的脂肪到肝外组织利用。正常成人空腹血浆中含量较低。VLDL 在血中的半衰期

为 6～12 h。

（3）低密度脂蛋白（LDL）：人血浆中的 LDL 是由 VLDL 转变而来的。它是转运肝合成的内源性胆固醇的主要形式。LDL 在血浆中的半衰期为 2～4 d。

（4）高密度脂蛋白：HDL 主要由肝合成，小肠亦可合成一部分。此外，当 CM 及 VLDL 中的三酰甘油水解时，其表面的 ApoA I、A II、A IV、C 以及磷脂、胆固醇等脱离 CM 及 VLDL 亦可形成新生 HDL。HDL 的主要作用是参与胆固醇的**逆向转运**（reverse cholesterol transport，RCT），即将肝外组织细胞内的胆固醇，通过血液循环转运到肝内代谢。肝是机体清除胆固醇的主要器官。HDL 在血浆中的半衰期为 3～5 d。

护理专业教学资源库/课程中心/人体结构与功能/教学内容/生化部分/电子教案

(三) 脂质代谢紊乱

遗传因素、激素及神经调节失常、器官损伤、膳食习惯及体力活动等均可引起脂质代谢紊乱。

1. 高脂血症　高脂血症是指空腹血浆脂质浓度持续超出正常值上限，如高胆固醇、高甘油三酯或两者均高。高脂血症可分为原发性和继发性两大类，原发性高脂血症是遗传性缺陷，常有家族史；继发性高脂血症是由于其他疾病引起，如糖尿病、肝、肾疾患等。一般成人空腹 12 h，血浆甘油三酯超过 2.26 mmol/L（200 mg/dl），胆固醇超过 6.21 mmol/L（240 mg/dl）为高脂血症。

2. 动脉粥样硬化　动脉粥样硬化主要是由于血浆中胆固醇过多，沉积在大、中动脉内膜上所引起的。该病持续发展，使动脉管腔变窄。如果冠状动脉有这样的变化，则引起心肌缺血，甚至发生心肌梗死。大量研究与临床实践表明，血浆脂蛋白代谢与动脉粥样硬化的发病机制关系密切。LDL 与 VLDL 升高患动脉粥样硬化的危险性随之升高，而 HDL 可防止动脉粥样硬化的发生。

小　　结

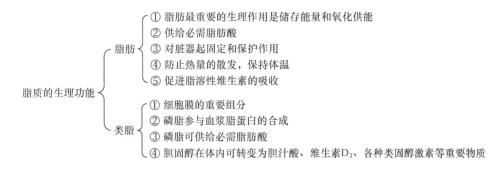

甘油三酯分解代谢
- 脂肪的动员
  - 概念：储存在脂肪细胞中的脂肪，被脂肪酶逐步水解为脂肪酸和甘油并释放入血以供其他组织氧化利用的过程
  - 限速酶：甘油三酯脂肪酶
- 甘油的代谢：活化生成α-磷酸甘油用于合成脂肪或转变为磷酸二羟丙酮进入糖代谢途径代谢
- 脂肪酸的β氧化
  - 在胞液中活化：$-2ATP$
  - 进入线粒体载体：肉毒碱
  - β-氧化步骤：脱氢、加水、再脱氢和硫解
  - 能量的生成
- 酮体的代谢
  - 特点：肝内生酮肝外用
  - 生理意义
    - ① 酮体是脂肪酸在肝内正常代谢的中间产物，是肝输出能源的一种形式
    - ② 在饥饿、高脂低糖膳食及糖尿病时，脂肪动员加强，酮体生成增多，超过肝外利用的能力时，引起血中酮体升高，可导致酮症酸中毒，并随尿排出，引起酮尿

甘油三酯合成代谢
- 部位：肝、脂肪组织和小肠的内质网是合成甘油三酯的主要场所，以肝的合成能力最强
- 原料及来源
  - α-磷酸甘油：糖代谢中间产物磷酸二羟丙酮还原或脂肪水解生成和肠道吸收的甘油活化生成
  - 脂肪酸：除小肠吸收外，主要由乙酰CoA为原料，NADPH供氢，ATP供能在体内合成

甘油磷脂的合成代谢
- 原料
  - 甘油、脂肪酸
  - 含氮碱
    - 胆碱：食物提供或由丝氨酸和甲硫氨酸在体内合成
    - 乙醇胺：丝氨酸脱羧生成
  - ATP和CTP
- 合成部位：全身各组织细胞内质网均有合成磷脂的酶系，因此均能合成，但以肝、肾及肠等组织最活跃

胆固醇的代谢
- 合成
  - 原料：乙酰CoA是合成胆固醇的原料，还需要大量的$NADPH+H^+$和ATP供给合成反应所需的氢原子及能量
  - 部位：除成年动物脑组织及成熟红细胞外，几乎全身各组织均可合成胆固醇，肝是合成胆固醇的主要场所
- 转变与排泄
  - 转变为胆汁酸、类固醇激素和维生素D_3
  - 主要以胆汁酸随胆汁排出，部分以粪固醇，随粪便排出

血脂和血浆脂蛋白
- 血脂：甘油三酯、磷脂、胆固醇及其酯、游离脂肪酸
- 脂蛋白的分类与作用
  - 电泳法
    - α-脂蛋白
    - 前β-脂蛋白
    - β-脂蛋白
    - 乳糜微粒
  - 超速离心法
    - 高密度脂蛋白：逆向转运胆固醇到肝内代谢
    - 低密度脂蛋白：转运内源性胆固醇到肝外利用
    - 极低密度脂蛋白：转运内源性甘油三酯到肝外利用
    - 乳糜微粒：转运外源性甘油三酯到肝外利用

思考题

1. 为什么进食糖类能促进脂肪和胆固醇的合成？

2. 为什么磷脂的合成原料不足会导致脂肪肝？

3. 脂肪是如何分解的？

4. 酮体的代谢有何特点和生理意义？

5. 比较各类血浆脂蛋白的组成特点和生理作用。

（罗婉妹）

第三节　氨基酸代谢

学习目标

1. 掌握氨基酸的脱氨基作用及氨的代谢。

2. 熟悉蛋白质的营养作用，胺类的生成及一碳单位的代谢。

3. 了解含硫氨基酸及芳香族氨基酸的代谢，三大营养物质的联系。

4. 能运用本节所学知识，加强对高血氨等临床代谢异常性疾病的理解及护理要点的认识。

应用与实践

　　临床上在治疗因各种原因如烧伤、摄食困难、严重腹泻或外科手术等引起的低蛋白质血症时，常可经静脉补充氨基酸制剂。例如，14 氨基酸注射液 - 800，其中含有 8 种必需氨基酸及组、精、甘、丙、丝、脯氨酸共 14 种氨基酸，总量为 8.0 g/100 ml，其中芳香族氨基酸含量极低，适用于肝硬化等疾病的治疗；6 - 氨基酸 - 520，含较高浓度的支链氨基酸（亮、异亮、缬）和鸟氨酸循环中的氨基酸包括鸟氨酸、谷氨酸、天冬氨酸等共 6 种，总量 5.2 g/100 ml，适用于重症肝炎等疾病的治疗。

【思考】

1. 临床上在什么情况下可通过补充氨基酸制剂进行治疗？

2. 肝功能不全患者可否大剂量补充蛋白质（或氨基酸），为什么？

　　氨基酸是蛋白质的基本组成单位。氨基酸的重要生理作用之一是作为合成蛋白质的原料。由于蛋白质在体内首先分解成为氨基酸而后再进一步代谢，所以氨基酸代谢是蛋白质分解代谢的中心内容。氨基酸代谢包括合成代谢和分解代谢。本节主要介绍蛋白质的营养作用及氨基酸分解代谢。

一、蛋白质的营养作用

(一) 蛋白质的作用

蛋白质是生命的重要物质基础,维持组织细胞的生长、更新、修复,并参与催化、运输、代谢调节等过程。同时,蛋白质也是能源物质,每克蛋白质在体内氧化分解可释放约 17 kJ(4 kcal)(1 kcal=4.18 kJ)能量,成人约 18% 的能量来源于蛋白质。由此,提供足够食物蛋白质对正常代谢和各种生命活动的进行是十分重要的,而对于生长发育的儿童和康复期的患者更为重要。

(二) 蛋白质的需要量

1. 氮平衡 机体内蛋白质代谢的概况可根据**氮平衡**(nitrogen balance)实验来确定。蛋白质的含氮量平均约为 16%,食物中的含氮物质绝大部分是蛋白质。蛋白质在体内分解代谢所产生的含氮物质主要由尿、粪排出。氮平衡即是测定尿与粪中的含氮量(排出氮)及摄入食物的含氮量(摄入氮)之间的对比关系,可以反映人体蛋白质的代谢概况。

(1) 氮的总平衡:摄入氮=排出氮,反映正常成人的蛋白质合成等于分解,即氮的"收支"平衡。

(2) 氮的正平衡:摄入氮>排出氮,说明蛋白质合成大于分解,儿童、孕妇及恢复期患者属于此种情况。

(3) 氮的负平衡:摄入氮<排出氮,说明蛋白质合成小于分解代谢,见于营养不良或消耗性疾病患者。

2. 蛋白质的需要量 根据氮平衡实验计算,在不进食蛋白质时,成人每日最低分解约 20 g 蛋白质。由于食物蛋白质与人体蛋白质组成的差异,不可能全部被利用,故成人每日最低需要 30~50 g 蛋白质。为了长期保持总氮平衡,仍须增量才能满足要求。我国营养学会推荐成人每日蛋白质需要量为 80 g。

(三) 蛋白质的营养价值

蛋白质的营养价值(nutrition value)是指食物蛋白质在体内的利用率。其价值高低取决于蛋白质所含氨基酸的种类和数量,种类和数量不同,他们的质量就不同。人体内有 8 种氨基酸不能合成,这些体内需要而又不能自身合成,必须由食物供给的氨基酸,称为**营养必需氨基酸**(essential amino acid)。包括缬氨酸、异亮氨酸、亮氨酸、苏氨酸、甲硫氨酸、赖氨酸、苯丙氨酸和色氨酸。其余 12 种氨基酸体内可以合成,称为**非必需氨基酸**(non - essential amino acid)。一般来说,含有必需氨基酸种类多、数量充足的蛋白质,其营养价值高,反之营养价值低。由于动物性蛋白质所含必需氨基酸的种类和比例与人体需要相近,故营养价值较高。

营养价值较低的蛋白质混合食用,则必需氨基酸可以互相补充从而提高营养价值,称为**食物蛋白质的互补作用**。例如,谷类蛋白质含赖氨酸较少而含色氨酸较多,豆类蛋白质含赖氨酸较多而含色氨酸较少,两者混合食用即可提高营养价值。某些疾病情况下,为保证氨基酸的需要,可进行混合氨基酸输液。

（四）蛋白质的肠中腐败作用

在消化过程中,有一小部分蛋白质不被消化,也有一小部分消化产物不被吸收。肠道细菌对这部分蛋白质及其消化产物所起的作用,称为**腐败作用**（putrefaction）。腐败作用的大多数产物对人体有害,例如胺类、酚、醇、氨、CO_2、吲哚和甲基吲哚等。同时也可以产生少量脂肪酸及维生素等可被机体利用的物质。

二、氨基酸的代谢

（一）氨基酸的代谢概况

人体内氨基酸的主要作用是合成蛋白质。天然氨基酸分子都有 α-氨基和 α-羧基,因此大多数氨基酸都有共同的代谢途径,但个别氨基酸因其侧链结构的不同而有特殊代谢。

食物蛋白质经消化而被吸收的氨基酸（**外源性氨基酸**）、体内组织蛋白质降解产生的氨基酸及其他物质经代谢转变而合成的氨基酸（**内源性氨基酸**）,混在一起分布于体内各处,参与代谢,称为氨基酸代谢库。氨基酸由于不能自由通过细胞膜,所以在体内的分布也是不均匀的。例如,肌肉中氨基酸占总代谢库的 50% 以上,肝约占 10%,肾约占 4%,血浆占 1%～6%。由于肝、肾体积较小,实际上它们所含游离氨基酸的浓度很高,氨基酸的代谢也很旺盛。大多数氨基酸,例如内氨酸、芳香族氨基酸等主要在肝中分解,但支链氨基酸的分解代谢主要在骨骼肌中进行。

代谢库中氨基酸的代谢概况可归纳如图 4-11。

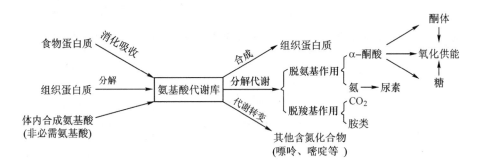

图 4-11　氨基酸代谢概况

知识拓展

A. Ciechanover 等对体内蛋白质降解研究的贡献

以色列科学家 A. Ciechanover、A. Hershko 和美国科学家 I. Rose 因发现泛素调节的蛋白降解机制被授予 2004 年诺贝尔化学奖。这一工作是 20 世纪 70 年代到 80

年代完成的。在这期间,他们联名发表了一系列论文,揭示了泛素介导的蛋白质降解机制,从而指明了蛋白质降解研究的方向。

(二) 氨基酸的脱氨基作用

氨基酸分解代谢的最主要途径是脱氨基作用。氨基酸的脱氨基作用在体内大多数组织中均可进行。氨基酸可以通过多种方式脱去氨基,如氧化脱氨基、转氨基、联合脱氨基及嘌呤核苷酸循环等,其中以联合脱氨基最为重要。

1. **氧化脱氨基作用** 氨基酸在酶的催化下伴有氧化的脱氨反应,称为**氧化脱氨基作用**。体内以 L–谷氨酸脱氢酶的作用最为重要。L–谷氨酸脱氢酶以 NAD^+ 或 $NADP^+$ 为辅酶,催化谷氨酸氧化脱氨生成 α–酮戊二酸,其反应过程如下:

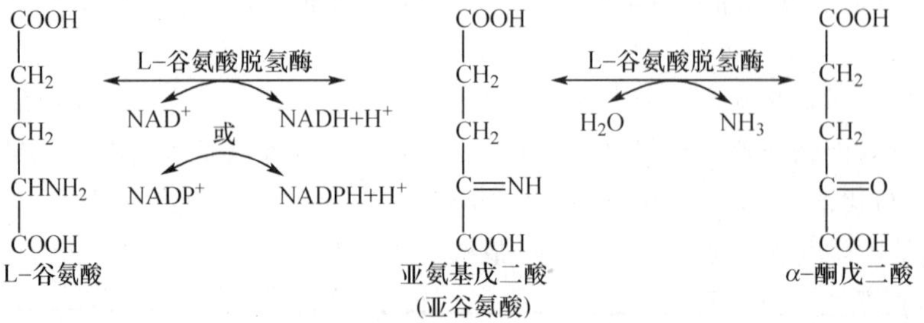

L–谷氨酸脱氢酶在肝、肾、脑组织中普遍存在,活性高、专一性强、催化反应可逆,因此 L–谷氨酸脱氢酶催化的反应在物质代谢的联系上有重要意义。

2. **转氨基作用** 氨基酸在**氨基转移酶**(也称**转氨酶**)的催化下可逆地把氨基转移到另一种 α–酮酸的酮基上,生成相应的氨基酸,而原来的氨基酸则转变成相应的 α–酮酸。此反应称为**转氨基作用**。转氨酶的辅酶是磷酸吡哆醛或磷酸吡哆胺。通式为:

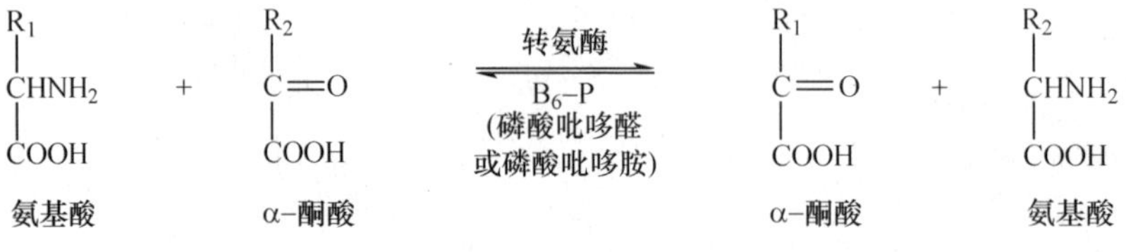

转氨酶催化的反应可逆,且体内存在着多种转氨酶,可使体内氨基酸通过此反应生成其他种类的氨基酸。因此,转氨基作用是体内合成非必需氨基酸的重要途径。

在各种转氨酶中以催化谷氨酸(或相对应的 α–酮戊二酸)的转氨酶最为重要,分布最广泛。例如,**丙氨酸氨基转移酶**(alanine transaminase,ALT,又称谷丙转氨酶,GPT)和**天冬氨酸氨基转移酶**(aspartate transaminase,AST,又称谷草转氨酶,GOT)。它们催化的反应如下。

$$
\underset{\text{谷氨酸}}{\begin{array}{c} \text{COOH} \\ | \\ (\text{CH}_2)_2 \\ | \\ \text{CHNH}_2 \\ | \\ \text{COOH} \end{array}} + \underset{\text{丙酮酸}}{\begin{array}{c} \text{CH}_3 \\ | \\ \text{C}=\text{O} \\ | \\ \text{COOH} \end{array}} \xrightleftharpoons{\text{GPT}} \underset{\alpha-\text{酮戊二酸}}{\begin{array}{c} \text{COOH} \\ | \\ (\text{CH}_2)_2 \\ | \\ \text{C}=\text{O} \\ | \\ \text{COOH} \end{array}} + \underset{\text{丙氨酸}}{\begin{array}{c} \text{CH}_3 \\ | \\ \text{CHNH}_2 \\ | \\ \text{COOH} \end{array}}
$$

$$
\underset{\text{谷氨酸}}{\begin{array}{c} \text{COOH} \\ | \\ (\text{CH}_2)_2 \\ | \\ \text{CHNH}_2 \\ | \\ \text{COOH} \end{array}} + \underset{\text{草酰乙酸}}{\begin{array}{c} \text{COOH} \\ | \\ \text{CH}_2 \\ | \\ \text{C}=\text{O} \\ | \\ \text{COOH} \end{array}} \xrightleftharpoons{\text{GOT}} \underset{\alpha-\text{酮戊二酸}}{\begin{array}{c} \text{COOH} \\ | \\ (\text{CH}_2)_2 \\ | \\ \text{C}=\text{O} \\ | \\ \text{COOH} \end{array}} + \underset{\text{天冬氨酸}}{\begin{array}{c} \text{COOH} \\ | \\ \text{CH}_2 \\ | \\ \text{CHNH}_2 \\ | \\ \text{COOH} \end{array}}
$$

　　转氨酶主要存在于细胞内,而血清中的活性很低;各组织器官中以心和肝的活性为最高。当某种原因使细胞膜通透性增高或细胞破坏时,转氨酶可以大量释放入血,造成血清中转氨酶活性明显升高。例如,急性肝炎患者血清 ALT 活性显著增高;心肌梗死患者血清中 AST 明显上升。临床上可以此作为疾病诊断和预后的指标之一。

　　3. **联合脱氨基作用**　转氨酶与 L-谷氨酸脱氢酶联合催化使氨基酸的 α-氨基脱下并生成游离氨的过程称为**联合脱氨基作用**。在肝、肾等组织中,氨基酸首先与 α-酮戊二酸在转氨酶作用下生成 α-酮酸和谷氨酸,然后谷氨酸再经 L-谷氨酸脱氢酶作用,脱去氨基而生成 α-酮戊二酸,后者再继续参加转氨基作用。联合脱氨基作用的全过程是可逆的,其逆反应可合成多种非必需氨基酸(图 4-12)。

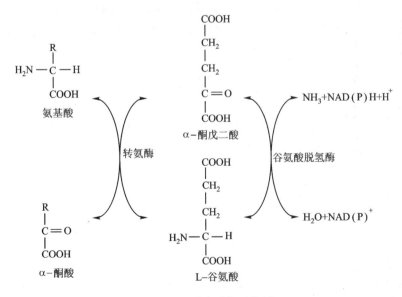

图 4-12　联合脱氨基作用

4. 嘌呤核苷酸循环　骨骼肌和心肌中 L-谷氨酸脱氢酶的活性弱,难于进行以上方式的联合脱氨基作用,在这些组织中是通过**嘌呤核苷酸循环**脱去氨基的。在此过程中,氨基酸首先通过连续的转氨基作用将氨基转移给草酰乙酸,生成天冬氨酸;天冬氨酸与次黄嘌呤核苷酸(IMP)反应生成腺苷酸代琥珀酸,后者经过裂解,释放出延胡索酸并生成腺嘌呤核苷酸(AMP)。AMP 在腺嘌呤脱氨酶(此酶在肌组织中活性较强)催化下脱去氨基,最终完成氨基酸的脱氨基作用(图 4-13)。

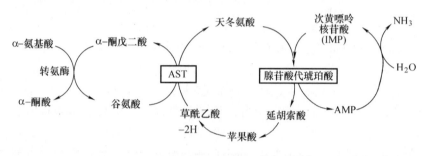

图 4-13　嘌呤核苷酸循环

（三）α-酮酸的代谢

氨基酸脱氨基后生成的 α-酮酸可以进一步代谢,主要有以下 3 方面的代谢途径。

1. 生成非必需氨基酸　α-酮酸经氨基化生成相应氨基酸。

2. 转变成糖和脂肪　在体内,α-酮酸可以转变成糖及脂肪。在体内可以转变成糖的氨基酸称为**生糖氨基酸**;能转变成酮体者称为**生酮氨基酸**;两者兼有者称为**生糖兼生酮氨基酸**(表 4-4)。

表 4-4　氨基酸生糖及生酮性质分类

类别	氨基酸					
生糖氨基酸	甘氨酸	丝氨酸	缬氨酸	组氨酸	精氨酸	半胱氨酸	脯氨酸
	丙氨酸	谷氨酸	谷氨酰胺	天冬氨酸	天冬酰胺	甲硫氨酸
生酮氨基酸	亮氨酸	赖氨酸				
生糖兼生酮氨基酸	异亮氨酸	苯丙氨酸	酪氨酸	色氨酸	苏氨酸	

3. 氧化供能　α-酮酸在体内可以通过三羧酸循环和生物氧化体系彻底氧化生成 CO_2 和 H_2O,同时释放能量供生理活动的需要。

（四）氨的代谢

机体内代谢产生的氨及消化道吸收来的氨进入血液,形成血氨。氨具有毒性,脑组织对氨的作用尤为敏感。正常人血浆中氨的浓度一般不超过 60 $\mu mol/L$,这主要是机体通过各种途径使血氨的来源与去路保持相对平衡的原因。

1. 体内氨的来源　体内氨有 3 个主要的来源。

（1）氨基酸脱氨基作用：氨基酸脱氨基作用产生的氨是体内氨的主要来源。此外胺类的分解也可以产生氨。

（2）肠道吸收：肠道吸收的氨有 2 个来源，即肠内氨基酸在肠道细菌作用下产生的氨和肠道尿素经肠道细菌尿素酶水解产生的氨。肠道产氨的量较多，每日约 4 g。肠内腐败作用增强时，氨的产生量更多。NH_3 比 NH_4^+ 易于穿过细胞膜而被吸收；NH_3 与 NH_4^+ 之间的转化受肠道 pH 影响；在碱性环境中，NH_4^+ 偏向于转变成 NH_3，氨的吸收加强；在酸性环境中，NH_3 偏向于转变成 NH_4^+，氨的吸收减少。故临床上对高血氨患者常采用弱酸性透析液作结肠透析，而禁止用碱性肥皂水灌肠，就是为了减少氨的吸收。

（3）肾产氨：在肾远曲小管上皮细胞中的谷氨酰胺在谷氨酰胺酶的催化下水解成谷氨酸和 NH_3，这部分 NH_3 分泌到肾小管腔中，主要与尿中的 H^+ 结合成 NH_4^+，以铵盐的形式由尿排出体外。酸性尿有利于氨扩散入尿以铵盐排泄，但碱性尿则可妨碍 NH_3 的排泄而被吸收入血，增加血氨浓度。由此，临床上对因肝硬化产生腹水的患者，禁止使用碱性利尿药，以免血氨升高。

2. 体内氨的转运　氨是有毒物质，各组织中产生的氨必须以无毒的方式经血液运输到肝合成尿素或运至肾以铵盐形式随尿排出。氨在血液中主要是以丙氨酸及谷氨酰胺 2 种形式运输的。

（1）丙氨酸-葡萄糖循环：肌肉中的氨以丙氨酸的形式经血液运到肝，此过程是通过丙氨酸-葡萄糖循环实现的。在肌肉组织中，氨基酸代谢产生的氨可使糖代谢产生的丙酮酸氨基化为丙氨酸，经血液运至肝。在肝中，丙氨酸通过联合脱氨基作用，释放出氨，用于合成尿素；转氨基后生成的丙酮酸可经糖异生途径生成葡萄糖。葡萄糖由血液输送到肌组织，沿糖分解途径转变成丙酮酸，后者再接受氨基而生成丙氨酸。丙氨酸和葡萄糖反复地在肌肉和肝之间进行氨的转运，故将这一途径称为**丙氨酸-葡萄糖循环**（图 4-14）。通过此循环，肌肉中的氨以无毒的丙氨酸形式运输到肝，同时，肝又为肌肉提供了生成丙酮酸的葡萄糖。

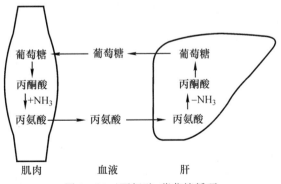

图 4-14　丙氨酸-葡萄糖循环

（2）谷氨酰胺的运氨作用：谷氨酰胺是从脑、肌肉等组织向肝或肾运氨的另一种形式。氨与谷氨酸在谷氨酰胺合成酶的催化下生成谷氨酰胺，并由血液输送到肝或肾，再

经谷氨酰胺酶水解成谷氨酸及氨,氨可在肝合成尿素,在肾以铵盐形式排出。其反应如下:

$$
\underset{\text{谷氨酸}}{\overset{\displaystyle (CH_2)_2—COOH}{\underset{\displaystyle NH_2}{\mid}\ \overset{\displaystyle \mid}{CH—COOH}}} +NH_3 \xrightarrow[\text{ATP}\quad Mg^{2+}\ ADP+Pi]{\text{谷氨酰胺合酶}} \underset{\text{谷氨酰胺}}{\overset{\displaystyle (CH_2)_2—CONH_2}{\underset{\displaystyle NH_2}{\mid}\ \overset{\displaystyle \mid}{CH—COOH}}}
$$

谷氨酰胺既是氨的解毒产物,也是氨的储存和运输形式。脑组织对氨的毒性尤为敏感,谷氨酰胺在脑中固定和转运氨的过程中起着重要作用,故临床上对氨中毒患者可服用或输入谷氨酸盐以降低血氨浓度。

3. 体内氨的去路　氨在体内的去路有 3 条:① 合成尿素,这是氨的主要去路;② 合成非必需氨基酸;③ 合成其他含氮物质。还有少量氨在肾以铵盐形式排出。

(1) 肝是合成尿素的主要器官:肝几乎是合成尿素的唯一器官,正常人体内 $80\%\sim90\%$ 的氨在肝中生成尿素,随尿排出。肝病患者容易导致高血氨。

(2) **鸟氨酸循环**是合成尿素的途径:肝中的氨是通过鸟氨酸循环生成尿素的。鸟氨酸循环学说由德国学者克雷布斯(Hans Krebs)提出的,又称为尿素循环或克雷布斯循环。参与尿素合成的酶分布在肝细胞的胞液和线粒体中。合成过程分 4 个步骤:① 合成氨基甲酰磷酸,以 NH_3 和 CO_2 为原料,ATP 供能,在氨基甲酰磷酸合成酶的催化下合成氨基甲酰磷酸(线粒体中进行)。② 合成瓜氨酸,在鸟氨酸氨基甲酰转移酶催化下,氨基甲酰磷酸与鸟氨酸缩合生成瓜氨酸(线粒体中)。③ 合成精氨酸,线粒体中的瓜氨酸经膜载体转运至胞液,在精氨酸代琥珀酸合酶和裂解酶的催化下与天冬氨酸生成精氨酸和延胡索酸。延胡索酸进入三羧酸循环生成草酰乙酸,转氨基后又生成天冬氨酸(胞液)。④ 生成尿素,精氨酸在精氨酸酶的催化下,水解生成尿素和鸟氨酸。鸟氨酸经膜载体转运至线粒体,反复循环合成尿素(图 4-15)。

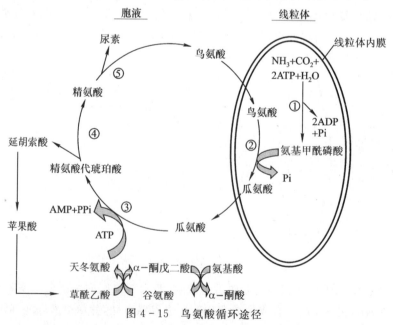

图 4-15　鸟氨酸循环途径

（3）高血氨与氨中毒：肝是解除氨毒的主要器官。因此，当肝功能严重受损时，尿素合成受阻，血氨浓度升高，称为**高氨血症**，当引起脑功能障碍时可导致**氨中毒**。氨中毒机制尚不完全清楚。一般认为，氨进入脑组织，可与 α-酮戊二酸结合生成谷氨酸，谷氨酸又与氨进一步结合生成谷氨酰胺，使 α-酮戊二酸和谷氨酸减少，三羧酸循环减弱，从而使脑组织中 ATP 生成减少，导致脑组织能量供应不足。谷氨酸本身为神经递质，而且是另一种神经递质 γ-氨基丁酸（γ-aminobutyrate，GABA）的前体，其减少亦会影响大脑的正常生理功能，严重时可出现昏迷。这可能就是肝性脑病（肝性昏迷）的氨中毒学说。

护理专业教学资源库/课程中心/人体结构与功能/教学内容/生化部分/电子教案

（五）氨基酸的特殊代谢

1. 氨基酸的脱羧基作用　体内某些氨基酸可以进行脱羧基反应，生成相应的具有重要生理作用的胺类物质。脱羧酶的辅酶为磷酸吡哆醛（B_6-P），反应如下：

$$R-\underset{\underset{NH_2}{|}}{CH}-COOH \xrightarrow[\text{(}B_6\text{-P)}]{\text{氨基酸脱羧酶}} RCH_2NH_2 + CO_2$$

（1）γ-氨基丁酸：谷氨酸脱羧的产物是 γ-氨基丁酸（GABA）。催化此反应的谷氨酸脱羧酶，在脑、肾组织中活性较高。GABA 是神经性抑制递质。因此临床上用维生素 B_6 治疗妊娠呕吐及小儿抽搐。

$$\underset{\text{L-谷氨酸}}{\underset{|}{\overset{COOH}{\underset{COOH}{|}}} \underset{|}{\overset{(CH_2)_3}{}} \underset{|}{\overset{CHNH_2}{}}} \xrightarrow[\text{(}B_6\text{-P)}]{\text{L-谷氨酸脱羧酶}} \underset{\text{γ-氨基丁酸}}{\underset{|}{\overset{COOH}{\underset{CH_2NH_2}{|}}} \underset{|}{\overset{(CH_2)_2}{}}} + CO_2$$

（2）组胺：组胺是组氨酸脱羧产物，是一种强烈的血管扩张剂，能增加毛细血管的通透性，引起血压下降和局部水肿。组胺的释放与创伤性休克或过敏反应症状密切相关。组胺还可以刺激胃蛋白酶及胃酸的分泌，可被用作胃分泌功能的研究。

（3）5-羟色胺：色氨酸经羟化、脱羧后的产物是 5-羟色胺（5-HT），脑内的 5-羟色胺可作为神经递质，具有抑制作用。此外，5-羟色胺还具有使平滑肌兴奋、外周血管收缩等作用。

（4）多胺：鸟氨酸及甲硫氨酸经脱羧可生成精胺和精脒等多胺物质。这些物质是调节细胞生长发育的重要物质，可促进核酸、蛋白质的合成，利于细胞的生长增殖。生长旺盛的组织（如肿瘤及胚胎细胞）中鸟氨酸脱羧酶的活性较高，多胺含量高。因此，临床上常检测血、尿中的多胺浓度作为肿瘤患者辅助诊断和病情观察的指标之一。维生素 A 可抑制此酶的活性,因此对抗癌具有一定的疗效。

2. 一碳单位的代谢　某些氨基酸在分解代谢过程中产生的含有一个碳原子的有机基团,称为一碳单位。其代谢的辅酶是四氢叶酸。体内的一碳单位主要来自甘氨酸、色氨酸、组氨酸、丝氨酸。重要的一碳单位有甲基(—CH_3)、甲烯基(—CH_2—)、甲炔基(—CH=)、甲酰基(—CHO)及亚氨甲基(—CH=NH)。

一碳单位不能游离存在,常与四氢叶酸结合而转运和参与代谢。四氢叶酸由叶酸经二氢叶酸还原酶催化,通过两步还原反应而生成。不同的一碳单位形式可经氧化还原反应相互转变,但 N^5-甲基四氢叶酸的生成基本上是不可逆的。一碳单位的来源、互变见图 4-16。

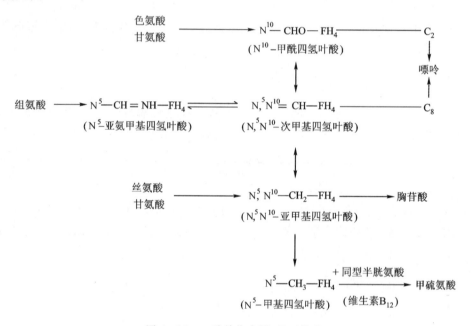

图 4-16　一碳单位来源、相互转变

一碳单位的主要生理作用是作为合成嘌呤和嘧啶的原料,因此一碳单位参与细胞的增殖、生长发育等重要过程。一碳单位还参与 S-腺苷甲硫氨酸的合成,后者参与重要物质如激素、磷脂、核酸的甲基化合成过程。一碳单位还是联系氨基酸与核酸代谢的枢纽。

3. 含硫氨基酸的代谢　含硫氨基酸有甲硫氨酸、半胱氨酸和胱氨酸。甲硫氨酸循环(图 4-17)是甲硫氨酸代谢的主要途径,此循环的意义在于将 N^5-CH_3-FH_4 的甲基转变为活性甲基 S-腺苷甲硫氨酸(SAM),进而参与体内广泛的甲基化反应。所以,SAM 是体内最主要的甲基供体,而 N^5-CH_3-FH_4 是体内甲基的间接供体。据统计,体内约有 50 多种物质的合成需要 SAM 提供甲基,例如:肾上腺素、肌酸、肉碱的合成等。

肌酸以甘氨酸为骨架,由精氨酸提供脒基,S-腺苷甲硫氨酸供给甲基而生成。肝是

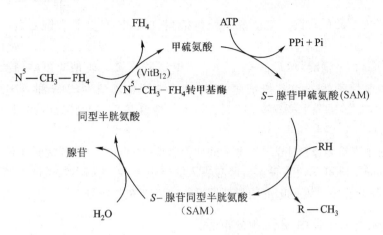

图 4-17 甲硫氨酸循环

肌酸合成的主要器官。在**肌酸激酶(CK)**催化下,肌酸转变成磷酸肌酸,磷酸肌酸主要存在于心肌、骨骼肌和大脑组织中,参与储存能量。磷酸肌酸脱磷酸、肌酸脱水后可生成肌酐,肌酐则随尿液排出体外。肾功能受损时,肌酐排出受阻,会使血中肌酐浓度升高。血中肌酐浓度不受食物蛋白质的影响,故此可作为判断肾功能的重要生化指标。

半胱氨酸可转变成牛磺酸,后者是结合胆汁酸的成分。含硫氨基酸分子中的硫在体内可转变成 HSO_4^-,部分以钠盐形式由尿排出,其余转变成活性硫酸根(PAPS),参与肝的生物转化。

4. **芳香族氨基酸的代谢**　**芳香族氨基酸**包括苯丙氨酸、酪氨酸和色氨酸。苯丙氨酸经苯丙氨酸羟化酶作用生成酪氨酸。苯丙氨酸羟化酶先天性缺乏使苯丙氨酸堆积,并转变为苯丙酮酸而引起**苯丙酮酸尿症**。酪氨酸代谢的主要途径有 3:① 转变成多巴、多巴胺、去甲肾上腺素、肾上腺素。后三者统称为**儿茶酚胺**,是重要的神经递质。② 在黑色素细胞中经酪氨酸酶催化生成黑色素。酪氨酸酶缺乏,黑色素合成障碍,皮肤、毛发等变白,称为**白化病**。③ 酪氨酸进一步分解,参与糖和脂肪代谢(图 4-18)。

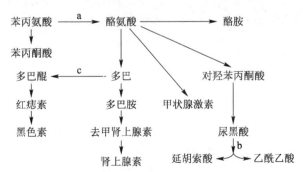

图 4-18　苯丙氨酸及酪氨酸代谢

注:a. 苯丙氨酸羟化酶(缺乏时引起苯丙酮酸尿症)

　　b. 尿黑酸氧化酶(缺乏时引起尿黑酸症)

　　c. 酪氨酸酶(缺乏时引起白化病)

5. 支链氨基酸的代谢 **支链氨基酸**包括亮氨酸、异亮氨酸和缬氨酸,三者均为必需氨基酸。分解代谢主要在肌肉组织中进行。这三种氨基酸首先经过转氨基作用,生成相应的 α-酮酸,然后进一步分解。缬氨酸分解为琥珀酸单酰辅酶 A,亮氨酸产生乙酰辅酶 A 和乙酰乙酰辅酶 A,异亮氨酸产生乙酰辅酶 A 和琥珀酸单酰辅酶 A。因此,亮氨酸为生酮氨基酸,缬氨酸为生糖氨基酸,异亮氨酸为生糖兼生酮氨基酸。

正常血中支链氨基酸/芳香族氨基酸比值为 3.0~5.0,严重肝病时比值下降。血浆支链氨基酸下降可导致芳香族氨基酸进入脑组织增多,从而在脑组织中形成假神经递质,引起肝性脑病。故临床上治疗肝性昏迷时常补充支链氨基酸。

三、糖、脂质、蛋白质代谢的联系

在体内糖、脂和蛋白质代谢不是彼此独立,而是相互关联的。他们通过共同的中间代谢产物、三羧酸循环和生物氧化等相互联系构成统一的整体(图 4-19)。三者之间可以相互转变,当一种物质代谢障碍时可引起其他物质代谢紊乱,如糖尿病时糖代谢障碍,可引起脂代谢、蛋白质代谢甚至水盐代谢紊乱。

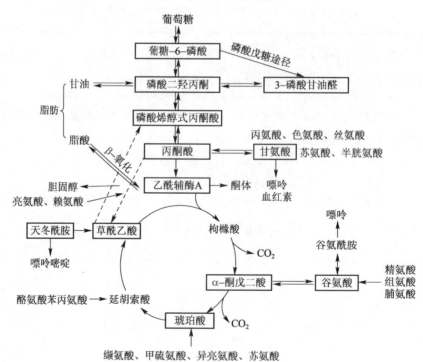

图 4-19 糖、脂、蛋白质代谢途径之间的相互联系

(一)糖代谢与脂代谢的联系

1. 糖可以转变为脂肪 体内糖较多时可通过代谢生成乙酰辅酶 A,合成脂肪酸,进而生成脂肪。

2. 脂肪绝大部分不能转变为糖　脂肪分解为甘油和脂肪酸，因脂肪酸 β-氧化生成的乙酰辅酶 A 不能转变为丙酮酸，故只有靠少量的甘油磷酸化，再生成糖。

（二）糖代谢与蛋白质代谢的联系

1. 糖可以转变为部分氨基酸　糖代谢生成的中间产物如丙酮酸、α-酮戊二酸、草酰乙酸等均可氨基化生成非必需氨基酸。

2. 大部分氨基酸可转变成糖　20 种氨基酸中，除亮氨酸和赖氨酸外，均可转变为糖。机体缺乏糖时，则引起蛋白质分解，生成氨基酸，生糖氨基酸、生糖兼生酮氨基酸均可异生为糖。

（三）脂质代谢与蛋白质代谢的联系

1. 氨基酸可转变为脂肪　蛋白质分解产物氨基酸分解生成的乙酰辅酶 A 均可合成脂肪。

2. 脂质不能转变为氨基酸　仅脂肪分解产生的甘油部分可循糖酵解途径逆反应生成糖，再转变为某些非必需氨基酸。

小　结

- 氨基酸代谢
  - 蛋白质营养作用
    - 蛋白质生理作用
      - 维持细胞组织生长、更新与修补参与重要生理活动
      - 氧化供能
    - 蛋白质营养价值
      - 必需氨基酸
      - 非必需氨基酸
    - 蛋白质腐败作用：胺、氨、苯酚、吲哚等
  - 氨基酸代谢
    - 一般代谢
      - 脱氨基：氧化脱氨、转氨基、联合脱氨
      - α-酮酸的代谢
        - 合成非必需氨基酸
        - 转化为糖或脂肪
        - 氧化供能
      - 氨的代谢
        - 氨的来源
          - 氨基酸脱氨、肠道产氨
          - 肾泌氨
        - 氨的转运：丙氨酸和谷氨酰胺
        - 氨的去路
          - 合成尿素
          - 合成谷氨酰胺
          - 合成其他物质
    - 特殊代谢
      - 脱羧基：γ-氨基丁酸、组胺、5-羟色胺等
      - 一碳单位
        - 生成：甘、丝、组、色
        - 载体：四氢叶酸
        - 功能：合成嘌呤和嘧啶核苷酸的原料

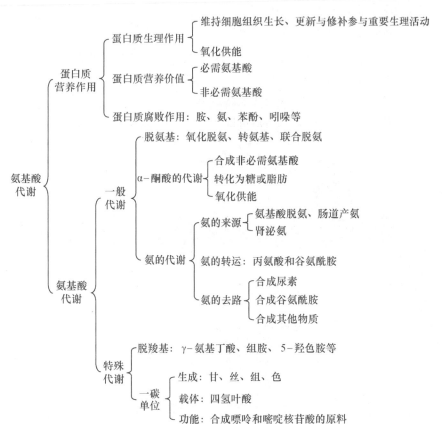

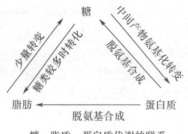

糖、脂质、蛋白质代谢的联系

思考题

1. 氨基酸脱氨基作用有哪些方式?

2. 简述高血氨症的毒性作用可能的生化机制。

（孙厚良）

第四节　核苷酸代谢

学习目标

1. 掌握嘌呤核苷酸、嘧啶核苷酸分解代谢的终产物及其临床意义。

2. 熟悉嘌呤核苷酸、嘧啶核苷酸从头合成的原料。

3. 了解嘌呤核苷酸、嘧啶核苷酸的合成及分解过程。

4. 能运用本节基本知识,解释痛风的发病机制及用药原则。

应用与实践

急性期痛风症患者局部不能冷敷或热敷,护士要指导其卧床休息,抬高患肢,局部制动,密切观察病情,预防感染,并有针对性地进行心理指导,关心安慰患者,耐心解释病情,指导患者饮食。

【思考】

1. 为什么急性期痛风症患者局部不能冷敷或热敷?

2. 如何指导痛风症患者饮食?

体内核苷酸代谢包括合成代谢和分解代谢。

一、核苷酸的合成代谢

人体内的核苷酸主要由细胞自身合成,不依赖食物供给。合成代谢途径分为从头合成途径和补救合成途径。机体以氨基酸、一碳单位、CO_2及磷酸核糖等小分子物质为原料,经复杂的酶促反应,合成嘌呤核苷酸或嘧啶核苷酸的过程,称从头合成途径;以体内现有的嘌呤或嘧啶为原料合成核苷酸的过程,称为补救合成途径。肝细胞及多数细胞以从头合成为主,而脑组织和骨髓则以补救合成为主。

(一)嘌呤核苷酸的合成代谢

1. 从头合成途径　体内嘌呤核苷酸从头合成的主要器官是肝,其次为小肠黏膜和胸腺,反应过程在细胞液中进行。基本原料有 5 - 磷酸核糖、天冬氨酸、谷氨酰胺、甘氨酸、CO_2 和一碳单位。其中嘌呤环的各种原子来源如图 4 - 20。

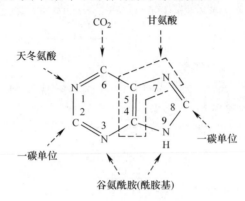

图 4 - 20　嘌呤环各原子来源

嘌呤核苷酸从头合成是在磷酸核糖的基础上逐步合成的。而且首先合成的是次黄嘌呤核苷酸(IMP),由后者再转变为腺嘌呤核苷酸(AMP)和鸟嘌呤核苷酸(GMP)。

核酸合成的底物是核苷三磷酸,通过激酶的作用及 ATP 供能,AMP 和 GMP 可转变成 ATP 及 GTP。而脱氧嘌呤核苷酸是在相应核苷的二磷酸水平上还原生成的。

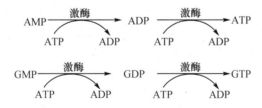

护理专业教学资源库/课程中心/人体结构与功能/教学内容/生化部分/电子教案

2. 补救合成途径　在人体的某些组织(脑、骨髓、脾、血细胞)中不存在嘌呤核苷酸从头合成酶系,细胞只能直接利用细胞内或饮食中核酸分解代谢产生的嘌呤碱或嘌呤核苷进行补救合成。补救合成的过程简单,消耗 ATP 少。催化补救合成的主要酶类有腺嘌呤磷酸核糖转移酶（APRT）和次黄嘌呤鸟嘌呤磷酸核糖转移酶（HGPRT）。

$$腺嘌呤 + PRPP \xrightarrow{APRT} AMP + PPi$$

$$次黄嘌呤 + PRPP \xrightarrow{HGPRT} IMP + PPi$$

$$鸟嘌呤 + PRPP \xrightarrow{HGPRT} GMP + PPi$$

$$腺嘌呤核苷 \xrightarrow[\substack{ATP \quad ADP}]{腺苷激酶} AMP$$

（二）嘧啶核苷酸的合成代谢

1. 从头合成途径 嘧啶核苷酸的从头合成主要在肝细胞的胞液中进行。合成原料有谷氨酰胺、天冬氨酸、CO_2 及 5－磷酸核糖。其中嘧啶环的元素来源如图 4-21 所示。

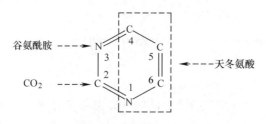

图 4-21 嘧啶环的元素来源

嘧啶核苷酸的从头合成是先合成嘧啶环，然后再与磷酸核糖相连，形成嘧啶核苷酸。首先合成的是 UMP，机体能将 ATP 的高能磷酸键转移给 UMP 生成 UDP 和 UTP。在 CTP 合成酶的催化下由谷氨酰胺提供氨基，可使 UTP 转化为 CTP。与嘌呤核苷酸相似，dUMP 和 dCMP 也是在相应脱氧核苷的二磷酸水平上还原生成。dT-MP 是由 dUMP 在胸苷合成酶作用下甲基化而成。

护理专业教学资源库/课程中心/人体结构与功能/教学内容/生化部分/电子教案

2. 补救合成途径 嘧啶核苷酸的补救合成与嘌呤核苷酸的相似。

二、核苷酸的分解代谢

（一）嘌呤核苷酸的分解代谢

嘌呤核苷酸的分解代谢主要在肝、小肠、肾进行。核苷酸酶可催化各种核苷酸水解成核苷,核苷在核苷磷酸化酶催化下,生成自由的碱基和1-磷酸核糖。嘌呤碱既可进入补救合成途径,也可进一步分解。1-磷酸核糖可转变成5-磷酸核糖,进入磷酸戊糖途径或再合成PRPP,再参与核苷酸的合成。AMP经分解反应降解为次黄嘌呤,后者在黄嘌呤氧化酶的作用下被氧化为黄嘌呤,最后生成尿酸;GMP分解生成鸟嘌呤,后者经氧化生成黄嘌呤最终也转变成尿酸(图4-22)。

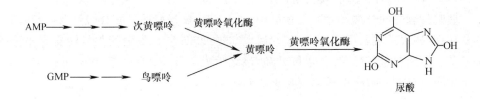

图4-22 嘌呤核苷酸的分解代谢

护理专业教学资源库/课程中心/人体结构与功能/教学内容/生化部分/电子教案

嘌呤核苷酸分解代谢的终产物为尿酸,尿酸经肾排泄。痛风症患者由于血中尿酸含量升高,尿酸水溶性较差,形成的晶体易沉积于关节、软组织、软骨及肾等处,导致关节炎、尿路结石及肾疾病等,痛风症多见于成年男性。原发性痛风症由于 HGPRT 活性降低,嘌呤碱不能通过补救合成途径合成核苷酸再利用,即分解成尿酸。此外,大量磷酸核糖焦磷酸(PRPP)促使嘌呤的从头合成加快。继发性痛风症由于肾功能减退,尿酸排出减少。临床上治疗痛风主要是用促进尿酸排泄的药物,或用抑制尿酸形成的药物。例如别嘌呤醇与次黄嘌呤结构类似,可竞争性抑制黄嘌呤氧化酶,抑制尿酸的生成,因而用于治疗痛风。

知识拓展

痛 风 护 理

(1)介绍疾病的发展过程,及时防治高血压、冠心病、糖尿病和肥胖,避免受寒、劳累感染、创伤和进高嘌呤饮食,以免诱发。

(2)注意休息,改变姿势时动作要慢且缓和;患部不可负重;局部勿施以冰敷、热敷或按摩,因皆会引起更剧烈的疼痛。并可利用护架预防被褥对疼痛关节造成压迫,减轻疼痛,另给予患部抬高保持舒适。

(3)低嘌呤饮食,多饮水 2 000～3 000 ml/d(不宜饮用纯净水),其目的是减少外源性尿酸生成,促进体内尿酸的排出。控制嘌呤的进食量,不宜多食嘌呤高的食物,如动物内脏、浓肉汤、鱼子、虾子和蚧黄等。蛋白质摄入为 1 g/(kg·d)，以蛋类、奶类等单细胞食物为佳。糖占总热量的 50%～60%，肥胖者较正常者应低 10%左右。低盐、低脂肪（每日<50 g）、丰富的维生素、戒酒。

（4）监测尿的 pH、尿酸排出量，保持血尿酸在正常范围。

（二）嘧啶核苷酸的分解代谢

嘧啶核苷酸的分解代谢主要在肝中进行，嘧啶核苷酸通过核苷酸酶及核苷磷酸化酶的作用，脱去磷酸与戊糖，生成嘧啶碱，再进一步分解。胞嘧啶脱氨转变成尿嘧啶，尿嘧啶还原成二氢尿嘧啶，并水解开环，最终生成 NH_3、CO_2 及 β-丙氨酸。胸腺嘧啶水解生成 NH_3、CO_2 及 β-氨基异丁酸（图 4-23）。

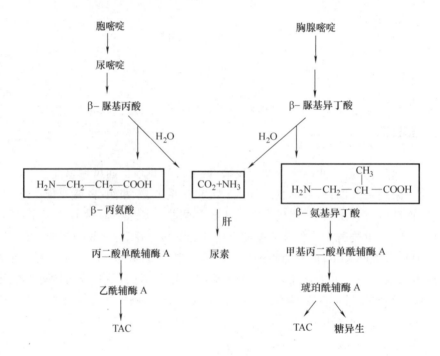

图 4-23 嘧啶核苷酸的分解代谢

β-丙氨酸及 β-氨基异丁酸易溶于水，可随尿液排出体外或在体内进一步代谢。食入高 DNA 食物、经放射线治疗或化学治疗的恶性肿瘤患者，尿中 β-氨基异丁酸排出量增多，检测尿中 β-氨基异丁酸含量对监测放射性操作和临床治疗具有一定的指导意义。

小 结

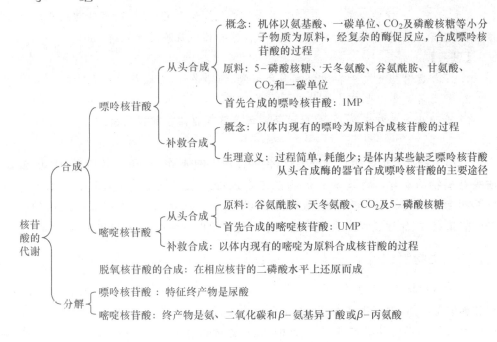

核苷酸的代谢
├─ 合成
│ ├─ 嘌呤核苷酸
│ │ ├─ 从头合成
│ │ │ ├─ 概念：机体以氨基酸、一碳单位、CO_2及磷酸核糖等小分子物质为原料，经复杂的酶促反应，合成嘌呤核苷酸的过程
│ │ │ ├─ 原料：5-磷酸核糖、天冬氨酸、谷氨酰胺、甘氨酸、CO_2和一碳单位
│ │ │ └─ 首先合成的嘌呤核苷酸：IMP
│ │ └─ 补救合成
│ │   ├─ 概念：以体内现有的嘌呤为原料合成核苷酸的过程
│ │   └─ 生理意义：过程简单，耗能少；是体内某些缺乏嘌呤核苷酸从头合成酶的器官合成嘌呤核苷酸的主要途径
│ ├─ 嘧啶核苷酸
│ │ ├─ 从头合成
│ │ │ ├─ 原料：谷氨酰胺、天冬氨酸、CO_2及5-磷酸核糖
│ │ │ └─ 首先合成的嘧啶核苷酸：UMP
│ │ └─ 补救合成：以体内现有的嘧啶为原料合成核苷酸的过程
│ └─ 脱氧核苷酸的合成：在相应核苷的二磷酸水平上还原而成
└─ 分解
   ├─ 嘌呤核苷酸：特征终产物是尿酸
   └─ 嘧啶核苷酸：终产物是氨、二氧化碳和β-氨基异丁酸或β-丙氨酸

思考题

嘌呤核苷酸和嘧啶核苷酸的分解产物是什么？有何临床意义？

（罗婉妹）

第五节　生物氧化与能量代谢

学习目标

1. 掌握生物氧化、呼吸链、氧化磷酸化、基础代谢率的概念，线粒体中 2 条呼吸链的组成、排列顺序，正常体温及其生理变化，体温调节。

2. 熟悉生物氧化的特点，影响氧化磷酸化的因素，胞质中 NADH 的氧化，高能化合物的储存和利用，影响能量代谢的主要因素，机体的产热与散热过程。

3. 了解生物氧化的方式、参与生物氧化的酶类，机体能量的来源和去路。

应用与实践

病案：患者女，40 岁，因心慌、多汗、怕热、易烦躁、多食消瘦半年来诊。体检：轻微突眼,甲状腺Ⅱ°肿大,质韧,可闻及血管杂音,心率 120 次/min,律齐,心音亢进,腹(一),手颤(+)。辅助检查:血甲状腺激素(T_3、T_4)水平明显增高,甲状腺吸 131 碘率增加;B 超示甲状腺增大。诊断:弥漫性甲状腺肿伴甲状腺功能亢进。

【思考】

1. 甲状腺功能亢进患者为何有多食消瘦、怕热多汗、心慌烦躁等症状?

2. 机体的能量是如何产生的?

3. 如该患者伴有发热,护理时可采取哪些降温措施?并说出机制。

　　一切生物都要依靠能量维持生存,生物体所需的能量主要来自体内糖、脂肪、蛋白质等有机物的氧化。将这些有机物在体内进行一系列氧化分解,最终生成 CO_2 和 H_2O 并释放能量的过程称为**生物氧化**(biological oxidation)。生物氧化过程中所伴随的能量释放、储存、转移、利用的过程称为**能量代谢**(energy metabolism)。

一、生物氧化

　　生物氧化是能量代谢的基础。生物氧化与体外的氧化反应一样,包括失电子、脱氢和加氧等类型,最终生成 CO_2 和 H_2O 并释放能量。但生物氧化是在温和的条件下即体温、pH 中性的环境中进行,催化剂是酶;能量是逐步释放,并主要以 ATP 的形式储存与供能;此外,生物氧化过程中生成的 CO_2 来自有机酸的脱羧反应,H_2O 则是物质代谢脱下的氢与氧结合而形成的。

　　(一) 生物氧化的方式及酶类

　　1. 生物氧化方式　生物氧化的方式主要包括脱氢、失电子、加氧等。

　　2. 生物氧化酶类

　　(1) 氧化酶类:氧化酶均为结合酶,辅基常含有铁、铜等离子。如细胞色素氧化酶、抗坏血酸氧化酶等。此类酶直接以氧作为受氢体或受电子体,产物是水。作用方式见图 4-24。

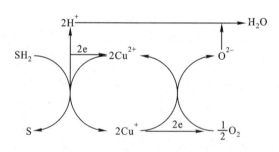

图 4-24　氧化酶的作用方式

　　(2) 需氧脱氢酶类:需氧脱氢酶是以黄素腺嘌呤二核苷酸(FAD)或黄素单核苷酸(FMN)为辅基的一类黄素蛋白,以氧为直接受氢体,其反应产物为 H_2O_2。这类酶主要有黄嘌呤氧化酶,L-氨基酸脱氢酶等。作用方式见图 4-25。

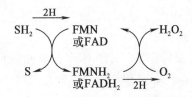

图 4-25　需氧脱氢酶类的作用方式

（3）不需氧脱氢酶类：不需氧脱氢酶是人体内最重要的脱氢酶类，其直接受氢体不是氧，而是某些辅酶，如烟酰胺腺嘌呤二核苷酸（NAD^+）、烟酰胺腺嘌呤二核苷酸磷酸（$NADP^+$）或辅基（FAD、FMN），经过一系列递氢体和递电子体传递后，最后将电子传给氧生成水（图 4-26）。如苹果酸脱氢酶、乳酸脱氢酶是以 NAD^+ 为辅酶的不需氧脱氢酶；琥珀酸脱氢酶、脂酰辅酶 A 脱氢酶其辅基为 FAD。

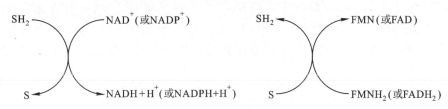

图 4-26　不需氧脱氢酶类的作用方式

（4）其他酶类：除上述酶外，体内还有一些氧化还原酶，如过氧化氢酶、过氧化物酶、加单氧酶、加双氧酶和超氧化物歧化酶等。

（二）线粒体内氧化体系——呼吸链

代谢物脱下的成对氢原子（2H）通过线粒体内膜上一系列的递氢体和递电子体按一定的顺序排列所组成的连锁反应体系，逐步传递给氧生成水。此连锁反应体系称为**电子传递链**，由于其与呼吸有关，又称为**呼吸链**（respiratory chain）。

1. 呼吸链的组成及其作用

（1）复合体Ⅰ（NADH-泛醌氧化还原酶复合体）：由 NADH 脱氢酶（一种以 FMN 为辅基的黄素蛋白）和一系列铁硫蛋白（铁-硫中心）组成。它从 NADH 得到 2 个电子，经铁硫蛋白传递给泛醌。铁硫蛋白含有非血红素铁和不稳定硫。铁的价态变化 $Fe^{2+} \Longleftrightarrow Fe^{3+} + e$ 使电子从 $FMNH_2$ 转移到泛醌。

（2）复合体Ⅱ（琥珀酸-泛醌还原酶复合体）：由琥珀酸脱氢酶（一种以 FAD 为辅基的黄素蛋白）和一种铁硫蛋白组成，可将从琥珀酸得到的电子传递给泛醌。

（3）复合体Ⅲ（泛醌-细胞色素 c 氧化还原酶复合体）：是细胞色素（Cyt）和铁硫蛋白的复合体，把来自泛醌的电子，依次传递给结合在线粒体内膜外表面的细胞色素 c。

泛醌又称**辅酶 Q（CoQ）**，是一种脂溶性苯醌类化合物。它接受一个电子和一个质子还原成半醌，再接受一个电子和一个质子还原成二氢泛醌，将电子传递给细胞色素体系，同时将质子留在环境中。

细胞色素类都以血红素为辅基，可将电子从辅酶 Q 传递到氧。根据其吸收光谱分为3类:a、b、c。复合体Ⅲ中有3种:b、c_1、c(按电子传递顺序)。

（4）复合体Ⅳ（细胞色素c氧化酶复合体）：是最后一个载体，将电子从细胞色素c直接传递给氧，又称细胞色素氧化酶。复合体Ⅳ含有细胞色素a和a_3，因其结合紧密不易分开，故合成为$Cytaa_3$。从a传递到a_3的是2个铜原子，有价态变化，通过$Cu^+ \rightleftharpoons Cu^{2+} + e$反应来传递电子。$Cytaa_3$可与CO、氰化物、$H_2S$或叠氮化合物结合阻断整个呼吸链的电子传递，这一点对临床实践有重要的指导意义。

2. 重要的氧化呼吸链及其排列顺序　呼吸链成分的排列是有顺序和方向的。电子只能从氧化能力弱的电子传递体流向氧化能力强的传递体。目前被普遍承认的有两条氧化呼吸链，分别称NADH氧化呼吸链及琥珀酸呼吸链。

（1）NADH氧化呼吸链：人体内大多数脱氢酶都以NAD^+作辅酶，如苹果酸脱氢酶、异柠檬酸脱氢酶和乳酸脱氢酶等。代谢物脱下的氢由NAD^+接受生成$NADH + H^+$，后者脱下来的2H经复合体Ⅰ（FMN，Fe-S）传给CoQ，再经复合体Ⅲ（Cytb，Fe-S，$Cytc_1$）传给Cytc，然后由复合体Ⅳ（$Cytaa_3$）最终将2个电子传递给氧。

（2）琥珀酸氧化呼吸链：琥珀酸在琥珀酸脱氢酶作用下脱氢，经复合体Ⅱ（FAD，Fe-S）使CoQ形成$CoQH_2$，此后的传递和NADH氧化呼吸链相同，2条呼吸链的排列顺序见图4-27。

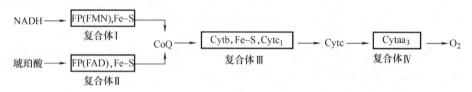

图4-27　2条呼吸链的排列顺序

（三）氧化磷酸化

代谢物脱下的氢通过线粒体内氧化呼吸链的传递，最终与氧结合生成水，同时将氧化释放的能量，耦联ADP磷酸化生成ATP，此ATP生成过程称为**氧化磷酸化**（oxidative phosphorylation）。氢通过呼吸链传递时释放的能量约40%用于ATP的生成。

ATP是机体内最重要的高能化合物，将含有高能键（水解时释放的能量超过21 kJ/mol）的化合物称为**高能化合物**。

体内生成ATP的方式除氧化磷酸化外，还有底物水平磷酸化。**底物水平磷酸化**（substrate phosphorylation）是高能化合物直接将其高能键转移给ADP而形成ATP的过程，如：

$$1,3-二磷酸甘油酸 + ADP \xrightarrow{磷酸甘油酸激酶} 3-磷酸甘油酸 + ATP$$

$$磷酸烯醇式丙酮酸 + ADP \xrightarrow{丙酮酸激酶} 烯醇式丙酮酸 + ATP$$

$$琥珀酰辅酶A + Pi + GDP \xrightarrow{琥珀酸硫激酶} 琥珀酸 + HSCoA + GTP$$

$$GTP + ADP \rightleftharpoons GDP + ATP$$

这种方式产生的 ATP 很少。机体主要以氧化磷酸化的方式生成 ATP。

1. 氧化磷酸化的耦联部位　氧化磷酸化过程中氧化与磷酸化耦联进行,因此,该过程在消耗氧的同时也消耗无机磷。P/O 比值是指每消耗 1 mol 原子氧时所消耗的无机磷的摩尔数,也就是生成 ATP 的摩尔数。测定 P/O 比值即可推断呼吸链存在几个耦联部位。

实验表明,代谢物脱下的氢经 NADH 呼吸链氧化生成水的 P/O 比值为 2.5;如果经过琥珀酸呼吸链则 P/O 比值为 1.5。说明 NADH 呼吸链或琥珀酸呼吸链分别存在 3 个或 2 个由 ADP 形成 ATP 的磷酸化耦联部位(表 4-5)。

表 4-5　离体线粒体的 P/O 比值

底物	呼吸链的组成	P/O 比值	生成 ATP 数
β-羟丁酸	NADH→FMN→CoQ→Cyt→O_2	2.4～2.8	2.5
琥珀酸	FAD→CoQ→Cyt→O_2	1.7	1.5
维生素 C	Cytc→Cytaa$_3$→O_2	0.88	1
细胞色素 c	Cytaa$_3$→O_2	0.61～0.68	1

在 NADH 呼吸链中 3 个耦联部位分别在 NADH 与 CoQ 之间、CoQ 与 Cytc 之间及 Cytaa$_3$ 与 O_2 之间(图 4-28)。

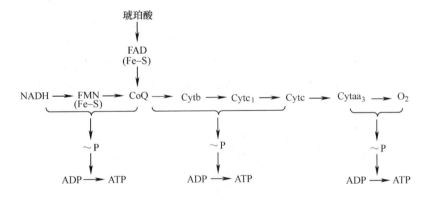

图 4-28　氧化磷酸化耦联部位示意

 护理专业教学资源库/课程中心/人体结构与功能/教学内容/生化部分/电子教案

2. 影响氧化磷酸化的因素

(1) ADP/ATP 比值的调节:这是调节氧化磷酸化的主要因素。当机体利用 ATP

增多,ADP 浓度增高时,ADP/ATP 比值增高,氧化磷酸化速度加快。而 ADP 不足或 ATP 消耗减少时,ADP/ATP 比值减少,氧化磷酸化反应减慢。此种调节可使机体能量的产生适应生理需要。

（2）甲状腺素的作用:甲状腺素诱导细胞膜上 $Na^+ - K^+$ 依赖式 ATP 酶的合成,导致 ATP 水解加速,ADP 生成增多,ADP/ATP 比值增高,氧化磷酸化加快;甲状腺素(T_3)还能使解耦联蛋白基因表达增加,由此使得耗氧量和产热量增加。所以甲状腺功能亢进症患者基础代谢率升高,多食、喜冷怕热、易出汗。

（3）抑制剂的作用

1）呼吸链抑制剂:这类抑制剂以专一的结合部位抑制呼吸链的正常传递（图 4－29）,致使磷酸化反应无法正常进行,造成细胞内呼吸停止,严重时引起机体的迅速死亡。

2）解耦联剂:它们不影响呼吸链的电子传递而是使氧化与磷酸化耦联过程脱离,氧化过程中释放的能量以热能的形式大量散失。如二硝基苯酚、双香豆素等。新生儿的棕色脂肪组织线粒体内膜有解耦联剂,可通过这种机制产生热量来维持体温。新生儿硬肿症是由于缺乏棕色脂肪组织,不能维持正常的体温而使皮下脂肪凝固。过量的阿司匹林也使氧化磷酸化部分解耦联,从而使体温升高。

3）氧化磷酸化抑制剂:这类抑制剂对电子传递及 ADP 磷酸化均有抑制作用,如寡霉素可与 ATP 合酶结合,抑制质子回流,抑制 ATP 生成。

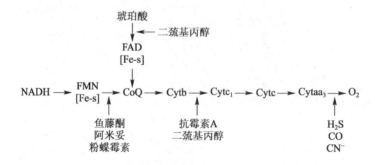

图 4 - 29　各种抑制剂对呼吸链的抑制作用

（四）胞质中 NADH 的氧化

在线粒体内,NADH 可直接通过呼吸链进行氧化磷酸化;在线粒体外,如胞质中 3 -磷酸甘油醛脱氢等反应也产生 NADH。但真核细胞中,NADH 不能自由通过线粒体内膜,必须经过 2 种穿梭机制才能到达线粒体氧化。

1. α-磷酸甘油穿梭　α-磷酸甘油穿梭主要存在于脑和骨骼肌中,当胞液中 NADH 浓度升高时,胞液中的磷酸二羟丙酮被还原成 α-磷酸甘油,后者可自行通过线粒体膜经磷酸甘油脱氢酶催化产生磷酸二羟丙酮和 $FADH_2$,$FADH_2$ 则进入琥珀酸氧化呼吸链,生成 1.5 分子 ATP（图 4－30）。

2. 苹果酸-天冬氨酸穿梭　苹果酸-天冬氨酸穿梭主要在肝、肾、心脏中发挥

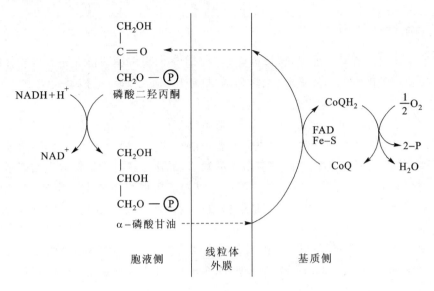

图 4 - 30 α-磷酸甘油穿梭

作用。胞液中 NADH 在苹果酸脱氢酶作用下,使草酰乙酸还原成苹果酸,通过苹果酸-α-酮戊二酸载体进入线粒体,在线粒体内苹果酸脱氢酶催化下重新形成草酰乙酸和 NADH,后者进入 NADH 呼吸链产生 2.5 分子 ATP。线粒体内生成的草酰乙酸转变成天冬氨酸后,出线粒体回到胞液中,再转变成草酰乙酸,继续穿梭(图 4 - 31)。

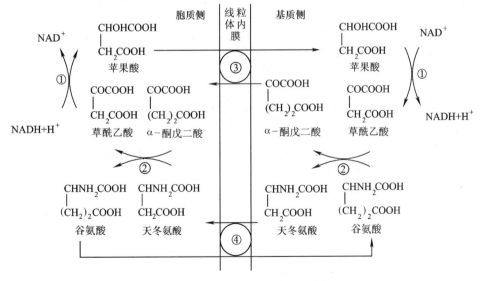

图 4 - 31 苹果酸-天冬氨酸穿梭
① 苹果酸脱氢酶。② 谷草转氨酶。
③ α-酮戊二酸转运蛋白。④ 天冬氨酸谷氨酸转运蛋白。

二、能量代谢

一切生命活动都需要能量,机体内能量的产生源自营养物质的氧化。生物体内伴随物质代谢过程而发生的能量释放、转移、储存和利用的过程称为能量代谢。

(一)机体能量的来源和去路

1. 能量的来源　食物或组织中的糖、脂肪和蛋白质的氧化分解是机体生命活动所需能量的根本来源,其中,糖是体内的主要供能物质。一般情况下,机体所需能量的70%由糖类提供。脂肪是机体内储能最多的物质,氧化分解时为机体提供的能量占机体消耗的总能量的20%～30%左右。蛋白质是构成机体组织的重要组分,一般情况下机体不依赖蛋白质供能,只有在长期饥饿或极度消耗等特殊情况下,体内蛋白质才分解提供能量。

2. 能量的转移、储存和利用　体内各种能源物质被氧化时所释放的能量,约50%以上直接转化为热能,主要用于维持体温;其余不足50%的能量以高能磷酸键的形式储存于腺苷三磷酸(ATP)中。

机体内能量的生成、储存和利用主要是以 ATP 为中心的。ATP 广泛存在于人体的一切细胞内,组织细胞的生理活动主要靠 ATP 提供能量,通过其水解反应即 ATP→ADP＋Pi 或 ATP→AMP＋PPi 释放的能量来满足生命活动的需要,如肌肉收缩、物质转运、神经传导和合成代谢等。

ATP 作为细胞的主要供能物质参与多种代谢过程,此外,UTP、CTP 和 GTP 在某些反应中也可作为供能物质,如 UTP 参与糖原合成及糖醛酸代谢,GTP 参与糖异生和蛋白质合成,CTP 参与磷脂合成过程。而 UTP、CTP 和 GTP 又可经过以下反应再生:

$$CDP＋ATP \longrightarrow CTP＋ADP$$
$$GDP＋ATP \longrightarrow GTP＋ADP$$
$$UDP＋ATP \longrightarrow UTP＋ADP$$

dNTP 作为 DNA 合成的原料,在由 dNDP 转变的过程也需要 ATP 供能,即
$$dNDP＋ATP \longrightarrow dNTP＋ADP$$

当 ATP 生成过多时,可将高能磷酸键转移给肌酸,以磷酸肌酸(C～P)形式储存能量。肌酸主要存在于肌肉组织中,脑组织中含量也较多,C～P 是肌肉中可迅速动用的能量储备。当 ATP 分解过多时,C～P 将储存的能量转移给 ADP 生成 ATP,以补充 ATP 的数量。因此,C～P 是能量的储存形式,但其所含的能量不能直接利用,因此被看做是 ATP 的储存库。反应如下:

$$肌酸＋ATP \underset{}{\overset{肌酸激酶}{\rightleftharpoons}} 磷酸肌酸＋ADP$$

ATP 的生成、储存和利用见图 4－32。

3. 能量代谢的表示方式　根据能量守恒定律,各种营养物质在体内氧化分解时所释放的能量最终也都转变为热能。因此,测定机体一定时间内所散发的总热量,即可测出机体在一定时间内产生的能量。机体在单位时间内的产热量称为**能量代谢率**。

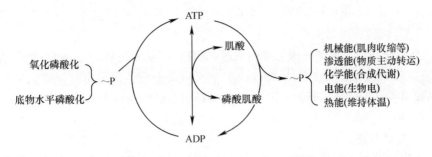

图 4-32　能量的生成、储存和利用

通常以单位体表面积的产热量作为能量代谢率的衡量标准,单位为 $kJ/(m^2 \cdot h)^{-1}$ 或 $kJ/(m^2 \cdot min)^{-1}$。

(二) 影响能量代谢的因素

影响能量代谢的主要因素有肌肉活动、环境温度、食物的特殊动力作用和精神活动等。

1. 肌肉活动　肌肉活动对能量代谢的影响最为显著。全身骨骼肌占体重的 40%,所以,机体任何轻微的活动都可增加耗氧量。运动强度越大,耗氧量越多。全身剧烈运动时,产热量最多可达安静时产热量的 10~20 倍(表 4-6)。

表 4-6　劳动或运动时的能量代谢值

肌肉活动形式	平均产热量[$kJ \cdot (m^2 \cdot min)^{-1}$]
静卧休息	2.73
出席会议	3.40
擦窗	8.30
洗衣物	9.89
扫地	11.36
打排球	17.04
打篮球	24.22
踢足球	24.96

2. 环境温度　人在 20~30℃ 的安静状态时,能量代谢最为稳定。环境温度低于 20℃ 时,由于寒冷刺激反射性地引起肌紧张增强和寒战,机体能量代谢显著增加;环境温度高于 30℃ 时,机体内的生物化学反应速度加快,以及出汗、呼吸和循环功能增强等也可增加能量代谢。

3. 食物的特殊动力作用　人在进食后一段时间内,即使机体仍处于安静状态,所产生的热量要比进食前高。这种由食物引起机体额外产生热量的现象称为**食物的特殊动力作用**。这种效应从进食后 1 h 开始增加,2~3 h 达高峰。进食蛋白质可使产热量增加 30% 左右,进食糖类或脂肪可增加的产热量为 4%~6%,混合食物为 10% 左右。因此,在为患者配餐时,应考虑到这部分能量消耗,给予相应的能量补充。寒冷季节多食高蛋白食物,可增加产热量,利于御寒。

4. 精神活动 人在平静地思考问题时,能量代谢受到的影响并不大;但人体处于激动、恐惧和焦虑等紧张状态时,能量代谢率可显著升高。这可能与骨骼肌紧张性增强产热量增加,以及交感-肾上腺髓质系统兴奋引起的肾上腺素和甲状腺激素分泌增多,促进细胞代谢,增加机体产热有关。

(三) 基础代谢

基础代谢是指人体处于基础状态下的能量代谢。基础状态是指满足以下条件的一种状态:① 清晨、清醒、静卧,未作任何肌肉活动;② 前夜睡眠良好,测定时无精神紧张;③ 空腹(禁食 12 h 以上);④ 室温 20～25℃。这种基础状态下,体内能量消耗只用于维持基本的生命活动,能量代谢比较稳定。

单位时间内机体在基础状态下的能量代谢称为**基础代谢率**(basal metabolism rate,BMR)。BMR 一般用单位时间内每平方米体表面积的产热量来衡量,通常以 $kJ/(m^2 \cdot h)^{-1}$ 来表示。BMR 与体表面积基本上成正比,而与体重不成比例。我国正常人的基础代谢率见表 4-7。

表 4-7 我国人正常的基础代谢率平均值$[kJ \cdot (m^2 \cdot h)^{-1}]$

年龄/岁	11～15	16～17	18～19	20～30	31～40	41～50	＞50
男	195.5	193.4	166.2	157.8	158.6	154.0	149.0
女	172.5	181.7	154.0	146.5	146.9	142.4	138.6

BMR 随性别、年龄等不同而有生理变异。在其他条件相同的情况下,男性高于女性,幼儿高于成人,年龄越大 BMR 越低。但在同一个体的 BMR 是相对稳定的。因此,基础代谢率通常以实测值与正常平均值比较,以高于或低于正常值的百分数(相对值)来表示,即:

$$基础代谢率 = \frac{(实测值 - 正常平均值)}{正常平均值} \times 100\%$$

一般来说,BMR 的实测值同正常平均值比较,相差在 ±10%～15% 之内,都属正常。当相差值超过 20% 时,就具有病理学意义。在各种疾病中,甲状腺功能的改变对 BMR 的影响最大,如甲状腺功能亢进时 BMR 可比正常值高出 25%～80%;甲状腺功能低下时,BMR 可比正常值低 20%～40%。其他如肾上腺皮质及腺垂体功能低下、阿狄森病、肾病综合征等也常伴有 BMR 降低。当人体发热时,BMR 将升高,一般来说,体温每升高 1℃,BMR 可升高 13%。其他如糖尿病、白血病、红细胞增多症等也常伴有 BMR 的升高。因此,BMR 的测定是临床重要的辅助手段之一。

三、体温及其调节

体温(body temperature)指机体深部组织的平均温度,也称为**体核温度**。人和大多数哺乳动物的体核温度是相对稳定的,并且不因外界环境温度和机体活动情况而有明显的改变,故称恒温动物。人类体温的相对稳定,是机体内环境稳态的重要方面,是机体进行新陈代谢和一切生命活动的必要条件。体温过高或过低,都将影响组织细胞新陈代谢及其功能活动,甚至会危及生命。所以,临床上将体温作为生命体征的重要指标。

(一) 人体正常体温及生理变异

1. 正常体温　机体深部的平均温度虽然相对稳定,由于代谢水平的不同,各内脏器官的温度也略有差异,又因血液的不断循环,可使深部各器官的温度趋于一致。因此,血液的温度能较好地反映机体深部的平均温度。

为了便于检测,临床上通常以直肠、口腔和腋窝等部位的温度来代表体温。正常值分别为:直肠温度为 36.9~37.9℃;口腔温度为 36.7~37.7℃,腋窝温度为 36.0~37.4℃。直肠温度比较接近体核温度,相对稳定;口腔温度因其测量比较方便,且所测温度比较准确,是常用的体温测量方法,但易受哭闹、躁狂、进食饮水等影响;腋窝是临床上采用比较广泛的测温部位,但腋窝皮肤表面温度较低,不能准确反映体温,必须使上臂紧贴胸廓,使腋窝密闭形成人工体腔,机体内部的热量才能逐渐传导过来,测量时必须保持 10 min 左右,且应保持腋窝干燥。

2. 体温的生理变异　在生理情况下,体温受昼夜、年龄、性别等因素的影响而有所变化,但变化幅度小,一般不超过 1℃。

(1) 昼夜变化:体温在一昼夜之间有周期性的波动。清晨 2:00—6:00 时体温最低,午后 1:00—6:00 时最高,波动的幅度一般不超过 1℃。体温的这种昼夜周期性波动称为**昼夜节律**或**日周期**,与下丘脑的生物钟功能及内分泌腺的节律活动有关。

(2) 性别:成年女性的平均体温比男性高 0.3℃左右,而且其基础体温随月经周期而发生规律性波动。在月经期和排卵前期较低,排卵日最低,排卵后体温升高(图4-33)。体温的周期性波动与血中孕激素的变化相一致。因此,测定成年女子的基础体温(是指在早晨清醒后起床前测定体温)有助于了解被测试者有无排卵和排卵日期。

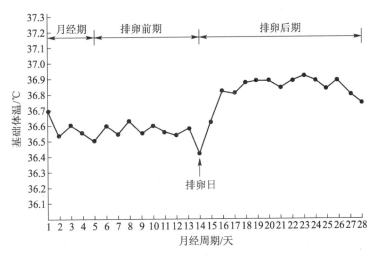

图 4 - 33　女性月经周期中基础体温的变化

（3）年龄：一般来说，儿童的体温较高，老年人的体温较低。新生儿体温稍高于成年人，但体温调节不完善，特别是早产儿的体温调节能力较差，其体温易受环境温度的影响。因此，对婴幼儿应加强体温护理。老年人基础代谢率低，其体温也偏低，应注意保暖。

（4）肌肉活动：肌肉活动时代谢增强，产热明显升高，可使体温升高。所以，临床上测量体温时应先让患者安静一段时间。测量小儿体温时，应防止其哭闹。

（5）其他因素：环境温度过高或过低、情绪激动、精神紧张和进食等能影响能量代谢的因素均可影响体温。麻醉药可抑制体温调节中枢，特别是这类药物能扩张皮肤血管，增加热量的散发，故对麻醉手术的患者，应注意术中和术后的体温护理。

 护理专业教学资源库／课程中心／人体结构与功能／教学内容／生化部分／电子教案

知识拓展

体温计的发明

伽利略在 1592—1595 年间发明了温度计。这之后，他的一位医学界的朋友，帕多瓦大学医学教授桑克托留斯设计了一种温度计，用它测量人体温度。桑克托留斯所设计制造的温度计形状像蛇，球状上端放在患者的口中，管子下端放入一个盛水的容器，管子的刻度用玻璃珠标示。这无疑是个粗糙的仪器，但它毕竟是第一个体温计，并且桑克托留斯还曾用它来比较太阳和月亮的热度。

法国医生让·荣伊 1632 年提议制造液体温度计。他把伽利略的温度计反过来装。使用时让发热患者把盛满水的球握在手里，体热使水膨胀沿管子上升，上升多少视热度高低而定。

1867 年，伦敦医生奥尔巴特制成细小便利的体温计，从此体温计才为医学界普遍采用。

（二）体热平衡

正常情况下，人体体温能相对恒定，是由于机体的产热和散热过程保持动态平衡的结果。机体产热和散热之间保持相对平衡的状态，称为**体热平衡**。

1. 产热

（1）产热器官：机体内所有的营养物质在各组织器官进行生物氧化时均会产生热量，但因各组织器官的代谢水平不同，其产热量也不同。机体处于安静状态时，主要的产热器官是内脏，其中肝的产热量最大；运动或劳动时，骨骼肌是主要的产热器官，剧烈运动时，产热量显著增加，可占机体总产热量的 90%（表 4－8）。

表4-8　几种组织器官的产热百分比

器官、组织	占体重/%	产热量/%	
		安静状态	劳动或运动
脑	2.5	16	1
内脏	34.0	56	8
骨骼肌	56.0	18	90
其他	7.0	10	1

（2）产热调节：产热过程主要受体液和神经的调节。甲状腺激素是调节产热活动最重要的体液因素。如机体在寒冷环境中，甲状腺的活动会明显增强，甲状腺激素合成和分泌增加，可使机体的产热量增加20%～30%。寒冷刺激还可使肾上腺素和去甲肾上腺素释放增多，产热增加。寒冷刺激也可反射性使骨骼肌发生不随意的节律性收缩，即寒战产热。除此之外，褐色脂肪组织还是机体热量的另一来源。尤其是婴幼儿，褐色脂肪组织较成人多，分布于两肩胛之间、颈背部、胸腔及腹腔大血管等部位。褐色脂肪细胞内含有许多线粒体，产热较多。

2. 散热　人体产生的热量主要经皮肤以辐射、传导、对流、蒸发等方式散发到周围环境中，只有小部分热量随呼出气体、尿和粪等排出体外。

（1）辐射：辐射散热是指机体以发射热射线（红外线）的形式将体热传给外界的一种散热方式。人体在21℃环境中和安静状态时，约有60%的热量是通过辐射散热方式进行散发的。辐射散热量取决于皮肤与环境之间的温差以及有效的辐射面积。当皮肤温度高于环境温度时，温度差值越大，散热量越多；散热面积越大，辐射散热也越多。

（2）传导：传导散热是指机体的热量直接传给与其接触的较冷物体的一种散热方式。其散热效率取决于皮肤表面与接触物表面的温度差、接触面积以及接触物的导热性。衣物是热的不良导体，故穿衣可以保暖；水和冰的导热性好，因此，临床上可利用冰袋或冰帽等给高热的患者降温。另外，人体脂肪的导热低，因而肥胖的人传导散热少，在炎热的夏季容易出汗。

（3）对流：对流散热是指通过冷、热空气的对流使机体热量散发的方式。人体的热量首先通过传导传递给同皮肤接触的空气，再进入空气流动，将体热散发掉。通过对流所散发的热量，受风速影响。风速越大，散热量越多；反之，风速越小，散热量则越少。

以上3种散热方式的前提是皮肤温度高于环境温度，当环境温度等于或高于皮肤温度时，人体不但不能通过辐射、传导和对流来散发热量，反而会吸收环境中的热量，此时蒸发是机体唯一的散热方式。

（4）蒸发：蒸发散热是通过体表水分的汽化而将体热散发的一种形式。每蒸发1 g水可带走2.43 kJ的热量。临床上用酒精擦浴散热就是利用蒸发的原理。蒸发散热受空气湿度的影响，空气湿度越大，蒸发散热越少。人体蒸发散热有**不感蒸发**和**可感蒸发**两种形式。① 不感蒸发也称不显汗，是指水分直接透出皮肤和黏膜表面，在尚未聚集成明显的水滴时便蒸发掉的一种散热方式。它与汗腺活动无关，不易被觉察，即使在低温环境中,也有不感蒸发的形式存在。人体每日不感蒸发的量约为 1 000 ml,其中经皮肤蒸发约 600～800 ml,经呼吸道黏膜蒸发 200～400 ml。临床上给患者补液时应考虑这部分的丢失液体量。婴幼儿不感蒸发的速率比成人快,因此,在缺水的情况下,更容易出现严重脱水;② 可感蒸发又称发汗,是指汗腺主动分泌的汗液蒸发带走热量的一种散热形式。发汗可有多种刺激因素引起。由体内外温热性刺激引起的发汗称为**温热性发汗**,见于全身各处,其意义在于蒸发散热,调节体温。由精神紧张或情绪激动引起的发汗称为**精神性发汗**,主要见于掌心、足底和腋窝等部位,在体温调节中的意义不大。

蒸发散热受环境温度、湿度、风速等因素影响。环境温度越高,风速越快,蒸发散热量越大;空气湿度越大,蒸发散热量越小。

汗液中水分占 99%,固体成分则不到 1%。在固体成分中,大部分为氯化钠,也有少量氯化钾、乳酸和尿素等。刚从汗腺分泌出来的汗液是等渗的,但在流经汗腺导管时,部分被重吸收,因此最终排出的汗液是低渗的。由于汗液是低渗的,所以在机体大量出汗时可导致**高渗性脱水**。但是如果发汗速度过快,汗腺导管来不及重吸收,将使大量的氯化钠随汗液排出体外。此时应及时补充水分和氯化钠,以防止电解质紊乱。

(三)体温调节

当环境温度改变时,人可通过体温调节机制保持体温相对稳定。体温调节包括**自主性体温调节**和**行为性体温调节**。自主性体温调节是在下丘脑体温调节中枢的控制下,调节机体的产热和散热过程,使体温维持相对稳定的调节方式。这是体温调节的基础。人体通过改变行为活动(如增减衣物、改变环境温度、运动等)而使机体产热和散热的方式称为行为性体温调节。它是自主性体温调节的补充。本节主要讨论自主性体温调节。

1. 温度感受器　**温度感受器**是感受机体各个部位温度变化的特殊结构。按照分布部位不同,分为外周温度感受器和中枢温度感受器。

(1)**外周温度感受器**:指分布于中枢神经系统以外的温度感受器,广泛分布于全身皮肤、黏膜、内脏和肌肉等各处。包括冷感受器和热感受器。它们都是游离神经末梢。皮肤中冷感受器较热感受器多,故皮肤主要对冷刺激感觉敏感。

(2)**中枢温度感受器**:指分布于中枢神经系统内对温度敏感的神经元。可分为**热敏神经元**和**冷敏神经元**。下丘脑的视前区-下丘脑前部(PO/AH)中某些温度敏感神经元还能对下丘脑以外部位传入的温度变化信息作出中枢整合及输出反应。

2. 体温调节中枢　体温调节的基本中枢位于下丘脑。PO/AH 区是体温调节中枢整合的关键部位。由 PO/AH 区发出的指令,通过以下途径调节体温平衡:① 通过躯体神经引起行为性体温调节活动和骨骼肌紧张性的改变。② 通过交感神经系统调节皮肤血管舒缩反应和汗腺分泌。③ 通过甲状腺激素、肾上腺激素、去甲肾上腺素等内分泌活动调节机体的代谢率。

3. 体温调节的机制-调定点学说　目前对体温自动控制原理多用**调定点学说**来解释。该学说认为,体温的调节类似于恒温器的调节,PO/AH 中的温度敏感神经元起着**调定点**的作用,即设定温度值,使体温相对稳定在所设定的这一温度值。体温调定点的高低是由 PO/AH 的温度敏感神经元的活动决定的。

正常情况下调定点设定的温度为 37℃,下丘脑体温调节中枢就是按照这个设定温度来调节体温的。当体温处于这一温度时,机体的产热与散热过程处于平衡状态;当体温超过 37℃ 时,产热活动抑制而散热活动增强,将升高的体温降低到调定点水平;反之,当体温低于 37℃ 时,则产热活动增强而散热活动抑制,使体温升高达到调定点水平。所以,调定点是机体控制体温稳定的平衡点。

临床上由致热源引起的发热,也可用调定点学说来解释。常见致病菌感染、组织损伤、炎症或其他疾病引起的发热,就是由于所释放出的致热源作用于下丘脑体温调节中枢,使 PO/AH 中调定点发生了上移。例如,发热初期调定点由 37℃ 上移至 39℃ 时,实际体温仍为 37℃,低于升高的调定点,于是,通过寒战、皮肤血管收缩等方式使产热大于散热,体温逐渐上升,直到新的调定点 39℃ 为止。当体温上升到新的调定点后,产热与散热活动达到平衡,体温便在新的调定点水平维持相对恒定。当除去致热源后,调定点降低恢复到正常水平,此时使得实际体温高于调定点,于是通过发汗等方式散热增多,体温逐渐下降回到正常调定点水平。因此,临床上患者在发热初期有寒战、怕冷等感觉;而给患者用药降温后,则有出汗、皮肤血管扩张引起的面色潮红等反应就是这个原因。

护理专业教学资源库/课程中心/人体结构与功能/教学内容/生化部分/电子教案

小　结

生物氧化
- 概念:营养物质氧化分解为 CO_2 和 H_2O 并释放能量的过程
- 方式:脱氢、失电子、加氧反应
- 特点:条件温和、酶的催化、能量逐步释放、受调节
- 呼吸链
  - 概念:在线粒体内膜上一系列的递氢体和递电子体按一定的顺序排列所组成的连锁反应体系
  - 组成
    - NADH氧化呼吸链:NADH→FMN[Fe-s]→CoQ→Cytb→Cytc$_1$→Cytc→Cytaa$_3$→O$_2$
    - 琥珀酸氧化呼吸链:FAD[Fe-s]→CoQ→Cytb→Cytc$_1$→Cytc→Cytaa$_3$→O$_2$
- 氧化磷酸化
  - 概念:代谢物脱下的氢经呼吸链传递给氧生成水所释放的能量,使ADP磷酸化生成ATP的过程
  - 耦联部位:NADH与CoQ之间、cytb与cytc之间、cytaa$_3$与O$_2$之间
  - 影响氧化磷酸化的因素:ADP/ATP比值、甲状腺激素、抑制剂

能量代谢 {
概念：物质代谢过程伴随的能量释放、转移、储存和利用的过程
机体能量的来源：糖、脂肪、蛋白质
机体能量的去路：为生理活动提供能量
能量生成方式 {
底物水平磷酸化：高能化合物直接将其高能键转移给ADP而形成ATP的过程
氧化磷酸化
}
影响能量代谢的因素 {
肌肉活动、精神活动、环境温度
食物的特殊动力作用
}
基础代谢：人在基础状态下的能量代谢
}

思考题

1. 线粒体内膜上的电子传递链是如何组成的？各组分的作用及排列顺序是什么？

2. 如何理解生物体内的能量代谢是以 ATP 为中心的？

3. 人体皮肤散热方式有哪些？临床上可采取哪些措施给发热患者降温？其散热原理是什么？

（孙厚良）

第五章　血　液

学习目标

1. 掌握血液的组成,血浆渗透压的形成及其生理作用,红细胞、血红蛋白和白细胞的正常值及功能,血液凝固的基本过程,ABO 血型系统分型依据及分型,输血原则。
2. 熟悉血浆的成分及其作用,血小板的正常值及功能,体内的抗凝物质,血量。
3. 了解血液的理化特性,纤维蛋白溶解,Rh 血型系统。
4. 能运用本章所学基本知识,说明血液检查在医学诊断、治疗、护理上的重要价值,分析血浆晶体渗透压和血浆胶体渗透压在临床的应用,能用血液凝固的知识解释有关日常生活现象和临床护理措施,能对交叉配血试验的结果进行正确判断。
5. 培养严谨、科学、求实的态度,团结协作和人际沟通的能力及高尚的职业道德。

 应用与实践

临床上给患者输血前,必须对患者进行血型鉴定,并且在患者每一次输血之前还必须做交叉配血试验,根据试验结果决定能否进行输血,以保证输血的安全和有效。

【思考】

1. 给患者输血前,为什么要对患者进行血型鉴定?
2. 为什么给患者每一次输血之前都必须做交叉配血试验?
3. 交叉配血试验的何种结果可以保证输血的安全和有效?

血液是人类生命之长河,它奔腾于封闭的心血管系统中,是沟通机体各部及内外环境的桥梁。血液具有运输、防御、调节机体酸碱平衡和体温等功能。当机体或组织器官血流量不足时,可造成机体功能障碍甚至危及生命。因此,血液在维持正常生命活动方面起着极为重要的作用,血液检查在医学诊断和治疗上具有重要价值。

第一节 血液的组成和理化特性

一、血液的组成

血液由**血浆**(plasma)和分散悬浮于其中的**血细胞**(blood cells)组成,两者合称为**全血**。血细胞又分为红细胞、白细胞和血小板 3 类。将经抗凝处理的血液置入比容管中,以 3 000 r/min 的速度离心 30 min 后,血液分为上、下两层。上层是淡黄色透明的血浆,下层是深红色不透明的血细胞。血细胞层中红细胞占绝大部分,白细胞和血小板仅在血细胞层表面呈灰白色的薄膜状。

护理专业教学资源库/课程中心/人体结构与功能/教学内容/学习单元 4－血液/教学图片

血细胞在全血中所占的容积百分比称为**血细胞比容**(hematocrit),正常成年男性为 40%～50%,女性为 37%～48%,新生儿为 55%。由于白细胞和血小板仅占血液总容积的 0.15%～1.00%,故血细胞比容可反映血液中红细胞的相对值。红细胞数量或血浆容量发生变化时,血细胞比容随之发生改变。例如,大面积烧伤出现严重脱水时,由于血浆容量的减少,血细胞比容增大;贫血患者的红细胞数量减少,则血细胞比容降低。

护理专业教学资源库/课程中心/人体结构与功能/教学内容/学习单元 4－血液/电子教案

知识拓展

血液的演化

生命最初出现在远古的海洋中。当出现复杂的多细胞生物时,生物机体内的部分细胞已不可能与周围的海洋环境直接接触,这时形成了最初的细胞外液,即包绕在机体内部的那部分海水,它主要是一种盐溶液。随着生物的不断进化,机体内出现了循环系统,细胞外液也进一步分化为血管内的血浆和血管外的组织液。而血管内的液体,又溶入了多种蛋白质,并逐步出现了各种血细胞,于是形成了血液。

二、血液的理化特性

1. **血液的颜色** 血液呈红色,与红细胞内含有血红蛋白有关。动脉血中血红蛋白含氧丰富,呈鲜红色;静脉血中血红蛋白含氧较少,呈暗红色。血浆因含微量胆色素而呈淡黄色。空腹血浆清澈透明,若摄食较多的脂类食物,会形成较多的血浆脂蛋白而使血浆变得混浊。故临床作某些血液化学成分检验时,要求空腹采血,避免食物对检验结果产生影响。

2. 血液的比重　正常人全血的比重为 1.050～1.060,主要取决于红细胞的数量,红细胞数量越多,全血的比重越大。血浆的比重为 1.025～1.030,主要取决于血浆蛋白的含量。红细胞的比重为 1.090～1.092,其高低与红细胞内血红蛋白的含量呈正相关。

3. 血液的黏滞性　血液的黏滞性源自液体内部分子或颗粒之间的摩擦力,其大小主要与红细胞的数量及血红蛋白的含量有关。若水的黏滞性为 1,则全血的黏滞性为水的 4～5 倍,血浆的黏滞性为水的 1.6～2.4 倍。当机体严重贫血时,红细胞数量减少,导致血液黏滞性下降;当机体大面积烧伤时,由于水分的丢失,血液浓缩,导致血液的黏滞性增高,血流阻力明显增大,因而影响微循环的正常灌注。

4. 血浆的酸碱度　正常血浆呈弱碱性,pH 为 7.35～7.45。当 pH<7.35 时为酸中毒,pH>7.45 时为碱中毒。正常情况下血浆的酸碱度处于相对稳定状态,主要依靠血液中多种缓冲对的作用,其中以血浆中的 $NaHCO_3/H_2CO_3$ 最为重要,可有效地减轻进入血液的酸性物质或碱性物质对血浆 pH 的影响。另外,肺和肾排泄功能的正常进行,能排出体内过多的酸或碱,保证血浆 pH 的稳定。

5. 血浆渗透压　正常人血浆渗透压(plasma osmolality)约为 5 800 mmHg,相当于 300 mOsm/(kg·H_2O)。

第二节　血　浆

一、血浆的成分及其作用

血浆是血细胞的细胞外液,为机体内环境的重要组成部分。血浆是含有多种溶质的溶液,当机体患病时,可引起血浆中的某些成分偏离正常范围,故临床上常对血浆的成分进行测定以利于辅助诊断某些疾病。

1. 水　血浆中水占 91%～92%,水可运输血浆中的营养物质和代谢产物,还能参与体温调节。

2. 晶体物质　晶体物质包括多种溶于水的电解质、小分子有机物和一些气体(主要是 O_2 和 CO_2)。这些物质都易通过毛细血管壁与组织液中的物质进行交换,故血浆中的电解质含量与组织液基本相同。正离子有 Na^+、K^+、Ca^{2+}、Mg^{2+} 等,以 Na^+ 为主;负离子有 Cl^-、HCO_3^-、HPO_4^{2-}、SO_4^{2-} 等,以 Cl^- 为主。它们在形成血浆晶体渗透压、维持机体的酸碱平衡和神经肌肉的兴奋性等方面起着重要作用。小分子有机物包括营养物质(如葡萄糖、脂质)、代谢产物(如乳酸、非蛋白含氮化合物)、微量的酶、激素和维生素等。

3. 血浆蛋白(plasma protein)　是血浆中多种蛋白质的总称,主要包括白蛋白、球蛋白和纤维蛋白原 3 类(表 5 - 1)。

表 5 - 1　正常成人血浆蛋白含量及主要生理作用

血浆蛋白名称	正常值(g/L)	相对分子质量	主要生理作用
白蛋白(A)	40~48	66 000	形成血浆胶体渗透压,维持机体水平衡
球蛋白(G)	15~30	720 000	免疫、防御、运输
纤维蛋白原	2~4	340 000	参与血液凝固
总蛋白	65~85		

白蛋白和大多数球蛋白主要由肝合成。正常血浆白蛋白(A)与球蛋白(G)的比值(A/G)为 1.5~2.5。当肝功能严重受损时,白蛋白的合成减少,可致 A/G 比值下降,甚至倒置,此种变化可作为某些肝病的辅助诊断指标。

知识拓展

非蛋白含氮化合物

血浆中除蛋白质以外的含氮化合物总称为非蛋白含氮化合物。这些物质是蛋白质的代谢产物,主要包括尿素、尿酸、肌酸、肌酐、氨和胆红素等。临床上把这些物质中所含的氮称为非蛋白氮(NPN),其中 1/3~1/2 为尿素氮(BUN)。非蛋白含氮化合物主要通过肾排出体外。因此,测定血液中 NPN 或 BUN 含量有助于了解体内蛋白质的代谢情况和肾功能。

二、血浆渗透压

渗透压是指溶液中的溶质颗粒吸引水分子透过半透膜的力量,其大小与溶液中溶质颗粒数目呈正比,而与溶质的种类和颗粒的大小无关。

(一) 血浆渗透压的形成和数值

血浆渗透压约为 5 800 mmHg,其由两部分组成。

一部分是**血浆晶体渗透压**(osmotic pressure in plasma crystals),它由血浆中的电解质、葡萄糖、尿素等小分子晶体物质形成,其中 80% 来自 Na^+ 和 Cl^-。血浆中晶体物质颗粒非常多,故其形成的血浆晶体渗透压约为 5 775 mmHg(298.7 mOsm/kg · H_2O),占血浆渗透压的 99% 以上。

另一部分是**血浆胶体渗透压**(plasma colloid osmotic pressure),它由大分子的血浆蛋白(主要是白蛋白)形成。由于血浆蛋白的颗粒数目少,故血浆胶体渗透压所占比例很小,其正常值约为 25 mmHg(1.3 mOsm/kg · H_2O)。

(二) 血浆渗透压的生理作用

细胞膜和毛细血管壁是具有不同通透性的半透膜,故血浆晶体渗透压和胶体渗透压的生理作用也不同(图 5-1)。

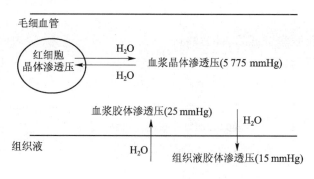

图 5-1 血浆渗透压的生理作用

1. 血浆晶体渗透压的生理作用　正常情况下,细胞膜两侧的渗透压保持相对稳定。由于细胞膜允许水分子自由通过而不允许蛋白质和大部分晶体物质通过,因此,血细胞的正常形态得以保持。当血浆渗透压发生变化时,水分子可顺渗透压差出入血细胞。如严重腹泻、呕吐时,血浆晶体渗透压升高,红细胞内水分渗出,引起红细胞脱水、皱缩变形。反之,血浆晶体渗透压降低,大量的水分子进入红细胞,引起红细胞膨胀甚至破裂,血红蛋白逸出,发生**溶血**(hemolysis)。故血浆晶体渗透压的相对稳定,对维持细胞内外水分平衡和保持红细胞的正常形态具有重要作用。

临床上使用的各种溶液,其渗透压与血浆渗透压相等或相近称为**等渗溶液**(isotonic solution),如 0.9％NaCl 溶液(即生理盐水)和 5％葡萄糖溶液;高于血浆渗透压的溶液称为**高渗溶液**(hypertonic solution),如 50％葡萄糖溶液和 20％甘露醇溶液;低于血浆渗透压的溶液称为**低渗溶液**(hypotonic solution),如 0.65％NaCl 溶液。临床上给患者大量输液时应输入等渗溶液,以保证血浆渗透压的稳定。如遇特殊情况需要输入低渗或高渗溶液时,输液的量以少为宜,以免影响红细胞的形态和功能。

 护理专业教学资源库/课程中心/人体结构与功能/教学内容/学习单元 4-血液/电子教案

2. 血浆胶体渗透压的生理作用　毛细血管壁的通透性较大,允许水分子和晶体物质自由通过,但不允许血浆蛋白通过。生理情况下,血浆中的蛋白质浓度高于组织液,故血浆胶体渗透压高于组织液胶体渗透压。由于渗透作用,水分由组织液通过毛细血管壁进入血液,维持血容量。因此,血浆胶体渗透压可调节血管内外水分的交换,从而维持血浆容量。某些肝、肾疾病患者常因白蛋白含量低于 30 g/L,导致血浆胶体渗透压明显下降,致使水分由血浆向组织间隙渗透,引起组织液增多,约有半数患者出現水肿或腹水。

护理专业教学资源库/课程中心/人体结构与功能/教学内容/学习单元 4 -
血液/电子教案

第三节　血　细　胞

一、红细胞

（一）红细胞的形态、数量与功能

1. 红细胞（red blood cell，RBC）的形态　正常成熟的红细胞无核，呈双凹圆盘状，直径为 $7\sim8\ \mu m$，周缘较厚，中央较薄，其胞质内含有大量的血红蛋白（hemoglobin，Hb）。

护理专业教学资源库/课程中心/人体结构与功能/教学内容/学习单元 4 -
血液/电子教案

2. 红细胞的数量　红细胞是血细胞中数量最多的一种，其数量的多少与性别、年龄、地域和机体的功能状态相关。正常成年男性红细胞为 $(4.5\sim5.5)\times10^{12}/L$，女性为 $(3.5\sim5.0)\times10^{12}/L$，新生儿可超过 $6.0\times10^{12}/L$。运动时多于安静时；长期居住高原者的红细胞多于居住平原者。

3. 红细胞的功能　红细胞的主要功能是运输 O_2 和 CO_2，并能缓冲血液的 pH，这两项功能都是通过血红蛋白来完成的。每分子血红蛋白均由 1 分子的珠蛋白和 4 分子的亚铁血红素组成。在氧分压高的部位（如肺），亚铁血红素中的 Fe^{2+} 与 O_2 结合，形成氧合血红蛋白；珠蛋白上的氨基与 CO_2 分离。在氧分压低的部位（如组织），亚铁血红素中的 Fe^{2+} 与 O_2 解离，释放出 O_2，成为还原血红蛋白；珠蛋白上的氨基与少量 CO_2 结合，形成氨基甲酸血红蛋白，从而完成运输气体的功能。此外，红细胞中也存在多种缓冲对（以 KHb/HHb 为最重要），能有效缓冲血液 pH。一旦红细胞破裂，血红蛋白逸出（如溶血），其功能即丧失。正常成年男性血红蛋白含量为 $120\sim160\ g/L$，女性为 $110\sim150\ g/L$，新生儿（出生 5 d 内）可达 $200\ g/L$。若红细胞数量或血红蛋白含量低于正常值，则称为**贫血**（anemia）。贫血患者的血液运输 O_2 的能力较差，故常引起组织缺氧。

（二）红细胞的生理特性

1. 红细胞的可塑变形性　双凹圆盘状决定了红细胞具有较大的变形能力。当红细胞通过小于其直径的毛细血管和血窦孔隙时,红细胞将发生变形,通过之后又恢复原状,这种特性称为**可塑变形性**(plastic deformation)。衰老、受损的红细胞其变形能力降低。

护理专业教学资源库/课程中心/人体结构与功能/教学内容/学习单元4-血液/教学图片

2. 红细胞的悬浮稳定性　红细胞具有稳定地悬浮于血浆中而不易下沉的特性,称为红细胞的**悬浮稳定性**(suspension stability)。临床上常用**红细胞沉降率**(erythrocyte sedimentation rate, ESR),简称血沉,来衡量红细胞的悬浮稳定性。血沉越快表示红细胞悬浮稳定性越差。将抗凝血液置于血沉管中垂直静置1 h,观察血沉管上部血浆层的高度,记录第1小时末红细胞下降的距离,即血沉。正常成年男性为0～15 mm/h,女性为0～20 mm/h。血沉加快多见于病理情况,如活动性肺结核、风湿热、肿瘤和贫血。当血浆球蛋白、纤维蛋白原及胆固醇增多时,可使红细胞凹面彼此相贴,红细胞发生叠连,此时红细胞与血浆的摩擦阻力减小,血沉加快(图5-2),故测定血沉有助于某些疾病的诊断。

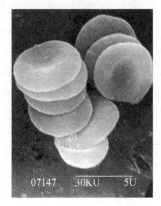

图5-2　红细胞叠连

护理专业教学资源库/课程中心/人体结构与功能/教学内容/学习单元4-血液/电子教案

3. 红细胞的渗透脆性　将红细胞置于0.9％NaCl溶液中,红细胞保持正常形态;如置于0.8％～0.6％NaCl溶液中,红细胞膨胀;若置于0.45％～0.40％NaCl溶液中,部分红细胞破裂溶血;若置于0.35％～0.30％NaCl溶液中,则红细胞全部破裂,出现完全溶血。以上实验表明,红细胞对低渗盐溶液具有一定的抵抗力,这种特性称为红细胞的**渗透脆性**(osmotic fragility)。渗透脆性越大,抵抗力越小,越容易发生破裂溶血,如衰老的红细胞;反之,渗透脆性越小,抵抗力越大,如新生的红细胞。故渗透脆性与红细胞膜的抵抗力呈反变关系。

(三)红细胞的生成与破坏

红细胞的生成与破坏呈动态平衡,故血液中红细胞数量保持稳定。

1. 红细胞的生成

(1)红细胞的生成部位:胚胎时期,红细胞主要在卵黄囊、肝、脾和骨髓中生成,出生后主要在红骨髓。成年人终生保持红骨髓的部位仅有椎骨、髂骨、胸骨等。红骨髓内的造血干细胞首先分化为红系定向祖细胞,再经过幼红细胞、网织红细胞等阶段发育为成熟的红细胞。若骨髓受到过量放射线(如 X 线、γ 线)照射或某些大量化学物质(如苯、抗癌药、氯霉素等)的影响,其造血功能受到抑制,导致全血细胞减少,称为**再生障碍性贫血**。

(2) 红细胞的生成原料:蛋白质和铁是合成血红蛋白的重要原料。若某种原因引起机体蛋白质不足,导致红细胞数量减少,称为**营养不良性贫血**。成年人每日需 20~30 mg 的铁用于红细胞的生成,其中 95% 来自于衰老红细胞在体内破坏释放而来的"内源性铁",可循环再利用;其余 5% 由食物提供。食物中多以高铁(Fe^{3+})化合物的形式存在,必须依靠胃酸将其转变为亚铁离子(Fe^{2+})才能被吸收。若长期慢性失血(如胃肠溃疡、钩虫病)或食物中长期铁缺乏均可导致体内铁不足,使血红蛋白合成减少,引起**小细胞低色素性贫血**,即缺铁性贫血。

(3) 成熟因子:叶酸和维生素 B_{12} 是红细胞发育成熟必不可少的重要辅酶。当机体缺乏叶酸或维生素 B_{12} 时,可导致红细胞核内 DNA 合成障碍,红细胞的分裂延缓,甚至停滞在幼红细胞阶段,导致**巨幼红细胞性贫血**。

2. **红细胞的破坏** 红细胞的寿命约为 120 d。衰老的红细胞渗透脆性大,可塑性差,在血流湍急处易受机械撞击而破裂。此外,在其通过小血管和血窦孔隙时容易滞留于肝、脾的血窦中,被巨噬细胞所吞噬,故脾是破坏红细胞的主要场所。脾功能亢进时,红细胞破坏增加,引起**脾性贫血**。

3. **红细胞生成调节**

(1) **促红细胞生成素**(erythropoietin,EPO):主要在肾合成。当机体缺 O_2 或耗 O_2 量增加时(如高原地区),均可刺激肾合成释放 EPO 增多。其主要促进晚期红系祖细胞分化增殖,并促进骨髓释放网织红细胞,使血液中成熟红细胞增加。当机体缺 O_2 缓解时,通过负反馈作用,肾释放 EPO 随之减少,保持红细胞数量相对稳定。严重肾疾患,因 EPO 合成不足,红细胞生成减少而发生**肾性贫血**。

(2) **雄激素**:雄激素通过两条途径实现对红细胞生成的调节。一方面它能直接刺激骨髓造血,促进红细胞的生成;另一方面也能促进肾合成 EPO,使骨髓造血增强。故青春期后,男性红细胞数多于女性。临床上常用雄激素治疗贫血。

二、白细胞

(一) 白细胞总数和分类计数

白细胞(white blood cell,WBC)为有核的球形细胞,是血细胞中数量最少的一种,正常成年人白细胞总数为($4.0~10.0$)$\times 10^9$/L。按其形态特点可分为两类:一类细胞质中含有嗜色颗粒,称为粒细胞,包括中性粒细胞、嗜酸性粒细胞和嗜碱性粒细胞 3 种;另一类细胞质中无特殊颗粒,称为无粒细胞,包括淋巴细胞和单核细胞 2 种。

白细胞在显微镜下分别计数的百分比,称为白细胞分类计数(表 5-2)。临床通过检测血液中白细胞总数及分类计数,辅助诊断某些疾病。

表 5-2　正常成人各类白细胞的正常值及主要功能

分类	百分比	主要生理功能
中性粒细胞	50%～70%	吞噬细菌和异物,尤其是入侵的化脓性细菌
嗜碱性粒细胞	0%～1%	释放组胺与肝素,参与过敏反应
嗜酸性粒细胞	1%～4%	限制过敏反应,参与蠕虫免疫
淋巴细胞	20%～40%	T 淋巴细胞参与细胞免疫,B 淋巴细胞参与体液免疫
单核细胞	3%～8%	吞噬作用,识别和杀伤肿瘤细胞,参与特异性免疫功能

（二）白细胞的生理功能

除淋巴细胞外,其余的白细胞都能伸出伪足做变形运动,借此白细胞穿过毛细血管壁进入组织,这一过程称为白细胞渗出。渗出的白细胞具有朝向某些化学物质运动的特性,称为趋化性。白细胞通过变形、游走、趋化和吞噬等特性实现对机体的防御、保护作用。

1. 中性粒细胞　中性粒细胞具有十分活跃的变形运动能力和趋化性,是血液中的主要吞噬细胞。当细菌侵入或局部有炎症时,中性粒细胞通过变形运动自毛细血管壁渗出,大量聚集到病灶处,将细菌吞噬,由其内的大量溶酶体酶将入胞的细菌分解。当中性粒细胞吞噬数十个细菌后,自身解体,释放的溶酶体酶又可溶解周围组织而形成脓液。中性粒细胞是机体抵抗病原微生物的第一道防线,尤其是急性化脓性细菌感染时,机体的白细胞总数和中性粒细胞比例明显增高。

2. 嗜碱性粒细胞　嗜碱性粒细胞的胞质颗粒内含有肝素、组胺、过敏性慢反应物和嗜酸性粒细胞趋化因子 A 等。主要作用有:① 肝素具有抗凝血作用。② 组胺、过敏性慢反应物可使毛细血管壁通透性增加、支气管平滑肌收缩,引起荨麻疹、哮喘等过敏反应。③ 嗜酸性粒细胞趋化因子 A 可吸引嗜酸性粒细胞在局部聚集,以限制嗜碱性粒细胞在过敏反应中的作用。

3. 嗜酸性粒细胞　主要作用有两个方面:① 嗜酸性粒细胞能抑制嗜碱性粒细胞和肥大细胞合成和释放生物活性物质,限制过敏反应。② 参与对蠕虫的免疫反应。故当机体发生过敏反应或蠕虫感染时,嗜酸性粒细胞常增多。

4. 淋巴细胞　按其发生和功能分为两大类:一类是在胸腺发育成熟的 T 淋巴细胞,参与细胞免疫;另一类是在骨髓或肠道淋巴组织中发育成熟的 B 淋巴细胞,参与体液免疫。此外,机体还存在第三类淋巴细胞,又称为自然杀伤细胞（NK）,具有抗肿瘤、抗感染和免疫调节等作用。故淋巴细胞在机体免疫应答反应中起核心作用。

5. 单核细胞　单核细胞也具有变形运动能力、趋化性和吞噬功能,但其在血液中吞噬能力较弱。当其在血液中停留 2～3 d 后,便穿过血管壁迁移入组织,发育成为巨噬细胞,此时其吞噬能力大大增强,能吞噬各种病原微生物及衰老死亡的细胞。此外,还能识别和杀伤肿瘤细胞,参与激活淋巴细胞的特异性免疫功能。

三、血小板

（一）血小板的数量

正常成人血小板（platelet）的数量为$(100\sim300)\times10^9/L$。剧烈运动、妊娠中晚期、较大损伤后可使血小板增多。当血小板减少到$50\times10^9/L$以下时，毛细血管脆性增加，在皮肤、黏膜下出现出血点，临床上称为血小板减少性紫癜。

（二）血小板的生理特性

1. 黏附　血管受损暴露出胶原组织时，血小板可黏着在暴露的胶原组织上，称为血小板黏附。在生理性止血过程中血小板黏附是十分重要的起始步骤。

2. 聚集　血小板之间相互黏着的现象称为血小板聚集，可分为两个时相。第一聚集时相发生迅速，解聚也迅速，为可逆性聚集，是由受损伤组织释放的二磷酸腺苷（ADP）引起。第二聚集时相发生缓慢，不能解聚，为不可逆性聚集，是由血小板释放内源性 ADP 所致。阿司匹林等药物具有抗血小板聚集的作用。

3. 释放　血小板受刺激后，将其内容物排出的过程称为血小板释放。释放的物质主要有 ADP、ATP、5-羟色胺、儿茶酚胺等。ADP 可使血小板发生不可逆的第二聚集时相，形成血小板血栓；5-羟色胺、儿茶酚胺可使小动脉收缩，参与生理性止血和凝血过程。

4. 收缩　血小板含有收缩蛋白，其作用与肌原纤维中的肌动蛋白和肌球蛋白类似。血小板活化后，胞质内 Ca^{2+} 浓度增高引起血小板收缩，可使血凝块回缩、硬化成坚实的止血栓，利于止血。

5. 吸附　血小板的磷脂表面能吸附多种凝血因子。当血管破损时，血小板黏附、聚集在破损部位，从而吸附大量的凝血因子使其浓度增高，有利于生理性止血和凝血。

（三）血小板的生理功能

1. 维持血管内皮完整性　正常情况下，血小板可随时沉着于毛细血管壁上，填补血管内皮细胞脱落留下的空隙，也可与毛细血管内皮细胞融合，对维持血管内皮完整和修复具有积极意义。

2. 参与生理性止血　正常情况下，小血管损伤引起的出血，会在数分钟内自行停止，这一现象称为**生理性止血**。它是一个复杂的过程，首先表现为小血管破损后，血小板释放缩血管物质（如 5-羟色胺），使受损血管局部收缩，减少出血或封闭破口，产生暂时止血效应。其次血小板黏附、聚集在破损处，形成一个松软的止血栓，进行初步止血。黏附聚集的血小板能提供磷脂表面吸附大量凝血因子，同时释放促凝物质，参与止血，促进凝血。最后血小板内的收缩蛋白引起血小板收缩，使血凝块回缩，止血栓由松软变为坚实，达到有效止血。

临床上用小针刺破指尖或耳垂，使血液自然流出，测定出血延续的时间，称为**出血时间**，正常人为 $1\sim4$ min。它能反映生理性止血功能的状态。若生理性止血功能降低，出血时间将延长，有出血倾向；若生理性止血功能过度激活，则可导致血栓形成。

3. 促进血液凝固　血小板不但能为血液凝固提供激活凝血因子的磷脂表面，还可释放许多与血液凝固有关的因子,如纤维蛋白原激活因子、抗肝素因子等,从而大大加速血液凝固过程。

第四节　血液凝固与纤维蛋白溶解

一、血液凝固

(一)血液凝固的概念

血液由流动的液体状态转变为不能流动的凝胶状态的过程称为**血液凝固**(blood coagulation),简称凝血。其实质是使血浆中可溶性的纤维蛋白原转变成不溶性的纤维蛋白的过程。纤维蛋白交织成网,将血细胞及血液的其他成分网罗在其中,从而形成血凝块。血液凝固后 $1\sim2$ h,血凝块逐渐回缩,析出的淡黄色液体,称为**血清**(serum)。血清与血浆的主要区别在于血清中不含纤维蛋白原。

护理专业教学资源库/课程中心/人体结构与功能/教学内容/学习单元4-血液/教学图片

(二)凝血因子

血液凝固是一系列复杂的酶促生化反应过程,需要多种凝血因子的参与。血浆与组织中直接参与血液凝固的物质,统称为**凝血因子**(coagulation factor)。目前已知的凝血因子主要有 14 种,国际上按凝血因子发现的先后顺序,用罗马数字编号的有 12 种(表 5-3)。此外,前激肽释放酶、血小板磷脂(PF_3)等也参与凝血过程。

表 5-3　按国际命名法编号的凝血因子

编号	同义名	编号	同义名
I	纤维蛋白原	VIII	抗血友病因子
II	凝血酶原	IX	血浆凝血活酶
III	组织因子	X	斯图亚特因子
IV	Ca^{2+}	XI	血浆凝血活酶前质
V	前加速素	XII	接触因子
VII	前转变素	XIII	纤维蛋白稳定因子

上述凝血因子中,只有因子Ⅲ分布于各种组织细胞中,故称组织因子,其余的凝血因子均存在于血浆中。因子Ⅵ已知是血清中活化的因子Ⅴ,不再视为独立的凝血因子。除因子Ⅳ是 Ca^{2+} 外,其余均为蛋白质,而且大多数以无活性的酶原形式存在,须激活才能发挥活性,习惯上在凝血因子代号的右下角加"a"表示其活化(activated)。

大部分凝血因子在肝合成,且因子Ⅱ、Ⅶ、Ⅸ、Ⅹ等在合成时需要维生素 K 参与。若肝功受损或维生素 K 缺乏,均可因凝血障碍而发生出血倾向,故患者术前常注射维生素 K,可促进肝合成凝血因子,加速凝血,以利止血。

(三)血液凝固过程

血液凝固是凝血因子顺序被激活的过程,一旦触发,就会形成"瀑布"样连锁反应,是机体典型的正反馈。其过程人为划分为 3 个基本步骤:即凝血酶原激活物的形成、凝血酶的形成和纤维蛋白的形成。其间关系如下所示。

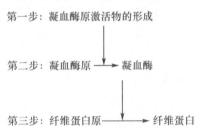

第一步:凝血酶原激活物的形成

第二步:凝血酶原 ⟶ 凝血酶

第三步:纤维蛋白原 ⟶ 纤维蛋白

1. 凝血酶原激活物的形成　凝血酶原激活物可通过内源性凝血途径和外源性凝血途径形成。两条途径参与凝血的物质不同,但殊途同归。而且体内大多数的凝血过程是两条凝血途径相互促进,共同完成的。

(1)内源性凝血途径:内源性凝血途径是指参与凝血的因子全部来源于血液,由因子Ⅻ启动。当血管损伤暴露内膜下的胶原纤维或带有负电荷的异物附着时,因子Ⅻ与其接触并被激活为因子Ⅻa。因子Ⅻa 能通过激活前激肽释放酶而正反馈促进大量的因子Ⅻa 形成。随后,因子Ⅻa 激活Ⅺ,因子Ⅺa 在 Ca^{2+} 参与下,激活因子Ⅸ。因子Ⅸa 与因子Ⅷ以及 Ca^{2+} 结合在血小板磷脂的表面形成复合物,共同激活因子Ⅹ。因子Ⅷ作为辅助因子能使因子Ⅸa 对因子Ⅹ的激活速度提高 20 万倍。

根据临床需要,可采取适当措施来加速凝血的过程。如外科手术时,常用温热盐水纱布压迫伤口止血,这主要是由于纱布的粗糙表面可作为异物加速因子Ⅻ的激活,有利于血小板的黏附、聚集和释放,从而启动内源性凝血途径;温热可提高血浆中酶的活性,加速酶促反应速度,从而达到促凝的目的。

(2)外源性凝血途径:外源性凝血途径是指由血液之外的因子Ⅲ与血液接触而启动的凝血过程。当组织损伤、血管破损,由受损组织释放因子Ⅲ,与血浆中的因子Ⅶ、Ca^{2+} 形成复合物,共同激活因子Ⅹ。

由上述两条凝血途径所生成的因子Ⅹa,在 Ca^{2+} 的参与下与因子Ⅴ结合在血小板磷脂表面形成**凝血酶原激活物**。

2. 凝血酶的形成　在凝血酶原激活物的作用下,可迅速将血浆中无活性的凝血酶原(Ⅱ)激活成具有活性的凝血酶(Ⅱa);因子Ⅴ作为辅助因子可使凝血酶原激活的速度大大加快。

3. 纤维蛋白的形成　凝血酶能迅速催化纤维蛋白原转变为纤维蛋白单体。与此同时,凝血酶激活因子Ⅷ为因子Ⅷa。在 Ca^{2+} 参与下,因子Ⅷa 使纤维蛋白单体聚合成稳固的、不溶性的纤维蛋白多聚体,即纤维蛋白,并交织成网,网罗血细胞形成血凝块。

二、体内的抗凝物质

正常情况下,血管内的血液是不会发生凝固的。其原因:① 血管内膜光滑完整,因子Ⅻ不易被激活,且血液中无因子Ⅲ,故不会启动内源性或外源性凝血过程。② 血流速度快,血小板不易黏附、聚集;即使局部血管损伤,某些凝血因子被激活也会不断被快速的血流稀释。③ 血液中还存在一些重要的抗凝物质和纤溶系统,使血液始终能够保持流体状态。

（一）丝氨酸蛋白酶抑制物

血浆中含有多种丝氨酸蛋白酶抑制物,其中最重要的是抗凝血酶。抗凝血酶主要由肝细胞和血管内皮细胞产生,除能与凝血酶结合封闭其活性中心使之持久灭活外,还能与因子Ⅸa、Ⅹa、Ⅺa、Ⅻa等分子活性中心的丝氨酸残基结合而抑制其活性,产生抗凝作用。在正常情况下,抗凝血酶的直接抗凝作用弱且慢,但它与肝素结合后,其抗凝作用可增强 2 000 倍。

（二）蛋白质 C 系统

蛋白质 C 系统主要包括蛋白质 C、凝血酶调节蛋白、蛋白质 S 和蛋白质 C 的抑制物。蛋白质 C 是由肝细胞合成依赖维生素 K 的一种血浆蛋白,它以酶原形式存在于血浆中。凝血酶与凝血酶调节蛋白结合后,可激活蛋白质 C,使有活性的蛋白质 C 水解灭活因子Ⅴa 和因子Ⅷa,同时阻碍Ⅹa 与血小板的结合,大大降低Ⅹa 的凝血活性。此外,蛋白质 C 还能促进纤维蛋白的溶解。

（三）组织因子途径抑制物

组织因子途径抑制物（TFPI）是一种单链糖蛋白,主要由血管内皮细胞合成。其抗凝机理是:当因子Ⅶa-Ⅲ复合物形成后,在 Ca^{2+} 参与下,TFPI 依次与因子Ⅹa、Ⅶa-Ⅲ复合物结合,形成因子Ⅹa-TFPI-Ⅶa-Ⅲ四聚体,从而抑制因子 Xa 和Ⅶa-Ⅲ复合物的活性,负反馈抑制外源性凝血途径。目前认为,TFPI 是体内主要的生理性抗凝物质。

（四）肝素

肝素（heparin）主要由肥大细胞和嗜碱性粒细胞合成,生理情况下血浆中几乎不含肝素。在缺乏抗凝血酶的条件下,肝素的抗凝作用很弱;当肝素与抗凝血酶结合时,可使抗凝血酶与凝血酶的亲和力增强 100 倍,使凝血酶迅速灭活。因此,肝素主要是通过增强抗凝血酶的活性而间接发挥抗凝作用的。此外,肝素还能阻止血小板黏附、聚集和释放,从而达到抗凝目的。肝素在体内和体外都具有很强的抗凝作用,肝素还可刺激血管内皮细胞释放 TFPI,故肝素在体内抗凝的作用强于体外。

知识拓展

医用水蛭的再现

1985年外科医生约瑟夫·尼普顿在波士顿儿童医院给一位被狗咬伤的5岁男孩耳背缝合,起初手术很成功,但4 d后男孩耳部血流被阻断了。仔细检查发现:医生处理过的动脉是好的,但小静脉充血,尼普顿使用24条水蛭处理创口,让每条水蛭吸男孩的血1 h,结果水蛭的吸血作用促使男孩耳愈合。

水蛭俗名蚂蟥,能贴附在皮肤上吸血且使血流不止。这一特性已被应用到医疗实践中,其历史可追溯到2 500年前的古埃及人。在欧洲医用水蛭的流行在19世纪已达顶峰,人们发现水蛭唾液内含有多种生化物质,其中之一是被称为水蛭素的强抗凝剂。我国人民将水蛭干制品作为中药治疗跌打损伤、清瘀、闭经等。

目前水蛭素已开始了大规模的临床应用研究。它是目前已知的最强的凝血酶特异性抑制剂,性质稳定,在体内不被降解,还可抗胰蛋白酶水解,具有很高的抗凝血活性,且其无毒性,无明显的抗原性。临床可用于治疗不稳定心绞痛、急性心肌梗死、血液透析、弥散性血管内凝血等,其效果明显优于肝素,因此,它将成为防治血栓类疾病的药物。

三、纤维蛋白溶解

纤维蛋白被分解液化的过程称为**纤维蛋白溶解**(fibrinolysis),简称纤溶。纤溶系统主要包括纤维蛋白溶解酶原(简称纤溶酶原)、纤溶酶、纤溶酶原激活物和纤溶抑制物。

(一)纤溶酶原的激活

纤溶酶原是由肝产生存在于血浆中的一种球蛋白,本身无活性。纤溶酶原激活是一个有限的水解过程,它经各种激活物的作用转变为具有活性的纤溶酶。纤溶酶原激活物分布广泛,主要有3类。① 血管激活物。② 组织激活物:以子宫、前列腺、甲状腺、肾上腺、淋巴结、卵巢和肺等组织中含量最高。因此,这些部位手术后伤口易渗血,妇女月经血不凝固也缘于此。③ 因子Ⅻa激活的激肽释放酶。当血液与异物表面接触而激活因子Ⅻ时,一方面启动内源性凝血系统,另一方面也通过因子Ⅻa激活激肽释放酶而激活纤溶系统,使凝血与纤溶相互配合,保持平衡。

护理专业教学资源库/课程中心/人体结构与功能/教学内容/学习单元4-血液/教学图片

(二)纤维蛋白与纤维蛋白原的降解

纤溶酶是一种活性很强的蛋白酶,可将纤维蛋白和纤维蛋白原水解为多种可溶性的小肽,总称为纤维蛋白降解产物(FDP)。纤维蛋白降解产物通常不再发生凝固,且具有抗凝作用。

（三）纤溶抑制物

血浆中存在多种对抗纤维蛋白溶解的物质，统称为纤溶抑制物。按其作用环节分两类：一类是抗纤溶酶，能与纤溶酶结合并使其失活；另一类是抗活化素，抑制纤溶酶原的激活。

总之，凝血系统与纤溶系统是机体内两个既对立又统一的功能系统。只要它们保持动态平衡，人体在出血时既能有效地止血，又能防止血块堵塞血管，从而保持血液的正常状态。在血管内如果凝血作用大于纤溶，就会发生血栓；如果纤溶作用大于凝血，就会造成出血倾向。

第五节　血型与输血

充足而稳定的血量是维持机体内环境稳态，保证生理功能的重要前提。若机体失血过多，临床上进行紧急抢救的最有效的措施就是输血，然而输血又受到血型的限制。因此，血量、血型与临床输血密切相关。

一、血量

血量（blood volume）是指人体内血液的总量。正常成年人血量占体重的7%～8%，相当于70～80 ml/kg。

安静状态下，人体约90%的血液在心血管系统内周而复始地快速流动，称为循环血量；其余10%的血液在肝、脾的血窦、肺和皮下静脉丛等处流速缓慢且滞留，称为储存血量。当人体剧烈运动或大失血时，储存血量可动员出来，以补充循环血量的不足。

健康机体一次失血不超过总血量的10%，没有明显症状出现。通过神经和体液调节，丢失的水和电解质可在1～2 h内恢复；丢失的血浆蛋白经肝加速合成，在1～2 d内得以补足；同时红骨髓造血加强，丢失的红细胞约1个月即可恢复正常。故少量失血，如一次献血200～400 ml，一般不会影响人体的健康。而且，定期少量献血还可刺激造血器官，加速造血过程，使血液不断更新。若急性失血达总血量的20%，机体代偿功能不足，会出现血压下降、脉搏细速、四肢厥冷、眩晕乏力等症状。若急性失血达总血量的30%以上，则危及生命，应立即输血抢救。

二、血型

1901年，在奥地利维也纳大学病理解剖学会从事医学研究的医师卡尔·兰德斯坦纳（Karl Landsteiner）发现了第一个人类血型系统——ABO血型系统，从此揭开了人类血型的奥秘。这不仅大大提高了输血的安全性，也开创了输血技术在临床上应用的新纪元。兰德斯坦纳也因此获得了1930年的诺贝尔生理学与医学奖。**血型**（blood group）是指红细胞膜上特异性抗原（凝集原）的类型。至今已发现29个不同的红细胞血型系统，其中与临床关系最密切的是ABO血型系统和Rh血型系统。

（一）ABO 血型系统

1. 分型依据　ABO 血型系统根据红细胞膜上 A 凝集原和 B 凝集原的种类和有无分为 4 型（表 5-4）。凡红细胞膜上只含 A 凝集原者为 A 型；只含 B 凝集原者为 B 型；A 和 B 两种凝集原均有者为 AB 型；A、B 凝集原均无者为 O 型。

表 5-4　ABO 血型系统的分型

血型	红细胞膜上的凝集原	血浆中的凝集素
A 型	A	抗 B
B 型	B	抗 A
AB 型	A 和 B	无
O 型	无	抗 A 和抗 B

护理专业教学资源库/课程中心/人体结构与功能/教学内容/学习单元 4-血液/教学图片

新生儿出生后 2~8 个月，其血浆中开始产生能与血型凝集原发生反应的特异抗体，即**凝集素**，有抗 A 凝集素和抗 B 凝集素两种，均属天然抗体。当红细胞膜上的凝集原与其相应的凝集素相遇时，发生抗原-抗体免疫反应，红细胞凝集成一簇簇不规则细胞团，这种现象称为凝集反应。在补体的参与下，凝集成簇的红细胞破裂溶血。

A 凝集原＋抗 A 凝集素——→红细胞凝集——→溶血
B 凝集原＋抗 B 凝集素——→红细胞凝集——→溶血

2. 血型鉴定　输血前须鉴定血型，以保证输血安全有效。根据凝集反应是否发生，可以用已知的抗 A 凝集素与抗 B 凝集素检测未知的凝集原，从而确定血型。

护理专业教学资源库/课程中心/人体结构与功能/学习情境与情景/学习单元 4-血液/教学视频

3. 交叉配血试验　输血前，在血型鉴定的基础上，还必须做交叉配血试验。把供血者的红细胞与受血者的血清相混合称为**主侧**；把受血者的红细胞与供血者的血清相混合称为**次侧**。

护理专业教学资源库/课程中心/人体结构与功能/教学内容/学习单元 4-血液/教学图片

配血结果若主侧、次侧均不凝集为配血相合,可以进行输血,通常只有输同型血才会配血相合;若主侧出现凝集为配血不合,禁止输血;若主侧不凝集,次侧凝集,为配血基本相合,见于 O 型血输给其他血型的受血者或 AB 型受血者接受其他各型血的异型输血。异型输血时须少量(一次不超过 300 ml),缓慢,并密切观察有无输血反应的发生。这样,输入的血浆能被受血者的血液稀释,使血浆抗体浓度降低,与受血者红细胞发生凝集反应的危险性大大降低,故异型输血只能在紧急情况下进行。

知识拓展

一个人的血型会改变吗?

血型是由遗传基因决定的。因此,在通常情况下,一个人的血型是不会改变的。但在某些病理情况下,细胞血型抗原能发生改变。例如,急性白血病患者的血型抗原减弱,结果使原先的 A 型血变为 O 型。这可能由于白血病患者红细胞生成障碍,幼稚的红细胞大量进入血流,而这种幼稚的红细胞表面的血型抗原较弱,遇到相应的凝集素不发生凝集反应,以致化验血型时被误诊为 O 型。当然这种改变是暂时的,当疾病缓解后,正常的红细胞分化成熟,原来的红细胞抗原又会重新出现,患者的血型因而又可恢复。

(二) Rh 血型系统

1. Rh 血型系统的分型与特点 Rh 血型系统是继 ABO 血型系统之后被发现的又一个红细胞血型系统。因该血型系统的抗原最早发现于恒河猴的红细胞而得名。该血型系统红细胞膜上有 5 种抗原:C、D、E、c、e,其中以 D 抗原的抗原性最强。凡红细胞膜上含有 D 抗原者称为 Rh 阳性,无 D 抗原者称为 Rh 阴性。该血型系统的特点是无论 Rh 阳性还是 Rh 阴性,血清中均无天然抗体。但 Rh 阴性者经 D 抗原刺激后可产生获得性抗 D 抗体。

我国汉族 Rh 阳性约占 99%,Rh 阴性仅占 1%;但在某些少数民族中,Rh 阴性的人比例较高,如塔塔尔族为 15.8%,苗族为 12.3%,布依族和乌孜别克族为 8.7%。

2. Rh 血型系统的临床意义

(1) 输血反应:Rh 阴性者第一次接受 Rh 阳性的血液,因其血清中无天然抗体,不会发生凝集反应,但 Rh 阴性者经输血后会刺激机体产生抗 D 抗体。若再次接受 Rh 阳性者的血液,就可发生红细胞的凝集反应而溶血。

(2) 母婴血型不合:若 Rh 阴性的母亲孕育 Rh 阳性的胎儿,在分娩时胎儿的红细胞或 D 抗原可以进入母体,母体经 D 抗原刺激后产生抗 D 抗体。若再次孕育 Rh 阳性的胎儿,母体内的抗 D 抗体就会通过胎盘与胎儿红细胞膜上的 D 抗原发生凝集反应,引起新生儿溶血,甚至死亡。

三、输血原则

安全有效是输血遵循的根本原则。为此,输血前首先要鉴定血型,首选同型输血。

特殊情况下又无同型血,可采用异型输血。此外,输血前还必须做交叉配血试验。由于 ABO 血型系统中存在多种亚型,如 A 型血型有 A_1 和 A_2 两个亚型,为避免亚型之间输血发生凝集反应,即便同型输血,也必须做交叉配血试验。另外,如前所述,Rh 阴性者接受 Rh 阳性者的血液后会刺激机体产生抗 D 抗体,若再次接受 Rh 阳性者的血液,就可发生红细胞的凝集反应而溶血,故给患者重复输血时,即使是输入同一献血者的血,也应重新做交叉配血试验。

知识拓展

输血简史及其发展

1665 年英国人罗卫尔成功地在狗与狗之间进行输血。1667 年法国御医丹尼斯从羔羊身上取出 9 盎司血液输给了一个患病青年意外获得成功,而当他为另一个患者进行同样的盲目性输血时却使该患者死亡。从此,法国下令禁止任何输血活动。过了一个多世纪,在英国以及欧洲其他各国又开始出现输血活动,可是在输血实践中时常发生输血反应甚至死亡事故,因此,输血治疗术又被搁置起来。

伴随血型的发现,人们逐渐完善输血技术来保证其安全。随着科学技术的进步,近年来输血疗法已经从原来的单纯输全血,发展为成分输血。自身输血目前正在开展。这两种输血方法不仅能提高疗效,减少不良反应,还能节约血源。

小 结

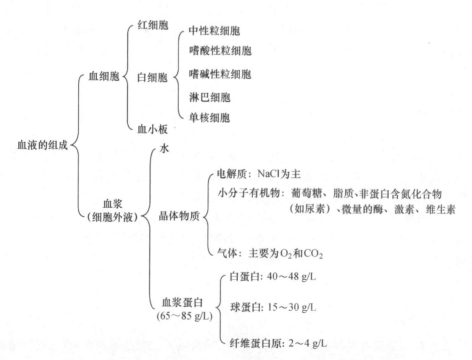

血浆渗透压
(5 800 mmHg)
{
血浆晶体渗透压
(5 775 mmHg)
{
形成：小分子晶体物质，NaCl为主

生理作用：维持细胞内外水分平衡，保持细胞的正常形态
}

血浆胶体渗透压
(25 mmHg)
{
形成：大分子血浆蛋白，清蛋白为主

生理作用：调节血管内外水分的交换，维持血浆容量
}
}

血细胞的正常值及生理功能
{
红细胞：运输O_2和CO_2，调节酸碱平衡
成年男性：$(4.5\sim5.5)\times10^{12}/L$
成年女性：$(3.5\sim5.0)\times10^{12}/L$

白细胞
$(4.0\sim10.0)\times10^9/L$
{
中性粒细胞：吞噬细菌和异物

嗜酸性粒细胞：限制过敏反应；参与蠕虫免疫

嗜碱性粒细胞：释放组胺与肝素，参与过敏反应

淋巴细胞：T淋巴细胞参与细胞免疫
B淋巴细胞参与体液免疫

单核细胞：吞噬；识别和杀伤肿瘤细胞，参与特异性免疫功能
}

血小板
$(100\sim300)\times10^9/L$
维持血管内皮完整性；参与生理性止血；促进血液凝固
}

血液凝固过程
{
凝血酶原激活物的形成
{
内源性激活途径：复杂，时间长
外源性激活途径：简单，时间短
}
凝血酶的形成
纤维蛋白的形成
}

贫血
{
血红蛋白正常值
{
男性 120~160 g/L
女性 110~150 g/L
}

概念：红细胞数量或血红蛋白含量低于正常值

常见贫血类型
{
再生障碍性贫血
营养不良性贫血
缺铁性贫血
巨幼红细胞性贫血
脾性贫血
肾性贫血
}
}

输血原则
安全、有效 —— 鉴定血型

交叉配血试验 —— 配血相合：主侧、次侧均不凝集，可输同型血（首选）

配血不合：主侧出现凝集，禁止输血

配血基本相合：主侧不凝集，次侧凝集，可输异型血（少量，<300 ml /次，缓慢，密切观察有无输血反应）

思考题

1. 血浆与血清有何区别？如何采集这两种液体？

2. 临床上为何用等渗溶液稀释药物给患者进行输液？若不慎给患者误输大量的低渗溶液将会出现什么后果？

3. 肝、肾疾病患者为何有水肿或腹水的症状？对症治疗应采取什么措施？

4. 为什么输血前一定要做交叉配血试验？

5. 简述临床常见的贫血类型及发生原因。

6. 试述内源性凝血途径与外源性凝血途径的主要区别。

（吕　昕）

第六章 血液循环

学习目标

1. 掌握心脏泵血的过程,心输出量及影响因素,动脉血压的形成及影响因素,心血管活动的调节。

2. 熟悉心肌生物电形成的离子基础及其特点,心肌的生理特性及其特点,心音的特点、形成原因及意义,微循环的组成及调节,中心静脉压和影响静脉回心血量的因素,组织液的生成及影响因素。

3. 了解心脏泵血功能的储备,心电图基本波形所代表的意义,动脉脉搏,淋巴循环的作用,心、脑、肺的血流特点。

4. 能运用本章所学基本知识,解释心血管系统常见疾病(如心律失常、心力衰竭、高血压病、冠心病等)的病因或发病机制,以及预防措施。

5. 认识到良好的心态、生活习惯及和谐的环境对保证身体健康的重要性,增强健康宣传教育意识。

应用与实践

正常人有时从蹲位突然起立,可出现头晕、眼前发黑,甚至晕厥等现象,稍待片刻后可自行恢复到正常。

【思考】

1. 正常人从蹲位突然变为站立时,为什么会出现头晕、眼前发黑,甚至晕厥现象?恢复的机制如何?

2. 人在高温环境中长时间站立不动,为什么易发生头晕甚至晕厥现象?

3. 护理长期卧床或体弱的患者,应注意些什么?

心脏是人体内最勤劳的器官,在漫长的生命中一刻都不停息地搏动。在心脏的驱动下,血液在循环系统中按一定的方向周而复始地流动,称为**血液循环**(blood circulation)。心脏是血液循环的动力器官,血管是输送、分配血液的管道和物质交换的场所。血液循环的主要功能是完成体内的物质运输:通过运输代谢原料和代谢产物,使机体新陈代谢能不断进行;通过运输激素或其他体液物质,实现机体的体液调节;通过血液的不断循环流动,保证机体内环境的相对稳定和血液防御功能的实现。近年来研究发现,心血管系统还具有内分泌功能,心肌细胞能合成和分泌心房钠尿肽,血管内皮细胞能分泌内皮素等多种生物活性物质。

第一节　心脏生理

心脏的主要功能是泵血,通过其节律性的收缩和舒张活动完成泵血功能。心脏收缩时,将血液射入动脉,为血液流动提供能量;心脏舒张时,将血液从静脉吸入心室,为下一次射血作准备。心脏之所以能够产生这种舒缩交替的节律性活动,是由心肌的生理特性所决定的,而心肌的许多生理特性又是以心肌细胞的生物电活动为基础的。

一、心肌细胞的生物电现象

心肌细胞可分为两大类:一类是普通的心肌细胞,包括心房肌和心室肌,内含有丰富的肌原纤维,具有收缩功能,又称工作细胞;另一类是特殊分化的心肌细胞,包括窦房结 P 细胞和浦肯野细胞,又称自律细胞,具有自动产生节律性兴奋的能力,构成了心脏的特殊传导系统。

（一）心室肌细胞的生物电现象

心室肌细胞的生物电现象包括静息电位和动作电位。

1. 静息电位　心室肌细胞的静息电位约为 -90 mV,形成机制与神经细胞和骨骼肌细胞基本相同,主要由 K^+ 外流形成的 K^+ 平衡电位。

2. 动作电位　心室肌细胞的动作电位包括去极化和复极化两个过程,主要特征是复极化过程比较复杂,持续时间较长。通常将动作电位整个过程分为 0、1、2、3、4 五个时期（图 6-1）。

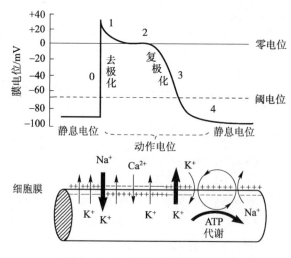

图 6-1　心室肌细胞的动作电位

（1）0 期（去极化过程）:心室肌细胞兴奋时,膜电位由静息时的 -90 mV 迅速上升到＋30 mV 左右,细胞膜由原来的极化状态转变为反极化状态,构成了动作电位的上升支。其产生机制主要由 Na^+ 内流形成。当心室肌细胞受到有效刺激时,细胞膜上 Na^+ 通道部分被激活,少量 Na^+ 内流使膜部分去极化,当去极化达到阈电位(－70 mV)时,膜上 Na^+ 通道大量开放,Na^+ 大量内流,直至形成 Na^+ 的平衡电位。Na^+ 通道开放与关闭都很迅速,因此又称为快通道。Na^+ 通道可被河豚毒(TTX)选择性阻断。

(2) 1 期(快速复极化初期):在复极化初期,膜电位由＋30 mV 迅速下降到 0 mV 左右,历时约 10 ms。0 期与 1 期形成尖峰状波形,称为锋电位。1 期是由于 Na^+ 通道失活关闭,K^+ 通道开放,引起一过性 K^+ 外流形成。

(3) 2 期(平台期):此期复极化速度缓慢,膜电位停滞在 0 电位水平,持续 100～150 ms,记录的波形呈平台状,又称为**平台期**(plateau)。平台期是心室肌动作电位持续时间长的主要原因,也是心室肌细胞区别于神经和骨骼肌细胞动作电位的主要特征。此期的形成主要是由于心室肌细胞膜上 Ca^{2+} 通道开放,Ca^{2+} 缓慢内流,同时 K^+ 少量外流,两种方向相反的离子流处于平衡状态的结果。Ca^{2+} 通道开放与关闭都很缓慢,故又称为慢通道。Ca^{2+} 通道可被维拉帕米(异搏定)和 Mn^{2+} 所阻断。

(4) 3 期(快速复极化末期):此期膜电位由 0 mV 左右快速下降到－90 mV,完成复极化过程,历时 100～150 ms。此期由于 Ca^{2+} 通道失活,Ca^{2+} 内流停止,而 K^+ 外流逐渐增强所致。

(5) 4 期(静息期):此期膜电位已恢复并稳定在－90 mV 水平,又称为静息期。在动作电位发生的过程中,由于一定量的 Na^+ 内流和 K^+ 外流,造成细胞内、外原有的离子浓度发生改变,这种改变激活了细胞膜上的 $Na^+ - K^+$ 泵及 $Na^+ - Ca^{2+}$ 交换体,将内流的 Ca^{2+}、Na^+ 迅速排出细胞,将外流的 K^+ 摄入细胞,使细胞内外的离子浓度恢复到兴奋前的水平,从而维持心室肌细胞的正常兴奋性。

(二)自律细胞的生物电特点

与心室肌细胞相比,自律细胞动作电位的主要特点是 3 期复极化末达到最大复极化电位(最大舒张电位)之后,4 期膜电位不稳定,立即开始自动去极化,即 4 期自动去极化。当去极化达到阈电位时又产生下一个动作电位,这种现象周而复始,动作电位就不断地自动产生。因此,4 期自动去极化是自律细胞和非自律细胞生物电现象的主要区别,也是自律细胞具有自动节律性的基础。不同类型的自律细胞,4 期自动去极化的速度不同(图 6-2),其形成机制也有差异。

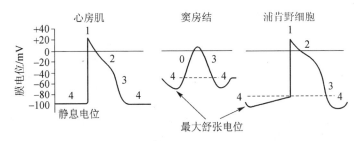

图 6-2 心房肌及自律细胞的动作电位

1. 窦房结 P 细胞动作电位的特点　窦房结 P 细胞为起搏细胞,属于慢反应自律细胞。其动作电位与心室肌和浦肯野细胞明显不同(图 6-2)。主要特点是:① 0 期去极化速度慢、幅度小,膜电位由最大复极化电位值(−60 mV)去极化到 0 mV 左右。0 期是由膜上慢 Ca^{2+} 通道开放,Ca^{2+} 缓慢内流引起的。② 无明显的 1 期和 2 期,只有 3 期。3 期是 K^+ 外流所形成的。③ 4 期自动去极化速度快,因此,窦房结 P 细胞的自律性最高,是控制心脏活动的正常起搏点。窦房结 P 细胞 4 期自动去极化主要与两种离子流有关,即 K^+ 外流逐渐减少和 Na^+ 内流逐渐增多。

2. 浦肯野细胞动作电位的特点　浦肯野细胞主要分布在房室束及其分支,属于快反应自律细胞,其动作电位的形态和产生机制与心室肌细胞相似。不同的是 4 期能自动去极化,主要原因是 Na^+ 内流逐渐增多所致。浦肯野细胞 4 期自动去极化的速度远比窦房结 P 细胞慢,故其自律性也低于窦房结 P 细胞。

 护理专业教学资源库/课程中心/人体结构与功能/教学内容/学习单元 10 −循环系统/电子教案

二、心肌的生理特性

心肌的生理特性包括自动节律性、兴奋性、传导性和收缩性 4 种。其中自动节律性、兴奋性和传导性是以心肌细胞的生物电活动为基础,属于电生理特性;而收缩性是心肌细胞以肌丝滑行为基础的机械特性。工作细胞具有兴奋性、传导性和收缩性,但无自动节律性;自律细胞具有自动节律性、兴奋性和传导性,但无收缩性。心肌的这些生理特性共同决定着心脏的活动。

(一) 自动节律性

某些心肌细胞在没有外来刺激的情况下,具有自动产生节律性兴奋的能力或特性,称为自动节律性(autorhythmicity),简称自律性。心肌的自律性来源于心内传导系统的自律细胞,心脏各部分自律细胞的自律性高低不等。自律性高的细胞所产生的兴奋,可以控制自律性低的细胞的活动。正常情况下,窦房结的自律性最高,约为 100 次/min;房室交界次之,约为 50 次/min;浦肯野细胞自律性最低,约为 25 次/min。

1. 心脏的正常起搏点和潜在起搏点　正常心脏的节律性活动是受自律性最高的窦房结所控制的,所以,窦房结是心脏活动的**正常起搏点**(normal pacemaker)。由窦房结所控制的心搏节律称为**窦性心律**(sinus rhythm)。其他部位的自律细胞因其自律性较低,正常情况下受窦房结节律性兴奋的控制,自身的节律性表现不出来,只起传导兴奋的作用,故称为**潜在起搏点**(latent pacemaker)。在某些病理情况下,例如,当潜在起搏点的自律性异常升高、窦房结的自律性降低、兴奋传导阻滞时,潜在起搏点就可取代窦房结成为异位起搏点,控制心脏按其节律搏动。由异位起搏点控制的心搏节律称为**异位心律**(ectopic rhythm)。

知识拓展

窦房结对潜在起搏点的控制机制

1. 抢先占领　由于窦房结的自律性最高,4 期自动去极化的速度最快,所以在潜在起搏点 4 期自动去极化达到阈电位之前,就已受到窦房结的兴奋激动,产生了动作电位,故正常时潜在起搏点的自律性没有表现出来,在心脏兴奋过程中仅起传导兴奋的作用。

2. 超速驱动压抑　自律细胞在受到高于其固有频率的刺激时,就按外加刺激的频率发生兴奋,称为超速驱动。受到驱动的自律组织,在外来超速驱动刺激停止后不能立即呈现其固有的自律性活动,需经一定静止期后才能逐渐恢复自律性,此现象称为超速驱动压抑。超速驱动压抑具有频率依赖性,即抑制程度与两个起搏点之间自动兴奋的频率差成平行关系,频率差越大,抑制效应越强,驱动中断后恢复自律性越慢;反之亦然。因此,临床上装有人工起搏器的患者,如要更换起搏器时,在中断驱动之前,必须使驱动频率逐步减慢,以缩小频率差,避免发生心脏停搏。

2. 影响自律性的因素　影响心肌自律性的主要因素是 4 期自动去极化速度,其次是最大复极化电位水平和阈电位水平。

(1) 4 期自动去极化速度:若 4 期自动去极化速度增快,从最大复极化电位达到阈电位所需的时间缩短,单位时间内产生兴奋的次数增多,自律性增高。反之,则自律性降低(图 6-3a)。例如,交感神经兴奋,其末梢释放的递质去甲肾上腺素可加快窦房结 P 细胞 4 期去极化速度,使心率加快。

(2) 最大复极化电位水平:最大复极化电位的绝对值越大,与阈电位的距离就越远,自动去极化达到阈电位的时间延长,因而自律性降低。反之自律性增高(图 6-3b)。如迷走神经兴奋时,末梢释放的递质乙酰胆碱可提高窦房结 P 细胞对 K^+ 的通透性,3 期复极化 K^+ 外流增多,最大复极化电位的绝对值增大,则自律性降低,使心率减慢。

(3) 阈电位水平:阈电位下移,与最大复极化电位的距离变小,自动去极化达到阈电位的时间缩短,则自律性增高。反之自律性降低(图 6-3c)。

(二) 传导性

心肌细胞具有传导兴奋的能力或特性,称为**传导性**(conductivity)。心肌细胞的间隔称为闰盘,闰盘上有较多的缝隙连接构成细胞间的通道,因此,兴奋可以局部电流的形式在细胞间迅速传导,使左、右心房和左、右心室各自构成一个功能性合胞体,而实现同步的收缩和舒张,产生有效的挤压血液和抽吸血液的力量。但心房和心室之间有纤维结缔组织环将二者隔开,因此,兴奋由心房传向心室的唯一通道是房室交界。

1. 心脏内兴奋的传导途径　正常情况下,窦房结的兴奋通过心房肌直接传到右心房和左心房,同时沿着由整齐排列的心房肌所组成的"优势传导通路"迅速传到房室

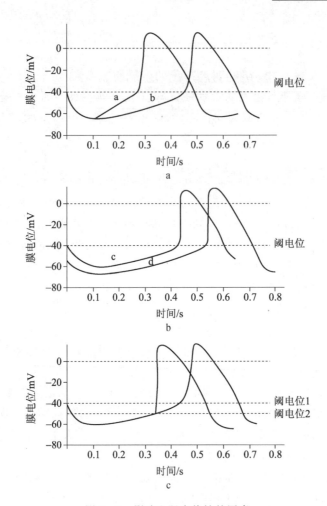

图 6-3　影响心肌自律性的因素

a. 4 期自动去极化速度(a、b)对自律性的影响；b. 最大复极化电位(c、d)对自律性的影响；

c. 阈电位水平(1、2)对自律性的影响

交界区,再经房室束和左、右束支、浦肯野纤维网传到心室肌内膜,兴奋由心内膜向心外膜扩布,引起左、右心室兴奋。

2. 心脏内兴奋传导的速度及意义　兴奋在心脏各部分传导的速度不同。在心房,普通心房肌的传导速度为 0.4 m/s,"优势传导通路"为 1.0~1.2 m/s,窦房结的兴奋在心房内传导只需 0.06 s 即可完成,有利于左、右心房同步收缩。房室交界区细胞的传导速度很慢,仅有 0.02 m/s,因此,兴奋在房室交界传导需耽搁一段时间(约为 0.1 s),这种现象称为"房室延搁"(atrioventricular delay)。房室延搁具有重要意义,可使心房收缩完毕后,心室才开始收缩,从而避免了房室收缩的重叠现象,有利于心室的充盈和射血。在心室,浦肯野纤维的传导速度可达 4 m/s,心室肌的传导速度约为 1 m/s,故兴奋一旦通过房室交界,也只需 0.06 s 即可传到整个心室肌,使左、右心室同步收缩,以实现强有力的泵血功能。

3. 影响传导性的因素

（1）0期去极化的速度和幅度：0期去极化速度越快，幅度越大，所引起的局部电流就越快越强，促使邻近未兴奋部位去极化达到阈电位的时间越短，则传导速度越快。反之，若0期去极化速度慢，幅度小，则传导速度减慢。

（2）邻近未兴奋部位膜的兴奋性：因兴奋的传导是细胞膜依次发生兴奋的过程，因此，邻近未兴奋部位膜的兴奋性会影响兴奋的传导。当邻近细胞膜的静息电位与阈电位的差距加大时，膜的兴奋性就降低，膜去极化达阈电位所需的时间延长，因而传导速度减慢；如果邻近未兴奋部位膜的兴奋性为零（如处在有效不应期），则不能引起兴奋，导致传导阻滞。

（3）心肌细胞的直径：兴奋传导的速度与心肌细胞的直径呈正变关系。心房肌、心室肌、浦肯野细胞的直径较大，传导速度较快；窦房结P细胞直径较小，传导速度较慢，房室交界区细胞直径最小，故传导速度最慢。

（三）兴奋性

所有心肌细胞都具有兴奋性，即具有对刺激产生动作电位的能力。

1. 心肌兴奋性的周期性变化　心肌细胞每产生一次兴奋，其兴奋性会发生一系列的周期性变化（图6-4）。现以心室肌细胞为例说明其兴奋性变化的分期。

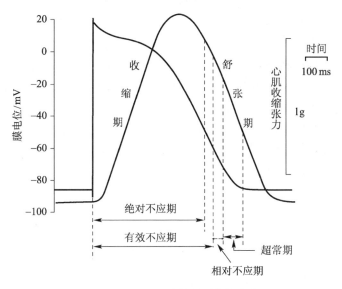

图6-4　心肌兴奋性的周期性变化

（1）有效不应期：心肌细胞产生一次兴奋时，从动作电位0期去极化开始，到3期复极化-60 mV这段时间内，对任何强度的刺激都不能产生动作电位，称为有效不应期（effective refractory period）。有效不应期包括绝对不应期和局部反应期。绝对不应期(absolute refractory period，ARP)是指从动作电位 0 期去极化开始到 3 期复极化达－55 mV 这段时间内，Na^+ 通道处于完全失活状态，心肌细胞兴奋性为零，对任何强度的刺激均不产生反应。局部反应期是指动作电位从 3 期复极化－60 mV 到－55 mV 这段时间内，只有少量的 Na^+ 通道复活，若给予阈上刺激，可使细胞膜产生局部去极化反应，但不足以达到阈电位，仍不能产生动作电位。

（2）相对不应期：从 3 期复极化－80 mV 到－60 mV 这段时间内，给予阈刺激不能产生动作电位，但给予阈上刺激则能引起一个低幅度的动作电位，称为相对不应期。此期内，大部分 Na^+ 通道已逐渐复活，但其开放能力尚未恢复正常，兴奋性低于正常。

（3）超常期：从 3 期复极化－90 mV 到－80 mV 这段时间内，给予阈下刺激就能产生动作电位，表明心肌的兴奋性高于正常，称为超常期。此期内，Na^+ 通道已复活至初始状态，加之膜电位与阈电位水平差距较小，故容易产生兴奋。

2. 心肌兴奋性变化的特点　细胞兴奋后，其兴奋性发生周期性变化，是所有神经细胞和肌细胞的共同特性。但心肌细胞兴奋性变化的突出特点是有效不应期特别长，相当于整个机械反应的收缩期和舒张早期。也就是说心肌从收缩开始到舒张早期之间，不能再次产生兴奋和收缩。只有在收缩完毕开始舒张以后，即兴奋性进入相对不应期或超常期时，才可能再次接受刺激产生兴奋和收缩。因此，心肌不能像骨骼肌那样产生强直性收缩，而是始终保持收缩和舒张相交替的活动，从而保证心脏实现泵血功能。

3. 期前收缩与代偿性间歇　正常情况下，每次窦性兴奋传到心房肌和心室肌时，都是在其前次兴奋的有效不应期之后，因此，整个心脏是按照窦房结的节律进行活动的。如果在心肌有效不应期之后，下次窦性兴奋到达之前，人工的或"异位起搏点"的额外刺激，则可产生一次额外的兴奋和收缩。因其是发生在下次窦性兴奋到达之前，故称为期前兴奋或期前收缩。期前收缩在临床上又称为早搏。期前兴奋也有自己的有效不应期，当紧接在期前兴奋后的一次窦性兴奋传到时，常常落在期前兴奋的有效不应期内，因而不能引起心肌兴奋和收缩，形成一次"脱失"，必须等到下一次窦性兴奋传来时才能引起兴奋和收缩。这样，在期前收缩之后常会出现一段较长时间的舒张期，称为代偿性间歇(图 6-5)，然后再恢复窦性心律。在临床上，频发或多发的期前收缩多由于心肌的炎症或缺血引起。正常人可以因情绪激动，过度疲劳，过量烟、酒、咖啡等原因偶尔出现早搏，因持续时间短，对血液循环影响不大。

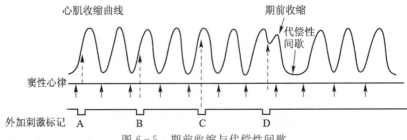

图 6-5　期前收缩与代偿性间歇

刺激 A、B、C 落在有效不应期内不引起反应，刺激 D 落在相对不应期内，引起期前收缩和代偿性间歇

4. 影响心肌兴奋性的因素

（1）静息电位或最大复极化电位水平：当静息电位或最大复极化电位的绝对值增大时，与阈电位的差距加大，引起兴奋所需的阈值增大，故兴奋性降低；反之，当静息电位或最大复极化电位的绝对值减小时，兴奋性增高。但当静息电位绝对值显著减小时，由于部分 Na^+ 通道失活使阈电位水平上移，其兴奋性反而降低，甚至丧失兴奋性。

（2）阈电位水平：阈电位水平上移，与静息电位之间的差距加大，兴奋性降低；反之，阈电位水平下移，与静息电位之间的差距减小，则兴奋性增高。一般情况下阈电位较少发生变化。

（3）Na^+ 通道的状态：Na^+ 通道有备用、激活、失活 3 种状态。心肌细胞产生兴奋，都是以 Na^+ 通道能被激活为前提的。当膜电位处于正常静息水平时，Na^+ 通道虽然是关闭的，但可被激活，即处于备用状态，心肌受到阈刺激，细胞膜产生去极化达到阈电位水平时，Na^+ 通道被激活开放，引起 Na^+ 快速内流而产生 0 期去极化，随后迅速失活关闭。处于失活状态的 Na^+ 通道不能立即再次激活，直至膜电位复极化到 -60 mV时，Na^+ 通道才开始复活，即由失活状态恢复到备用状态。如心室肌细胞在有效不应期内之所以不能接受刺激而产生新的动作电位，就是因为 Na^+ 通道处于失活状态。只有当膜电位恢复到静息电位水平时，Na^+ 通道才全部恢复到备用状态。可见，细胞膜上 Na^+ 通道是否处于备用状态，是决定心肌细胞兴奋性高低的关键。

（四）收缩性

心肌细胞能在动作电位的触发下产生收缩反应，称为**收缩性**。心肌细胞的收缩原理与骨骼肌相同，但有其自身的特点。

1. 不发生强直收缩　　如前所述，因心肌兴奋后有效不应期特别长，相当于整个收缩期和舒张早期。所以，心肌只能在收缩结束舒张开始以后才能再次接受刺激而产生新的收缩。故心肌不会发生强直收缩。

2. 同步收缩　　由于心房和心室内的特殊传导系统传导速度快，加之心肌又具有功能合胞体的特性，故当心房或心室受到激动时，会引起所有心房肌或心室肌同时收缩，即同步收缩。同步收缩具有"全或无"特性，即心房肌或心室肌要么全部收缩，要么全部舒张。同步收缩的收缩力量大，可提高心脏的泵血效率。

3. 对细胞外液 Ca^{2+} 的依赖性大　　因心肌细胞肌质网不发达，Ca^{2+} 储备量少，故心肌兴奋-收缩耦联所需的 Ca^{2+} 主要依赖于细胞外液。在一定范围内，细胞外液 Ca^{2+} 浓度升高，可增强心肌收缩力；反之，细胞外液 Ca^{2+} 浓度降低，心肌收缩力减弱。当细胞外液 Ca^{2+} 浓度显著降低时，心肌仍可兴奋，却不能发生收缩，这一现象称为兴奋-收缩脱耦联。

（五）理化因素对心肌生理特性的影响

1. 温度　　温度可影响心肌的代谢速度，尤其对窦房结的自律性影响较为显著。

如体温在一定范围内升高,可使心率加快;反之则心率变慢。一般体温每升高 1℃,心率约增加 10 次/min。

2. pH　当血液 pH 降低时,心肌收缩力减弱;当 pH 升高时,心肌收缩力增强。

3. 主要离子对心肌生理特性的影响

(1) K^+:K^+ 对心肌细胞有抑制作用。当血钾浓度升高时,表现为心动过缓,传导阻滞和心收缩力减弱,严重时心肌的活动可停止在舒张状态。故临床上给患者补 K^+ 时必须稀释到 0.3% 以下,由静脉缓慢滴注,避免患者血钾浓度突然升高而导致心律失常,甚至心脏停搏。当血钾浓度降低时,易发生期前收缩及异位心律。

(2) Ca^{2+}:Ca^{2+} 是心肌收缩所必需的,有增强心肌收缩力的作用,当血钙浓度降低时,心肌收缩力减弱;反之则增强。

(3) Na^+:Na^+ 是维持心肌细胞正常兴奋性所必需的离子,当血钠浓度降低时,心脏的兴奋性和传导性都减弱;反之,当血钠浓度在一定范围内升高时,可提高心肌的兴奋性和传导性,能减轻 K^+ 浓度过高所引起的传导阻滞。故当高血钾引起传导阻滞时,可静脉输入 NaCl 溶液。由于 Na^+ 可竞争性抑制 Ca^{2+} 内流,故高血钠时可使心肌收缩力减弱。

从上述可知,K^+、Ca^{2+}、Na^+ 在血液中保持适当的浓度和比例,心脏的活动才能正常进行。

三、心电图

将心电图机的测量电极置于体表的一定部位记录出来的心脏电变化曲线,称为心电图(electrocardiogram,ECG)。心电图可反映整个心脏从兴奋的产生、传导到恢复过程中的综合电变化,临床上对帮助诊断某些心脏疾病有重要参考价值。

(一) 心电图的导联

在描记心电图时有多种引导方法,将引导电极安放的位置和连接方式称为心电图的导联。目前,临床上常用的导联有标准导联(Ⅰ、Ⅱ、Ⅲ)、加压单极肢体导联(aVR、aVL、aVF)、单极胸导联(V_1、V_2、V_3、V_4、V_5、V_6)。

(二) 正常心电图的波形及意义

不同导联描记的心电图波形不完全相同,但基本波形都包括有 P 波、QRS 波群、T 波,有时在 T 波后还会出现一个小的 U 波(图 6-6)。心电图纸上有由纵线和横线画出的长和宽均为 1 mm 的小方格。通常将心电图机的灵敏度和走纸速度分别设置为 1 mV/cm 和 25 mm/s,故纵向每 1 小格相当于 0.1 mV,横向每 1 小格相当于 0.04 s。根据这些标志可测量出心电图各波的波幅和时程。

1. P 波　P 波反映左、右两心房的去极化过程。波形小而钝圆,历时 0.08~0.11 s,波幅不超过 0.25 mV。若其时间和波幅超过正常,则提示心房肥厚;心房纤颤时,P 波消失,代之以锯齿状的小波。

2. QRS 波群　QRS 波群反映左、右两心室的去极化过程。典型的 QRS 波群由向下的 Q 波、高尖向上的 R 波及向下的 S 波组成。QRS 波群历时 0.06~0.10 s,代

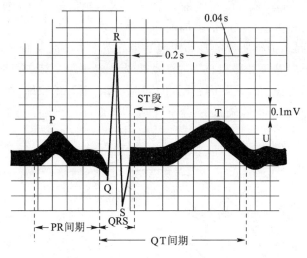

图 6-6　心电图

表兴奋在心室内传播所需的时间。

3. T 波　T 波反映两心室的复极化过程。其方向与 R 波一致,历时 0.05～0.25 s,波幅为 0.1～0.8 mV。如果出现 T 波低平、双向或倒置,则称为 T 波改变,主要反映心肌有缺血改变。

4. PR 间期　PR 间期是指从 P 波起点到 QRS 波群起点之间的时程,历时0.12～0.20 s。它反映从窦房结产生的兴奋经心内传导系统到达心室肌所需要的时间。PR 间期延长,提示有房室传导阻滞。

5. QT 间期　QT 间期是指从 QRS 波群起点到 T 波终点之间的时程。它反映从心室肌开始去极化到完全复极化所需要的时间。QT 间期的长短与心率成反变关系,心率越快,QT 间期越短。

6. ST 段　ST 段是指从 QRS 波群终点到 T 波起点之间的线段。正常时它与基线平齐,代表心室肌完全处于去极化状态(相当于动作电位的平台期),各部分之间无电位差存在。若 ST 段异常压低或抬高,常表示有心肌损伤或心肌缺血等病变。

四、心脏的泵血功能

心脏的泵血功能是通过心肌不间断、有节律的收缩和舒张活动,使心腔内压力、容积发生周期性变化,引起心脏内各心瓣膜有规律的开放和关闭,推动血液沿单一方向循环流动。心脏的这种活动形式与水泵相似,因此,把心脏的射血又称为泵血。

(一) 心率与心动周期

1. 心率　每分钟心脏搏动的次数称为心率(heart rate,HR)。正常成年人安静时心率为 60～100 次/min,平均 75 次/min。心率可因年龄、性别、生理状态的不同而有差异。小儿的心率较成年人快,尤其是新生儿可达 130 次/min 以上;老年人心率较慢;女性一般比男性稍快;同一个人,安静和睡眠时心率较慢,运动或情绪激动时心率增快;经常体育锻炼和体力劳动的人,安静时心率较慢。

2. 心动周期 心房或心室每收缩和舒张一次所经历的时间,称为一个心动周期(cardiac cycle)。心房和心室的活动周期均包括收缩期和舒张期。由于心脏的功能主要靠心室完成,所以,通常所说的心动周期是指心室的活动周期而言。

在一个心动周期中,心房和心室的活动是按一定规律交替进行的,先是两心房同时收缩,继之心房舒张;在心房开始舒张的同时,两心室开始收缩,继之心室舒张。在心室舒张末期心房又开始收缩,进入下一个心动周期(图6-7)。

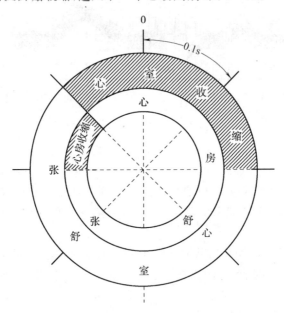

图6-7 心动周期示意图

心动周期的长短与心率有关(心动周期=60 s/HR)。安静时,若成年人心率按平均75次/min计算,则一个心动周期为0.8 s。其中两心房先收缩,持续0.1 s,继而舒张,持续0.7 s;心房进入舒张期后,心室开始收缩,持续0.3 s,随后心室舒张,持续0.5 s。在心室舒张的前0.4 s期间,心房也处于舒张期,称为全心舒张期。

由图6-7可以看出,在同一个心动周期中,无论是心房还是心室,舒张期均长于收缩期,这既能保证心室有足够的时间充盈血液,又能让持久活动的心脏得到充分休息。由于心动周期与心率成反比,故心率增快时,心动周期缩短,其中收缩期和舒张期均缩短,但以舒张期缩短更为显著(图6-8)。这样会延长心脏的工作时间,缩短休息时间,既不利于心脏射血,也不利于心脏持久活动。临床上快速型心律失常导致心力衰竭,就是这个原因。

(二)心脏的泵血过程和机制

心室的泵血过程包括心室收缩期的射血过程和心室舒张期的充盈过程。左、右心室的活动基本相同,排血量也几乎相等。现以左心室为例来说明心室的泵血过程和机制(图6-9)。

心率 （次/min）	心动周期 (s)	心室收缩期 (s)		心室舒张期 (s)	
40	1.5	0.35		1.15	
75	0.8	0.3		0.5	
100	0.6	0.3		0.3	
150	0.4	0.25	0.15		

图 6-8　心率与心动周期的关系

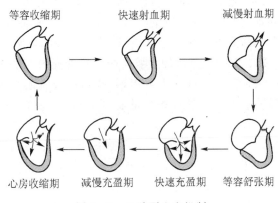

图 6-9　心脏泵血和机制

1. 心室收缩期与射血过程　心室收缩期的射血过程包括等容收缩期和射血期，而射血期又可分为快速射血期和减慢射血期。

（1）等容收缩期：心室收缩之前，心室内压低于房内压和主动脉压，此时房室瓣处于开放状态，主动脉瓣处于关闭状态。心室开始收缩后，室内压迅速升高，当超过房内压时，心室内血液向心房反流而推动房室瓣关闭，可阻止血液逆流入心房。此时室内压仍低于主动脉压，主动脉瓣仍处于关闭状态。从房室瓣关闭到主动脉瓣开放之前的这段时期，心室成为一个封闭的腔，由于血液具有不可压缩性，心室肌的继续收缩并不能改变心室容积，故称为**等容收缩期**，持续约 0.05 s。在此期内，由于心室肌的继续收缩，因而室内压急剧升高。当动脉血压升高或心肌收缩力减弱时，等容收缩期将延长。

（2）射血期：在等容收缩期末，心室的持续收缩使室内压升高并超过主动脉压时，主动脉瓣开放，这标志着等容收缩期结束而进入**射血期**。在射血期的前 0.1 s 内，由于心室射入主动脉的血量大，速度快，约占总射血量的 70%，故称为**快速射血期**。在快速射血期内，心室容积明显缩小，但由于心室肌继续收缩，室内压继续上升，在此期末达到高峰。因大量血液射入主动脉，使主动脉压升高，与此同时，由于心室容积迅速减少，心室肌的收缩强度逐渐减弱，室内压由峰值逐步下降，射血速度减慢，故称为**减慢射血期**，约持续 0.15 s，此期射血量约占总射血量的 30%。据测定，在此期室内压已低于主动脉压，但心室内的血液因受到心室收缩的挤压具有较大的动能，依其惯性作用仍可逆着压力差继续射入主动脉。

2. 心室舒张期与充盈过程 心室在舒张期内充盈血液,为下次射血储备血量。心室舒张期的充盈过程包括等容舒张期和心室充盈期。心室充盈期又可分为快速充盈期、减慢充盈期和心房收缩期。

(1)等容舒张期:心室肌开始舒张后,室内压迅速下降,当室内压低于主动脉压时,主动脉内血液反流,推动主动脉瓣关闭,但此时室内压仍高于房内压,房室瓣仍处于关闭状态。从主动脉瓣关闭到房室瓣开放之前的这段时期,心室再次成为一个封闭的腔,心室肌继续舒张,但心室的容积并不改变,故称为**等容舒张期**,持续 0.06~0.08 s。在此期内,由于心室肌的继续舒张,因而室内压急剧下降。

(2)心室充盈期:在等容舒张期末,当室内压下降并低于房内压时,房室瓣开放,心房和腔静脉内的血液,因心室舒张使室内压下降而产生的"抽吸"作用,快速流入心室,心室容积迅速增大,故称为**快速充盈期**,持续约 0.11 s。该期流入心室的血液量约占总充盈量的 70%,是心室充盈过程的主要阶段。快速充盈期后,随着心室充盈血量的增多,心室与心房、大静脉之间的压力差逐渐减小,血液流入心室的速度减慢,故称为**减慢充盈期**,持续约 0.22 s,此期仅有少量血液从心房流入心室。在心室舒张期的最后 0.1 s,心房肌开始收缩,即进入**心房收缩期**。心房肌的收缩,使房内压升高,进一步将心房内血液挤入心室,使心室的充盈量在原有基础上再增加 10%~30%。可见在心脏射血及充盈过程中,心房的作用远不及心室重要。故临床上心房发生纤维性颤动时,虽心室充盈量有所减少,但一般不会严重影响心脏的泵血功能。

综上所述,在心脏泵血过程中,心室舒缩引起室内压大幅度升降,是造成心房与心室之间及心室与主动脉之间产生压力差的根本原因,也是引起瓣膜开闭的直接动力。血液在压力差和瓣膜开闭的控制下呈单向流动,即从心房流向心室,再从心室流向动脉,继而经静脉再回流到心脏。现将一个心动周期中心腔内各种变化归纳如表 6-1 所示。

表 6-1 心动周期中心腔内压力、容积、瓣膜活动、血流方向等变化

心动周期分期	心腔压力比较			瓣膜开闭		血流方向	心室容积
	心房	心室	动脉	房室瓣	动脉瓣		
等容收缩期	房内压＜室内压＜动脉压			关闭	关闭	血液存于心室	不变
快速射血期	房内压＜室内压＞动脉压			关闭	开放	心室→动脉	迅速减小
减慢射血期	房内压＜室内压＜动脉压			关闭	开放	心室→动脉	继续减小
等容舒张期	房内压＜室内压＜动脉压			关闭	关闭	血液存于心室	不变
快速充盈期	房内压＞室内压＜动脉压			开放	关闭	心房→心室	迅速增大
减慢充盈期	房内压＞室内压＜动脉压			开放	关闭	心房→心室	继续增大
心房收缩期	房内压＞室内压＜动脉压			开放	关闭	心房→心室	进一步增大

护理专业教学资源库/课程中心/人体结构与功能/教学内容/学习单元 10 - 循环系统/电子教案

（三）心音

在每一个心动周期中，由心肌舒缩、瓣膜开闭、血流速度改变形成的湍流、血流冲击心室及大动脉壁等因素引起振动，通过周围组织的传导，在胸壁某些部位用听诊器可听到的声音，称为心音（cardiac sound）。若用换能器将这些机械振动转换成电信号记录下来，即为心音图。

正常情况下每一心动周期可产生 4 个心音，分别称为第一、第二、第三、第四心音。一般情况下，用听诊器只能听到第一、第二心音；在某些青年人和健康儿童可听到第三心音；40 岁以上的健康人有时可听到第四心音；用心音图可记录到 4 个心音。

1. 第一心音　发生在心室收缩期，标志着心室收缩的开始。第一心音在心尖处（左侧第 5 肋间锁骨中线稍内侧）最清晰，其特点是音调较低，持续时间较长（约 0.12 s），主要由心室收缩、房室瓣关闭、心室射血时血流冲击大动脉壁、大动脉扩张产生的湍流等引起的振动汇合而成。其强弱可反映心肌收缩的力量及房室瓣的功能状态。

2. 第二心音　发生在心室舒张期，标志着心室舒张的开始。第二心音在胸骨旁第 2 肋间（主动脉瓣和肺动脉瓣听诊区）最清晰，其特点是音调较高，持续时间较短（约 0.08 s），主要由动脉瓣关闭、血流冲击大动脉根部引起的振动汇合而成。其强弱可反映动脉血压的高低及动脉瓣的功能状态。

3. 第三心音　发生在快速充盈期末，特点是音调低、时间短（约 0.06 s），主要因血液充盈减慢，血流速度突然改变而引起心室壁和瓣膜振动，在部分青年和儿童易听到，尤其在运动后引起静脉回心血量增加时明显。

4. 第四心音　发生在心室收缩期前，故又称为心房音，是心房收缩时血液进入心室引起的振动，一般听不到，仅在部分老年人和心室舒张末期压力增高的患者可听到。

听取心音可了解心率及心律、心肌收缩力、瓣膜的功能状态是否正常等。当瓣膜发生病变时，如瓣膜狭窄或关闭不全时，均可使血液产生涡流而发生杂音。因此，心音听诊在某些心脏疾病的诊断中有重要意义。

 护理专业教学资源库/课程中心/人体结构与功能/教学内容/学习单元 10-循环系统/教学图片

知识拓展

心脏瓣膜病与杂音

心脏瓣膜病是由于多种原因引起的单个或多个瓣膜的结构异常，导致瓣膜狭窄或关闭不全的一种心脏疾病。在我国，最常见为由慢性风湿性心脏病所引起。这是因反复感染链球菌，引起心内膜炎而破坏瓣膜，导致瓣膜纤维化并丧失弹性，其中二尖瓣最易受侵犯，造成二尖瓣狭窄或关闭不全。

在正常情况下，血液在心脏和大血管中流动时，并不产生异样的声音。但当血液在流动过程中遇到了障碍,会在障碍物的边缘形成漩涡,并引起心瓣膜及血管壁的振动。这时,在正常心音之外便产生了杂音。例如,心瓣膜关闭不全或瓣膜口狭窄就会产生杂音。医生通过听取杂音,能帮助诊断某些心脏瓣膜病变。若在心尖区听到隆隆样的舒张期杂音,就表明二尖瓣环口狭窄;若在心尖区听到粗糙的吹风样收缩期杂音,则提示二尖瓣关闭不全。

(四) 心脏泵血功能的评价

心脏的主要功能是泵血,并能根据机体在不同状态下代谢的需要调节泵血量。故心脏泵血量的多少是评价心脏功能的重要指标,常用的主要有以下几种:

1. 每搏输出量和射血分数　一侧心室每次收缩时射出的血量,称为**每搏输出量**(stroke volume),简称搏出量。左、右心室的搏出量基本相等。正常成年人安静状态下左心室的搏出量为 60～80 ml。搏出量占心室舒张末期容积的百分比,称为**射血分数**(ejection fraction)。正常成年人安静状态下,左心室舒张末期容积约为 125 ml,其射血分数为 55%～65%。射血分数的大小取决于搏出量和心室舒张末期容积两个因素。正常情况下,搏出量始终与心室舒张末期容积相适应。在一定范围内,心室舒张末期容积增大时,搏出量也相应增加,射血分数基本不变。在心室功能减退、心室异常扩大的情况下,其搏出量与正常人无明显差别,但与已增大的心室舒张末期容积不相适应,此时射血分数明显下降。因此,射血分数能更准确地反映心脏泵血功能。

2. 每分输出量和心指数　一侧心室每分钟射入动脉的血量,称为**每分输出量**(minute volume),简称心输出量(cardiac output)。心输出量等于搏出量与心率的乘积。若按心率 75 次/min 计算,正常成人安静时心输出量则为 4～6 L/min,平均约为 5 L/min。心输出量与机体的代谢水平相适应,并与年龄、性别等因素有关。青年人心输出量比老年人高;女性的心输出量比同体重的男性低 10% 左右;剧烈运动时心输出量可高达 25～35 L/min;而在麻醉情况下心输出量可降到 2.5 L/min。

在相同条件下,不同个体因其代谢水平不同,对心输出量的需求也不一样,如身材高大者对心输出量的需求大于身材矮小者。因此,只用心输出量来评价不同个体的心功能是不全面的。调查资料表明,人在安静时的心输出量,并不与身高、体重成正比,而是与体表面积成正比。以单位体表面积(m^2)计算的心输出量称为**心指数**(cardiac index)。我国中等身材成人的体表面积为 1.6～1.7 m^2,安静时心输出量以 5 L/min 计算,则心指数为 3.0～3.5 L/(min·m^2)。在安静、空腹状态下测定的心指数称为静息心指数,是评价不同个体心功能的常用指标。

3. 心脏泵血功能的调节　在机体内,心输出量的多少既受神经体液因素的调节,又取决于心脏本身活动的改变,以适应不同生理情况下新陈代谢的需要。现主要从心脏本身的角度来分析影响心输出量的因素。

心输出量取决于搏出量和心率两大基本因素,机体通过对搏出量和心率这两方面的调节来改变心输出量。

(1) 搏出量的调节:在心率不变的情况下,搏出量的多少取决于心室肌收缩的强度和速度。与骨骼肌一样,心肌收缩的强度和速度也受前负荷、后负荷和心肌收缩能力的影响。

1) 前负荷:心室肌的前负荷是指心室舒张末期的充盈量。在完整心脏,前负荷常用心室舒张末期容积或压力来表示,相当于静脉回心血量与心室射血后剩余血量之和。在一定范围内,当心室舒张末期容积增大时,心室肌初长度增加,可使心肌收缩力增强,搏出量增多。这种通过改变心肌初长度而引起心肌收缩强度改变的调节,称为**异长调节**。若前负荷过大(如静脉输液量过大、速度过快),当心肌的初长度超过最适限度时,心肌收缩力反而减弱,使搏出量减少,严重时会引起急性心力衰竭。故临床护理工作中给患者补液或输血时,要严格控制补液或输血的量和速度。

静脉回心血量是影响心室肌前负荷的主要因素,它受心室充盈的持续时间和静脉回流速度的影响。如心率增快时,心室舒张期缩短,心室充盈的持续时间缩短,充盈不完全,因而静脉回心血量减少。又如,机体在大失血、严重脱水时,因循环血量不足而使外周静脉与心腔内压力差减小,静脉回流速度变慢,心室舒张末期充盈量减少,搏出量随之减少,使动脉血压降低。

2) 后负荷:心室肌的后负荷是指心室收缩射血时所遇到的阻力,即动脉血压。在其他因素不变时,动脉血压升高,心室等容收缩期延长,射血期缩短,同时心肌纤维缩短程度和速度减小,搏出量减少。如果动脉血压持续保持较高水平,机休必须靠长期增强心肌收缩力来维持正常的心输出量,久而久之心室肌将出现逐渐肥厚的病理改变,最终可导致心功能减退。

3) 心肌收缩能力:心肌收缩能力是指心肌不依赖于前、后负荷而能改变其收缩活动的一种内在特性。这种与心肌初长度无关,通过改变心肌收缩能力(收缩强度和速度)而对搏出量的调节,称为**等长调节**。研究结果表明,心肌收缩能力受兴奋-收缩耦联过程和肌丝滑行过程中各个环节的影响,其中活化的横桥数目和肌球蛋白 ATP 酶的活性是影响心肌收缩能力的主要因素。神经、体液因素及药物等都可通过改变心肌收缩能力来调节搏出量,如交感神经兴奋、血液中肾上腺素增多或使用强心药(如洋地黄)时,心肌收缩力增强,搏出量增加;迷走神经兴奋时,心肌收缩力减弱,搏出量减少。

(2) 心率:在一定范围内,心率加快可使心输出量增加。但如果心率过快(超过 180 次/min),因心室舒张期明显缩短,心室充盈严重不足,导致搏出量急剧减少,心输出量随之减少。如果心率过慢(低于 40 次/min),尽管心室舒张期延长,但因心室充盈早已达到极限,不能再继续增加充盈量和搏出量,也可导致心输出量减少。可见,心率最适宜时,心输出量最大。心率过快或过慢,心输出量都会减少。

4. 心脏泵血功能的储备 心输出量随机体代谢需要而增加的能力称为心泵血功能储备,简称**心力储备**。包括心率储备和搏出量储备。

(1) 心率储备:健康成年人在剧烈运动时,心率可增加到 160~180 次/min,心输出量可增加 2~2.5 倍。可见,加快心率是增加心输出量的有效途径,但心率过快反而会使心输出量减少。

（2）搏出量储备：包括收缩期储备和舒张期储备。收缩期储备是通过增强心肌收缩力和提高射血分数来实现的。左心室收缩末期容积约为 75 ml，而强力收缩射血后，其心室剩余血量不足 20 ml，可见，动用收缩期储备可使搏出量增加 55～60 ml。舒张期储备比收缩期储备小，它是通过增加心室舒张末期容积而获得的。静息时心室舒张末期容积约为 145 ml，由于心肌的伸展性较小，心室容积不能过度扩大，一般只能达到 160 ml 左右，所以舒张期储备仅 15 ml 左右。

（3）体育锻炼对心力储备的影响：合理的体育锻炼可增加心力储备，一个训练有素的运动员，最大心输出量可达静息时的 7～8 倍。研究表明，坚持体育锻炼可使心肌纤维增粗，心肌收缩能力增强；心肌的血液供应增加，对急性缺氧的耐受性提高；神经调节更加灵敏、有效；因而搏出量储备和心率储备都能得到提高。

第二节　血管生理

不论是体循环还是肺循环，从心室射出的血液都必须经动脉、毛细血管和静脉，再返回心脏。所以血管具有参与形成和维持血压、输送血液、分配血量、实现血液与组织细胞间的物质交换等功能。

一、各类血管的功能特点

各类血管因管壁结构及其所在的部位不同，而有不同的功能特点。

1. 弹性储器血管　弹性储器血管是指主动脉、肺动脉主干及其发出的最大分支。此类血管管壁厚、富含弹性纤维，有较大的弹性和可扩张性。心室收缩射血时，主动脉和大动脉被动扩张，容积增大，可暂时储存一部分血液；心室舒张时，射血停止，被扩张的主动脉和大动脉发生弹性回缩，将射血期储存在其中的那部分血液继续推向外周，这种功能称为弹性储器作用。

2. 分配血管　分配血管是指从弹性储器血管以后到小动脉以前的中动脉。因管壁中平滑肌较多，故收缩性较强，其收缩和舒张可调节分配到身体各组织器官的血流量。

3. 阻力血管　阻力血管是指小动脉、微动脉、微静脉。这类血管口径小，管壁富含平滑肌，其舒缩活动可使血管口径发生明显变化，对血流的阻力大。小动脉、微动脉是毛细血管前阻力血管，微静脉是毛细血管后阻力血管。

4. 交换血管　交换血管是指真毛细血管，其管壁由单层内皮细胞和一薄层基膜构成，通透性很高，加之毛细血管数量多且血流速度缓慢，是血液和组织细胞进行物质交换的场所。

5. 容量血管　容量血管是指静脉血管。它与相应的动脉比较，数量多、口径大、管壁薄、易扩张、故其容量较大。安静状态下，循环血量的 60%～70% 容纳在静脉中，因此，它在心血管系统中起着血液储存库的作用。

二、血流量、血流阻力和血压

血液在心血管系统中流动的力学称为血流动力学,其基本的研究对象是血流量、血流阻力、血压以及三者之间的关系。

（一）血流量和血流速度

1. 血流量　单位时间内流过血管某一截面的血量称为**血流量**（blood flow）,也称容积速度,通常以 ml/min 或 L/min 为计量单位。根据流体力学规律,血流量（Q）与血管两端的压力差（ΔP）成正比,与血流阻力（R）成反比,关系式为:

$$Q=\frac{\Delta P}{R}$$

在闭合的循环系统中,各个截面的血流量都是相等的,即等于心输出量。以体循环为例,上式中的 Q 就是心输出量,R 为体循环总的血流阻力,ΔP 是主动脉压与右心房的压力差。由于右心房压接近于 0,ΔP 则接近于主动脉压（P）,因此,心输出量 $Q=P/R$。而对某一器官来讲,Q 相当于器官的血流量,ΔP 相当于灌注该器官的动脉压与静脉压之差,R 为该器官的血流阻力。

2. 血流速度　血流速度是指血液在血管内流动的直线速度。即单位时间内一个质点（如一个红细胞）在血流中前进的距离。在血流量相同的情况下,血流速度与血管的总横截面积成反比。由于毛细血管总横截面积最大,主动脉的总横截面积最小。因此,血流速度在毛细血管中最慢,在主动脉中最快。

（二）血流阻力

血液在血管内流动时所遇到的阻力,称为**血流阻力**（resistance of blood flow）。它来源于血液内部各成分之间的摩擦力以及血液与血管壁之间的摩擦。根据流体力学原理,血流阻力（R）与血液黏滞度（η）和血管长度（L）成正比,与血管半径（r）的 4 次方成反比,可用以下公式计算:$R=8\eta L/\pi r^4$。

生理情况下,血管的长度和血液黏滞度变化很小,所以血管半径是影响血流阻力的最主要因素。在神经和体液因素的控制下,血管口径经常发生变化,机体对器官血流量的调节主要是通过控制各器官阻力血管的口径实现的。外周的小动脉和微动脉是产生血流阻力的主要部位,因而此处的血流阻力又称为**外周阻力**（peripheral resistance）。

（三）血压

血压（blood pressure）是指血管内流动的血液对单位面积血管壁的侧压力,包括动脉血压、毛细血管血压和静脉血压,通常所说的血压,一般是指动脉血压。血压的计量单位临床上习惯用毫米汞柱（mmHg）来表示。形成血压的前提是心血管系统内有足够的血液充盈,血液充盈的程度可用循环系统平均充盈压来表示。通过实验测得循环系统平均充盈压约为 7 mmHg。血压是推动血液循环的直接动力,由于血液从大动脉流向心房的过程中,需不断克服血流阻力而消耗能量,故从主动脉到右心房,血压逐渐降低。在各段血管中,血压降落的幅度与该段血管的血流阻力成正比。在主动脉和大动脉段,血压降落较小;微动脉的血流阻力最大,血压降落也最明显;当血液由大静脉流到右心房时,压力已接近于0(图6-10)。

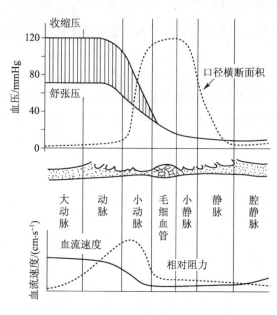

图6-10　各类血管的血压

三、动脉血压与动脉脉搏

(一)动脉血压

1. 动脉血压的概念及其正常值　**动脉血压**(arterial blood pressure)是指血液对单位面积动脉管壁的侧压力,一般是指主动脉压。由于大动脉中血压降落很小,故通常将在上臂测得的肱动脉压代表主动脉压。在每一心动周期中,动脉血压随心脏的舒缩活动而发生周期性变化。心室收缩射血时,主动脉压升高所达到的最高值,称为**收缩压**(systolic pressure)。心室舒张时,主动脉压下降所达到的最低值,称为**舒张压**(diastolic pressure)。收缩压与舒张压之差称为**脉搏压**(pulse pressure),简称脉压。一个心动周期中每一瞬间动脉血压的平均值称为**平均动脉压**,约等于舒张压加1/3脉压。临床上动脉血压的习惯记录方式为:收缩压/舒张压 mmHg,例如120/80 mmHg。

我国健康青年人在安静状态时的收缩压为100~120 mmHg,舒张压为60~80 mmHg,脉压为30~40 mmHg。正常人的动脉血压存在年龄、性别差异,一般随年龄增大而逐渐升高,收缩压比舒张压升高显著;男性比女性略高。安静时动脉血压相对稳定,体力劳动或情绪激动时,动脉血压可暂时升高。成年人安静时,舒张压持续高于90 mmHg或40岁以下的人收缩压持续超过140 mmHg,称为高血压;如收缩压持续低于90 mmHg或舒张压持续低于60 mmHg,则称为低血压。

正常水平的平均动脉压是推动血液循环和保持各器官血液供应的必要条件。动脉血压过低可使各组织器官血液供应不足,特别是脑、心、肾等重要器官可因缺血而造成严重后果。动脉血压过高,心室肌后负荷增加,久之可导致心室代偿性肥大,甚至出现心力衰竭。同时,过高的血压还可能引起血管壁的损伤,如脑血管破裂造成脑出血。可见,动脉血压的相对稳定,是内环境稳态的重要指标,是保证正常生命活动的必要条件。

2. 动脉血压的形成　在封闭的心血管系统中,足够的血液充盈是形成动脉血压的前提。在此基础上,心室收缩射血所产生的动力与血液流动所遇到的外周阻力,二者相互作用的结果是形成动脉血压的根本因素。此外,主动脉和大动脉管壁的弹性在动脉血压的形成中起着重要的缓冲作用。在心室收缩期,血液射入动脉,一方面推动血液向外周流动,另一方面形成对动脉管壁的侧压力。因受外周阻力的作用大约只有1/3流至外周,其余2/3暂时储存在大动脉中,充胀动脉管壁使动脉血压升高,形成收缩压。但由于大动脉管壁的弹性扩张可缓冲收缩压,使收缩压不至于过高。在心室舒张期射血停止时,被扩张的大动脉管壁发生弹性回缩,推动储存的血液继续流向外周,使心室断续的射血变为动脉内连续的血流,同时动脉血压下降缓慢,使舒张压仍能维持在一定高度(图6-11)。

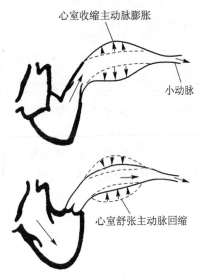

心室收缩主动脉膨胀

小动脉

心室舒张主动脉回缩

图6-11　主动脉的弹性作用

3. 影响动脉血压的因素　凡与动脉血压形成有关的各种因素发生改变,都能影响动脉血压。为了讨论方便,以下分析都是在假定其他条件不变时,单独分析某一因素变化对动脉血压产生的影响。

(1)搏出量:搏出量增加时,心室收缩期射入主动脉的血量增多,主动脉管壁所受的侧压力增大,收缩压明显升高。由于动脉血压升高,血流速度加快,流向外周的血量增多,到心室舒张末期,主动脉内存留的血量增加不多,故舒张压升高不明显,脉压增大。反之,当搏出量减少时,收缩压明显降低,脉压减小。可见,收缩压的高低主要反映搏出量的多少。

(2)心率:心率加快时,心室舒张期明显缩短,此期由主动脉流向外周的血量减少,到心室舒张期末,主动脉内存留的血量增多,使舒张压明显升高。由于心室舒张期储存在主动脉内的血量增多,在搏出量相对不变的情况下,收缩压也有所升高,但升高的幅度不如舒张压,故脉压减小。相反,心率减慢时,舒张压比收缩压降低明显,脉压增大。

(3)外周阻力:外周阻力增大时,心室舒张期内血液流向外周的速度减慢,心室舒张期末存留在主动脉内的血量增多,舒张压明显升高。在舒张压升高的基础上,收缩压也升高,但不如舒张压升高显著,故脉压减小。反之,外周阻力减小时,舒张压明显下降,脉压增大。因此,舒张压的高低主要反映外周阻力的大小。

(4)循环血量与血管容积:正常情况下,循环血量与血管容积相适应,使血管保持一定的充盈度,维持一定的血压。当发生大失血时,循环血量减少而血管容积改变不大,必然引起循环系统平均充盈压下降,使动脉血压降低。同样,如果循环血量不变而血管容积增大时(药物过敏、中毒性休克等引起的全身小血管扩张),也会造成动脉血压急剧下降。

(5)主动脉和大动脉管壁的弹性作用:如前所述,主动脉和大动脉管壁的弹性作用可缓冲动脉血压的波动。老年人因大动脉硬化,弹性减退,对动脉血压的缓冲作用减弱,故收缩压升高,舒张压降低,脉压显著增大。但老年人往往同时还伴有小动脉和微动脉硬化,外周阻力相应增大,故收缩压和舒张压都升高。

知识拓展

原发性高血压

原发性高血压是以血压升高为主要表现的综合征,简称高血压。高血压近年来在我国发病率迅猛增高,是最常见的心血管疾病。长期血压升高可使血管变厚、变硬、变脆,导致动脉粥样硬化,因而可造成人体心、脑、肾等重要脏器损害,是心肌梗死、心力衰竭、脑血管病(脑出血、脑血栓)、肾衰竭的重要病因和危险因素。

原发性高血压的病因与遗传、饮食习惯、长期精神紧张等因素密切相关。其发病机制主要与交感神经功能亢进、肾性钠水潴留、肾素-血管紧张素-醛固酮系统激活、胰岛素抵抗、细胞膜离子转运异常等有关,导致血压调节机制失代偿,使血压升高。

高血压的治疗原则是改善生活行为,选用降压药物,稳定血压,降低患者心、脑、肾等器官的并发症和病死率。其护理措施包括饮食护理(减少盐和脂肪摄入、戒烟限酒),用药护理(如利尿剂、β受体阻断药、钙通道阻滞药、血管紧张素转换酶抑制药和血管紧张素Ⅱ受体阻断药等),心理护理(指导患者学会自我调节,减轻精神压力,保持健康的心理状态等)。

(二)动脉脉搏

在每个心动周期中,随着心脏的舒缩活动,动脉血压发生周期性变化,从而导致动脉管壁发生周期性搏动,称为**动脉脉搏**(arterial pulse),简称**脉搏**。动脉脉搏起始于主动脉,沿动脉管壁向外周传播,在一些浅表动脉部位(如桡动脉)可用手指触摸到动脉搏动。脉搏的频率和节律能反映心率和心律;脉搏的强弱、紧张度的高低可反映心肌收缩力、动脉血压及动脉管壁的弹性。因此,脉搏在一定程度上可反映心血管的功能状态。

四、静脉血压与静脉回心血量

(一)静脉血压

静脉血压远低于动脉血压。当体循环血液流经毛细血管到达微静脉时,血压已降到15～20 mmHg,右心房作为体循环的终点,血压最低,接近于零。通常将各器官或肢体的静脉血压称为**外周静脉压**;把右心房和胸腔内大静脉的血压称为**中心静脉压**（central venous pressure，CVP）。中心静脉压的正常值为 $4\sim12$ cmH$_2$O。中心静脉压的高低取决于心脏射血功能和静脉回心血量。如果心脏射血能力强,能及时将回流入心脏的血液射入动脉,中心静脉压就较低;反之,如果心脏射血能力较弱（如右心衰竭）,中心静脉压就升高。另一方面,在心脏射血功能不变时,如果静脉回流速度加快（如输血、输液过多、过快）,中心静脉压升高;反之,如果静脉回流速度减慢（如血量不足或静脉回流障碍）,中心静脉压降低。由于测定中心静脉压可反映静脉回心血量和心脏的功能状态,因此,临床上可作为控制补液量、补液速度及心功能监护的指标。

（二）影响静脉回心血量的因素

静脉回心血量是指单位时间内由静脉回流入心脏的血量。外周静脉压与中心静脉压之差,是推动静脉血流的动力。凡能影响静脉血流的动力及静脉血流阻力的因素,均能影响静脉回心血量。

1. 体循环平均充盈压　体循环平均充盈压是反映血管充盈程度的指标,它反映了循环血量与血管容量之间的相对关系,对静脉回心血量有直接的影响。当循环血量增加或容量血管收缩时,体循环平均充盈压升高,静脉回心血量增多;反之,当循环血量减少或容量血管舒张时,体循环平均充盈压降低,静脉回心血量减少。

2. 心肌收缩力　心肌收缩力是静脉回流的原动力,故是影响静脉回心血量最重要的因素。心肌收缩力增强时,搏出量增多,心室舒张期室内压明显降低,对心房和大静脉内血液的抽吸力较大,中心静脉压降低,静脉回心血量增多;反之,心肌收缩力减弱时,搏出量减少,心室射血后剩余血量增多,室内压升高,储积在心房和大静脉内的血量增多,使中心静脉压升高,静脉回心血量减少。

3. 骨骼肌的挤压作用　大部分外周静脉内有瓣膜存在,只允许血液向心脏方向流动而不能倒流。骨骼肌收缩时可对肌肉内和肌间的静脉产生挤压,使外周静脉压升高,促进静脉回流;骨骼肌舒张时,外周静脉压降低,有利于毛细血管和微静脉内的血液流入静脉。因此,骨骼肌和静脉瓣一起对静脉回流起着"肌肉泵"的作用。例如,在步行或跑步时,下肢肌肉泵的作用就能很好地发挥,对于在立位情况下降低下肢静脉压和减少血液在下肢静脉内潴留有重要意义。如果久立不动,下肢骨骼肌持续紧张性收缩,肌肉泵的作用不能充分发挥,使下肢静脉回流受阻,静脉过度扩张,导致下肢静脉曲张。

护理专业教学资源库/课程中心/人体结构与功能/教学内容/学习单元10 –循环系统/教学图片

4. 重力和体位　由于静脉管壁较薄、易扩张,管腔内压力低,故静脉血压和静脉回心血量受重力和体位的影响较为明显。平卧位时,全身静脉与心脏基本在同一水平,重力对静脉血压和静脉回心血量的影响不大。当身体由卧位突然直立时,因重力关系,心脏以下的静脉充盈扩张,容量增加,使静脉回心血量减少,心输出量减少,动脉血压下降,引起脑、视网膜供血暂时不足,故出现头晕、眼前发黑,甚至昏倒等现象,称为直立性低血压。在高温环境中,皮肤血管舒张容纳的血量增多,静脉回心血量会明显减少,导致心输出量减少和脑供血不足,可引起头晕甚至晕厥。长期卧床的患者,静脉管壁的紧张性较低,可扩张性较大,加之腹壁和下肢肌肉的收缩力量减弱,对静脉的挤压作用减小,故由平卧位突然起立时,可因大量血液积滞在下肢,使静脉回心血量过少而发生昏厥。

5. 呼吸运动　呼吸运动对静脉回流起着"呼吸泵"的作用。吸气时由于胸膜腔内压降低,使胸腔内大静脉和右心房扩张,中心静脉压降低,静脉回心血量增加;呼气时则相反。

知识拓展

心 力 衰 竭

心力衰竭简称心衰,是指心肌收缩力减弱,使心室射血能力过低,不能泵出足够的血液以满足机体灌注和代谢的需要,同时出现肺循环和(或)体循环淤血为主要特征的一种临床综合征。常是各种心脏疾病(如心肌梗死、心肌炎、心瓣膜病等)的终末阶段。

根据临床表现可将心力衰竭分为左心衰竭、右心衰竭和全心衰竭。左心衰竭时,左心房压和肺静脉压升高,不利于肺循环中的血液回流,可出现肺淤血和肺水肿。单纯右心衰竭主要见于肺源性心脏病及某些先天性心脏病,以体循环淤血为特征,患者可出现颈静脉怒张,肝淤血,下肢水肿等体征。心肌炎、心肌病患者左、右心衰竭可同时出现,即为全心衰竭。

心力衰竭的发生通常是一个慢性过程,在致病因素的作用下,机体通过心室扩大(心肌纤维拉长)、心肌肥厚(心肌纤维增粗)、交感神经系统兴奋性增强、肾素-血管紧张素-醛固酮系统激活等途径使心输出量代偿性增加。但这一代偿是有限度的,当超过一定限度时就会加重心脏前后负荷,长时间如此,可导致心肌变性、坏死,收缩无力而衰竭。

五、微循环

微循环(microcirculation)是指微动脉与微静脉之间的血液循环。微循环是血液和组织细胞之间进行物质交换的场所。

（一）微循环的组成

典型的微循环由微动脉、后微动脉、毛细血管前括约肌、真毛细血管、通血毛细血管、微静脉和动-静脉吻合支7部分组成(图6-12)。其中微动脉、后微动脉、毛细血管前括约肌为毛细血管前阻力血管。微动脉的舒缩可控制与其相连的整个微循环的血流量,起着"总闸门"的作用;后微动脉和毛细血管前括约肌的舒缩,控制所属毛细血管的血流量,起着"分闸门"的作用;微静脉属毛细血管后阻力血管,其舒缩状态可影响毛细血管血压,起着"后闸门"的作用。

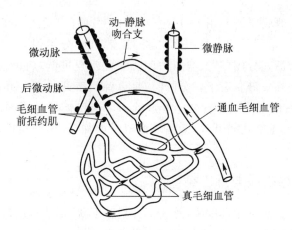

图 6-12　微循环模式示意图

（二）微循环的血流通路

微循环的血液通过以下3条通路由微动脉流向微静脉。

1. 迂回通路　血液经微动脉、后微动脉、毛细血管前括约肌、真毛细血管，最后汇流入微静脉。此通路迂回曲折，交织成网，血流缓慢，穿行于组织细胞之间，加之真毛细血管数量多、管壁薄、通透性大，是血液和组织细胞进行物质交换的主要场所，故又称为营养通路。真毛细血管是交替开放的，其开放的数量取决于所在器官的代谢水平。

2. 直捷通路　血液从微动脉经后微动脉和通血毛细血管流入微静脉。该通路多见于骨骼肌的微循环，经常处于开放状态。特点是直而短，血流速度较快，基本不进行物质交换。其主要功能是使一部分血液迅速通过微循环返回心脏，以保证循环血量的相对稳定。

3. 动-静脉短路　血液从微动脉经动-静脉吻合支直接流入微静脉。因其途径短、血管壁厚，血流速度更快。该通路多分布于皮肤及皮下组织，通常处于关闭状态。当环境温度升高，机体需要大量散热时，动-静脉吻合支开放，皮肤血流量增多，有助于散热，故在调节体温中发挥重要作用。在某些病理状态下，例如感染性或中毒性休克时，动-静脉吻合支大量开放，血液不经真毛细血管，不能与组织细胞进行物质交换，会加重组织的缺氧状况。

（三）微循环血流量的调节

1. 神经调节　交感神经支配微动脉和微静脉，其中对微动脉的支配密度较高，故以影响微动脉为主。当交感神经兴奋时，微循环的"总闸门"和"后闸门"趋于关闭，微循环的流入量和流出量均减小，尤以前者为甚。

2. 体液调节　全身性体液因素如去甲肾上腺素、肾上腺素、血管紧张素Ⅱ等可引起微循环血管收缩，而局部代谢产物如 CO_2、乳酸、腺苷、H^+ 等能使后微动脉和毛细血管前括约肌（"分闸门"）舒张。正常情况下，微循环血流量主要靠局部代谢产物的调节。如安静时，组织代谢水平较低，局部代谢产物积聚较少，后微动脉和毛细血管前括约肌在体液中缩血管物质的作用下,产生收缩,即"分闸门"关闭,导致所属真毛细血管关闭。一段时间后,局部代谢产物积聚增多,使该处的"分闸门"开放,血流量增加,将局部代谢产物运走后,"分闸门"又自行关闭。如此反复进行,就能使真毛细血管轮流交替开放。骨骼肌在安静状态下,"分闸门"每分钟交替开放 5～10 次,并保持在同一时间内有 20% 左右的真毛细血管处于开放状态。当机体活动增强时,局部代谢产物增多,引起更多的真毛细血管开放,微循环血流量增加,物质交换面积增大,以适应组织代谢的需要。

六、组织液的生成与淋巴循环

组织液存在于组织细胞间隙中,绝大部分呈胶冻状,不能自由流动,因此不会因重力作用而流到身体的低垂部位,也不能被抽吸出来。组织液是组织细胞与血液之间进行物质交换的媒介。

(一) 组织液的生成及回流

组织液是血浆经毛细血管壁滤出而形成的。组织液中除蛋白质含量较少外,其他成分与血浆相同,故其生成的结构基础是毛细血管壁的通透性。由于组织液与血液之间的物质交换是以滤过和重吸收的方式进行的,因此,组织液生成和回流的动力是有效滤过压(图 6-13)。

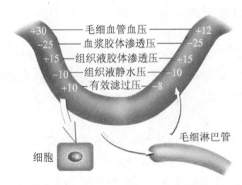

图 6-13　组织液的生成与回流(单位:mmHg)

有效滤过压取决于毛细血管血压(动脉端 30 mmHg,静脉端 12 mmHg),组织液胶体渗透压(15 mmHg),血浆胶体渗透压(25 mmHg)及组织液静水压(10 mmHg)4种力量的对比。其中前二者是促使毛细血管内液体向外滤过的力量,后二者是将液体从毛细血管外重吸收入血管内的力量。滤过的力量与重吸收的力量之差称为有效滤过压。可用下式表示

有效滤过压=(毛细血管血压+组织液胶体渗透压)-(血浆胶体渗透压+组织液静水压)

若有效滤过压为正值,则表示有组织液生成;有效滤过压为负值,则表示有组织液回流。按图 6-13 所设的各种压力数值计算,在毛细血管动脉端有效滤过压为10 mmHg,故有组织液生成;在毛细血管静脉端有效滤过压约为-8 mmHg,则有组织

液回流。以上数据表明,在毛细血管两端,滤过的力量大于重吸收的力量,因此,生成的组织液大约有 90% 在静脉端被重吸收,其余约 10% 进入毛细淋巴管,成为淋巴,再经淋巴循环回流入血。

(二)影响组织液生成的因素

正常情况下,组织液的生成与回流保持动态平衡,从而维持体液的正常分布。一旦这种平衡被破坏,发生组织液生成过多或重吸收减少,组织间隙中就会有过多的液体潴留,形成组织水肿(edema)。凡能影响有效滤过压、毛细血管壁通透性和淋巴回流的因素,都可影响组织液的生成与回流。

1. **毛细血管血压** 凡能使毛细血管血压升高的因素均可促进组织液生成。例如,炎症部位的微动脉扩张,引起毛细血管血压升高而发生局部水肿。又如右心衰竭时,静脉回流受阻,毛细血管血压升高,组织液生成也会增多,引起组织水肿。

2. **血浆胶体渗透压** 血浆胶体渗透压是由血浆蛋白形成的。某些肾疾病可使大量血浆蛋白随尿排出;肝疾病可使蛋白质合成减少;营养不良时蛋白质摄入过少,这些因素都可使血浆蛋白含量减少,血浆胶体渗透压下降,导致有效滤过压升高,组织液生成增多,形成水肿。

3. **毛细血管壁的通透性** 蛋白质不易通过正常毛细血管壁。在过敏反应或烧伤等情况下,毛细血管壁的通透性异常增高,部分血浆蛋白进入组织液,使病变部位组织液胶体渗透压升高,有效滤过压增大,引起局部水肿。

4. **淋巴回流** 因有 10% 组织液须经淋巴管回流入血,所以当局部淋巴管病变,或肿瘤压迫使淋巴管阻塞时,受阻部位远心端的组织液回流受阻,可出现局部水肿。

(三)淋巴循环

组织液进入淋巴管即成为淋巴(lymph),其成分与组织液相近。淋巴在淋巴系统内流动称为淋巴循环。

1. **淋巴的生成与回流** 毛细淋巴管是一端封闭的盲端管道,起始于组织间隙,管壁仅由单层内皮细胞构成,没有基膜,故通透性极高。相邻的内皮细胞边缘呈瓦片状互相覆盖,形成只向管腔开放的单向活瓣。因此,组织液和其中的蛋白质、脂肪滴、红细胞、细菌等微粒,都可通过这种活瓣进入毛细淋巴管。淋巴由毛细淋巴管汇入淋巴管,最后经胸导管和右淋巴导管进入血液。因此,淋巴循环视为血液循环的一条侧支,是血液循环的重要辅助系统。

2. **淋巴循环的生理意义**

(1)回收蛋白质:这是淋巴回流最重要的生理作用。正常成人每天由淋巴管回收到血液的蛋白质多达 75~200 g,从而维持了血浆蛋白的正常含量,并使组织液中蛋白质浓度保持较低水平。

(2)运输脂肪及其他营养物质:经小肠吸收的脂肪有 80%~90% 是由小肠绒毛的毛细淋巴管吸收的,因此,小肠的淋巴呈乳糜状。少量胆固醇和磷脂也经淋巴管吸收入血。

(3)调节血浆和组织液间的液体平衡:因生成的组织液中约 10% 是经淋巴系统回

流入血的,故淋巴循环对调节血浆与组织液间的体液平衡、维持体液的正常分布具有重要作用。

(4)防御和免疫功能:淋巴在回流途中要经过多个淋巴结,淋巴结内的巨噬细胞能清除从组织间隙进入淋巴的红细胞、细菌及其他微粒。此外,淋巴结还能产生淋巴细胞和浆细胞,参与免疫反应,发挥机体的防御和屏障作用。

护理专业教学资源库/课程中心/人体结构与功能/教学内容/学习单元 10 - 循环系统/电子教案

第三节　心血管活动的调节

循环系统的功能活动能随机体内、外环境的变化而发生相应的变化,以满足各器官、组织在不同情况下对血流量的需要。这种适应性变化是通过神经和体液调节实现的。

一、神经调节

心脏和血管接受自主神经支配。神经系统对心血管活动的调节,是通过各种心血管反射活动实现的。

(一)心血管的神经支配

1. 心脏的神经支配　心脏受心交感神经和心迷走神经双重支配(图 6 - 14)。

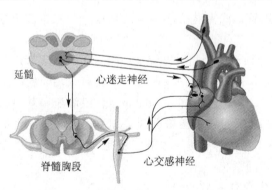

图 6 - 14　支配心脏的神经及其中枢

(1)心交感神经及其作用:支配心脏的交感神经节前纤维起自脊髓胸段 $T_1 \sim T_5$ 节灰质侧角,经交感神经节换元后,其节后纤维组成心脏神经丛,支配窦房结、房室交界、房室束、心房肌和心室肌。心交感神经节后纤维末梢释放的递质为去甲肾上腺素,与心肌细胞膜上的 β_1 受体结合,使心肌细胞膜对 Ca^{2+} 的通透性增大,促进 Ca^{2+} 内流,导致心率加快,房室传导加速,心肌收缩力增强,心输出量增多,血压升高。β 受体阻断药如普萘洛尔(心得安)等,可阻断心交感神经对心脏的兴奋作用。

（2）心迷走神经及其作用：支配心脏的副交感神经节前纤维起自延髓的迷走神经背核和疑核，行走于迷走神经干中。在心内神经节换元后，节后纤维支配窦房结、心房肌、房室交界、房室束，仅有较少的纤维分布到心室肌。心迷走神经节后纤维末梢释放的递质为乙酰胆碱，与心肌细胞膜上的 M 受体结合，使心肌细胞膜对 K^+ 的通透性增大，促进 K^+ 外流，并抑制 Ca^{2+} 通道的开放，减少 Ca^{2+} 的内流，导致心率减慢、房室传导减慢、心肌收缩力减弱、心输出量减少、血压下降。M 受体阻断药阿托品可阻断迷走神经对心脏的抑制作用。

2. 血管的神经支配　除真毛细血管外，血管壁都有平滑肌分布。支配血管平滑肌的神经分为缩血管神经纤维和舒血管神经纤维两大类。

（1）缩血管神经纤维：缩血管神经纤维都属于交感神经纤维，故一般称为交感缩血管神经纤维。其节前纤维起自脊髓胸腰段的灰质侧角，在椎旁和椎前神经节换元后，其节后纤维分布到血管平滑肌。交感缩血管神经节后纤维末梢释放的递质为去甲肾上腺素，与血管平滑肌上的 α 受体结合，引起血管平滑肌收缩，外周阻力增加，血压升高。在安静状态下，交感缩血管神经持续发放低频（1～3 次/s）冲动，使血管平滑肌保持一定程度的收缩状态，称为**交感缩血管紧张**。当交感缩血管紧张增强时，血管平滑肌进一步收缩；交感缩血管紧张减弱时，血管平滑肌收缩减弱，血管舒张。

体内几乎所有的血管都受交感缩血管神经的支配，但其分布密度不同。皮肤血管中缩血管纤维分布最密，骨骼肌和内脏血管次之，冠状血管和脑血管中分布最少。在同一器官中，动脉的分布密度高于静脉，而动脉中又以微动脉的密度最高，但毛细血管前括约肌中几乎没有神经纤维分布。

（2）舒血管神经纤维：体内有少部分血管除接受缩血管神经纤维支配外，还接受舒血管神经纤维支配。舒血管神经纤维主要有以下两种：① 交感舒血管神经纤维，主要分布于骨骼肌血管中，其节后神经纤维末梢释放的递质是乙酰胆碱，与血管平滑肌上的 M 受体结合，使骨骼肌血管舒张，血流量增加。这类纤维平时无紧张性活动，只有当情绪激动或剧烈运动时才发放冲动，使骨骼肌血管扩张，为肌肉活动提供充足的血流量。② 副交感舒血管神经纤维，这类纤维主要分布在脑膜、唾液腺、胃肠道外分泌腺和外生殖器等少数器官的血管。其节后纤维末梢释放的递质也是乙酰胆碱，也通过作用于 M 受体使血管舒张，血流量增加。这类神经的活动只对所支配器官的局部血流起调节作用，而对循环系统的总外周阻力影响较小。

（二）心血管中枢

在中枢神经系统内，与控制心血管活动有关的神经元集中的部位称为**心血管中枢**。心血管中枢广泛地分布在由脊髓至大脑皮质的各个水平，它们功能各异，又互相密切联系，使心血管系统的活动协调一致，并与整个机体的活动相适应。

1. 延髓心血管中枢　动物实验表明，延髓是调节心血管活动的最基本中枢。延髓心血管中枢包括心迷走中枢、心交感中枢和交感缩血管中枢。心迷走中枢位于延髓迷走神经背核和疑核；心交感中枢和交感缩血管中枢位于延髓的腹外侧部。这些中枢在平时都具有紧张性活动，分别通过心迷走神经、心交感神经和交感缩血管神经纤维持续发放低频冲动,调节心血管的活动,分别称为心迷走紧张、心交感紧张和交感缩血管紧张。心交感紧张和心迷走紧张具有相互抑制作用。安静时,心迷走紧张占优势,故心率较慢;剧烈运动或情绪激动时,心交感紧张和交感缩血管紧张占优势,结果使心率加快,心肌收缩力增强,血管收缩,外周阻力增大,动脉血压升高。

2. 延髓以上的心血管中枢　在延髓以上的脑干、下丘脑、大脑和小脑中都存在与心血管活动有关的神经元。这些高位中枢的调节功能较为复杂,往往并不单纯调节心血管活动,而是在心血管活动与机体其他功能之间起着复杂的整合作用,把许多不同的生理反应统一起来,形成一个完整协调的生理过程。例如,下丘脑是非常重要的功能整合部位,电刺激下丘脑的防御反应区可引起警觉反应,同时有一系列心血管活动的改变,如心率加快、心肌收缩力增强、皮肤和内脏血管收缩、骨骼肌血管舒张、动脉血压略有升高等。这些心血管活动的改变是与当时机体所处的状态相协调的,使骨骼肌有充足的血液供应,以适应于防御、攻击、搏斗、逃跑等行为的需要。

(三) 心血管反射

心血管系统的活动能随机体的状态和环境的变化而及时进行调整,主要是通过各种心血管反射实现的。

1. 颈动脉窦和主动脉弓压力感受性反射　在颈动脉窦和主动脉弓血管壁的外膜下有丰富的感觉神经末梢,能感受动脉血压升高对管壁的机械牵张刺激,称为压力感受器(图 6-15)。当动脉血压突然升高时,动脉管壁扩张,压力感受器因受牵张刺激发放传入冲动增多,分别经窦神经(加入舌咽神经)和主动脉神经(加入迷走神经)上传进入延髓。经过心血管中枢的整合作用,使心迷走紧张增强,心交感紧张和交感缩血管紧张减弱,通过心迷走神经、心交感神经和交感缩血管纤维作用于心脏和血管,结果使心率减慢、心肌收缩力减弱,心输出量减少,血管扩张、外周阻力下降,故动脉血压下降。由于此反射引起的效应主要是动脉血压下降,所以也称为减压反射。相反,当动脉血压突然降低(如直立性低血压)时,对颈动脉窦和主动脉弓压力感受器的刺激减弱,传入心血管中枢的冲动减少,引起心迷走紧张减弱,心交感紧张和交感缩血管紧张

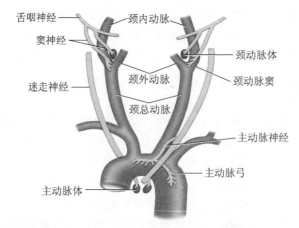

图 6-15　颈动脉窦和主动脉弓的压力感受器

增强,结果使动脉血压回升。可见,压力感受性反射是一种典型的负反馈调节,其生理意义在于防止动脉血压发生过大波动,维持动脉血压的相对稳定。

2. 颈动脉体和主动脉体化学感受性反射　在颈动脉窦和主动脉弓附近,分别有颈动脉体和主动脉体(图6-15),能感受血液中 O_2、CO_2 和 H^+ 浓度的变化,称为**化学感受器**。当缺 O_2、CO_2 分压过高或 H^+ 浓度过高时,均可刺激化学感受器使之产生神经冲动,冲动沿窦神经和主动脉神经传入延髓,主要兴奋延髓的呼吸中枢,使呼吸加深加快;同时还兴奋延髓交感缩血管中枢,使皮肤、内脏和骨骼肌血管收缩,外周阻力增大,动脉血压升高。但在自然呼吸情况下,此反射活动引起的呼吸加深加快可间接地引起心率增快、心输出量增加、外周阻力增大,使动脉血压升高更明显。

在正常情况下,颈动脉体和主动脉体化学感受性反射的作用主要是调节呼吸运动,对心血管活动的调节作用很小。只有在低 O_2、窒息、失血、动脉血压过低和酸中毒等异常情况下才明显调节心血管的活动。故此反射的生理意义主要是参与机体应激状态下的循环功能调节,维持血压,重新分配血流量,优先保证心、脑等重要器官的血液供应。

一、体液调节

除神经调节外,心血管活动还受血液和组织液中某些化学物质的调节。某些激素经血液循环广泛作用于心血管系统,属于全身性体液调节;在组织中形成的代谢产物,作用于局部血管,调节局部组织的血流量,属于局部性体液调节。

(一)肾上腺素和去甲肾上腺素

血液中的肾上腺素和去甲肾上腺素主要来自肾上腺髓质,仅有少量的去甲肾上腺素来自交感神经节后肾上腺素能纤维末梢。肾上腺素和去甲肾上腺素对心血管的作用,基本上与交感神经兴奋的作用相似,但又各有特点,这是因为两者对不同受体的结合能力不同。

肾上腺素可与 α 受体和 β 受体(包括 β_1 受体和 β_2 受体)两类受体结合。在心脏,肾上腺素与 β_1 受体结合后,使心率加快,心肌收缩力加强,心输出量增多,动脉血压升高。在血管,肾上腺素对不同部位血管的作用不同。与皮肤、肾、胃肠血管平滑肌上 α 受体结合,引起血管收缩;与骨骼肌、肝和冠状血管上 β_2 受体结合,引起血管舒张,故肾上腺素对总的外周阻力影响不大。可见肾上腺素升高血压的作用是通过增强心脏的活动而实现的,因此,临床上常作强心药使用。去甲肾上腺素主要与 α 受体结合,与 β 受体,尤其是 β_2 受体结合的能力较弱,可引起机体大多数血管收缩,外周阻力增大,动脉血压升高,故临床上常作升压药使用,但它对心脏的作用不如肾上腺素强。

(二)肾素-血管紧张素-醛固酮系统

肾素是由肾脏近球细胞合成和分泌的一种蛋白水解酶,进入血液后,将血浆中的血管紧张素原水解为血管紧张素Ⅰ。血管紧张素Ⅰ经肺循环时,在血管紧张素转换酶的作用下转变成血管紧张素Ⅱ。血管紧张素Ⅱ在血浆和组织中氨基肽酶的作用下转变成血管紧张素Ⅲ,其中血管紧张素Ⅱ是活性最高的升压物质,其主要作用有:① 直接促进全身微动脉收缩,使外周阻力增大,也可促进静脉收缩,使静脉回心血量增多,心输出量增加,两方面的共同作用使血压升高。② 促进交感神经节后纤维末梢释放去甲肾上腺素,增强交感缩血管效应,使血压升高。③ 与血管紧张素Ⅲ共同刺激肾上腺皮质球状带合成和释放醛固酮,醛固酮能促进远曲小管、集合管对 Na^+ 和水的重吸收,使血容量增加,血压升高。④ 作用于中枢神经系统,使交感缩血管紧张加强,外周阻力增大,血压升高。由于肾素、血管紧张素和醛固酮之间关系密切,因此,将它们合称为肾素-血管紧张素-醛固酮系统。这一系统对于血压的长期调节具有重要意义。血管紧张素Ⅲ的缩血管作用较弱,但刺激肾上腺皮质球状带合成和释放醛固酮的作用较强。

正常情况下,肾素分泌很少,血管紧张素生成不多,而且分解较快,故对正常血压的影响不大。在病理情况下,如大失血,血压迅速下降使肾血流量减少时,可刺激肾近球细胞分泌大量肾素,使肾素-血管紧张素-醛固酮系统的活动加强,促使血压回升和血量增加。因此,肾素-血管紧张素-醛固酮系统是人体抵抗血压下降的一种应急措施。由于肾疾病引起的肾血流量减少,也可导致肾素分泌增多,这可能是产生肾性高血压的原因之一。

(三) 血管升压素

血管升压素是由下丘脑视上核和室旁核神经细胞合成的一种肽类激素,经下丘脑-垂体束运输到神经垂体储存,当机体需要时释放入血。生理浓度的血管升压素可促进远曲小管和集合管对水的重吸收,使尿量减少,故又称为**抗利尿激素**(ADH)。高于生理浓度的血管升压素可作用于血管平滑肌相应的受体,产生强烈的缩血管效应,是已知最强的缩血管物质之一。在完整机体内,血液中血管升压素浓度升高时,首先出现抗利尿效应,只有当其浓度明显高于正常时,才引起血压升高。在禁水、失水、失血等情况下,血管升压素释放增加,对保持血容量和动脉血压的相对稳定起重要作用。

(四) 心房钠尿肽

心房钠尿肽又称**心钠素**,是由心房肌细胞合成和释放的一种多肽类激素。当循环血量增加,静脉回心血量增多时,可使心房壁受到牵拉刺激,引起心房钠尿肽释放增多。心房钠尿肽具有强烈的利尿、排钠、舒张血管作用;还能抑制血管紧张素Ⅱ和醛固酮的分泌,故其心血管效应是使血容量减少,血压降低。

(五) 其他体液因素

1. **血管内皮生成的血管活性物质**　近年来已证实,血管内皮细胞可以合成和释放多种血管活性物质,引起血管平滑肌舒张和收缩。血管内皮细胞合成的舒血管物质主要有内皮舒张因子(内皮舒张因子可能就是氧化亚氮)和前列环素,两者均可降低血管平滑肌内 Ca^{2+} 浓度,使血管舒张。血管内皮细胞还可合成多种缩血管物质,其中内皮素是目前所知的最强烈的缩血管物质,其机制是增加血管平滑肌内 Ca^{2+} 浓度,进而引起血管收缩。

2. **激肽**　激肽是具有舒血管作用的多肽类物质,最常见的有缓激肽和血管舒张素。血浆中的激肽原分别在血浆激肽释放酶和组织激肽释放酶的作用下水解成缓激肽和血管舒张素。激肽的主要作用是使血管平滑肌舒张,并使毛细血管通透性增大,参与对血压和局部血流量的调节,是已知最强烈的舒血管物质。

3. 组胺　组胺是由组氨酸脱羧生成,广泛存在于各种组织内,特别是皮肤、肺和肠黏膜的肥大细胞中含量最多。当局部组织损伤、发生炎症或过敏反应时,都可引起组胺释放。组胺具有强烈的舒血管作用,并能使毛细血管和微静脉的管壁通透性增加,使血浆渗漏入组织,导致局部水肿。

4. 组织代谢产物　组织代谢所产生的中间产物或终末产物如 CO_2、乳酸、腺苷、H^+、K^+ 等均能使局部的微动脉、毛细血管前括约肌扩张,使局部血流量增多。组织代谢越旺盛,代谢产物积聚越多,血管扩张越明显。这样就保证了器官局部的血流量与组织的代谢水平相适应,使活动的器官能得到较多的血液供应。

5. 前列腺素　前列腺素是一组脂类物质,几乎存在于全身各种组织中,具有舒张血管作用。当血管在神经体液因素作用下收缩时,血管平滑肌可产生前列腺素,对抗血管收缩,调节局部血流量。

三、社会心理因素对心血管活动的影响

人体心血管活动除受自然因素影响外,还受社会、心理因素的影响。因为人不仅是生物的人,同时也是社会的人,在社会生活中,社会环境、生活方式、人际关系等社会因素无不作用于中枢神经系统,引起心理活动变化,进而影响人的生理功能,尤其是对心血管系统的活动产生较大影响。生物、心理、社会因素可互为中介、相互作用,形成影响心血管活动的多维网络结构。研究认为,能对心血管活动产生影响的社会心理因素主要有以下几个方面:

1. 人格特征　不同行为类型者对应激事件的反应不同,对心血管活动的影响亦不相同。如 A 型行为类型者当遇到应激事件时易产生紧张、激动、愤怒等情绪反应,心血管活动表现为心率加快、收缩加强、心输出量增加、血压升高等。

2. 生活事件与心理应激　一些生活事件(如立功受奖、升职提薪、意外获利、事业受挫、工作压力、离婚丧偶等)引起的喜、怒、惊、恐、忧等应激性心理和情绪反应,均伴有心血管活动的变化,引起心率、节律及血管舒缩状态的改变,引起血压波动等。该状况如长期得不到解除,可影响心血管的功能,导致心血管的疾病。

3. 不良生活方式　吸烟、过量饮酒、吸毒、运动不足等均可对心血管功能产生不良影响,使冠心病、高血压等心血管疾病的发病率明显升高。

4. 社会环境　稳定和谐的社会环境、和睦友善的人际关系,可使人精神轻松、心情愉快、心血管活动协调有序。相反,社会动荡、不良竞争、自然灾害等不良社会环境及失和、紧张的人际关系,可使人烦躁、焦虑,进而引起心血管功能紊乱。

第四节　器　官　循　环

机体各器官因结构和功能不同,故血液供应的特点亦不相同。本节仅讨论心、肺、

脑三个重要器官血液循环的特点。

一、冠脉循环

（一）冠脉血流的特点

心肌的血液由左、右冠状动脉供应。每条冠状动脉通过毛细血管汇入心肌静脉，最后汇入右心房。冠脉血流的主要特点如下。

1. 血压高、血流量大　冠状动脉起始于主动脉根部，最后汇入右心房，因其循环途径短，故血压高，血流量大。安静时，中等体重的人冠状动脉血流量约为 225 ml/min，占心输出量的 $4\%\sim5\%$，每 100 g 心肌的血液供应达 $60\sim80$ ml/min。当剧烈运动时，心肌活动加强，冠状动脉血流量可增加 $4\sim5$ 倍，以适应心脏工作量大、耗 O_2 多的需要。

2. 耗 O_2 量高，动静脉 O_2 差大　心肌富含肌红蛋白，具有较强的摄 O_2 能力。动脉血流经心脏后其中 $65\%\sim70\%$（约 12 ml）的 O_2 被心肌摄取，比骨骼肌摄 O_2 率（$5\sim6$ ml）大一倍多，以满足心肌对 O_2 的需求。因此，安静时冠脉循环动静脉 O_2 差大。这种现象提示，当机体进行剧烈运动使心肌耗 O_2 量增加时，心肌依靠从单位血液摄取 O_2 的潜力较小，此时心肌主要依靠扩张冠脉血管来增加血液供应。

3. 冠脉血流受心室舒缩的影响较大　由于冠脉分支大部分深埋在心肌中，故心肌节律性舒、缩对冠脉血流的影响较大。心室收缩时，心肌压迫冠状小血管，血流阻力增加，使冠脉血流量减少。心室舒张时，心肌对小血管的压迫解除，血流阻力下降，冠脉血流量增加。就左心室而言，通常收缩期的冠脉血流量仅为舒张期的 $20\%\sim30\%$，因此心脏的血液供应主要在心舒期。可见，冠脉血流量的多少，主要取决于舒张压的高低和心舒期的长短。如心动过速时，因心舒期缩短可导致冠脉血流量减少。

冠状动脉硬化时血流阻力加大，使冠脉血流量下降。心肌对缺血、缺 O_2 十分敏感，一旦供血不足，可发生心绞痛。

护理专业教学资源库/课程中心/人体结构与功能/教学内容/学习单元 10 -循环系统/电子教案

（二）冠脉血流的调节

1. 心肌代谢水平的影响　实验证明，冠脉血流量与心肌的代谢水平成正比。当心肌代谢增强或心肌组织中 PO_2 降低，都可引起冠脉血管舒张，增加心肌血流量。目前认为，心肌代谢增强引起冠脉扩张的原因并非低 O_2 本身，而是某些代谢产物的增加。在各种代谢产物中，腺苷的作用最为重要。当心肌代谢增强而使局部组织中 PO_2 降低时，心肌细胞中的 ATP 分解为 ADP 和 AMP。在冠脉血管周围的间质细胞中有 5 -核苷酸酶，后者可使 AMP 分解产生腺苷。腺苷具有强烈的舒张小动脉的作用。腺苷生成后，在几秒钟内即被破坏，因此，不会引起其他器官的血管舒张。心肌的其他代谢产物如 H^+、CO_2、乳酸等，虽也能使冠脉舒张，但作用较弱。此外，缓激肽和前列腺素 E 等体液因素也能使冠脉血管舒张。

2. 神经调节　冠状动脉平滑肌上有 α 和 β 肾上腺素能受体,以 α 受体占优势。α 受体被激活时,引起冠状动脉收缩;β 受体被激活可使冠状动脉舒张。交感神经对冠状动脉的直接作用是通过激活 α 受体使其收缩;但交感神经活动增强通过激活 β 受体使心率加快,收缩加强,耗 O_2 量增加,代谢产物增多,可继发性引起冠脉血管扩张,从而使交感神经直接的缩血管作用被掩盖,表现为先收缩后舒张。迷走神经在冠状动脉的分布很少,对冠状动脉的直接作用是引起舒张。但迷走神经又使心率变慢,心肌代谢率降低,这些因素可抵消迷走神经对冠状动脉的直接舒张作用,故迷走神经对冠状动脉的作用是先舒张后收缩。

3. 激素的调节　肾上腺素和去甲肾上腺素可直接作用于冠状动脉的 α 受体或 β 受体引起血管收缩或舒张;也可通过提高心肌的代谢水平和耗 O_2 量使冠状动脉舒张。甲状腺激素可通过提高心肌的代谢水平和耗 O_2 量使冠状动脉舒张,血流量增加。大剂量的血管紧张素 II 和血管升压素可使冠状动脉收缩,冠脉血流减少。

知识拓展

冠状动脉粥样硬化性心脏病

冠状动脉粥样硬化性心脏病是指冠状动脉粥样硬化使血管管腔狭窄或阻塞,或因冠状动脉痉挛导致心肌缺血、缺氧或坏死而引起的心脏病,统称冠状动脉粥样硬化性心脏病,简称冠心病。多发生在 40 岁以后,男性多于女性。随着高脂肪、快餐化、快节奏、高压力的生活方式的影响,患病率呈逐年上升的趋势,患病年龄趋于年轻化。

WHO 将冠心病分为 5 型:① 无症状性心肌缺血。② 心绞痛。③ 心肌梗死。④ 缺血性心肌病。⑤ 猝死。

冠心病防治的关键在于早期预防和科学的饮食起居。治疗原则是解除冠状动脉痉挛,恢复心肌的血液灌注,减轻心肌耗氧,同时治疗动脉粥样硬化,及时处理严重心律失常、泵衰竭和各种并发症,预防心肌梗死和猝死或防止梗死面积扩大,保护和维持心脏功能。

二、肺循环

(一) 肺循环的特点

肺有两套血管。一是肺循环血管,实现肺泡与血液间的气体交换。二是体循环血管,主要满足呼吸性小支气管代谢所需要的血液供应。两套血管末梢相互吻合。其特点有:

1. 肺循环低压、低阻、无组织液生成　因肺动脉血管短、管壁薄、易扩张,故其阻力小、血压低。安静时,肺动脉的收缩压约为 22 mmHg,舒张压约为 8 mmHg,平均肺动脉压为 13 mmHg,肺毛细血管压约为 7 mmHg。因肺毛细血管压低于组织液生成的有效滤过压,故无组织液生成。这一特点有利于肺泡内液体的吸收,不易形成肺水肿。左心衰竭时,肺静脉压升高,肺毛细血管压随之升高,液体滤出到组织间隙形成肺水肿。

2. 血容量变化大　安静时肺的血容量约为 450 ml,占全身血量的 9%。由于肺组织和肺血管的可扩张性,故肺血容量可随呼吸周期而发生较大的变动,如用力呼气末肺血容量可减少至 200 ml;而深吸气时可增加到 1 000 ml 左右;人体卧位时肺血容量比立位或坐位时约多 400 ml。由于肺血容量大,而且变动范围大,故肺血管可起到储血库的作用。

(二)肺循环血流量的调节

1. 局部化学因素的影响　肺循环血管平滑肌可对局部环境中某些化学因素的变化发生反应。当肺泡 PO_2 降低时,肺泡周围的微动脉收缩,局部血流阻力增大,血流量减少。这有利于较多的血液流经通气良好的肺泡,提高换气效率。在肺泡气的 CO_2 升高时,低 O_2 引起的肺部微动脉收缩更加显著。

2. 神经调节　肺血管受交感神经和迷走神经双重支配。刺激交感神经可引起肺血管收缩,血流阻力增大;刺激迷走神经可使肺血管轻度舒张,肺血流阻力稍有降低。

3. 血管活性物质的调节　肾上腺素、去甲肾上腺素、血管紧张素 Ⅱ、5-羟色胺等可引起肺血管收缩;而前列腺素、Ach 等则使肺血管舒张。

三、脑循环

(一)脑循环的特点

脑的血液供应来自颈内动脉和椎动脉。脑循环的特点为:

1. 血流量大,耗 O_2 量多　安静时每 100 g 脑组织血流量达 50～60 ml/min,全脑血流量可达 750 ml/min。脑的质量只占体重的 2%,但脑的血流量却占心输出量的 15%。安静状态下,每 100 g 脑组织耗 O_2 量 3.0～3.5 ml/min,整个脑的耗 O_2 量约占全身耗 O_2 量的 20%。

脑组织对缺血、缺 O_2 非常敏感。缺血数秒钟即可引起意识丧失,缺血数分钟,脑细胞将发生不可逆的损伤。

2. 血流量变动范围小　因颅腔容积固定,为脑组织、脑血管和脑脊液所充满,由于脑组织不可压缩,故脑血管舒张程度受到一定限制,血流量变动范围较其他器官小。脑血流量的多少,取决于动脉血压和脑循环的血流阻力。因正常情况下动脉血压变化不大,故脑血流量比较稳定。如平均动脉压>140 mmHg,则脑血流量过多可造成脑水肿;当平均动脉压<60 mmHg 时,可使脑血流量过少而引起脑的功能障碍。

3. 脑血管的吻合支少　一旦阻塞不易建立侧支循环,易造成脑损害。

(二)脑血流量的调节

1. 自身调节　正常情况下脑循环的灌流压为 80～100 mmHg。当平均动脉血压在 60～140 mmHg 范围内变动时,脑血管可通过自身调节机制保持脑血流相对稳定。当平均动脉血压<60 mmHg 时,脑血流明显减少,可引起脑功能障碍;当平均动脉血压>140 mmHg 时,脑血流明显增多,严重时可因脑毛细血管血压过高而引起脑水肿。

2. 体液调节　血液 PCO_2、H^+ 浓度升高及 PO_2 降低均可使脑血管舒张。当血液

PCO_2升高时，CO_2进入脑组织，与水分子结合生成 H_2CO_3，再解离出 H^+，从而引起脑血管舒张，脑血流增多，以清除过多的 CO_2 和 H^+，维持脑组织 pH 的相对稳定。

3. 神经调节　一般认为，神经因素对脑血管活动的调节作用很小。

小　结

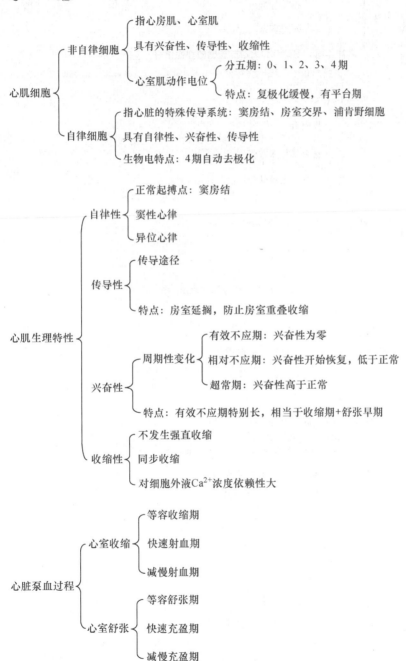

动脉血压 {
 正常数值 {
  收缩压：100~120 mmHg
  舒张压：60~80 mmHg
  脉压：30~40 mmHg
 }
 形成 {
  前提条件：足够的血液充盈
  根本因素 {
   心室射血
   外周阻力
  }
  缓冲作用：主动脉和大动脉管壁的弹性作用
 }
 影响因素 {
  搏出量
  心率
  外周阻力
  循环血量与血管容积
  主动脉和大动脉管壁的弹性作用
 }
}

静脉血压 {
 外周静脉压：各器官或肢体的静脉血压
 中心静脉压 {
  指右心房和胸腔内大静脉的血压
  正常值：4~12 cmH_2O
  反映 {
   静脉回心血量
   心脏功能状态
  }
 }
}

微循环 {
 指微动脉与微静脉之间的血液循环
 血流通路 {
  迂回通路(营养通路)：物质交换主要场所
  直捷通路：使部分血液迅速回心
  动－静脉短路：参与体温调节
 }
}

组织液的生成 {
 结构基础：毛细血管壁的通透性
 动力：有效滤过压
 影响因素 {
  毛细血管血压
  血浆胶体渗透压
  毛细血管壁的通透性
  淋巴回流
 }
}

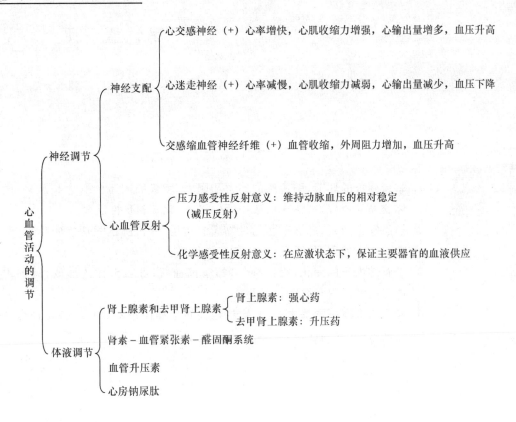

心血管活动的调节
- 神经调节
  - 神经支配
    - 心交感神经（+）心率增快，心肌收缩力增强，心输出量增多，血压升高
    - 心迷走神经（+）心率减慢，心肌收缩力减弱，心输出量减少，血压下降
    - 交感缩血管神经纤维（+）血管收缩，外周阻力增加，血压升高
  - 心血管反射
    - 压力感受性反射意义：维持动脉血压的相对稳定（减压反射）
    - 化学感受性反射意义：在应激状态下，保证主要器官的血液供应
- 体液调节
  - 肾上腺素和去甲肾上腺素
    - 肾上腺素：强心药
    - 去甲肾上腺素：升压药
  - 肾素－血管紧张素－醛固酮系统
  - 血管升压素
  - 心房钠尿肽

思考题

1. 在一个心动周期中，心脏是怎样完成射血过程的？
2. 试分析影响心输出量的因素。
3. 心脏正常兴奋的传导顺序如何？有何特点和意义？
4. 心肌兴奋性的周期性变化有何特点及意义？
5. 期前收缩和代偿性间歇是怎样产生的？
6. 动脉血压是如何形成的？影响动脉血压的因素有哪些？
7. 叙述减压反射的具体过程和意义。
8. 应用组织液循环的原理分析水肿产生的因素有哪些？
9. 肾上腺素和去甲肾上腺素对心血管的作用有何异同？为什么？
10. 应用本章所学基本知识，试分析心力衰竭、高血压病、冠心病的发病机制和主要临床表现。

（彭　波）

第七章 呼 吸

学习目标

1. 掌握呼吸的环节,肺通气的动力和阻力,胸膜腔内压的概念和意义,气体交换的原理,气体在血液中运输形式,化学感受性反射。

2. 熟悉呼吸形式,肺泡表面活性物质的作用,评价肺通气功能的指标,影响肺换气的因素,呼吸中枢,肺牵张反射。

3. 了解肺内压的变化,组织换气,氧解离曲线,呼吸节律的形成,肺的本体感受性反射和防御性反射。

4. 能运用本章所学基本知识,解释相关护理操作技术(如吸氧)和日常生活现象,养成用理论知识解决临床问题和生活实例的思维意识。

应用与实践

临床上,护士进行吸氧操作时,要求对慢性缺氧患者大多选择低流量、低浓度持续吸氧。

【思考】

1. 临床上为什么针对缺氧患者要注意观察口唇、黏膜颜色变化?

2. 护士针对慢性缺氧患者为什么要选择低流量、低浓度持续吸氧?

氧气是生命之源,我们呼吸的 O_2 主要来源于陆地上的植物和水中的蓝藻、绿藻等;而 CO_2 是主要的温室气体。因此,要倡导低碳生活,保护绿色家园,善待自然就是善待自己。

机体与外界环境之间的气体交换过程,称为呼吸(respiration)。人体在新陈代谢过程中,需要不断地消耗 O_2,并产生 CO_2。而呼吸的主要作用就是排出细胞代谢过程中产生的 CO_2,补充其消耗的 O_2,维持内环境的稳态和新陈代谢的正常进行。高等动物和人体的组织细胞不能直接与外界环境进行气体交换,整个呼吸过程由相互衔接并同时进行的 4 个环节来完成(图 7-1),即:① 肺通气:指肺与外界环境之间的气体交换过程。② 肺换气:指肺泡与肺毛细血管血液之间的气体交换过程;肺通气和肺换气又合称为外呼吸。③ 气体在血液中的运输。④ 组织换气:又称为内呼吸,指毛细血管血液与组织细胞之间的气体交换过程。

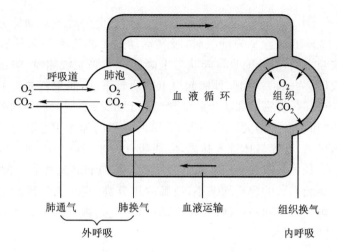

图 7-1 呼吸全过程示意图

呼吸是维持人体生命活动所必需的最基本生理活动之一。呼吸过程不仅靠呼吸系统来完成,还需要血液循环系统的配合。因此,其中任何一个环节发生障碍,均可导致组织细胞缺 O_2 和 CO_2 蓄积,引起内环境紊乱,从而影响新陈代谢的正常进行,严重时可危及生命。

第一节 肺 通 气

肺通气是气体流动进出肺的过程。实现肺通气的基本结构包括呼吸道、肺、胸廓、呼吸肌和胸膜腔等。气体进出肺取决于两方面因素:一是推动气体流动的动力;另一个是气体流动时遇到的阻力。肺通气功能是由肺通气的动力克服阻力来实现的。

一、肺通气的动力

气体进出肺是在呼吸道通畅的前提下,由肺泡气与外界大气之间存在的压力差决定的。通常情况下,大气压是相对恒定的,故气体能否进出肺主要取决于肺内压的变化。肺本身不具有主动扩张和回缩的能力,其容积的变化依赖于胸廓的扩大与缩小,而胸廓的扩大与缩小又是通过呼吸肌的收缩和舒张来实现的。可见,肺泡气与大气之间的压力差是实现肺通气的直接动力,呼吸肌的收缩和舒张是实现肺通气的原动力。

(一) 呼吸运动

呼吸肌的收缩和舒张引起的胸廓扩大和缩小称为**呼吸运动**(respiratory movement),包括吸气运动和呼气运动。主要的吸气肌有膈肌和肋间外肌,主要的呼气肌有肋间内肌和腹肌。此外,还有一些吸气辅助肌,如斜角肌、胸锁乳突肌、胸大肌等。

呼吸运动根据其深度、参与活动的呼吸肌的主次可分成不同类型。

1. 平静呼吸和用力呼吸　安静状态下,平稳而均匀的呼吸运动称为**平静呼吸**,呼吸频率每分钟 12~18 次。平静呼吸时,吸气运动是由膈肌和肋间外肌收缩引起的。膈肌位于胸、腹腔之间,静止时呈穹隆状向上隆起。当膈肌收缩时,膈顶下降,使胸廓的上、下径增大(图 7 - 2a)。肋间外肌起自上位肋骨下缘,肌束斜向前下,止于下位肋骨上缘。当其收缩时,使胸骨和肋骨的前端向前上方运动,同时肋弓向外侧旋转,从而使胸廓的前后径和左右径增大(图 7 - 2b)。胸腔容积的加大引起肺容积增大,肺内压降低,低于大气压时,外界气体进入肺内,完成吸气。平静呼吸时,呼气运动不是由呼气肌收缩引起的,是由膈肌和肋间外肌舒张所致。膈肌和肋间外肌舒张时,膈顶、肋骨和胸骨均回位,胸腔和肺的容积均缩小,使肺内压升高,高于大气压时,肺内气体被呼出,完成呼气。可见,平静呼吸时吸气是主动的,呼气是被动的。在平静呼吸中,膈肌所起的作用比肋间外肌大。

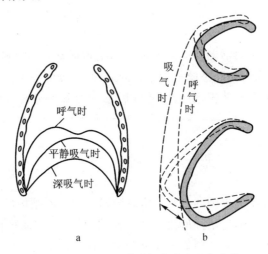

呼气时

平静吸气时

深吸气时

吸气时

呼气时

a　　　　b

图 7 - 2　呼吸肌活动引起的胸腔容积变化

　　人在劳动或运动时用力而加深的呼吸,称为**用力呼吸**。用力吸气时,除膈肌和肋间外肌加强收缩外,胸锁乳突肌等吸气辅助肌也参与收缩,使胸廓进一步扩大,胸腔和肺的容积更大,肺内压更低,吸入更多的气体。用力呼气时,除上述与吸气有关肌群舒张外。肋间内肌和腹肌等呼气肌也参与收缩。肋间内肌的起止、走行与肋间外肌相反,收缩时使肋骨向下向内移位,胸廓的前后径和左右径缩小;腹肌收缩时,腹内压升高,压迫腹腔脏器,推动膈肌上移,同时也牵拉下部肋骨向下向内移位,使胸廓容积进一步缩小。这样胸腔和肺的容积更小,肺内压更大,能呼出更多的气体。可见,用力呼吸时吸气是主动的,呼气也是主动的。

　　某些病理情况造成缺 O_2 或 CO_2 蓄积较为严重时,患者不仅呼吸加深、加快,并出现鼻翼扇动,同时主观上有不舒服的困压感,临床上称为呼吸困难。

　　2. 胸式呼吸和腹式呼吸　以膈肌的收缩、舒张活动为主,主要表现为腹壁起伏明显的呼吸运动,称为**腹式呼吸**。以肋间外肌的收缩、舒张为主,主要表现为胸壁起伏明显的呼吸运动,称为**胸式呼吸**。一般情况下,正常成年人大多呈腹式和胸式共存的混合式呼吸,而婴幼儿的肋骨趋于水平位置不易上提,以腹式呼吸为主。临床上,胸部有病变的患者如胸膜炎、肋骨骨折等,胸廓活动受限,主要表现为腹式呼吸。而妊娠晚期的妇女或腹腔有巨大肿块、严重腹水等腹部病变的患者,腹部活动受限,主要表现为胸式呼吸。

（二）肺内压和胸膜腔内压

1. 肺内压　肺泡内的压力称为**肺内压**。在呼吸运动过程中,肺内压随胸腔的容积变化而变化。吸气初,肺容积随胸廓逐渐扩大而相应增大,肺内压下降,低于大气压,空气在此压力差的推动下经呼吸道进入肺泡。随着肺内气体逐渐增多,肺内压也逐渐升高,至吸气末与大气压相等,气体停止流动。呼气初,肺容积随着胸廓的逐渐缩小而相应减小,肺内压逐渐升高并超过大气压,肺内气体经呼吸道呼出体外。随着肺内气体逐渐减少,肺内压逐渐下降,至呼气末,肺内压又降到与大气压相等,气体又停止流动(图7-3)。

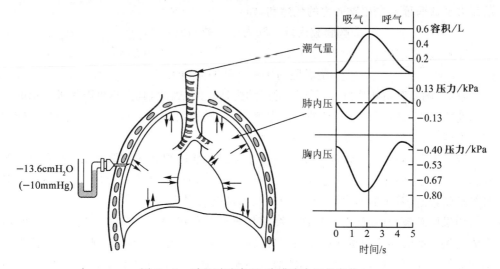

图7-3　呼吸时肺内压、胸膜腔内压的变化

呼吸过程中,肺内压变化的幅度与呼吸运动的深浅、缓急和呼吸道的通畅程度有关。若呼吸浅慢,呼吸道通畅,则肺内压变化较小;反之,呼吸深而快,呼吸道不够通畅,则肺内压变化较大。平静呼吸中,吸气时肺内压较大气压低1～2 mmHg;呼气时肺内压较大气压高1～2 mmHg。而紧闭声门,尽力吸气时,肺内压可比大气压低30～100 mmHg;尽力呼气时,肺内压可比大气压高60～140 mmHg。

由此可见,在呼吸过程中由于肺内压的交替升降,造成肺内压与大气压之间的压力差,是肺通气的直接动力。根据这一原理,临床上对呼吸骤停的患者,用多种人为的方法改变肺内压,建立肺内压与大气压之间的压力差来维持肺通气,即为**人工呼吸**,如呼吸机或简易气囊的正压通气;口对口或举臂压胸的人工呼吸等。

2. 胸膜腔内压　胸膜腔是由壁胸膜与脏胸膜所围成的密闭的、潜在的腔隙,其中没有气体,只有少量浆液起润滑作用,并且使两层胸膜紧紧粘贴在一起,使胸膜腔成为一个密闭的潜在腔隙，从而把肺和胸廓两个弹性体紧紧耦联在一起，使本身不具有主动张缩的肺能随胸廓的运动而运动。

胸膜腔内的压力称为**胸膜腔内压**（intrapleural pressure），简称**胸内压**。胸膜腔内压可用与检压计相连接的注射针头斜刺入胸膜腔直接测定（图 7-3）；也可让受试者吞下带有薄壁气囊的导管测定食管内压来间接反映胸膜腔内压。测量表明，胸膜腔内压通常比大气压低，为负压。平静呼吸时，吸气末胸膜腔内压约为 $-10\sim-5$ mmHg，呼气末约为 $-5\sim-3$ mmHg。

胸膜腔内负压的形成是建立在胸膜腔密闭的前提下，主要与作用于胸膜腔的两种力有关：一是肺内压，促使肺泡扩张；二是肺的回缩力，促使肺泡缩小。后者的产生一方面是由于在人的生长发育过程中，胸廓的发育比肺快，胸廓的自然容积大于肺的自然容积，故自出生后肺才开始充气扩张（第一次呼吸开始），自此肺便始终处于被动的扩张状态。另一方面，肺是弹性组织，在其扩张状态下，总存在弹性回缩力。胸膜腔内的压力是这两种方向相反的力的代数和，即：

$$胸膜腔内压＝肺内压－肺的回缩力$$

在吸气末或呼气末，肺内压与大气压相等，若以大气压为 0，则：

$$胸膜腔内压＝－肺的回缩力$$

可见，胸膜腔负压实际上是由肺的回缩力造成的，因此，其大小也随呼吸运动的过程而变化。吸气时，肺扩张，肺的回缩力增大，胸膜腔负压增大；呼气时，肺缩小，肺的回缩力减小，胸膜腔负压也减小。

胸膜腔负压的存在具有重要的生理意义：① 维持肺处于扩张状态，而不至于萎陷；② 使肺与胸廓耦联在一起，随胸廓的运动而运动；③ 可使右心房、腔静脉和胸导管等扩张，降低其中的压力，有利于静脉血和淋巴的回流。

如果胸膜破裂（如胸壁贯通伤或肺损伤累及脏胸膜时），气体就会进入胸膜腔内，形成**气胸**。此时胸膜腔负压减小或消失，肺因其弹性回缩力而萎陷（肺不张），便不能随胸廓的运动而张缩，这不仅影响肺通气功能，还能使血液和淋巴的回流受阻，严重时可危及生命。

综上所述，呼吸肌的收缩和舒张是肺通气的原动力，它引起胸廓的扩大与缩小，由于胸膜腔的存在和肺的结构特征，肺随胸廓的张缩而张缩，肺容积的变化导致肺内压发生改变，又造成肺内压与大气压之间形成压力差，此压力差是实现肺通气的直接动力。

二、肺通气的阻力

肺通气过程中，遇到的阻力分为弹性阻力和非弹性阻力两种，一般情况下，弹性阻力是平静呼吸时的主要阻力，约占总阻力的 70%。

（一）弹性阻力

弹性物体在外力作用下发生形变时所产生的阻力称为**弹性阻力**。肺和胸廓都具有弹性，因此，弹性阻力包括肺的弹性阻力和胸廓的弹性阻力。

1. **肺的弹性阻力**　肺的弹性阻力来自两方面：一是肺泡内面液体层与肺泡气之间的液-气界面所产生的表面张力，约占肺弹性阻力的 2/3；二是肺泡周围弹性纤维产生的弹性回缩力，约占肺弹性阻力的 1/3。

(1)肺泡表面张力：在肺泡的内表面覆盖着薄层液体，与肺泡内气体之间形成液-气界面。由于液体分子之间的吸引力远大于液体与气体分子之间的吸引力，因而液体表面存在趋向缩小的力，即表面张力。对于呈半球状的肺泡来说，表面张力指向肺泡腔，是使肺泡回缩的力。

肺泡表面活性物质由肺泡Ⅱ型上皮细胞合成并释放，是一种复杂的脂蛋白混合物，主要成分是二棕榈酰卵磷脂。它以单分子层的形式覆盖在肺泡液-气界面上。由于二棕榈酰卵磷脂分子间的吸引力较小，可减少液体分子间的吸引力，因而具有降低肺泡表面张力的作用。该作用具有重要的生理意义：① 降低吸气阻力，有利于肺的扩张。② 有助于维持肺泡的稳定性。根据 Laplace 定律，肺泡回缩压(P)与肺泡表面张力(T)成正比，与肺泡半径(r)成反比，即 $P = 2T/r$。如果表面张力不变，则大肺泡因半径大，肺泡回缩压小；小肺泡半径小，肺泡回缩压大。如果这些大小不同的肺泡彼此连通，小肺泡气体将流入大肺泡，导致大肺泡膨胀，小肺泡塌陷，肺泡将失去稳定性(图 7-4a、b)。但实际的情况是，肺泡表面活性物质的密度随肺泡半径的增大而减小，随肺泡半径的减小而增大。因此，在大肺泡，表面活性物质密度小，降低表面张力的作用弱，表面张力大，肺泡回缩压增大，可防止大肺泡过度膨胀；在小肺泡，表面活性物质密度大，降低表面张力的作用强，表面张力小，肺泡回缩压减小，可防止小肺泡塌陷，从而保持了不同大小肺泡的稳定性(图 7-4c)。③ 减少肺间质和肺泡内组织液的生成，防止肺水肿的发生。

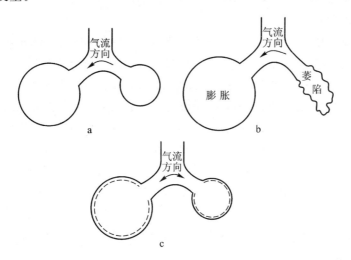

图 7-4　肺泡表面活性物质稳定肺泡容积示意图

a. 大、小肺泡在无表面活性物质时，表面张力相同　b. 为 a 的结果　c. 大肺泡表面活性物质分布密度小，表面张力大；小肺泡表面活性物质分布密度大，表面张力小，大、小肺泡容积相对稳定

知识拓展

新生儿肺透明膜病

胎儿肺泡Ⅱ型上皮细胞在妊娠6~7个月开始合成和分泌肺泡表面活性物质,到分娩前达高峰。有些早产儿,因肺泡Ⅱ型上皮细胞尚未发育成熟,缺乏肺泡表面活性物质,使肺泡过度回缩而导致肺不张。同时由于肺泡表面张力过大,促使肺毛细血管内的液体滤入肺泡,形成一层透明膜,阻碍气体交换,发生新生儿肺透明膜病,又称新生儿呼吸窘迫综合征(NRDS)。新生儿肺透明膜病是一种以进行性呼吸困难为临床特征的新生儿窒息性病变,可导致死亡。由于肺泡液可进入羊水,所以可通过检查羊水中表面活性物质的含量来判断肺发育的成熟状态。如果肺泡表面活性物质缺乏,可采取延长妊娠时间或用药物(糖皮质激素)促进其合成等措施,预防本病的发生。糖皮质激素能加速肺泡Ⅱ型上皮细胞成熟,促进其分泌肺泡表面活性物质。出生后也可采用外源性肺泡表面活性物质进行替代治疗。

(2)肺的弹性回缩力:肺组织含弹性纤维,当肺扩张时,可产生弹性回缩力。在一定范围内,肺扩张的程度越大,弹性回缩力就越大,吸气阻力也越大。反之,就越小。

根据以上两种肺弹性阻力的方向分析,肺的弹性阻力只是吸气的阻力,但对呼气来说却起动力作用。在某些病理情况下,如肺水肿、肺纤维化或肺泡表面活性物质减少等,吸气阻力增大,肺不易扩张,患者表现为吸气困难;而在肺气肿时,弹性纤维被大量破坏,肺的弹性回缩减小,即吸气阻力减小而呼气阻力增大,使肺泡气不易呼出,患者表现为呼气困难。

2. 胸廓弹性阻力　胸廓弹性阻力来自胸廓的弹性成分。在平静吸气末,胸廓处于自然位置(此时的肺容量占肺总容量的67%),胸廓的弹性阻力为零。在平静呼气末,此时肺容量小于肺总容量的67%,胸廓缩小,其弹性回缩力向外,是吸气的动力,呼气的阻力;而在深吸气末,肺容量大于肺总容量的67%,胸廓扩大,其弹性回缩力向内,是吸气的阻力,呼气的动力(图7-5)。所以胸廓的弹性阻力对呼吸起的作用,要视其位置而定。但临床上单纯因胸廓引起肺通气障碍的情况较少见。

3. 顺应性　由于肺和胸廓的弹性阻力难以测定,通常用顺应性来反映弹性阻力的大小。顺应性是指在外力作用下弹性组织的可扩张性。弹性阻力小者,容易扩张,顺应性大;弹性阻力大者,不易扩张,顺应性小。可见顺应性与弹性阻力成反比。顺应性的大小用单位压力变化(ΔP)所引起的容积变化(ΔV)来表示,单位是L/cmH_2O。即:

$$顺应性 = \frac{容积变化(\Delta V)}{压力变化(\Delta P)} \ L/cmH_2O$$

(二)非弹性阻力

非弹性阻力包括惯性阻力、黏滞阻力和气道阻力。惯性阻力是气体流动变化时因

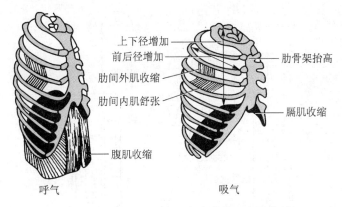

呼气　　　　　　　吸气

图 7-5　不同情况下肺与胸廓弹性阻力的关系

气流和组织的惯性所产生的阻力。平静呼吸时,呼吸频率低、气流速度小,故惯性阻力小,可忽略不计。黏滞阻力是呼吸时胸廓、肺等组织相对位移产生的摩擦力,也较小。气道阻力是气体进出呼吸道时气体分子间和气体分子与气道壁之间的摩擦力,是非弹性阻力的主要成分,占 80%～90%。气道阻力增加是临床上发生通气障碍最常见的病因。

影响气道阻力的因素有气流速度、气流形式和气道口径等。由于气道阻力与气道半径的 4 次方成反比,因此,气道口径是影响气道阻力的主要因素。支气管哮喘患者的呼吸困难就是由于支气管平滑肌痉挛,气道口径缩小,气道阻力显著增大的结果。

气道口径的大小主要受神经、体液因素的影响。副交感神经兴奋则引起气道平滑肌收缩,气道口径缩小,气道阻力增大;交感神经兴奋引起气道平滑肌舒张,气道口径增大,气道阻力减小。故临床上常用拟肾上腺素能药物解除支气管痉挛,缓解呼吸困难。体液因素中儿茶酚胺使平滑肌舒张,气道阻力减小;而组胺、5-羟色胺、缓激肽等则使平滑肌收缩,气道阻力增大。

三、肺功能评价

(一)肺容量

肺容量是指肺所容纳的气体量(图 7-6)。

1. 潮气量　每次呼吸时吸入或呼出的气量称为**潮气量**(TV)。潮气量可随呼吸的幅度而变化。正常成年人平静呼吸时,潮气量为 400～600 ml,平均约 500 ml。用力呼吸时,潮气量增大。

2. 补吸气量与深吸气量　平静吸气末,再尽力吸气所能增加的吸入气量称为**补吸气量**。正常成年人补吸气量为 1 500～2 000 ml。潮气量与补吸气量之和等于**深吸气量**,它是衡量最大通气潜力的一个重要指标。

3. 补呼气量　平静呼气末,再尽力呼气所能增加的呼出气量称为**补呼气量**。正常成年人为 900～1 200 ml。

4. 残气量和功能残气量　最大呼气后仍残留在肺内不能被呼出的气量称为**残气**

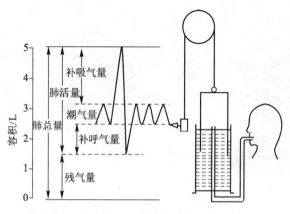

图 7-6 肺容量及其组成

量。正常成年人为 1 000～1 500 ml。支气管哮喘和肺气肿的患者,残气量增大。平静呼气末存留在肺内的气量称为**功能残气量**。它是残气量与补呼气量之和,正常成年人约为 2 500 ml。肺气肿的患者功能残气量增加,肺实质性病变时功能残气量减少。功能残气量的生理意义是缓冲呼吸过程中肺泡内 PO_2 和 PCO_2 的变化幅度,使肺泡气和动脉血中的 PO_2 和 PCO_2 不会随呼吸而发生大幅度的波动,有利于肺换气。

5. 肺活量和用力呼气量　在最大吸气后,再尽力呼气所能呼出的最大气量称为**肺活量**(vital capacity,VC),它是潮气量、补吸气量与补呼气量之和。其数值有较大的个体差异,与身材、性别、年龄、体位、呼吸肌强弱等有关,正常成年男性平均约为 3 500 ml,女性约为 2 500 ml。肺活量的大小反映了肺一次通气的最大能力,是衡量肺通气功能的常用指标。

由于肺活量测定时,仅测呼出的气量而不限制呼气的时间,因此,即使一些通气功能有障碍的患者,可通过延长呼气时间,使测出的肺活量仍可在正常范围之内。为此提出了用力呼气量的概念。**用力呼气量**是指最深吸气后,再用力尽快呼气,计算呼气过程中第 1 s、2 s、3 s 时间内所呼出气量占肺活量的百分数。正常成年人在第 1 s、2 s、3 s 末所呼出气量分别占肺活量的 83%、96%、99%,其中第 1 s 用力呼气量(FEV_1)最有意义。该指标不仅能反映肺活量的大小,还能反映肺组织的弹性状态和气道的通畅程度。在肺纤维化等限制性肺疾病和哮喘等阻塞性肺疾病的患者,用力呼气量均明显降低。

6. 肺总量　肺所能容纳的最大气量称为**肺总量**。它是肺活量和残气量之和,其大小有较大的个体差异。正常成年男性平均约为 5 000 ml,女性为 3 500 ml。

(二) 肺通气量

1. 每分通气量　**每分通气量**是指每分钟吸入或呼出的气体总量,它等于潮气量与呼吸频率的乘积。平静呼吸时,正常成年人呼吸频率为每分钟 12～18 次,潮气量 500 ml,则每分通气量为 6～9 L。

每分通气量随年龄、性别、身材和活动量的不同而有差异。劳动和运动时,每分通气量增大。在以最快速度和最大用力呼吸时，每分钟所能吸入或呼出的最大气量称为最大随意通气量，或简称最大通气量。测量时，一般只测量 10 s 或 15 s 的呼出气量，再换算成每分钟的最大通气量，一般可达 70～120 L。最大随意通气量反映单位时间内充分发挥最大通气能力所能达到的通气量，可了解个体通气的储备能力，也是估计个体运动量潜力的生理指标之一。

2. 无效腔和肺泡通气量

（1）无效腔：在呼吸过程中，每次吸入的气体并不都能进行有效的气体交换。因此，把从鼻到肺泡之间有通气但无气体交换功能的管腔称为**无效腔**，无效腔包括两种。**解剖无效腔**是指从鼻到终末细支气管之间的气体通道。一般正常成年人其容量较恒定，约为 150 ml。但即使进入肺泡的气体，也可因为血流在肺内分布不均而未能都与血液进行气体交换。未能发生气体交换的这一部分肺泡容积称为**肺泡无效腔**。解剖无效腔和肺泡无效腔合称为**生理无效腔**。健康成年人平卧时，肺泡无效腔接近于零。

（2）**肺泡通气量**（alveolar ventilation）：是指每分钟吸入肺泡且能与血液进行气体交换的气体总量。其计算公式如下。

$$肺泡通气量＝（潮气量－无效腔气量）×呼吸频率$$

平静呼吸时，潮气量为 500 ml，无效腔气量为 150 ml，则每次吸入肺泡的新鲜气体为 350 ml。若功能残气量为 2 500 ml，则每次呼吸仅使肺泡内气体更新约 1/7。由于解剖无效腔的容积相对恒定，故肺泡通气量主要受潮气量和呼吸频率的影响。如表 7-1 所示，适当的深而慢的呼吸可增大肺泡通气量，有利于肺换气，提高肺通气的效能。

表 7-1　不同呼吸形式时的每分通气量、肺泡通气量

呼吸形式	频率（min）	潮气量（ml）	每分通气量（ml/min）	肺泡通气量（ml/min）
平静呼吸	12	500	6 000	4 200
浅快呼吸	24	250	6 000	2 400
深慢呼吸	6	1 000	6 000	5 100

第二节　气体的交换

呼吸气体的交换包括肺换气和组织换气。肺换气指肺泡与肺毛细血管血液之间的气体交换过程；组织换气指毛细血管血液与细胞之间的气体交换过程。

一、气体交换的原理

（一）气体的扩散

气体无论是处于气体状态，还是溶解于液体中，气体分子总是不停地进行无定向

的运动,其结果是气体分子从压力高处向压力低处净转移,这一过程称为气体扩散。肺换气和组织换气就是以这种扩散方式进行的。

(二) 气体的分压

在混合气体中,某种气体产生的压力称为该气体的分压,混合气体的总压力等于各组成气体分压之和。在温度恒定时,每一气体的分压可按下式计算:

$$气体分压=总压力×该气体的容积百分比$$

如大气的总压力在海平面约为 760 mmHg,O_2 在大气中的容积百分比为 20.9%,则氧分压(PO_2)为 159 mmHg;CO_2 在大气中的容积百分比为 0.04%,则二氧化碳分压(PCO_2)为 0.3 mmHg。当气体遇到液体,气体分子可溶解于液体中,溶解的气体分子也可从液体中逸出。这种使分子逸出的力称为张力。气体的张力也可称为液体中的气体分压。O_2 和 CO_2 在海平面大气、肺泡气、动脉血、静脉血和组织中的分压见表 7-2。

表 7-2 O_2 和 CO_2 在各处的分压 mmHg(kPa)

	海平面大气	肺泡气	动脉血	静脉血	组织
PO_2	159(21.2)	104(13.9)	100(13.3)	40(5.3)	30(4.0)
PCO_2	0.3(0.04)	40(5.3)	40(5.3)	46(6.1)	50(6.7)

(三) 气体的扩散速率

气体的扩散速率(D)与气体的分压差(ΔP)、气体在溶液中的溶解度(S)、扩散面积(A)和温度(T)成正比,与气体相对分子质量(M_r)的平方根、扩散距离(d)成反比。即:

$$D \propto \frac{\Delta P \cdot T \cdot A \cdot S}{d \cdot \sqrt{M_r}}$$

上述因素中,扩散面积、温度和扩散距离对 O_2 和 CO_2 通常都是相同的。而 CO_2 分子量的平方根是 O_2 分子量的平方根的 1.17 倍,CO_2 在血浆中的溶解度约是 O_2 的 24 倍,O_2 的分压差约是 CO_2 的 10 倍,总的来说肺换气过程中的 CO_2 的扩散速度约为 O_2 的 2 倍。因此,临床上肺换气过程障碍时,缺 O_2 比 CO_2 潴留更为常见,呼吸困难的患者也常先出现缺氧症状。

某气体在两个区域之间的分压差是气体扩散的动力。分压差大,则扩散快;分压差小,则扩散慢。

二、气体交换的过程

(一) 肺换气

肺动脉内的静脉血流经肺毛细血管时,血液中的 PO_2 为 40 mmHg,而肺泡气的 PO_2 为 104 mmHg,因此,肺泡气中的 O_2 便顺分压差向血液中扩散,血液中的 PO_2 便逐渐升高,最后接近肺泡气的 PO_2。而静脉血的 PCO_2 为 46 mmHg,肺泡气的 PCO_2 为 40 mmHg,CO_2 则向相反的方向扩散,从血液到肺泡。结果是静脉血中的 PO_2 升高、PCO_2 降低而变成动脉血(图 7-7)。O_2 和 CO_2 的扩散都极为迅速,仅需 0.3 s 即可达到平衡。通常情况下血液流经肺毛细血管的时间约为 0.7 s。可见,当静脉血流经肺毛细血管时,有足够的时间进行气体交换。

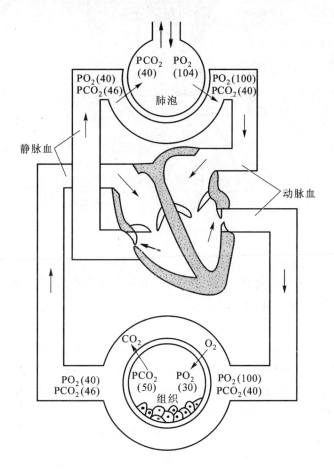

图 7-7　气体交换示意图(单位:mmHg)

如上所述,气体的分压差、分子量及溶解度等因素均可影响气体的扩散速率。另外,肺换气过程还主要受以下因素的影响。

1. 呼吸膜的厚度和面积　正常成年人约有 3 亿个肺泡,总扩散面积约 70 m^2,即便平静呼吸时,能进行气体交换的呼吸膜面积也达到 40 m^2。肺泡气通过呼吸膜与血液之间进行气体交换。呼吸膜由 6 层结构构成:含肺泡表面活性物质的液体层、肺泡上皮细胞、上皮基膜、间质、毛细血管基膜和毛细血管内皮细胞(图 7-8)。呼吸膜很薄,平均厚度不到 1 μm,有的部位仅 0.2 μm,故通透性很大,有利于气体交换。

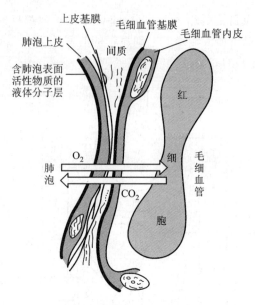

图 7-8　呼吸膜结构示意图

 护理专业教学资源库/课程中心/人体结构与功能/教学内容/学习单元 7-
呼吸系统/教学图片

　　当呼吸膜的厚度和面积发生改变时,会影响气体的扩散速率,从而影响肺换气过程。气体扩散速率与呼吸膜的面积成正比,与呼吸膜的厚度成反比。在病理情况下,若呼吸膜的面积减小(如肺气肿、肺不张等)或呼吸膜的厚度增大(如肺炎、肺水肿、肺纤维化等)都会降低气体扩散速率,减少扩散量。

　　2. 通气/血流比值　由于肺换气过程发生在肺泡气和周围的血液之间,要达到高效率的气体交换,肺泡的通气量和血流量之间应保持适当的比例。每分肺泡通气量(V)和每分肺血流量(Q)之间的比值,称为**通气/血流比值(V/Q)**。正常成年人安静时,每分肺泡通气量约为 4.2 L,每分肺血流量约为 5.0 L,因此,V/Q 比值约为 0.84。V/Q 比值在 0.84 的情况下,肺泡的通气量和血流量之间比例适当,气体交换的效率高。

　　如果 V/Q 比值>0.84,这就意味着通气过剩或血流不足,多见于部分肺泡血流量减少。如部分肺血管阻塞,使得该部分肺泡气不能与血液进行充分的气体交换,致使肺泡无效腔增大。相反,如果 V/Q 比值<0.84,则意味着通气不足或血流增多,多见于部分肺泡通气不良,如支气管痉挛或肺不张时,部分血液流经通气不良的肺泡,静脉血中的气体未能得到充分更新,未能成为动脉血,这样就形成了功能性的动-静脉短路,降低了血氧分压(图 7-9)。由此可见,V/Q 比值增大或减小都会妨碍气体交换的有效进行。

　　(二) 组织换气
　　组织换气发生于毛细血管血液与组织细胞之间,在气体交换机制、过程和影响因

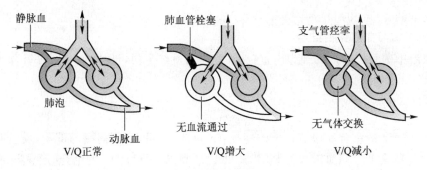

图 7 - 9　肺通气/血流比值变化

素等方面与肺换气相似。在组织细胞处,由于细胞代谢过程不断消耗 O_2,并产生 CO_2,所以此处 PO_2 可降至 30 mmHg 以下;而 PCO_2 可高达 50 mmHg 以上。当动脉血流经组织细胞周围毛细血管时,O_2 便顺分压差由血液向组织细胞扩散,同时 CO_2 则由组织细胞向血液扩散,结果使动脉血中的 PO_2 降低,PCO_2 升高而变成静脉血。

　　组织换气受组织细胞代谢水平和血流量的影响。如果血流量不变,代谢加强,则组织的 PO_2 降低,PCO_2 升高;如果代谢水平不变,血流量增多,则组织的 PO_2 升高,PCO_2 降低。

第三节　气体在血液中的运输

　　由肺泡扩散入血液中的 O_2 须通过血液循环的运输才能到达各组织细胞,供组织细胞利用;同样组织细胞扩散入血液的 CO_2 也需由血液循环运送到肺泡,排出体外。因此,气体在血液中的运输是实现肺换气和组织换气的中间环节。O_2 和 CO_2 在血液中都以两种形式存在:物理溶解和化学结合。血液中溶解的 O_2 和 CO_2 很少,都以化学结合为主要运输形式。虽然以溶解的形式运输的 O_2 和 CO_2 都很少,但物理溶解有重要的作用(表 7 - 3)。扩散入血液的气体总是先溶解于血液,才能进行化学结合;同样血液中气体释放时,结合的气体也要先溶解于血液中才能释出。因此,物理溶解是气体实现化学结合的必要环节。而物理溶解和化学结合两种形式之间处于动态平衡。

表 7 - 3　血液 O_2 和 CO_2 的含量(ml/100 ml 血液)

	动脉血			静脉血		
	物理溶解	化学结合	合计	物理溶解	化学结合	合计
O_2	0.31	20.0	20.31	0.11	15.2	15.31
CO_2	2.53	46.4	48.93	2.91	50.0	52.91

一、氧的运输

　　血液中的 O_2 以物理溶解形式存在的量极少,约占血液 O_2 总含量的 1.5%。而血液中化学结合形式的 O_2 约占 98.5%。

(一)氧与血红蛋白结合

血液中的氧扩散入红细胞内,与红细胞内的血红蛋白(Hb)结合,形成氧合血红蛋白(HbO_2),如下式所示:

$$Hb + O_2 \underset{PCO_2 \text{ 低(组织)}}{\overset{PO_2 \text{ 高(肺)}}{\rightleftarrows}} HbO_2$$

O_2 与 Hb 的结合反应有以下的特征:① 反应快、可逆、不需酶的催化,反应方向取决于 PO_2 的高低。当血液流经肺时,此处 PO_2 高,O_2 便与 Hb 的结合,形成 HbO_2;当血液流经组织时,此处 PO_2 低,HbO_2 便解离,释放 O_2,成为去氧 Hb。② 该反应为氧合反应而非氧化反应。O_2 主要是与 Hb 分子的 Fe^{2+} 结合,结合后仍是二价铁。③ 1分子 Hb 可以结合 4 分子 O_2。1 g Hb 可以结合 1.34~1.39 ml 氧。100 ml 血液中,Hb 所能结合氧的最大量称为 Hb 的**氧容量**,而实际结合氧的量称为 Hb 的**氧含量**。Hb 氧含量与氧容量的百分比为 Hb 的**氧饱和度**。通常情况下,溶解的氧极少,可忽略不计,因此,Hb 氧容量、Hb 氧含量和 Hb 氧饱和度可分别视为血氧容量、血氧含量和血氧饱和度。

HbO_2 呈鲜红色,去氧 Hb 呈紫蓝色。当血液中去氧 Hb 含量达 50 g/L 以上时,皮肤、黏膜呈暗紫色,称为**发绀**。出现发绀常表示机体缺氧,但也有例外。例如,严重贫血患者和 CO 中毒患者,机体有缺氧但并不出现发绀。相反,红细胞增多(如高原性红细胞增多症)时,可能有发绀,但机体并不一定缺氧。

知识拓展

煤气中毒

煤气中毒即 CO 中毒。家庭中煤气中毒多见于冬天用煤炉取暖而排烟不良或煤气管道漏泄等。CO 是一种无色无味的气体,不易察觉。血液中血红蛋白与 CO 的结合能力比与 O_2 的结合能力要强 200 多倍,而且,血红蛋白与 CO 的分离速度却很慢。所以,一旦吸入 CO,CO 便迅速与血红蛋白结合,严重影响 O_2 与血红蛋白的结合,O_2 在血液中的运输减少,使组织细胞无法从血液中获得足够的 O_2,组织细胞缺氧,导致呼吸困难。患者虽有缺氧,但不表现发绀,而是皮肤和黏膜呈现特有的樱桃红色。

Hb 分子由 1 个珠蛋白和 4 个血红素(又称亚铁原卟啉)组成。每个珠蛋白有 4 条多肽链,每个多肽链与 1 个血红素连接,构成 1 个亚单位。因此,Hb 是由 4 个亚单位构成的四聚体。目前认为 Hb 有两种构型:Hb 为紧密型(T 型),HbO_2 为疏松型(R 型)。构象不同,Hb 与 O_2 的亲和力也不同。当 O_2 与 Hb 结合后,Hb 分子逐渐由 T 型变为 R 型,对 O_2 的亲和力会逐渐增加。Hb 的 4 个亚单位不论是结合 O_2,还是释放 O_2 时,彼此之间有协同效应,即 1 个亚单位与 O_2 结合后,由于变构效应,其他亚单位更易与 O_2 结合;反之,当 HbO_2 的 1 个亚单位释放 O_2 后,其他亚单位更易释放 O_2。

（二）氧解离曲线

氧解离曲线（oxygen dissociation curve）是表示 PO_2 与 Hb 氧饱和度关系的曲线（图 7-10）。该曲线表示不同 PO_2 时，O_2 与 Hb 的结合和解离情况。氧解离曲线呈 S 形，根据氧解离曲线的变化趋势及其功能意义，可将曲线分为 3 段。

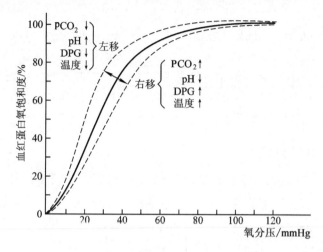

图 7-10　氧解离曲线及主要影响因素

1. 氧解离曲线的上段　相当于 PO_2 在 60～100 mmHg，即 PO_2 较高的水平，是 Hb 与 O_2 结合的部分。这段曲线较平坦，表明 PO_2 的变化对 Hb 氧饱和度影响不大。例如 PO_2 为 100 mmHg 时，相当于动脉血 PO_2，Hb 氧饱和度为 97.4%，血氧含量约为 19.4 ml%；如将吸入气 PO_2 提高到 150 mmHg，Hb 氧饱和度为 100%，只增加了 2.6%。反之，如使 PO_2 下降到 70 mmHg，Hb 氧饱和度为 94%，也不过只降低了 3.4%。因此，即使吸入气或肺泡气 PO_2 有所下降，如在高原、高空或某些呼吸系统疾病时，但只要 PO_2 不低于 60 mmHg，Hb 氧饱和度仍能保持在 90% 以上，血液仍可携带足够量的 O_2，不至于发生明显的低氧血症。同样，单纯提高吸入气中的 PO_2，对改善血液中 PO_2 的意义也不大。

2. 氧解离曲线的中段　相当于 PO_2 40～60 mmHg，是 HbO_2 释放 O_2 的部分。该段曲线较陡，表明在这个范围内，PO_2 稍有下降，Hb 氧饱和度就明显降低，有较多的 O_2 从 HbO_2 中释放出来。PO_2 为 40 mmHg 时，相当于静脉血的 PO_2，Hb 氧饱和度约为 75%，血氧含量约 14.4 ml%，即每 100 ml 血液流过组织时释放了 5 ml 氧。基于这一特点，临床上对慢性阻塞性呼吸系统疾病的低氧血症，采用低流量持续吸氧也能起到较好的作用。

3. 氧解离曲线的下段　相当于 PO_2 15～40 mmHg，也是 HbO_2 与 O_2 解离的部分，是曲线坡度最陡的一段。在组织代谢加强时，PO_2 可降至 15 mmHg，HbO_2 进一步解离，Hb 氧饱和度降至更低的水平，血氧含量仅约 4.4 ml%，这样每 100 ml 血液能供给组织 15 ml 氧，说明血液流经代谢旺盛的组织时，能释放出更多的 O_2，约为安静时的 3 倍。可见该段曲线代表血液中氧的储备。

（三）影响氧解离曲线的因素

O_2 与 Hb 的结合和解离可受多种因素影响，使 Hb 对 O_2 的亲和力发生变化，从而使氧解离曲线的位置偏移。影响因素主要有：pH、PCO_2、温度和 2,3-二磷酸甘油酸（2,3-DPG）。

当血液中 PCO_2 升高、温度升高、pH 减小时，Hb 对 O_2 的亲和力下降，氧解离曲线右移，Hb 氧饱和度下降，有利于 O_2 的释放，使活动组织获得更多的 O_2，以适应其代谢的需要。2,3-DPG 是红细胞在无氧糖酵解过程中的产物。在慢性缺氧、贫血、高山缺氧等情况下，红细胞内的无氧酵解加强，生成的 2,3-DPG 增多，氧解离曲线右移，在相同的 PO_2 下，可释放更多的 O_2，供给组织。

二、二氧化碳的运输

血液中以物理溶解形式运输的 CO_2 约占运输总量的 5%，大约每 100 ml 血液只运输 0.3 ml 的 CO_2。而化学结合是 CO_2 运输的主要形式，化学结合有两种形式：碳酸氢盐和氨基甲酸血红蛋白，前者是主要的，约占运输总量的 88%，后者约占 7%。

（一）碳酸氢盐

组织细胞代谢产生的 CO_2 扩散入血液，首先溶解于血浆中，溶解的 CO_2 大部分再扩散到红细胞内。红细胞内含有较高浓度的碳酸酐酶，在其催化下，CO_2 与 H_2O 迅速结合成 H_2CO_3，H_2CO_3 再解离成 HCO_3^- 和 H^+。红细胞膜不允许正离子自由通过，但可允许小的负离子通过，随着红细胞内解离的 HCO_3^- 不断增加，大部分 HCO_3^- 便顺浓度梯度经红细胞膜扩散入血浆。同时为保持电平衡，Cl^- 便由血浆扩散进入红细胞内，这一现象称为氯转移（图 7-11）。这样，HCO_3^- 便不会在红细胞内堆积，有利于持续运输。进入血浆的 HCO_3^- 主要与血浆中的 Na^+ 结合成 $NaHCO_3$，它是体内 CO_2 运输的主要形式，也是血液中重要的碱储备形式。而滞留于红细胞内的 HCO_3^- 主要与红细胞中的 K^+ 结合成 $KHCO_3$。反应中产生的 H^+ 与 Hb 结合，生成 HHb，并促使 O_2 的释放，供组织利用。

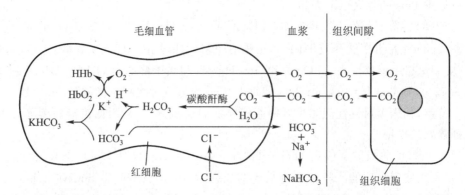

图 7-11 CO_2 在血液中运输

上述反应如下式所示：

$$CO_2 + H_2O \xrightleftharpoons[]{\text{碳酸酐酶}} H_2CO_3 \rightleftharpoons HCO_3^- + H^+$$

该反应过程极为迅速、可逆,需要酶的参与,反应的方向取决于 PCO_2 的高低。碳酸酐酶发挥重要的作用,反应速率可增加约 5 000 倍。

在肺部,肺泡气 PCO_2 较低,反应向相反的方向进行。红细胞内的 HCO_3^- 与 H^+ 生成 H_2CO_3,碳酸酐酶又催化 H_2CO_3 分解成 CO_2 和 H_2O,CO_2 从红细胞扩散入血浆,而血浆中的 HCO_3^- 便进入红细胞,Cl^- 同时再转移出红细胞。这样,以碳酸氢盐形式运输的 CO_2 在肺部又释出。

(二) 氨基甲酸血红蛋白

一部分进入红细胞内的 CO_2 与 Hb 的氨基结合,生成氨基甲酸血红蛋白,这一反应无需酶的催化,而且迅速、可逆,如下式所示:

$$HbNH_2O_2 + CO_2 \xrightleftharpoons[\text{(肺)}]{\text{(组织)}} HbNHCOOH + O_2$$

调节这一反应的主要因素是氧合作用。HbO_2 与 CO_2 的结合能力比 Hb 小。在组织,HbO_2 与 O_2 解离释出 O_2,产生的去氧 Hb 与 CO_2 结合力加强,结合的 CO_2 增多。在肺部,HbO_2 生成增多,促使氨基甲酸血红蛋白解离,释放出 CO_2 进入肺泡而排出。虽然以氨基甲酸血红蛋白形式运输的 CO_2 仅约占总运输量的 7%,但在肺部排出的 CO_2 中却约有 18% 是从氨基甲酸血红蛋白释放出来的。可见这种形式的运输对 CO_2 的排出也具有重要的作用。

第四节 呼吸运动的调节

呼吸运动是一种节律性的活动,又受意识的控制,并且其深度和频率可随机体内、外环境的改变而改变。例如劳动或运动时,代谢增强,呼吸加深加快,肺通气量增大,摄取更多的 O_2,排出更多的 CO_2,以适应代谢水平的变化。呼吸节律的形成和这种适应性改变都是通过呼吸中枢的调节来实现的。

一、呼吸中枢与呼吸节律的形成

呼吸中枢是指中枢神经系统内产生和调节呼吸运动的神经元群。近年来,用微电极等技术研究发现,在中枢神经系统内与呼吸有关的神经元有以下几种类型:① 在吸气相放电的吸气神经元;② 在呼气相放电的呼气神经元;③ 在吸气相开始放电并延续至呼气相的吸气-呼气神经元;④ 在呼气相开始放电并延续至吸气相的呼气-吸气神经元。这些神经元广泛分布于脊髓、延髓、脑桥、间脑和大脑皮质等部位,并在呼吸节律的产生和调节中发挥不同的作用。正常呼吸运动是在各级呼吸中枢的相互配合下实现的。

(一) 呼吸中枢

1. 脊髓 脊髓中有支配呼吸肌的运动神经元,位于第 3～5 颈段(支配膈肌)和胸段(支配肋间肌和腹肌等)前角。动物实验中,若在延髓和脊髓之间横断,呼吸立即停止,说明脊髓不能产生节律性呼吸运动。脊髓只是联系脑和呼吸肌的中继站。另外,脊髓可能是完成某些呼吸反射(如本体感受性反射等)活动的初级整合中枢。

2. 低位脑干　低位脑干指延髓和脑桥。早年利用横切脑干的方法研究,发现在中脑和脑桥之间横断(图7-12,B平面),仅保留低位脑干与脊髓的联系,节律性呼吸无明显变化;而若在延髓和脊髓之间横切(图7-12,A平面),则呼吸停止。上述结果表明呼吸节律产生于低位脑干,上位脑对节律性呼吸不是必需的。如果仅在脑桥与延髓之间切断(图7-12,D平面),动物仍有节律性呼吸(但呼吸不规则),表明延髓可产生基本的呼吸节律。但如果仅在脑桥上、中部之间横切(图7-12,C平面),呼吸将变慢变深,如再切断双侧迷走神经,吸气便大大延长。这一结果提示脑桥上部有抑制吸气的中枢结构,称为呼吸调整中枢;来自肺部的迷走传入冲动也有抑制吸气的作用。因此,延髓是呼吸节律的基本中枢,脑桥上部是呼吸调整中枢。

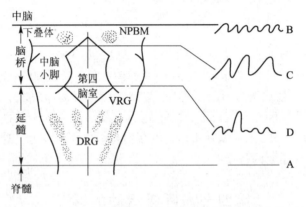

图7-12　脑干内呼吸核团在不同平面横切后呼吸的变化
DRG:背侧呼吸组;VRG:腹侧呼吸组;NPBM:臂旁内侧核;
A、B、C、D表示不同平面横切后呼吸的变化

 护理专业教学资源库/课程中心/人体结构与功能/教学内容/学习单元7-呼吸系统/电子教案

在延髓,呼吸神经元内主要集中在背侧和腹侧两组神经核团内,分别称为背侧呼吸组(DRG)和腹侧呼吸组(VRG)(图7-12)。DRG主要含吸气神经元,其作用是使吸气肌兴奋引起吸气。VRG含有吸气和呼气两种神经元,其轴突下行至脊髓,支配吸气肌、呼气肌和呼吸辅助肌。

在脑桥上部,呼吸神经元相对集中于臂旁内侧核(NPBM)和相邻的KF核,合称PBKF核群,是呼吸调整中枢,其作用为限制吸气,促使吸气向呼气转换。

3. 高位脑　呼吸还受脑桥以上部位的影响,如大脑皮质、边缘系统、下丘脑等。在一定限度内,大脑皮质可以随意改变呼吸频率和深度,配合说话、唱歌、哭笑等动作,参与建立呼吸运动条件反射。大脑皮质是随意呼吸调节系统,下位脑干是自主节律呼吸调节系统。这两个系统的下行通路是分开的。临床上有时可以观察到自主呼吸和随意呼吸分离的现象。

(二) 呼吸节律的形成

基本呼吸节律起源于延髓,但其产生的确切部位、机制目前尚不完全清楚。关于呼吸节律形成的机制有许多假说,当前被多数人认可的有两种:一是起步细胞学说,二是神经元网络学说。起步细胞学说认为,节律性呼吸是由延髓内具有起步样活动的神经元的节律性兴奋引起的。有人在新生大鼠实验中证实前包钦格复合体的起步样作用,但这一观点在成年整体动物研究中还有待进一步证实。神经元网络学说认为,呼吸节律的产生依赖于延髓内呼吸神经元之间复杂的相互联系和相互作用。有人在大量实验研究的基础上,提出中枢吸气活动发生器和吸气切断机制的看法,认为在延髓有一个中枢吸气活动发生器,引发吸气神经元呈渐增性放电,产生吸气;还有一个吸气切断机制,使吸气切断而发生呼气;吸气切断机制的活动减弱时,又引起吸气。该模型仍有许多不完善之处,尚待进一步研究。

二、呼吸运动的反射性调节

起源于脑的节律性呼吸运动可受到来自各种感受器传入冲动的反射性调节,使呼吸的频率、深度和形式等发生适应性的改变。下面叙述几种重要的反射。

(一) 肺牵张反射

Hering 和 Breue 发现,在麻醉动物,肺扩张或向肺内充气可引起吸气活动的抑制,而肺萎陷或从肺内抽气则可引起吸气活动的兴奋。这种由肺扩张或肺萎陷引起呼吸的反射性变化,称为肺牵张反射或黑-伯反射,它包括肺扩张反射和肺萎陷反射两种。

1. 肺扩张反射　肺扩张反射是肺扩张时抑制吸气活动的反射。感受器位于从气管到细支气管壁的平滑肌内,属于牵张感受器。当肺扩张牵拉呼吸道,该感受器兴奋,冲动经迷走神经传入延髓。在延髓内通过一定的神经联系使吸气受抑制,转为呼气。因此肺扩张反射的生理意义是阻止吸气过长、过深,促使吸气转为呼气。在动物实验中,切断双侧迷走神经后,吸气延长、加深,呼吸变深变慢。

研究表明,肺牵张反射的敏感性有明显的种属差异。兔的肺牵张反射很敏感,而人的敏感性较低。成年人,只有在潮气量超过 1 500 ml 时才能引起肺扩张反射。所以它在平静呼吸调节中意义不大,但在病理情况下,肺顺应性降低,肺扩张对气道的牵拉刺激加强,可引起该反射,使呼吸变浅、变快。

2. 肺萎陷反射　肺萎陷反射是肺萎陷时引起吸气活动增强或促进呼气转换为吸气的反射。感受器同样位于气道平滑肌内,但该反射仅在肺明显缩小时才起作用,在平静呼吸调节中意义也不大。

 护理专业教学资源库/课程中心/人体结构与功能/教学内容/学习单元7-呼吸系统/教学图片

（二）化学感受性反射

机体通过调节呼吸运动可维持血液中适当的 PO_2、PCO_2 和 H^+ 水平，而这些化学因素发生变化时，也可以通过化学感受性反射对呼吸运动进行调节。如此相互影响，来维持内环境中这些化学因素的相对稳定。

1. 化学感受器　参与呼吸调节的化学感受器依其所在部位的不同，分为外周化学感受器和中枢化学感受器。

（1）外周化学感受器：外周化学感受器包括颈动脉体和主动脉体，它们能感受动脉血中 PO_2、PCO_2 和 H^+ 浓度的变化，在呼吸运动和心血管活动的调节中发挥重要作用。当动脉血 PO_2 降低、PCO_2 升高和 H^+ 浓度升高时，颈动脉体和主动脉体受到刺激产生的冲动频率增加，冲动分别经窦神经（舌咽神经的分支，分布于颈动脉体）和迷走神经（分支分布于主动脉体）传入延髓，反射性地引起呼吸加深加快和血液循环功能的变化。其中颈动脉体对呼吸中枢的影响较大。

护理专业教学资源库/课程中心/人体结构与功能/教学内容/学习单元 7-呼吸系统/教学图片

（2）中枢化学感受器：动物实验中，切除动物外周化学感受器或切断其传入神经后，吸入 CO_2 仍能刺激呼吸运动；而只增加脑脊液中 CO_2 和 H^+ 浓度，也能刺激呼吸。研究证实，中枢化学感受器位于延髓腹外侧浅表部位，其生理刺激是脑脊液和局部细胞外液的 H^+。如果保持脑脊液的 pH 不变，用含高浓度 CO_2 的人工脑脊液灌注脑室时所引起的通气增强反应消失。可见，有效刺激不是 CO_2。由于 CO_2 是脂溶性的小分子物质，因此，血液中的 CO_2 能迅速通过血脑屏障与 H_2O 结合生成 HCO_3^-，继而解离出 H^+，使化学感受器周围液体中的 H^+ 浓度升高，从而刺激中枢化学感受器，引起呼吸中枢的兴奋。由于脑脊液中催化该反应的碳酸酐酶含量较少，反应很慢，所以对 CO_2 的反应有一定的时间延迟。血液中的 H^+ 不易通过血脑屏障，故血液 pH 的变化对中枢化学感受器的直接作用不大。而中枢化学感受器与外周化学感受器不同的是，它对 PO_2 的变化不敏感，基本不感受低氧的刺激。

2. CO_2 对呼吸的影响　当麻醉动物或人的动脉血液 PCO_2 明显降低时可发生呼吸暂停。因此，一定水平的 PCO_2 对维持呼吸和呼吸中枢的兴奋性是必要的，CO_2 是调节呼吸的最重要的体液因素。

吸入气 CO_2 增加时，动脉血 PCO_2 也随之升高，呼吸加深、加快，肺通气量增加。通过肺通气量的增大可促进 CO_2 的排出，使肺泡气和动脉血 PCO_2 恢复至正常水平。但是，当吸入气 CO_2 含量超过一定水平时，使血液中 CO_2 显著升高，反而会抑制中枢神经系统包括呼吸中枢的活动，发生呼吸困难、头痛、头昏，甚至昏迷，出现 CO_2 麻醉。

CO_2 兴奋呼吸的作用是通过两条途径实现的，一是通过刺激中枢化学感受器兴奋呼吸中枢；二是刺激外周化学感受器，冲动沿传入神经传入延髓，反射性地使呼吸加深、加快。两条途径中前者是主要的,约占总效应的 80%。

3. H⁺对呼吸的影响 酸中毒时,动脉血 H^+ 浓度增加,呼吸加深、加快,肺通气增加;H^+ 浓度降低,呼吸受到抑制。H^+ 对呼吸的调节主要是通过外周化学感受器实现的。

4. 低氧对呼吸的影响 当吸入气 PO_2 降低时,肺泡气和动脉血中 PO_2 也随之降低,呼吸加深、加快,肺通气增加。低氧对呼吸的调节作用完全是通过外周化学感受器实现的。切断动物外周化学感受器的传入神经后,急性低氧对呼吸运动的调节效应完全消失。低氧对呼吸中枢的直接作用是抑制。轻度低氧可以通过对外周化学感受器的刺激兴奋呼吸中枢,在一定程度上可以对抗低氧对中枢的直接抑制作用。不过在严重低氧时,外周化学感受性反射不足以对抗低氧对呼吸中枢的抑制,导致呼吸障碍。因此,给某些低氧患者吸入纯 O_2,会由于解除了外周化学感受器的低氧刺激,引起呼吸暂停,故临床上给氧治疗时应采取低浓度持续给氧。

知识拓展

吸　氧

临床上,常利用给 O_2,提高患者血氧含量及动脉血氧饱和度,以纠正缺氧。通常采用鼻导管、面罩或经口等方法。吸 O_2 浓度(%)=21+4×氧流量(L/min),流量可根据病情选择。一般低流量吸氧的速度是 1~3 L/min。

慢性缺氧患者应低流量、低浓度持续给 O_2。比如Ⅱ型呼吸衰竭患者由于长期 PCO_2 增高,主要通过缺氧刺激颈动脉体和主动脉体化学感受器,沿神经上传至呼吸中枢,使之兴奋,反射性地引起呼吸运动增强。若高流量高浓度给 O_2,则缺氧反射性刺激呼吸的作用消失,导致 CO_2 滞留更严重,可发生 CO_2 麻醉,甚至呼吸停止。

(三)呼吸肌本体感受性反射

由呼吸肌的本体感受器(肌梭和腱器官)受刺激引起的反射称为呼吸肌本体感受性反射。如呼吸肌受牵张刺激时,肌梭受到刺激而兴奋,其冲动传入脊髓,反射性地引起该肌收缩。呼吸肌本体感受性反射参与正常呼吸运动的调节,其意义在于当呼吸肌负荷增大时,相应加强呼吸运动,以克服阻力实现有效的肺通气。

(四)防御性呼吸反射

在整个呼吸道黏膜都存在着感受器,当受到机械或化学刺激时,引起一些有保护作用的防御性呼吸反射。

1. 咳嗽反射 咳嗽反射是常见的重要防御性反射。它的感受器位于喉、气管和支气管的黏膜。传入冲动经迷走神经传入延髓,引起咳嗽反射。

咳嗽时,先是短促的深吸气,接着声门紧闭,呼气肌强烈收缩,肺内压和腹内压急速上升,然后声门突然打开,由于气压差极大,气体便高速冲出,将呼吸道内异物或分泌物排出。正常的咳嗽反射能有效地清除呼吸道内的分泌物,但频繁或剧烈的咳嗽对人体也会产生不利的影响。

2. 喷嚏反射　喷嚏反射类似于咳嗽反射,但不同的是鼻黏膜感受器受到激惹性刺激,冲动由三叉神经传入中枢,反射性引起腭垂下降,舌压向软腭,使气流主要从鼻腔喷出,以清除鼻腔中的刺激物。

 护理专业教学资源库/课程中心/人体结构与功能/教学内容/学习单元7－呼吸系统/电了教案

小　结

呼吸的4个环节:肺通气、肺换气、气体在血液中的运输、组织换气。

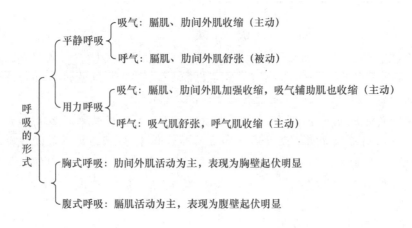

呼吸的动力
- 直接动力：大气与肺泡气之间的压力差
- 原动力：呼吸肌的收缩与舒张

呼吸的形式
- 平静呼吸
  - 吸气：膈肌、肋间外肌收缩（主动）
  - 呼气：膈肌、肋间外肌舒张（被动）
- 用力呼吸
  - 吸气：膈肌、肋间外肌加强收缩，吸气辅助肌也收缩（主动）
  - 呼气：吸气肌舒张，呼气肌收缩（主动）
- 胸式呼吸：肋间外肌活动为主，表现为胸壁起伏明显
- 腹式呼吸：膈肌活动为主，表现为腹壁起伏明显

肺通气阻力
- 弹性阻力（肺、胸廓）
- 非弹性阻力（惯性阻力、黏滞阻力和气道阻力）

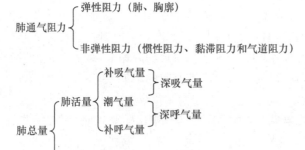

肺总量
- 肺活量
  - 补吸气量 ─ 深吸气量
  - 潮气量
  - 补呼气量 ─ 深呼气量
- 残气量＝功能残气量－补吸气量

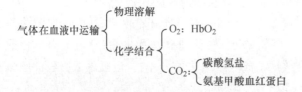

气体在血液中运输
- 物理溶解
- 化学结合
  - O_2：HbO_2
  - CO_2：
    - 碳酸氢盐
    - 氨基甲酸血红蛋白

呼吸运动的调节
- CO_2 对呼吸运动的调节
  - 兴奋中枢化学感受器，呼吸运动加深、加快（主要）
  - 兴奋外周化学感受器，呼吸运动加深、加快
- 低 O_2 对呼吸运动的调节
  - 轻度缺 O_2：呼吸运动加快加强，兴奋外周化学感受器的作用占优势
  - 重度缺 O_2：呼吸运动减慢减弱，甚至停止，呼吸中枢的抑制占优势
- H^+ 对呼吸运动的调节：H^+ 浓度升高，呼吸运动加快加强，兴奋外周化学感受器

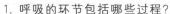

思考题

1. 呼吸的环节包括哪些过程？
2. 试述呼吸运动时肺内压和胸膜腔内压的变化。
3. 胸膜腔负压是如何形成的？气胸有哪些危害？
4. 肺泡表面活性物质分泌减少时，肺通气将发生什么改变？为什么？
5. 肺通气功能最理想的指标是什么？为什么？
6. 深而慢的呼吸与浅而快的呼吸相比，哪种形式对肺换气更有利？为什么？
7. 为什么慢性阻塞性肺疾病患者不能吸高浓度氧？
8. 切断家兔双侧迷走神经，其呼吸运动将发生什么改变？为什么？
9. 分析血液中 PO_2、PCO_2 和 H^+ 变化时对呼吸运动的影响及途径。
10. 从呼吸的全过程分析临床上出现缺氧的原因。

（杜广才）

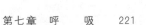

第八章 消化与吸收

学习目标

1. 掌握消化与吸收的概念,胃液、胰液、胆汁的成分和作用,胃排空的概念,小肠的吸收。

2. 熟悉消化道平滑肌的一般生理特性,交感神经和副交感神经对消化道的主要作用,胃液分泌的调节,胃、小肠的运动形式,主要营养物质的吸收。

3. 了解胃肠激素的概念和主要作用,食物在口腔、大肠内的消化过程。

4. 能运用本章所学基本知识,解释临床上消化系统疾病的病理机制及饮食习惯对消化器官活动的影响,养成用理论知识解决临床问题和生活实例的思维意识。

应用与实践

案例 8-1:患者长期有上腹疼痛史,在进食后疼痛缓解,且伴有反酸、嗳气、流涎、恶心、呕吐、腹泻和便秘等症状。

案例 8-2:某患者突然发作腹部剧痛,伴有恶心、呕吐、发热和黄疸等;并伴休克、呼吸衰竭、腹膜炎等严重并发症。

【思考】

1. 你认为对案例 8-1 患者最可能的诊断是什么?

2. 正常时为何胃酸和胃蛋白酶不会消化自身胃黏膜?

3. 你认为对案例 8-2 患者最可能的诊断是什么?

4. 正常情况下,为何胰液中的蛋白水解酶不会消化胰腺本身?

人活着就要不停地进行新陈代谢,而新陈代谢所需要的营养物质靠食物提供。我们每天吃的食物种类繁多,这些食物进入消化道通过消化与吸收后进入血液才能被机体利用。那么消化道是如何将种类繁多的食物进行消化的? 各种营养成分又是怎样被吸收的?

第一节　概　述

人体的消化系统由消化道和消化腺组成,消化道包括口腔、咽、食管、胃、小肠和大肠;主要的消化腺有唾液腺、肝、胰和散在分布于消化道壁内的腺体。消化系统的主要功能是对食物进行消化和吸收,为机体新陈代谢提供物质和能量来源。此外,消化系统还有重要的内分泌和免疫功能。

消化(digestion)是指食物在消化道内被分解为可吸收的小分子物质的过程。消化的形式包括机械性消化和化学性消化。**机械性消化**是指通过消化道肌肉的舒缩活动等,将食物磨碎,并与消化液充分混合、搅拌,同时向消化道远端推送的过程。**化学性消化**是指通过消化液中的各种消化酶将大分子物质分解为小分子物质的过程。在整个消化过程中,机械性消化和化学性消化是同时进行并相互配合,共同完成对食物的消化。**吸收**(absorption)是指食物经消化后的小分子物质以及水、无机盐、维生素等通过消化道黏膜上皮细胞进入血液和淋巴的过程。未被吸收的食物残渣和消化道脱落的上皮细胞等进入大肠后形成粪便,被排出体外。消化是吸收的前提,二者是相辅相成、紧密联系的过程。

一、消化道平滑肌的一般生理特性

在消化道中,除口腔、咽、食管上端和肛门外括约肌是骨骼肌外,其余部分由平滑肌组成。消化道平滑肌具有肌组织的共同特性,同时又具有自身的特点。

1. 舒缩迟缓　消化道平滑肌收缩的潜伏期、收缩期和舒张期都比骨骼肌长,舒缩一次可达 20 s 以上。

2. 富有伸展性　消化道平滑肌有较大的伸展性,特别是胃,进食后,大量食物暂时储存于胃内而不发生明显的压力变化,因而具有重要意义。

3. 紧张性　消化道平滑肌经常保持一种微弱而持续的收缩状态,又称为紧张性收缩。其意义是保持消化道的位置和形态,也是消化道平滑肌各种运动形式的基础。

4. 节律性收缩　将离体后的消化道平滑肌置于适宜的环境中,仍能进行节律性舒缩,但其节律缓慢,节律性远不如心肌规则。

5. 对温度变化、机械牵拉和化学刺激敏感　例如,温度升高、微量的乙酰胆碱或突然牵拉均可引起消化道平滑肌强烈收缩,而微量的肾上腺素则使其舒张。消化道平滑肌对电刺激、切割和烧灼等刺激不敏感。

二、消化道的神经支配

支配消化道的神经有消化道壁内的**内在神经系统**和**外来神经系统**两大部分。二者相互协调,共同调节消化道的功能(图 8-1)。

(一) 外来神经系统

消化道除口腔、咽、食管上端及肛门外括约肌由躯体神经支配外,其余部分主要接

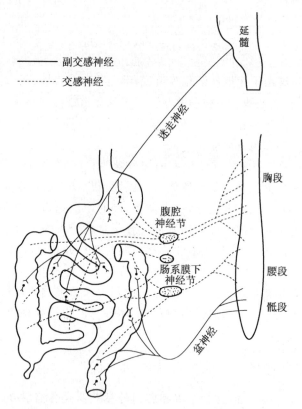

图 8-1　消化系统的局部和中枢性反射通路

受自主神经系统的支配,包括副交感神经和交感神经,其中副交感神经对消化功能的影响更大。

　　1. 副交感神经　　副交感神经主要来自迷走神经和盆神经。副交感神经兴奋时,节后纤维末梢释放乙酰胆碱,通过激活 M 受体,使消化道平滑肌收缩,消化道运动增强,腺体分泌增多,消化道括约肌舒张。阿托品可与乙酰胆碱竞争 M 受体,是 M 受体阻断剂,故临床上使用阿托品可解除胃肠平滑肌痉挛所致的腹痛。

　　2. 交感神经　　交感神经起源于脊髓的第 5 胸节至第 2 腰节,在腹腔神经节和肠系膜神经节换元后,节后纤维分布到胃肠各部分。交感神经兴奋时,其末梢释放去甲肾上腺素作用于消化道,引起消化道运动减弱,腺体分泌减少,血流量减少,消化道括约肌收缩。

　　(二) 内在神经系统

　　消化道的内在神经系统是由分布于消化道壁内的神经元和神经纤维所组成的神经网络。其中有感觉神经元,感受胃肠道内化学、机械和温度等刺激;有运动神经元,支配胃肠道平滑肌、腺体和血管;此外,还有大量的中间神经元。各种神经元之间通过短的神经纤维形成两类神经丛,即肌间神经丛和黏膜下神经丛。这些神经丛广泛分布于消化道壁内,它们将消化道壁内的各种感受器、效应细胞、外来神经和壁内神经元紧密地联系在一起。内在神经系统在调节胃肠运动、消化腺分泌以及胃肠血流中起着重要作用。

 护理专业教学资源库/课程中心/人体结构与功能/教学内容/学习单元 6 – 消化系统/电子教案

三、胃肠激素

目前已知,在消化道黏膜内有数十种内分泌细胞,所以,消化道不仅是消化器官,也是目前所知的体内最大的内分泌器官。由消化道内分泌细胞合成和释放的生物活性物质,统称为**胃肠激素**。这类激素都属于肽类物质,故又称为**胃肠肽**。目前已发现有 30 余种。胃肠激素的生理作用广泛,主要作用有:① 调节消化腺的分泌和消化道的运动;② 营养作用,即刺激消化道组织的代谢和促进组织生长;③ 调节其他激素的释放,如抑胃肽有促进胰岛素分泌的作用。其中最主要的 5 种胃肠激素的生理作用见表 8 – 1。

表 8 – 1 5 种胃肠激素的主要生理作用

激素名称	分泌部位及细胞	主要作用
促胃液素(胃泌素)	胃窦、十二指肠黏膜 G 细胞	促进胃液分泌,胃的运动和胃黏膜生长;促进胰液和胆汁的分泌
缩胆囊素	小肠上部黏膜 I 细胞	促进胰液分泌和胰组织生长,促进胆囊收缩、胆汁排放,增强小肠的运动
促胰液素(胰泌素)	小肠上部黏膜 S 细胞	促进胰液及胆汁的分泌,抑制胃酸分泌和胃肠运动
抑胃肽	小肠上部黏膜 K 细胞	抑制胃的运动和分泌,促进胰岛素分泌
胃动素	小肠 Mo 细胞	在消化间期刺激胃和小肠运动

知识拓展

促胰液素的发现

促胰液素由两位英国生理学家 Bayliss 和 Starling 在 1902 年发现。当时他们重复一位法国学者的实验,即先切除狗的胰腺神经,再将相当于胃酸的盐酸溶液注入狗的小肠上段,发现能引起胰液的分泌。这位法国学者认为这是一个神经反射,但 Bayliss 和 Starling 认为,小肠黏膜在盐酸的作用下产生了一种化学物质,这种化学物质随血液循环运送到胰腺,从而引起胰液分泌。为了证实这种设想,他们把同一条狗的空肠黏膜刮下,加稀盐酸研碎做成粗提液,再注入这条狗的静脉中,结果引起了比前面切除神经的实验更明显的胰液分泌。随后,他们从十二指肠黏膜中提取了这种能刺激胰液分泌的物质,并把这种物质命名为促胰液素。促胰液素是历史上第一个被发现的激素,由此产生"激素调节"的概念,开辟了内分泌学的研究领域。

第二节　消化道各段的消化功能

一、口腔内消化

消化过程从口腔开始。食物在口腔内通过咀嚼被磨碎,并与唾液混合,形成食团,而后被吞咽。

(一)唾液

唾液是由口腔内 3 对大唾液腺(即腮腺、下颌下腺和舌下腺)及众多散在的小唾液腺所分泌的混合液。

1. 唾液的性质和成分　唾液无色、无味、近于中性(pH 为 6.6～7.1)。正常成年人每日分泌量为 1.0～1.5 L,其中水分约占 99％;有机物主要是黏蛋白、黏多糖、唾液淀粉酶、溶菌酶和免疫球蛋白等;无机物有 Na^+、K^+、HCO_3^-、Cl^- 等。

2. 唾液的作用　唾液的主要生理作用有:① 湿润口腔,溶解食物,利于吞咽和引起味觉。② 清洁和保护口腔,唾液可冲洗和清除口腔中的食物残渣,减少细菌繁殖。唾液中的溶菌酶和免疫球蛋白有杀灭细菌和病毒的作用。③ 唾液中含有唾液淀粉酶,可将淀粉分解为麦芽糖。

3. 唾液分泌的调节　唾液分泌的调节完全是神经反射性调节,包括非条件反射和条件反射。如食物的形状、颜色、气味以及进食的环境乃至语言文字的描述均可引起唾液分泌。

(二)咀嚼和吞咽

1. 咀嚼　咀嚼是由咀嚼肌群的顺序收缩所完成的节律性动作。咀嚼的作用是:① 将食物切碎、研磨、搅拌,使唾液与食物混合形成食团,便于吞咽。② 使食物与唾液淀粉酶充分接触有利于化学性消化。③ 加强食物对口腔内各种感受器的刺激,反射性地引起胃肠、胰、肝、胆囊等活动加强,为食物的进一步消化做好准备。

2. 吞咽　吞咽是口腔内的食团经咽和食管送入胃内的过程,它是口腔、咽、喉以及食管密切配合的有顺序的复杂动作。可将吞咽动作分为 3 期。

第一期称为口腔期,指食团由口腔进入咽,是在大脑皮质控制下的随意动作。主要依靠舌的运动把食团由舌背推向咽部。

第二期称为咽期,指食团由咽到食管上端,是由食团对软腭和咽部触觉感受器的刺激所引起的反射动作。

第三期称为食管期,指食团沿食管下行到胃。当食团进入食管后,通过食管蠕动,将食团推送入胃内。**蠕动**是消化道平滑肌顺序收缩产生的一种向前推进的波形运动,表现为食团上端平滑肌收缩,下端平滑肌舒张,食团不断被推送前进。它是消化道平滑肌共有的一种运动形式。

吞咽是在中枢神经系统的调节下完成的。在深度麻醉、昏迷或脑神经功能障碍（如偏瘫）的患者，其吞咽功能障碍，进食时食物（尤其是流质）易误入气管。

正常情况下，胃内食糜或其他内容物不会向食管逆流。这是因为在食管末端有一长 1～3 cm 的高压区，其内压比胃内压高 5～10 mmHg，尽管此处并不存在形态学上的括约肌，但在生理功能上起着类似括约肌的作用，故称为食管下括约肌。

二、胃内消化

胃是消化道中最膨大的部分，具有暂时储存食物的功能。成人胃的容量为 1～2 L。胃的消化包括化学性消化和机械性消化。

（一）胃液

胃液（gastric juice）是由胃的外分泌腺分泌的一种无色酸性液体，pH 为 0.9～1.5。正常成人每日分泌量为 1.5～2.5 L。

1. 胃液的成分及作用　胃液中除含大量水和无机盐外，主要成分为盐酸、胃蛋白酶原、内因子、黏液和碳酸氢盐。

（1）盐酸：又称胃酸（gastric acid），由泌酸腺的壁细胞所分泌。胃液中的盐酸有两种形式：一种呈游离状态，即游离酸；另一种与蛋白质结合，称为结合酸。两者酸度的总和称总酸度。正常人空腹时，盐酸的排出量为 0～5 mmol/h，即基础酸排出量。在食物或某些药物（如组胺）的刺激下，盐酸分泌量明显增加，最大排出量可达 20～25 mmol/h。男性盐酸分泌高于女性，50 岁后其分泌量有所降低。

盐酸的生理作用有：① 杀灭进入胃内的细菌。② 激活胃蛋白酶原，使其转变为有活性的胃蛋白酶，并为其提供必要的酸性环境。③ 使食物中的蛋白质变性，易于消化。④ 盐酸进入小肠内可引起促胰液素、缩胆囊素的释放，进而促进胰液、胆汁和小肠液的分泌。⑤ 盐酸进入小肠后可促进铁和钙的吸收。盐酸若分泌过多对胃和十二指肠黏膜有侵蚀作用，使黏膜层受损，是导致胃和十二指肠溃疡的原因之一。当盐酸分泌过少或缺乏时，胃内的细菌容易繁殖，细菌可使食物发酵、腐败，产生气体或有害物质，使人体出现嗳气、腹胀等消化不良症状。

（2）胃蛋白酶原：胃蛋白酶原由泌酸腺的主细胞合成和分泌。迷走神经兴奋、进餐等刺激可引起其释放。胃蛋白酶原进入胃腔后，在盐酸的作用下转变为具有活性的胃蛋白酶。胃蛋白酶的作用是分解蛋白质为际和胨，以及少量的多肽和氨基酸。胃蛋白酶发挥作用的最适 pH 为 2.0～3.5，当 pH＞5 时便失活。当胃酸分泌不足而导致消化不良时，可服用稀盐酸和胃蛋白酶。

（3）内因子：内因子是壁细胞分泌的一种糖蛋白，它可与胃内的维生素 B_{12} 结合形成复合物，以保护维生素 B_{12} 不被消化酶破坏，并与回肠黏膜上皮细胞的特异性受体结合，促进维生素 B_{12} 的吸收。当胃大部切除或机体缺乏内因子时，将引起维生素 B_{12} 吸收障碍，影响红细胞的成熟，出现恶性贫血（巨幼红细胞性贫血）。

（4）黏液和碳酸氢盐：胃的黏液是由胃黏膜表面的上皮细胞和黏液颈细胞、贲门腺、幽门腺共同分泌的。其主要成分是糖蛋白,具有较高的黏滞性和形成凝胶的特性。此种黏液覆盖在胃黏膜的表面,形成一层约 0.5 mm 厚的凝胶层,为胃黏膜上皮厚度的 10～20 倍。其主要作用:① 具有润滑作用,可保护胃黏膜免受食物的机械性损伤;② 胃表面形成的黏液层能减慢胃腔中的 H^+ 向胃壁扩散速度,从而减弱 H^+ 对胃黏膜的化学侵蚀。

HCO_3^- 主要由胃黏膜的非泌酸细胞所分泌。胃黏液和 HCO_3^- 二者共同构成一个抗胃黏膜损伤的屏障即**黏液-碳酸氢盐屏障**(图 8-2)。该屏障将胃蛋白酶与胃黏膜相隔离,并中和 H^+,减缓 H^+ 向胃黏膜的弥散,从而防止胃酸和胃蛋白酶对胃黏膜的侵蚀,起到有效保护胃黏膜的作用。

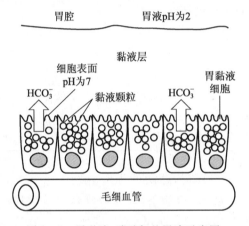

图 8-2　胃黏液-碳酸氢盐屏障示意图

 护理专业教学资源库/课程中心/人体结构与功能/教学内容/学习单元 6-消化系统/教学图片

除黏液-碳酸氢盐屏障外,由胃黏膜上皮细胞膜和细胞间的紧密连接所构成的**胃黏膜屏障**,能防止胃腔内 H^+ 向胃黏膜内扩散。这样既能使盐酸在胃腔内适应消化的需要,又能使胃壁各层免遭 H^+ 逆向扩散的损害。许多因素如酒精、胆盐、阿司匹林类药物以及幽门螺杆菌感染等,均可破坏或削弱胃黏膜的屏障作用,严重时可造成胃黏膜的损伤,引起胃、十二指肠炎或消化性溃疡。

2. 胃液分泌的调节　空腹时胃液不分泌或分泌很少,称为消化间期胃液分泌;进食后,在神经和体液因素的调节下,胃液大量分泌,属消化期胃液分泌。

(1) 消化期的胃液分泌:按食物刺激部位的不同,人为地将消化期胃液的分泌分为头期、胃期和肠期(图 8-3)。

1) 头期胃液分泌:由进食动作而引起,因其传入冲动都来自头面部感受器而得名。食物虽未进入胃,却能引起胃液大量分泌。头期胃液分泌主要接受神经调节,包括条件反射和非条件反射性分泌。前者是由食物的形状、颜色、气味、声音等刺激了

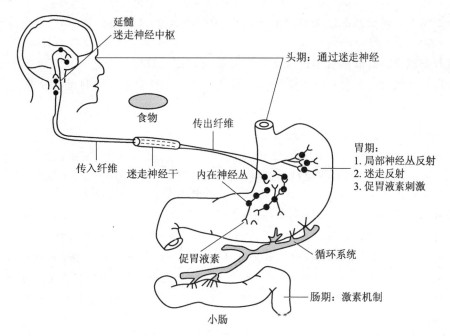

图 8-3　消化期胃液分泌的调节示意图

眼、耳、鼻等感觉器官而引起的;后者则是在食物入口后,刺激口腔和咽等处的化学和机械感受器而引起的。这些反射的传入途径与进食引起的唾液分泌相同。反射中枢包括延髓、下丘脑、边缘叶和大脑皮质等。迷走神经是这些反射的共同传出途径。迷走神经末梢除释放乙酰胆碱直接引起胃腺细胞分泌外,还释放促胃液素释放肽引起胃窦黏膜 G 细胞释放促胃液素,后者经过血液循环刺激胃腺分泌。

头期胃液分泌的特点是分泌量多,占整个消化期分泌量的 30%,酸度和胃蛋白酶原含量都很高,因而消化力强。

2) 胃期胃液分泌:指食物入胃后,对胃产生机械性和化学性刺激,继续引起胃液分泌。其主要途径有三:一是食物扩张刺激胃底、胃体部的感受器,通过迷走-迷走反射(指传入和传出都是迷走神经)和壁内神经丛的局部反射,引起胃腺分泌。二是扩张刺激胃幽门部,通过壁内神经丛作用于 G 细胞,引起促胃液素的释放。三是食物的化学成分直接刺激 G 细胞,引起促胃液素的释放。

胃期胃液分泌的特点是胃液分泌量最多,占整个消化期分泌量的 60%,胃液酸度高,但胃蛋白酶原的含量比头期少,故消化力比头期弱。

3) 肠期胃液分泌:指食物进入小肠上段后引起的胃液分泌。此期胃液分泌以体液调节为主,当食物与小肠黏膜接触时,使十二指肠黏膜 G 细胞释放促胃液素和肠泌酸素等通过血液循环作用于胃腺,引起胃液分泌。

肠期胃液分泌的特点是胃液分泌量少,约占胃液分泌总量的 10%,总酸度和胃蛋白酶原含量均较低。

(2) 胃液分泌的抑制性调节:正常消化期胃液的分泌是兴奋性和抑制性因素共同

作用的结果。抑制胃液分泌的因素除精神、情绪因素外,主要有盐酸、脂肪和高渗溶液3种。盐酸可刺激 D 细胞释放生长抑素,通过生长抑素抑制促胃液素的释放,从而使胃液分泌减少。盐酸随食糜进入十二指肠后也抑制胃液分泌。进入十二指肠内的脂肪和高渗溶液通过刺激小肠黏膜释放一种或几种抑制性激素而抑制胃液分泌。

知识拓展

近代消化生理的奠基人——巴甫洛夫

巴甫洛夫是俄国的生理学家。他的一生共进行了三方面的研究工作:早期为心血管功能的调节,中期为消化腺生理,晚期为条件反射。19 世纪末,巴甫洛夫系统的研究了消化腺的分泌活动规律及其调节机制,发现了多种消化腺分泌的神经调节作用。在他的研究中,以胃液分泌的研究最为详尽。他利用慢性实验的方法(在狗胃上隔离出一部分以制成带有神经支配的小胃的方法,即"巴氏小胃"),确定了迷走神经是胃腺的分泌神经,并指出头期胃液分泌的重要意义,证明了不同食物可引起不同性质的胃液分泌。他指出直接将食物送入胃内可引起化学刺激性胃液分泌,他还发现脂肪对胃液分泌具有抑制作用,并明确了胃液分泌的 3 期:头期、胃期、肠期。

巴甫洛夫于 19 世纪末写成了《消化腺工作讲义》这本经典著作,并在 1904 年获得了诺贝尔生理学奖的世界荣誉。他是近代消化生理的奠基人。

(二)胃的运动

胃运动的主要作用是将食物进一步研磨、粉碎并与胃液充分混合,并加快食物的排空。

1. 胃运动的形式

(1)容受性舒张:咀嚼、吞咽动作和食物对咽、食管等处感受器的刺激反射性地引起胃底和胃体平滑肌的舒张,称为容受性舒张。这种舒张可使胃腔容量由空腹时的50 ml 左右增加到进食后的 1.5 L,其生理意义在于接纳和暂时储存食物,同时保持胃内压基本不变,从而防止食糜过早排入小肠,有利于食物在胃内充分消化。容受性舒张是通过迷走-迷走反射实现的,传出通路是抑制性的。

(2)紧张性收缩:胃壁平滑肌经常处于一种持续微弱的收缩状态,称为紧张性收缩。它使胃腔保持一定的压力,有利于胃液渗入食物,促进化学性消化,并有利于推动食糜向幽门方向移动,同时有助于保持胃的正常形态和位置,不致出现胃扩张与胃下垂。

(3)蠕动:食物入胃 5 min 后,胃即开始蠕动。蠕动起始于胃体中部,逐步向幽门方向推进(图 8-4),其频率约为 3 次/min,一个蠕动波约需 1 min 到达幽门,所以通常是一波未平,一波又起。胃蠕动的生理意义:① 磨碎食物,使食物与胃液充分混合,利于化学性消化;② 将食糜由胃推入十二指肠。

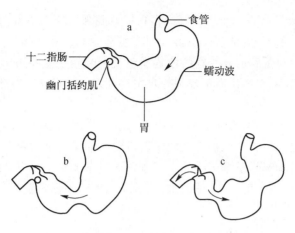

图 8-4　胃的运动

a. 胃的蠕动起始于胃的中部,向幽门方向推进　b. 胃的蠕动可将少量食糜推入十二指肠

c. 强有力的收缩波可将部分食糜反向推送

2. 胃排空及其影响因素

(1)胃排空过程:食糜由胃排入十二指肠的过程称为**胃排空**。食物入胃 5 min 后即有部分食糜被排入十二指肠。胃排空的直接动力是胃与十二指肠内的压力差,其原动力则是胃平滑肌的收缩,阻力是幽门及十二指肠的收缩。当胃平滑肌的收缩加强使胃内压大于十二指肠内压并足以克服幽门部阻力时,胃排空才能进行。胃的排空速度与食糜的理化性状有关。一般流体食物比固体食物排空快;小颗粒物质比大颗粒物质排空快;等渗溶液比高渗溶液排空快。三大营养物质中,糖类排空最快,蛋白质次之,脂肪最慢。混合食物完全排空约需 4~6 h。

(2)影响胃排空的因素:胃的排空是少量而间断性的,受胃和十二指肠两方面因素的影响。

1)胃内促进排空的因素:食物对胃的扩张刺激可通过迷走-迷走反射或壁内神经反射,引起胃运动加强;食物的化学和扩张刺激还可直接或间接地刺激胃窦部 G 细胞释放促胃液素,促胃液素对胃的运动有中等程度的兴奋作用。

2)十二指肠内抑制胃排空的因素:进入小肠的盐酸、脂肪、高渗溶液以及食糜本身的体积等,均可刺激十二指肠壁上的化学、渗透压和机械感受器,通过肠-胃反射而抑制胃的运动;另外,当大量食糜,特别是盐酸或脂肪进入十二指肠后,可刺激小肠黏膜释放促胰液素、缩胆囊素、抑胃肽等,这些激素可抑制胃的运动,从而抑制胃的排空。

综上所述,胃内因素与十二指肠因素是互相配合,共同作用的。食物刚入胃时,胃内食物较多,而十二指肠内食物较少,故此时排空速度较快;随后十二指肠内抑制胃运动的因素逐渐占优势,胃的排空则减慢;当进入十二指肠的酸逐渐被中和后,食物的消化产物被吸收,对胃运动的抑制逐渐消失,胃的运动又开始逐渐增强,推送另一部分食糜进入十二指肠,如此反复,直至食糜从胃排空为止。因此,胃排空是间断进行的,并与十二指肠内的消化和吸收相适应。

3. 呕吐　呕吐是将胃和十二指肠内容物经口腔强力驱出体外的过程。机械性和化学性刺激作用于舌根、咽部、胃、小肠、大肠、胆总管和泌尿生殖器官等处的感受器，都可以引起呕吐。视觉和内耳前庭的位置觉改变时也可引起呕吐。呕吐前常出现恶心、流涎、呼吸急迫、心率加快而不规则等自主神经兴奋的症状。呕吐物中常混有胆汁和小肠液。

呕吐的中枢位于延髓，当脑水肿、脑出血等引起颅内压增高时，可直接刺激该中枢引起呕吐。呕吐是一种具有保护意义的反射活动。临床上食物中毒或服毒的患者，借助呕吐可把胃内的有毒物质排出体外。但剧烈频繁的呕吐将会影响进食和正常的消化活动，使大量消化液丢失，导致体内水、电解质和酸碱平衡紊乱。

三、小肠内消化

食物由胃进入小肠后，即开始小肠内消化。小肠是食物消化和吸收的最重要部位。在这里，食物经过化学性消化和机械性消化后，基本完成了消化过程。同时，许多营养物质也都在小肠被吸收。食物通过小肠后，消化和吸收过程基本完成，未被消化和吸收的食物残渣则进入大肠。

（一）小肠内的消化液

1. 胰液　胰液是由胰腺外分泌部的腺泡细胞及小导管细胞分泌。

（1）胰液的性质、成分：胰液是无色透明的碱性液体，pH $7.8\sim8.4$，渗透压与血浆相等。正常成人每日分泌胰液量 $1\sim2$ L。主要成分有水、碳酸氢盐和消化三大营养物质的消化酶。

（2）胰液作用

1）碳酸氢盐：由胰腺小导管管壁细胞分泌。主要作用是中和进入十二指肠的胃酸，保护小肠黏膜免受强酸的侵蚀；此外，HCO_3^- 造成的弱碱性环境也为小肠内多种消化酶的活动提供了适宜的 pH 环境。

2）胰淀粉酶：是水解淀粉效率最高的一种酶，可将淀粉分解为麦芽糖。

3）胰脂肪酶：是消化脂肪的主要酶，可将脂肪分解为甘油、甘油一酯及脂肪酸。

4）胰蛋白酶原和糜蛋白酶原：两者均以无活性的酶原形式存在于胰液中，当进入小肠后，在肠激酶的作用下胰蛋白酶原被激活为胰蛋白酶，随后糜蛋白酶原由胰蛋白酶激活。胰蛋白酶和糜蛋白酶作用相似，都能将蛋白质分解为𬭩和胨，两者协同作用，则可使蛋白质进一步分解为多肽和氨基酸。

由于胰液中含有消化 3 种主要营养物质的消化酶。因而胰液是消化液中消化食物最全面、消化能力最强的一种消化液。当胰液分泌缺乏时，将会影响三大营养物质的消化和吸收。

2. 胆汁

（1）胆汁的性质和成分：胆汁是肝细胞分泌的一种味苦的有色液体。正常成人每日分泌量为 $800\sim1\,000$ ml。在消化期间，胆汁可直接由肝及胆囊排入十二指肠；在非消化期，肝胆汁大部分流入胆囊储存。

胆汁的成分复杂,除水和无机盐外,主要有机成分有胆盐、胆色素、胆固醇、脂肪酸、卵磷脂和黏蛋白。此外,还含有少量的离子,如 Cu^{2+}、Zn^{2+}、Mn^{2+}、Al^{3+} 等。胆汁中不含消化酶。

1) 胆盐:其主要成分为结合胆汁酸所形成的钠盐,它是胆汁参与消化和吸收的主要成分。胆盐随胆汁排至小肠后约有 95% 在回肠末端被吸收入血,然后经门静脉回到肝再合成胆汁,这一过程称为胆盐的肠-肝循环,每循环一次,大约损失 5% 胆盐。

2) 胆固醇:是体内脂肪代谢的产物。在正常情况下,胆汁中的胆盐、胆固醇和卵磷脂保持适当的比例以维持胆固醇成溶解状态。当胆固醇分泌过多,或胆盐、卵磷脂合成减少时,胆固醇就容易沉积下来,形成胆结石。

3) 胆色素:是血红蛋白的分解产物。

(2) 胆汁的作用:起主要作用的为胆盐。其作用有:

1) 促进脂肪的消化:胆盐可乳化脂肪,降低脂肪表面张力,增加脂肪与脂肪酶的接触面积,促进脂肪的分解。

2) 促进脂肪和脂溶性维生素的吸收:胆盐可与脂肪分解产物形成水溶性复合物,从而促进脂肪分解产物的吸收,同时也有助于脂溶性维生素(A、D、E、K)的吸收。

3) 中和胃酸:胆汁排入十二指肠后,可中和一部分胃酸。

4) 促进胆汁自身分泌:进入小肠的胆盐通过肠-肝循环被吸收后可直接刺激肝细胞合成和分泌胆汁,称为胆盐的利胆作用。

3. 小肠液　小肠液是由十二指肠腺和小肠腺分泌的一种碱性液体,约 pH 7.6。成人每日分泌量为 1~3 L。小肠液中除水和无机盐外,还有肠激酶(或肠致活酶)、黏蛋白和 IgA 等。其主要作用有:

(1) 稀释消化产物,降低肠腔内容物的渗透压,有利于水和营养物质的吸收。

(2) 碱性黏稠液体可保护十二指肠黏膜免受胃酸的侵蚀。

(3) 肠激酶可激活胰蛋白酶原,从而促进蛋白质的消化。

此外,小肠上皮细胞内存在多种消化酶,营养物质吸收入小肠上皮细胞后,可继续进行消化。

(二) 小肠的运动形式

1. 紧张性收缩　紧张性收缩是小肠各种运动形式的基础,即使空腹时也存在,在进食后明显加强,这有利于肠内容物的混合和推送。

2. 分节运动　分节运动是一种以肠壁环形肌为主的节律性收缩和舒张活动,是小肠特有的运动形式。食糜所在的一段肠管,环形肌在许多部位同时收缩,把食糜分割成许多节段,随后,原收缩处舒张,原舒张处收缩,使食糜原来的节段分成两半,而相邻的两半则合成为一个新的节段,如此反复交替进行,使食糜不断分开又不断混合(图 8-5)。

分节运动的意义:① 使食糜与消化液充分混合,有利于化学性消化;② 使食糜与小肠黏膜紧密接触,为吸收创造有利条件;③ 挤压肠壁,促进血液和淋巴的回流,以利吸收。

3. 蠕动　小肠的任何部位都可发生蠕动,其速度为 0.5~2.0 cm/s。蠕动的意义

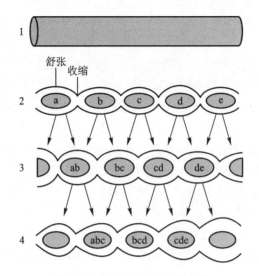

图 8-5　小肠分节运动模式图

1. 肠管表面观　2.3.4. 肠管切面观,示不同阶段的食糜节段分割和合拢情况

在于使经过分节运动混合后的食糜向前推进,到达新的肠段,再开始新的分节运动。小肠内可见一种速度快(2~25 cm/s)、传播距离远的蠕动,称为蠕动冲。它可把食糜从小肠始端一直推送到小肠末端或直达结肠。蠕动冲可由进食时的吞咽动作或食糜刺激十二指肠而引起。此外,在十二指肠和回肠末端还常出现一种方向相反的逆蠕动。其意义是延长食糜在小肠内消化和吸收的时间。

肠蠕动时,肠内容物如水、气体等被推动而产生的声音称为肠鸣音。

(三) 回盲括约肌的功能

在回肠末端与盲肠交界处的环行肌显著加厚,称为回盲括约肌,其长度约 4 cm,平时回盲括约肌是关闭的。进食后,食物入胃,引起胃-回肠反射,使回肠蠕动加强,当蠕动波到达回肠末端时,回盲括约肌舒张,回肠内容物进入结肠。盲肠的充盈刺激可通过肠段局部的壁内神经丛反射,引起回盲括约肌收缩和回肠运动减弱,延缓回肠内容物通过。回盲括约肌的主要功能:① 防止回肠内容物过快、过早地进入大肠,有利于小肠内容物充分消化和吸收。② 回盲括约肌具有活瓣样作用,可阻止结肠内容物返流入回肠。

四、大肠的功能

人类大肠没有重要的消化作用。其主要功能有:① 吸收水和电解质。② 吸收由大肠内细菌合成的 B 族维生素和维生素 K。③ 形成和暂时储存粪便。

(一) 大肠液的分泌及大肠内细菌的活动

1. 大肠液的分泌　大肠液是由大肠黏膜的柱状上皮细胞和杯状细胞分泌。其主要成分是黏液和碳酸氢盐,pH8.3~8.4。大肠液的主要作用在于其中的黏液蛋白,它能保护肠黏膜和润滑粪便。

2. 大肠内细菌的活动 大肠内的细菌主要来自食物和空气。大肠内的酸碱度和温度适合于一般细菌的活动和繁殖。据估计,粪便中的细菌占粪便固体总量的20%～30%。细菌体内含有能分解食物残渣的酶。细菌对糖及脂肪的分解称为发酵,能产生乳酸、乙酸、CO_2 和沼气等。细菌对蛋白质的分解称为腐败,可产生氨、硫化氢、组胺和吲哚等,其中有些成分由肠壁吸收后到肝进行解毒。大肠内的细菌能利用肠内较为简单的物质合成维生素 B 复合物和维生素 K,它们经肠壁吸收后被人体所利用。

(二) 大肠的运动和排便

1. 大肠的运动形式

(1) 袋状往返运动:多见于空腹和安静时。由环形肌不规则收缩引起,可使结肠袋中的内容物向两个方向做短距移动,并不向前推进。

(2) 分节或多袋推进运动:多见于餐后或受拟副交感药物刺激时。是一个结肠袋或一段结肠收缩,将其内容物推移到下一肠段的运动。

(3) 蠕动:大肠的蠕动较慢,有利于大肠吸收水分和储存粪便。此外,大肠还有一种推进速度快、行程远的蠕动,称为**集团蠕动**。常见于餐后或胃内有大量食物充盈时。这种餐后结肠运动的增强称为胃-结肠反射。

2. 排便 排便是一种反射活动。肠蠕动将粪便推入直肠时,刺激直肠壁内的感受器,冲动沿盆神经和腹下神经传入初级排便中枢即脊髓腰骶段,并同时传到大脑皮质引起便意。当环境条件允许时,传出冲动沿盆神经下传,使降结肠、乙状结肠和直肠收缩,肛门内括约肌舒张;同时阴部神经传出冲动减少,使肛门外括约肌舒张,将粪便排出体外(图 8－6)。在排便时,腹肌和膈肌收缩,使腹内压增加,促进粪便的排出。排便反射受大脑皮质的意识控制,昏迷或脊髓高位损伤时,初级中枢失去了大脑皮质

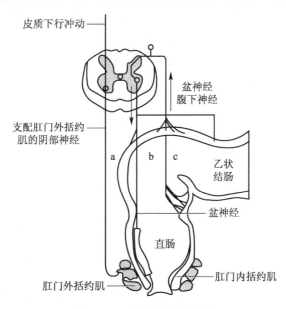

图 8－6 排便反射示意图

a. 躯体神经 b. 自主性神经 c. 感觉神经

的意识控制,可发生大便失禁。粪便在大肠内滞留过久,水分吸收过多而干硬,可引起排便困难和排便次数减少,称为便秘。此外,直肠黏膜由于炎症而敏感性提高,即使肠内只有少量粪便和黏液,也可引起便意及排便反射,并在便后有排便未尽的感觉,称为"里急后重",常见于肠炎或痢疾。

第三节 吸 收

一、吸收的部位

消化道不同部位的吸收能力和吸收速度是不同的,这主要取决于各部分消化道的组织结构,以及食物在各部位被消化的程度和停留的时间。在口腔和食管内,食物几乎不被吸收。在胃内,食物的吸收也很少,胃可吸收乙醇、少量水分。糖类、蛋白质和脂肪的消化产物大部分是在十二指肠和空肠吸收,回肠有其独特的功能,即主动吸收胆盐和维生素 B_{12}(图 8-7)。大肠主要吸收水分和无机盐。

小肠是吸收的主要部位。因为:① 吸收面积大。小肠长 5~7 m,其黏膜具有许多环状皱褶,皱褶上有大量的绒毛,绒毛上还有微绒毛,可使小肠的吸收面积增加约 600 倍,总面积可达到 200 m^2 左右。② 食物在小肠内停留的时间较长,一般为 3~8 h,有充足的时间进行吸收。③ 食物在小肠内已被消化成可吸收的小分子物质。④ 小肠绒毛内有丰富的毛细血管和毛细淋巴管,为吸收提供了良好的途径。

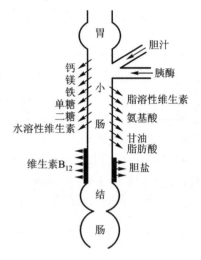

图 8-7 营养物质在小肠的吸收部位示意图

营养物质吸收的机制有被动转运和主动转运两种方式(见第二章)。

护理专业教学资源库/课程中心/人体结构与功能/教学内容/学习单元 6-消化系统/电子教案

二、几种主要营养物质的吸收

(一) 糖的吸收

糖的吸收形式是单糖,主要有葡萄糖、半乳糖、甘露糖和果糖,其中葡萄糖占80%。各种单糖的吸收速率不同,半乳糖和葡萄糖吸收最快,果糖次之,甘露糖最慢。

单糖的吸收属于继发性主动转运,能量来自钠泵。肠黏膜上皮细胞的刷状缘上有可与 Na^+ 和葡萄糖结合的转运体,形成 Na^+-葡萄糖同向转运体复合物,上皮细胞侧面膜上有钠泵。由于钠泵将细胞内 Na^+ 主动转运出细胞,维持细胞内呈低 Na^+ 状态,造成细胞膜外即肠腔液中 Na^+ 的高势能,当 Na^+ 与转运体结合顺浓度差进入肠黏膜上皮细胞时,葡萄糖分子逆浓度差被同向转运入细胞。之后,葡萄糖在基底侧膜以易化扩散的方式扩散到细胞间隙,然后再扩散入血(图 8-8)。如果 Na^+ 主动转运受阻,葡萄糖的吸收也将发生障碍。

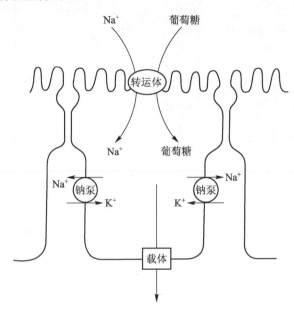

图 8-8　葡萄糖吸收过程示意图

(二) 蛋白质的吸收

蛋白质吸收的主要形式是氨基酸。吸收机制与葡萄糖相似,也属于继发性主动转运。吸收后经小肠内毛细血管进入血液循环。近年来发现二肽和三肽也能以完整的形式进入小肠上皮细胞,然后在细胞内二肽酶和三肽酶的作用下水解成氨基酸而入血。

(三) 脂肪的吸收

脂肪吸收的主要形式是游离脂肪酸、甘油、甘油一酯和胆固醇。在小肠内,脂肪酸、甘油一酯、胆固醇等很快与胆盐形成混合微胶粒。由于胆盐具有亲水性,能携带脂肪消化产物穿过覆盖在小肠绒毛表面的静水层(不流动水层)到达微绒毛。在这里,甘油一酯、脂肪酸和胆固醇等又从混合微胶粒中释出,并透过微绒毛的细胞膜而进入肠黏膜上皮细胞内,胆盐则被留在肠腔内继续发挥作用。

长链脂肪酸(12 个碳原子以上)及甘油一酯进入肠上皮细胞后,在内质网中大部分被重新合成为甘油三酯,胆固醇也重新酯化为胆固醇酯,它们与细胞中的载脂蛋白结合形成乳糜微粒,然后以出胞的方式进入细胞外组织间隙,再扩散入毛细淋

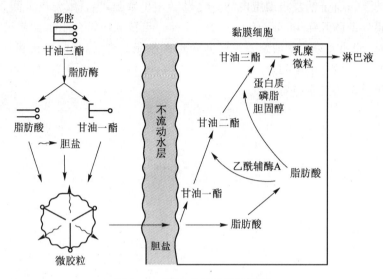

巴管(图8-9)。中、短链脂肪酸和甘油一酯为水溶性,可以直接进入血液。由于膳食中的动、植物油以长链脂肪酸居多,所以脂肪的吸收途径以淋巴为主。

图 8-9　脂肪吸收过程示意图

（四）水的吸收

小肠吸收水的能力是巨大的。成人每日摄入 1~2 L 水,每日分泌的消化液为6~8 L,因此,胃肠道每日吸收的水约为 8 L,每日随粪便排出的水仅有 0.1~0.2 L。水的吸收主要通过渗透作用而被动吸收,特别是 NaCl 的主动吸收而产生的渗透压梯度是水吸收的动力。

（五）无机盐的吸收

成人每日摄入的无机盐只有在溶解状态才能被吸收。其中 Na^+ 97%~99% 在小肠吸收入血液。结肠也可吸收 Na^+。Na^+ 的吸收是通过钠泵主动转运的。铁和钙主要在小肠上段吸收,属主动过程,二者在酸性环境中溶解度大吸收快。食物中的铁绝大部分为 Fe^{3+}(高铁),不易被吸收,须还原为 Fe^{2+}(亚铁)才能被吸收,维生素 C 能将 Fe^{3+} 还原为 Fe^{2+} 而促进铁的吸收。维生素 D 可促进小肠对钙的吸收。

护理专业教学资源库/课程中心/人体结构与功能/教学内容/学习单元 6－消化系统/电子教案

（六）维生素的吸收

维生素分为脂溶性维生素和水溶性维生素两类。大部分维生素在小肠上段被吸收。只有维生素 B_{12} 在回肠被吸收。水溶性维生素主要依赖于 Na^+ 的同向转运体被吸收,但维生素 B_{12} 必须与内因子结合形成水溶性复合物才能在回肠被吸收。脂溶性维生素 A、D、E、K 的吸收机制与脂肪吸收相似。

小　结

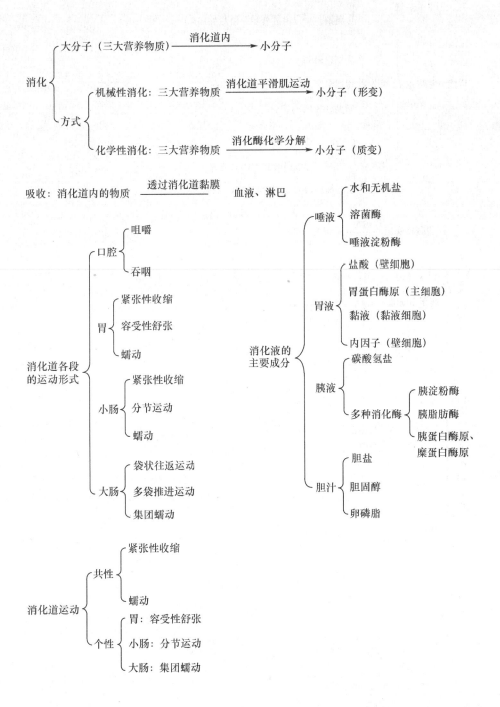

消化
- 大分子（三大营养物质）——消化道内——小分子
- 方式
  - 机械性消化：三大营养物质——消化道平滑肌运动——小分子（形变）
  - 化学性消化：三大营养物质——消化酶化学分解——小分子（质变）

吸收：消化道内的物质——透过消化道黏膜——血液、淋巴

消化道各段的运动形式
- 口腔
  - 咀嚼
  - 吞咽
- 胃
  - 紧张性收缩
  - 容受性舒张
  - 蠕动
- 小肠
  - 紧张性收缩
  - 分节运动
  - 蠕动
- 大肠
  - 袋状往返运动
  - 多袋推进运动
  - 集团蠕动

消化液的主要成分
- 唾液
  - 水和无机盐
  - 溶菌酶
  - 唾液淀粉酶
- 胃液
  - 盐酸（壁细胞）
  - 胃蛋白酶原（主细胞）
  - 黏液（黏液细胞）
  - 内因子（壁细胞）
- 胰液
  - 碳酸氢盐
  - 多种消化酶
    - 胰淀粉酶
    - 胰脂肪酶
    - 胰蛋白酶原、糜蛋白酶原
- 胆汁
  - 胆盐
  - 胆固醇
  - 卵磷脂

消化道运动
- 共性
  - 紧张性收缩
  - 蠕动
- 个性
  - 胃：容受性舒张
  - 小肠：分节运动
  - 大肠：集团蠕动

胃液分泌特点 {

分泌量 {
头期：多（占进食后分泌量的30%）
胃期：最多（占进食后分泌量60%）
肠期：少（占进食后分泌量的10%）
}

酸度 {
头期：很高
胃期：高
肠期：较低
}

含酶量 {
头期：胃蛋白酶含量很高
胃期：胃蛋白酶含量比头期少
肠期：胃蛋白酶含量较低
}
}

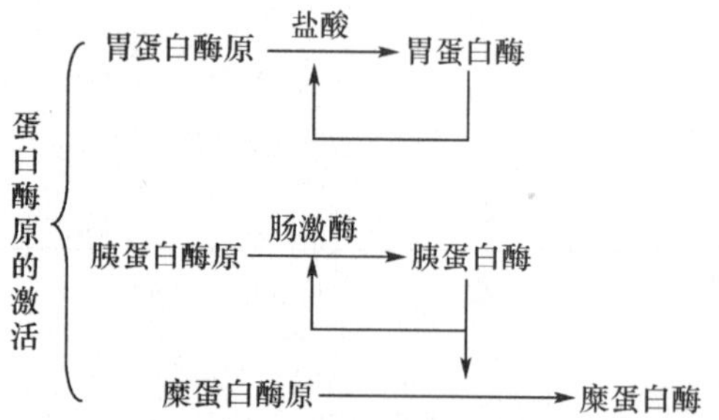

蛋白酶原的激活 {

胃蛋白酶原 ——盐酸——→ 胃蛋白酶

胰蛋白酶原 ——肠激酶——→ 胰蛋白酶

糜蛋白酶原 ————————→ 糜蛋白酶
}

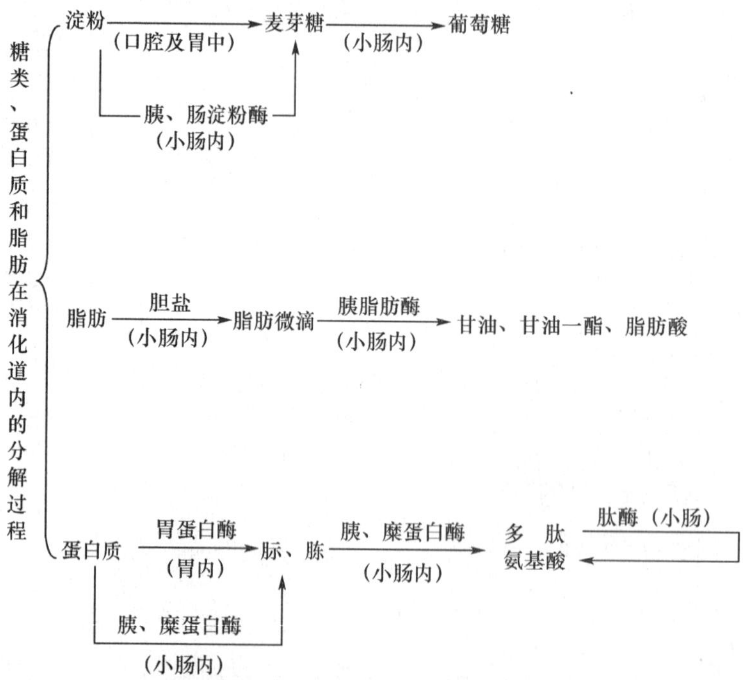

糖类、蛋白质和脂肪在消化道内的分解过程 {

淀粉（口腔及胃中） ——→ 麦芽糖 ——（小肠内）——→ 葡萄糖
胰、肠淀粉酶（小肠内）

脂肪 ——胆盐（小肠内）——→ 脂肪微滴 ——胰脂肪酶（小肠内）——→ 甘油、甘油一酯、脂肪酸

蛋白质 ——胃蛋白酶（胃内）——→ 胨、胪 ——胰、糜蛋白酶（小肠内）——→ 多肽 氨基酸 ←——肽酶（小肠）——
胰、糜蛋白酶（小肠内）
}

思考题

1. 在生理情况下,胃黏膜处于高酸和胃蛋白酶的环境中,为什么不被消化?

2. 胃大部切除术后的患者,会出现哪几种贫血? 为什么?

3. 为什么胃排空是间断进行的?

4. 试比较胃和小肠的运动形式及其生理意义。

5. 为什么说胰液是最重要的消化液?

6. 胆汁中没有消化酶,为什么能促进食物的消化?

7. 临床上为什么不能轻易切除小肠,尤其是十二指肠和空肠上段?

（宋世卿）

第九章 肝的代谢功能

学习目标

1. 掌握肝在物质代谢中的作用，生物转化的概念、特点及生理意义，胆色素的概念及胆色素的代谢。
2. 熟悉非营养性物质的来源及生物转化的反应类型，胆汁酸的肠肝循环及意义，三种黄疸的病因。
3. 了解胆汁酸的分类，三种黄疸发生时血、尿、便的变化。
4. 能运用本章所学基本知识，学会判断黄疸类型等相关临床问题。

应用与实践

肝硬化患者病情易反复，劳累、饮食不当、感染是诱发并发症的重要因素，加强临床护理，积极预防和治疗并发症，可降低患者的病死率。

【思考】

1. 肝硬化的临床护理主要包括哪些方面？
2. 如何加强对肝硬化患者的健康教育？

世界上最大同时又是最小的化工厂在哪里？就在我们人体内，它就是肝脏。它虽然仅有 $1\sim1.5\,kg$，却从事着最繁重复杂的工作，维系着生命。

肝是体内最大的腺体，是物质代谢最重要的器官。肝不仅与糖、脂类、蛋白质、维生素和激素代谢有密切关系，同时在生物转化、胆汁酸和胆色素代谢方面也发挥着重要作用。

肝具有繁多而复杂的功能是由其在组织结构和生化组成上的特点所决定：① 双重血供：肝动脉和门静脉。② 双重排泄通道：肝静脉和胆道。③ 丰富的血窦，使血流速度变缓，有利于进行物质交换。④ 大量的细胞器，如线粒体、内质网、微粒体、高尔基体、溶酶体等。⑤ 种类数量繁多的酶等。故肝是机体具有多种代谢功能的重要器官，常被称为体内的"物质代谢中枢"。

第一节　肝在物质代谢中的作用

一、肝在糖代谢中的作用

肝对糖代谢的作用主要是通过糖原的合成、分解和糖异生作用维持机体血糖浓度的相对恒定,以保障全身各组织,尤其是大脑和红细胞的能量供应。

正常情况下,人体主要凭借激素和器官的调节作用,使血糖的来源和去路处于动态平衡,肝是调节血糖的主要器官。

进食或输注葡萄糖后,血糖浓度升高,肝可将过多的葡萄糖转变为肝糖原贮存,肝糖原总储量可达 75～100 g,约占肝重的 5％～6％。空腹或饥饿早期,由于肝中含有葡萄糖－6－磷酸酶,肝糖原可直接分解产生葡萄糖释放入血液,供中枢神经与红细胞使用;饥饿 8～12 h,体内糖原基本耗尽,此时肝通过糖异生可将非糖物质转变为葡萄糖,从而维持血糖浓度的相对恒定。空腹 24～48 h 后,糖异生可达最大速度。

另外,体内的果糖、半乳糖等其他单糖也可在肝中转变成葡萄糖供机体利用。

因病或反复呕吐时,机体糖来源减少,为保证血糖浓度恒定,此时糖异生作用增强,非糖物质消耗增多,机体为了减少组织蛋白质的分解以及脂肪过度动员后可能引发的代谢性酸中毒、酮中毒,对患者静脉滴注葡萄糖是非常必要的。

肝功能严重障碍时,调节血糖浓度的能力下降,肝糖原的合成、分解及糖异生作用均降低。当进食或输注葡萄糖后,易出现一过性高血糖甚至糖尿;而空腹或饥饿时,又易出现低血糖,即出现临床上所谓的肝源性高血糖和低血糖。

二、肝在脂质代谢中的作用

肝在脂质的消化、吸收、合成、分解及运输等代谢过程中均起重要作用。

肝细胞利用胆固醇合成的胆汁酸可随胆汁分泌排泄至肠腔,胆汁酸盐作为强乳化剂可乳化食物中的脂质(包括脂溶性维生素),促进脂质的消化和吸收。肝胆疾病患者由于肝分泌胆汁能力下降、胆管阻塞等原因可出现脂质消化吸收不良,产生厌油腻、脂肪泻及脂溶性维生素缺乏等临床表现。

外源性的甘油三酯可在肝内进行同化作用,使之转变成人体自身的脂肪,并运送到脂肪组织贮存。肝细胞富含合成脂肪酸、酮体及促进脂肪酸 β-氧化的酶,是脂肪酸合成、β-氧化的最主要场所,也是酮体生成的唯一器官。肝内生成的酮体经血液运输到脑、心、骨骼肌、肾等肝外组织氧化利用。酮体是肝向肝外组织输出脂类能源的一种形式。

肝利用糖或某些氨基酸合成脂肪、胆固醇和磷脂,并以 VLDL、HDL 的形式分泌入血。血液中的胆固醇及磷脂主要由肝合成。磷脂是构成生物膜的重要成分,也是血浆脂蛋白的组成成分之一。肝细胞可以合成脂肪但不能储存脂肪,当肝功能受损或其他原因导致蛋白质、磷脂合成障碍时,脂肪不能有效地以脂蛋白形式输出肝脏,导致肝细胞内的脂肪运不出去而形成脂肪肝。脂肪肝多见于内分泌疾病。糖尿病患者肝细胞常有不同程度的脂肪堆积。临床上给予胆碱或蛋氨酸促进磷脂合成,可有效防止脂肪肝的发生。

肝是合成胆固醇最活跃的器官,其合成胆固醇的量约占全身胆固醇合成总量的3/4以上,还合成卵磷脂胆固醇酯酰基转移酶(LCAT)催化血浆胆固醇酯化。肝是合成和分泌胆汁酸的唯一器官。肝利用胆固醇合成胆汁酸是肝处理胆固醇的重要途径,也是体内胆固醇的主要代谢去路,即不断将胆固醇转化为胆汁酸随胆汁分泌到肠道进而排出体外,以防止体内胆固醇堆积。

三、肝在蛋白质代谢中的作用

肝在人体蛋白质合成、分解及氨基酸代谢中起重要作用。

肝的一个重要功能是合成和分泌血浆蛋白质。肝合成蛋白质非常活跃,不仅合成肝细胞自身结构蛋白质,还可合成与分泌90%以上的血浆蛋白质,如全部清蛋白、凝血酶原、纤维蛋白原、血浆脂蛋白中的多种载脂蛋白(ApoA、B、C、E)、α-球蛋白、β-球蛋白等。正常成人每日合成清蛋白约12 g。肝蛋白的更新速度远远高于其他组织,其半衰期仅为10 d,而肌肉蛋白质半衰期则为180天。当肝功能严重损害时,蛋白质的合成减少,尤其是清蛋白减少最为明显,使血浆胶体渗透压降低,可出现水肿及血液凝固机制障碍等。正常成人血浆总蛋白含量为60~75 g/L,清蛋白(A)为40~55 g/L,球蛋白(G)为20~30 g/L,清蛋白与球蛋白的比值(A/G)为(1.5~2.5)∶1。肝功能受损时A/G值下降,甚至出现倒置(A/G<1)。

肝还是体内除支链氨基酸(即亮氨酸、异亮氨酸、缬氨酸)以外的所有氨基酸分解和转化的重要器官。肝内氨基酸代谢酶丰富,脱氨基、转氨基、脱羧基、脱硫、转甲基等反应十分活跃。丙氨酸氨基转移酶(ALT)主要存在于肝细胞内,正常血液中活性很低,当肝细胞受损时,肝细胞通透性增加或细胞坏死,ALT大量进入血液,测定血液ALT活性可作为临床判断肝细胞受损及康复的依据。

肝的另一重要功能是解氨毒。联合脱氨基作用在肝中进行得十分活跃,氨基酸分解代谢产生的有毒氨,主要在肝内通过鸟氨酸循环转化为无毒的尿素,经血液循环至肾随尿排出体外,从而达到解氨毒的作用。当肝功能受损时,合成尿素能力下降,导致高血氨,进而发生氨中毒,氨使中枢神经系统能量代谢紊乱出现昏迷现象,即肝性脑病。

四、肝在维生素和激素代谢中的作用

(一)肝在维生素代谢中的作用
肝在维生素的吸收、储存和转化等方面有重要作用。

肝合成和分泌胆汁酸作为乳化剂可促进脂肪吸收,同时也促进了脂溶性维生素A、D、E和K的吸收。维生素A、E、K、B$_{12}$主要储存于肝,其中维生素A最为丰富,约占体内总量的95%。肝还参与体内多种维生素的转化,如将胡萝卜素转化为维生素

A,维生素 D_3 转化为 25-OH-维生素 D_3,维生素 PP 转化为 NAD^+、$NADP^+$,叶酸转化为四氢叶酸,维生素 B_1 转化为 TPP,核黄素合成 FMN、FAD,维生素 B_6 合成磷酸吡哆醛和磷酸吡哆胺等,这对机体的物质代谢起着重要的作用。

（二）肝在激素代谢中的作用

体内许多激素发挥作用后主要在肝进行代谢转变,使其生物活性减弱或丧失,这一过程称为**激素的灭活**(inactivation)。如胰岛素、雌性激素、雄性激素、醛固酮、抗利尿激素等均在肝内灭活。肝是激素灭活的主要器官,严重肝病变时,激素灭活作用减弱,导致某些病理现象出现,如醛固酮水平增高,导致肾小管对 Na^+、Cl^-、H_2O 的重吸收增加,引起水、钠潴留;雌性激素水平升高,则人体表面毛细血管扩张,可出现肝掌、蜘蛛痣等体征。

护理专业教学资源库/课程中心/人体结构与功能/教学内容/生化部分/电子教案

知识拓展

与肝功能研究成果有关的诺贝尔奖获得者

1953 年 12 月 10 日美国科学家李普曼因发现辅酶 A 及其中间代谢作用、英国科学家克雷布斯因阐明合成尿素的鸟氨酸循环和三羧酸循环而共同获得第五十三届诺贝尔生理学或医学奖。

1985 年 12 月 10 日美国科学家布朗、戈尔茨坦因在胆固醇新陈代谢方面的贡献而共同获得第八十五届诺贝尔生理学或医学奖。

第二节　肝的生物转化作用

一、生物转化的概念及意义

人体内不可避免地存在许多非营养物质,这些物质既不能构成组织细胞的结构成分,也不能氧化供能,其中有一些对人体还有毒性,这类物质称为非营养物质。体内非营养物质分为内源性和外源性两类。内源性物质包括体内代谢的产物及代谢中间物,如氨、胆红素、激素、神经递质等;外源性非营养物质包括进入体内的某些药物、食品添加剂、毒物以及从肠道吸收来的腐败产物如胺类(腐胺、苯乙胺、酪胺)、酚、吲哚等。非营养物质在体内代谢转变的过程称为**生物转化**(biotransformation)。体内的非营养物质多数为有机化合物,呈脂溶性,在排出之前,一般要经过化学转变使其极性增强,水溶性增大,易于随胆汁或尿液排出体外,对机体具有保护作用。人体很多组织能进行生物转化,其中,因肝内含有丰富的代谢非营养物质的酶而成为生物转化最主要的器官。

二、生物转化的类型

肝的生物转化反应可分为两相,即第一相反应和第二相反应。第一相反应包括氧化、还原、水解三类反应,第二相反应主要指结合反应,即某些非营养性物质需与葡萄糖醛酸、硫酸、乙酰基、甲基、谷胱甘肽等极性更强的物质结合,以达到更大的溶解度才能排出体外。许多非营养物质的生物转化非常复杂,有些非营养物质经第一相反应后就可排出体外,但也有些物质经第一相反应后,还要继续进行第二相反应才能排出体外。

（一）第一相反应——氧化、还原、水解反应

1. 氧化反应 氧化反应是最主要、最多见的第一相反应。在肝细胞的微粒体、线粒体及胞液中含有各种不同的氧化酶系,催化不同类型的氧化反应。常见的氧化酶有加单氧酶系、单胺氧化酶、脱氢酶系等。

（1）加单氧酶系:存在于微粒体,系以细胞色素 P_{450} 为终末电子传递体,其最为重要的作用是将药物和毒物代谢转化,同时也参与维生素 D_3、肾上腺皮质激素、性激素及胆汁酸盐代谢转化过程中的羟化和灭活。加单氧酶系催化氧分子中的一个氧原子掺入到底物分子中,而另一个氧原子被 NADPH 还原为水分子。其催化的反应通式为:

$$RH + O_2 + NADPH + H^+ \xrightarrow{\text{加单氧酶}} ROH + NADP^+ + H_2O$$

（2）单胺氧化酶（MAO）:存在于线粒体,是一种黄素蛋白,从肠道吸收的腐败产物如组胺、尸胺、酪胺和体内许多生理活性物质如 5-羟色胺、儿茶酚胺等,均可由单胺氧化酶催化,经氧化、脱氨生成相应的醛以消除毒性。其催化的反应通式为:

$$RCH_2NH_2 + O_2 + H_2O \xrightarrow{\text{MAO}} RCHO + NH_3 + H_2O_2$$

（3）脱氢酶系:主要包括醇脱氢酶（ADH）和醛脱氢酶（ALDH）,存在于胞液和微粒体中,均以 NAD^+ 为辅酶,使体内产生的醇和醛氧化成相应的醛和酸,其催化的通式如下:

$$RCH_2OH + NAD^+ \xrightarrow{\text{ADH}} RCHO + NADH + H^+ \xrightarrow{\text{ALDH}} RCOOH + NADH + H^+$$

2. 还原反应 存在于食品防腐剂、工业试剂中的硝基化合物和存在于食品色素、化妆品、纺织和印刷工业中偶氮化合物等少数物质在体内可被还原。还原反应主要由肝细胞微粒体中的硝基还原酶或偶氮还原酶催化,反应由 NADPH 提供氢,还原成相应的芳香胺类。

硝基还原酶催化的反应

偶氮还原酶催化的反应

3. 水解反应　肝细胞的胞液和微粒体中含有多种水解酶类,如脂酶、酰胺酶和糖苷酶等,可催化乙酰苯胺、利多卡因、普鲁卡因及简单的脂肪族酯类水解。

（1）酯酶:催化各种酯键水解,如可催化阿司匹林(乙酰水杨酸)水解。

$$乙酰水杨酸 \xrightarrow{酯酶} 乙酸 + 水杨酸$$

（2）酰胺酶:催化酰胺键水解,如可催化普鲁卡因酰胺的水解。

$$普鲁卡因酰胺 \xrightarrow{酰胺酶} 对氨基苯甲酸 + 二乙基氨基乙胺$$

（3）糖苷酶:催化糖苷键水解,如洋地黄毒苷的水解。

$$洋地黄毒苷 \xrightarrow{糖苷酶} 洋地黄毒糖 + 洋地黄毒苷配基$$

（二）结合反应

第二相结合反应是体内最重要的生物转化方式。凡含有羟基、羧基或氨基的非营养性物质均可与葡萄糖醛酸、活性硫酸（PAPS）、谷胱甘肽、甘氨酸、乙酰基和甲基等发生结合反应。

1. 葡萄糖醛酸结合反应　葡萄糖醛酸结合反应是最普遍的一种结合反应。醇、酚、胺及羧酸化合物,在葡萄糖醛酸基转移酶的催化下可与葡萄糖醛酸结合,形成葡萄糖醛酸苷。葡萄糖醛酸的供体是尿苷二磷酸葡萄糖醛酸（UDPGA）。如:

$$苯酚 + UDPGA \xrightarrow{葡萄糖醛酸基转移酶} 苯-\beta-葡萄糖醛酸苷 + UDP$$

类固醇激素、胆红素、吗啡、苯巴比妥类药物等均可发生此类结合反应进行转化。临床上应用葡醛内酯(属葡萄糖醛酸类制剂)治疗肝病,其原理即增强肝的生物转化功能。

2. 硫酸结合反应　醇、酚和芳香胺类化合物可在硫酸转移酶催化下与硫酸结合,生成硫酸酯。硫酸的供体为 $3'$-磷酸腺苷-$5'$-磷酰硫酸（PAPS）。如雌酮在肝内与硫酸结合而失活。反应式如下:

$$雌酮 + PAPS \xrightarrow{硫酸转移酶} 雌酮硫酸酯 + 3'-磷酸腺苷-5'-磷酸$$

3. 乙酰基结合反应　在肝细胞内含有乙酰基转移酶,可催化酰基结合反应,生成乙酰化衍生物。抗结核药物异烟肼和大部分磺胺类药物均通过这种方式灭活。如:

$$对氨基苯磺酰胺 + 乙酰辅酶 A \xrightarrow{乙酰基转移酶} 辅酶 A + 对乙酰氨基苯磺酰胺$$

除上述三种类型的结合反应外,还有甲基结合、谷胱甘肽结合、谷氨酰胺结合反应等。

护理专业教学资源库/课程中心/人体结构与功能/教学内容/生化部分/电子教案

三、影响生物转化的因素

肝的生物转化作用受年龄、性别、肝疾病及诱导物等许多因素的影响。

年龄对生物转化作用影响明显。新生儿肝发育尚不完善,生物转化酶发育不全,对非营养性物质转化能力较弱,容易发生药物和毒物中毒。老年人由于器官退化,肝血流量及肾的廓清速率下降,导致老年人血浆药物的清除率降低,药物半衰期延长。例如对保泰松等药物的转化能力降低,药效持续时间长,副作用增大,用药时需谨慎。

某些生物转化反应有明显的性别差异。例如女性对乙醇及氨基比林的转化能力明显高于男性。

疾病尤其是严重肝病可明显影响肝生物转化作用。严重肝病时患者肝生物转化酶合成减少,尤其是单加氧酶系可降至 50%,使肝对药物及毒物在内的许多物质转化能力明显下降,故对肝病患者用药应特别谨慎。

有些药物可诱导合成一些生物转化酶类,加速其代谢转化从而产生耐药性。例如长期服用苯巴比妥药物,可诱导肝微粒体加单氧酶系的合成,使机体对其转化能力增强,是机体产生耐药的重要原因之一。

知识拓展

肝的解酒机制及酒精对肝的损害

人们通常摄入的白酒、红酒、啤酒中很重要的一个成分就是酒精,化学名乙醇(ethanol)。乙醇对机体而言属于非营养性物质,肝对其分解转化起着非常重要的作用,即通常所谓的解酒。肝细胞胞液和线粒体中的"醇脱氢酶"(NAD^+)和"醛脱氢酶"是分解乙醇的主要物质。体内乙醇的分解速度约为 2.2 mmol/(kg·h)。当长期饮酒、一次性大量饮酒或慢性酒精中毒时,会诱导机体乙醇氧化系统(MEOS)乙醇-P_{450} 加单氧酶生成,MEOS 不但不能使乙醇产生 ATP,还可增加机体对氧和 NADPH 的消耗,而且还可催化脂质过氧化生成羟乙基自由基,后者又进一步促进脂质过氧化,引发肝损伤。乙醇氧化产生过多的 NADH 还可将胞液中丙酮酸还原成乳酸,进而引起酸中毒或电解质平衡紊乱,同时也可使糖异生受阻引发低血糖。

第三节　胆汁酸代谢

一、胆汁酸的生成

胆汁(bile)分为肝胆汁和胆囊胆汁。肝胆汁是肝细胞合成并分泌的一种黄色或棕色液体,肝细胞初分泌的胆汁,含水量为 97%,密度约为 1.009,略偏碱性,微苦,每天约 300~700 ml。肝胆汁流入胆囊后,其中的水分、无机盐等成分因吸收而被浓缩,并分泌黏液与之混合,密度增加为 1.030~1.040,颜色加深,呈棕绿色或暗褐色,称为**胆囊胆汁**。胆汁的主要固体成分是胆汁酸,主要以钠盐或钾盐形式存在,称为**胆汁酸盐**(bile salts),约占固体成分的 50%。胆汁中还含有多种酶类,主要是消化酶,包括脂肪酶、磷脂酶、淀粉酶、磷酸酶等。此外的其他成分多属排泄物,如进入人体的重金属盐、药物、毒物、染料、胆色素等,它们随胆汁进入肠道以粪便形式排出。

二、胆汁酸的肠肝循环

(一) 初级胆汁酸的生成

肝细胞以胆固醇为原料合成胆汁酸。正常人每天合成胆固醇 $1\sim1.5$ g,约占总量 $2/5$ 的胆固醇在肝中转变成胆汁酸。在肝细胞的微粒体中,胆固醇首先经 7α-羟化酶作用生成 7α-羟胆固醇,然后经羟化、加氢、侧链氧化断裂和修饰等一系列复杂酶促反应生成初级游离胆汁酸,即胆酸和鹅脱氧胆酸。二者分别与甘氨酸或牛磺酸结合,生成初级结合胆汁酸,包括甘氨胆酸、牛磺胆酸、甘氨鹅脱氧胆酸、牛磺鹅脱氧胆酸。在正常成人体内与甘氨酸结合者同与牛磺酸结合者含量之比为 $3:1$。

胆固醇 7α-羟化酶是胆汁酸合成过程的限速酶,受肠道重吸收胆汁酸的反馈抑制,同时也受甲状腺素的激活,因为甲状腺素可使该酶的 mRNA 合成增加,所以甲状腺功能亢进患者血浆胆固醇水平偏低。口服考来烯胺药或进食大量纤维素食物,使肠道胆汁酸重吸收减少,胆汁酸对胆固醇 7α-羟化酶的反馈抑制减弱,有利于肝内胆固醇转化为胆汁酸,从而降低血胆固醇含量。

(二) 次级胆汁酸的生成

初级结合胆汁酸以钠盐形式随胆汁分泌到肠道,在协助脂类消化吸收后,在肠菌酶作用下,水解脱去甘氨酸或牛磺酸成为初级游离胆汁酸,进而经脱羟反应,胆汁酸转变成脱氧胆酸,鹅脱氧胆酸转变为石胆酸。脱氧胆酸和石胆酸称为次级游离胆汁酸,石胆酸溶解度小,它不再与甘氨酸或牛磺酸结合;而脱氧胆酸与二者结合,生成次级结合胆汁酸。胆汁酸的分类见表 $9-1$。

表 9-1　胆汁酸的分类

	游离型	结合型
初级胆汁酸	胆酸、鹅脱氧胆酸	甘氨胆酸、甘氨鹅脱氧胆酸 牛磺胆酸、牛磺鹅脱氧胆酸
次级胆汁酸	脱氧胆酸、石胆酸	甘氨脱氧胆酸、牛磺脱氧胆酸

(三) 胆汁酸的排出及肠肝循环

肠道内各种胆汁酸只有少量随粪便排出,约 95% 的胆汁酸被肠壁重吸收。由肠道重吸收的胆汁酸经门静脉又回到肝,肝将游离的胆汁酸再转变为结合胆汁酸,并与新合成的初级结合胆汁酸一起再随胆汁分泌到肠道,这一过程称为**胆汁酸的肠肝循环**(图 $9-1$)。

人体每天约进行 $6\sim12$ 次胆汁酸肠肝循环(每餐后 $2\sim4$ 次),从肠道重吸收入肝的胆汁酸总量可达 $12\sim32$ g,其生理意义是使有限量的胆汁酸最大限度地发挥乳化作用,促进脂类的消化吸收。另外,胆汁酸的重吸收有助于胆汁的分泌,并使胆汁中的胆汁酸与胆固醇比例恒定,不易形成胆固醇结石。

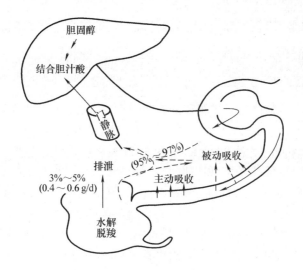

图 9 - 1　胆汁酸的肠肝循环

 护理专业教学资源库/课程中心/人体结构与功能/教学内容/生化部分/电子教案

三、胆汁酸的生理功能

(一)促进脂类物质消化吸收

胆汁酸分子具有亲水和疏水两个侧面,使胆汁酸具有较强的界面活性,能降低油、水两相间的表面张力,扩大脂肪和脂肪酶的接触面,加速脂类的消化,促进脂类乳化,有利于吸收。

(二)抑制胆固醇结石的析出

胆汁酸还具有防止胆石生成、析出的作用。胆固醇难溶于水,因其在浓缩的胆囊胆汁中较易沉淀析出,须掺入卵磷脂-胆汁酸盐微团中,使胆固醇通过胆道运送到小肠而不致析出。胆汁中胆固醇的溶解度与胆汁酸盐、卵磷脂与胆固醇的相对比例有关。如胆汁酸及卵磷脂与胆固醇的比值降低,则可使胆固醇过饱和而以结晶形式析出形成胆石。不同胆汁酸对结石形成的作用不同,鹅脱氧胆酸可使胆固醇结石溶解,而胆酸及脱氧胆酸则无此作用。临床上常用鹅脱氧胆酸及熊去氧胆酸治疗胆固醇结石。

第四节　胆色素代谢

胆色素(bile pigment)是体内含铁卟啉化合物的主要分解代谢产物,包括胆绿素、胆红素、胆素原和胆素等化合物。其中除胆素原无色外,均有颜色,故统称胆色素。体内含铁卟啉的化合物主要有血红蛋白、肌红蛋白、细胞色素、过氧化氢酶和过氧化物酶等。

机体 70%～80%胆色素来源于衰老的红细胞中血红蛋白的辅基—血红素的降解。正常成人每天来自衰老红细胞分解的血红蛋白约有 6～8 g,可产生约 250～350 mg 胆红素。

一、胆红素的生成

正常人红细胞的平均寿命约为 120 d,衰老的红细胞在肝、脾、骨髓的单核-吞噬细胞系统被破坏后释放出血红蛋白,血红蛋白降解为珠蛋白和血红素。珠蛋白可分解为氨基酸供机体再利用。血红素在微粒体血红素加氧酶的作用下消耗 O_2 和 NADPH,氧化生成胆绿素、CO 和 Fe^{3+}。胆绿素则进一步在胆绿素还原酶催化下迅速转变成胆红素。此胆红素也称为游离胆红素,为橙黄色化合物,难溶于水,呈亲脂性,易于透过生物膜,对细胞有毒性。过多的游离胆红素可侵入脑组织,引起胆红素脑病(也称核黄疸)。

二、胆红素在血液中的运输

在单核-吞噬细胞系统生成的胆红素因具有亲脂性能自由透过细胞膜进入血液。在血液中,大部分胆红素以清蛋白为载体,以胆红素-清蛋白复合物(血胆红素)的形式运输,少部分胆红素与 α_1-球蛋白结合。胆红素-清蛋白复合物增加了胆红素在血浆中的溶解度,便于运输,避免了对组织细胞的毒性作用。正常成人血胆红素含量仅为 3.4～17.1 μmol/L,而每 100 ml 血浆中的清蛋白能结合 20～25 mg 游离胆红素,故足以防止其进入脑组织而产生毒性作用。一些有机阴离子如磺胺类、脂肪酸、胆汁酸、水杨酸、某些抗生素、利尿剂等可与胆红素竞争清蛋白,使胆红素从胆红素-清蛋白复合物中游离出来,增加细胞毒性作用,故新生儿高胆红素血症时要慎用磺胺类和水杨酸类药物。

游离胆红素与胆红素-清蛋白复合物尚未经肝细胞进行生物转化,故称为未结合胆红素或血胆红素。未结合胆红素不被肾小球滤过,用普通化学方法检测正常人尿液,胆红素为阴性反应。

知识拓展

蓝光照射治疗新生儿黄疸

蓝光照射是治疗新生儿黄疸简单易行且安全有效的方法。其作用机理就是使未结合胆红素经光氧化分解为无毒的水溶性衍生物,易于从胆汁和尿液中排出体外。通常采用 420～470 nm 的蓝色荧光灯效果最佳。灯管与婴儿皮肤距离为 33～50 cm。当血清胆红素下降至 171 μmol/L(10 mg/dl)时即可停止光疗。

三、胆红素在肝内的代谢转变

肝对胆红素的代谢包括摄取、转化和排泄三个过程。

胆红素随着血液到达肝脏,在被肝细胞摄取前,先与清蛋白分离,之后迅速被肝细胞内存在的特异性配体 Y-蛋白和 Z-蛋白捕捉,以胆红素-Y蛋白或胆红素-Z蛋白复合物的形式运输到内质网,其中主要与 Y 蛋白结合。这种结合一方面增加了胆红素的水溶性,另一方面防止胆红素反流入血,而不断向肝细胞内透入。由于新生儿在出生 7 周后 Y-蛋白才达到与成人相仿的水平,故易产生新生儿生理性黄疸。苯巴比妥可诱导新生儿 Y-蛋白的合成,故临床上用其减轻新生儿生理性黄疸。溴磺肽钠(BSP)、甲状腺激素、造影剂等可竞争性的与 Y 蛋白结合,影响肝细胞对胆红素的摄取和运输。

胆红素-Y蛋白(或胆红素-Z蛋白)被运送到肝细胞滑面内质网上,在 UDP-葡萄糖醛酸基转移酶催化下接受来自 UDP-葡萄糖醛酸(UDPGA)的葡萄糖醛酸基,生成葡萄糖醛酸胆红素,亦称结合胆红素或肝胆红素。每分子胆红素可结合 2 分子葡萄糖醛酸。UDP-葡萄糖醛酸基转移酶是诱导酶,某些药物(如苯巴比妥类)及紫外线照射可诱导其生成,从而加强胆红素代谢,故用于治疗胆红素脑病。

结合胆红素水溶性强,不易透过细胞膜和血脑屏障,对组织细胞毒性降低,容易运输和排泄,能通过肾小球基底膜从尿中排出,如果血液中存在大量结合胆红素,检测尿液则出现胆红素阳性反应。结合胆红素与重氮试剂反应,立即生成紫色化合物,即重氮试剂直接反应阳性,故结合胆红素也称为直接反应胆红素。未结合胆红素因分子内形成氢键,不能直接与重氮试剂反应,必须先加入乙醇或尿素使氢键破坏,才能与重氮试剂生成紫色化合物,称为重氮试验间接反应阳性,故未结合胆红素也称为间接反应胆红素。两种胆红素比较见表 9-2。

表 9-2 两种胆红素比较

	游离胆红素	结合胆红素
常见其他名称	血胆红素	肝胆红素
	间接胆红素	直接胆红素
与葡萄糖醛酸结合	未结合	结合
与重氮试剂反应	慢或间接反应	快或直接反应
溶解性	脂溶性	水溶性
进入脑组织产生毒性反应	大	无
经肾可随尿排出	不能	能

四、胆红素在肠道内的转化及胆色素的肠肝循环

结合胆红素随胆汁排入肠道,进入十二指肠,在肠道细菌的作用下,水解脱去葡萄糖醛酸基并被还原转变为无色的胆素原族化合物(包括中胆素原、粪胆素原和尿胆素原),其中大部分胆素原随粪便排出,在肠道下段,胆素原接触空气后,被氧化成为黄色的粪胆素,成为粪便的主要颜色。

$$胆红素 \xrightarrow{+4H} 中胆红素 \xrightarrow{+4H} 中胆素原 \xrightarrow{+4H} 粪(尿)胆素原 \xrightarrow{-2H} 粪(尿)胆素$$

在肠道内,80%~90%的胆素原随粪便排出,日排除总量为 40~280 mg。胆道梗

阻时,胆红素不能排入肠道去形成胆素原与胆素,所以粪便颜色变浅,甚至呈现灰白色。新生儿肠道细菌稀少,未被细菌作用的胆红素使粪便呈现橘黄色。

在生理情况下,肠道内其余 10%～20% 的胆素原被肠黏膜细胞重吸收,经门静脉入肝。肝可有效地、不经任何转变地将其中大部分胆素原随胆汁又排到肠道,构成**胆素原的肠肝循环**。重吸收入肝内的胆素原还有一小部分进入血液到达肾脏随尿排出,在接触空气后,被氧化成黄色的尿胆素,成为尿液的主要色素。每日经肾排出的尿胆素原约为 0.5～4.0 mg。

胆色素的代谢过程见图 9-2。

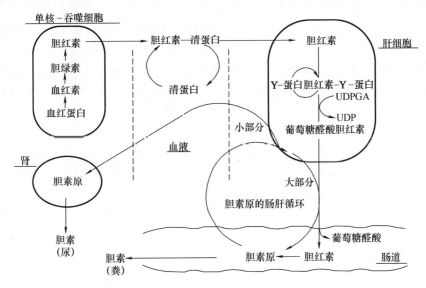

图 9-2　胆色素正常代谢过程

护理专业教学资源库/课程中心/人体结构与功能/教学内容/生化部分/电子教案

五、血清胆红素与黄疸

正常人体血清胆红素含量低于 17.1 μmol/L(其中 80% 为未结合胆红素,其余为结合胆红素)。当出现溶血、肝脏疾病或胆道堵塞时,血液中胆红素浓度会升高,若血清胆红素浓度超过 34.2 μmol/L,皮肤、巩膜、黏膜均出现黄染,称为**黄疸**(jaundice)。当血清胆红素浓度介于 17.1～34.2 μmol/L 之间时,肉眼观察不到组织黄染现象,临床称为隐性黄疸。

根据黄疸形成的原因,临床上将其分为三种类型。

1. 溶血性黄疸　又称肝前性黄疸。由于先天或后天原因引起的红细胞大量破坏,未结合胆红素浓度过高,超过肝脏的转化能力,引起血中未结合胆红素浓度增高所致。

此时,肝最大限度地发挥处理胆红素的能力,结合胆红素浓度变化不大,其主要特征是血中未结合胆红素浓度增高,重氮试验间接反应阳性,尿胆红素阴性,尿胆素原增高,粪色加深。恶性疟疾、过敏、输血不当、镰刀形红细胞贫血、蚕豆病等可导致溶血性贫血。

2. 肝细胞性黄疸　又称肝源性黄疸。由于肝细胞或毛细胆管破坏,使肝细胞摄取、转化、排泄胆红素的能力下降所致。此时肝细胞摄取胆红素障碍会造成血清未结合胆红素增高,又因肝细胞结构破坏,毛细血管阻塞或毛细胆管与血窦相通,使部分结合胆红素反流入血,血液中结合胆红素浓度也增高。重氮试验间接反应与直接反应均为阳性,尿胆红素阳性,尿胆素原变化不定,粪色变浅或正常。各种肝炎、肝肿瘤和肝硬化等肝实质性疾病可导致肝细胞性黄疸。

3. 阻塞性黄疸　又称肝后性黄疸。由于胆管阻塞,结合胆红素不能进入肠道,逆流入血液所致。此时血清结合胆红素升高,未结合胆红素无明显改变,重氮试验直接反应阳性,尿胆红素阳性,尿胆素原下降,粪便颜色变浅,甚至为灰陶土色。临床上阻塞性黄疸常见于胆管炎、胆结石、肿瘤或先天性胆管闭锁等疾病。三种黄疸患者的胆色素比较见表9-3。

表 9-3　三种黄疸患者血、尿、粪胆色素比较

生化指标	正常	溶血性黄疸	肝细胞性黄疸	阻塞性黄疸
血清总胆红素	$<17.1\ \mu mol/L$	$>17.1\ \mu mol/L$	$>17.1\ \mu mol/L$	$>17.1\ \mu mol/L$
血胆红素	有	增加	增加	不变或微增
肝胆红素	无或极微	不变或微增	增加	增加
尿胆红素	阴性	阴性	阳性	阳性
尿胆素原	少量	增加	不一定	降低
尿液颜色	黄色	较深	深	深
粪便颜色	黄色	加深	正常或变浅	变浅或陶土色

护理专业教学资源库/课程中心/人体结构与功能/教学内容/生化部分/电子教案

第五节　肝功能常用的检测项目及意义

肝具有繁多复杂的功能,了解肝功能状态对机体代谢状态分析、进一步确定肝胆疾病及判断预后有重要意义。到目前为止还没有哪一个检测项目能全面反映肝的功能,临床上应用的每个肝功能试验方法常常都是以某种代谢功能为依据而设计。

一、检测蛋白质代谢变化的指标

肝在蛋白质合成和分解代谢中均有重要作用。临床上反映肝合成蛋白质的检测

项目有：血清总蛋白（T）、清蛋白（A）、清蛋白/球蛋白（A/G）、血清蛋白电泳等。反映肝在蛋白质分解代谢中功能状态的检测项目有：血氨测定。

二、检测血清酶活性变化的指标

肝细胞含有许多种酶，有的具有一定的组织特异性。例如，临床检测丙氨酸氨基转移酶（ALT）和天冬氨酸氨基转移酶（AST）、乳酸脱氢酶（LDH）等作为肝细胞损伤的指标，其中 ALT 为首选；单胺氧化酶（MAO）可反映肝纤维化情况；γ-谷氨酰转肽酶（γ-GT）、碱性磷酸酶（ALP）、5'-核苷酸酶（5'-NT）则可反映胆汁淤滞及胆道梗阻等情况。

三、检测胆色素代谢的指标

肝在胆红素的生成、运输、转变、排泄中均有重要作用，检测血液、尿液中胆色素的变化，可以判断肝胆系统的功能。临床测定指标有：血清总胆红素与结合胆红素、尿胆红素与尿胆素原等。

肝功能试验项目很多，但每一项目只能反映肝功能的一个侧面。同时，肝的再生和代偿能力强，只有肝损伤达到　定程度才能反映出来。所以，临床医生必须结合患者的症状和体征，恰当选择、综合评价试验项目，才能对肝功能状态做出正确判断。

小　结

肝在物质代谢中的作用
- 糖代谢：通过糖原的合成与分解、糖异生调节血糖水平、保持血糖稳定
- 脂代谢：在脂类的消化、吸收、分解、合成及运输中均起重要作用
- 蛋白质代谢：在人体蛋白质合成、分解及氨基酸代谢中起重要作用
- 维生素代谢：在吸收、贮存、转化、代谢方面起着重要作用
- 激素代谢：在激素的灭活等方面发挥重要作用

生物转化
- 概念：非营养性物质在体内代谢转变的过程
- 非营养性物质
  - 内源性物质：体内代谢的产物及代谢中间物，如氨、胆红素、激素、神经递质等
  - 外源性非营养物质：日常生产和生活过程中进入体内的某些药物、食品添加剂、毒物以及从肠道吸收来的腐败产物如胺类（腐胺、苯乙胺、酪胺）、酚、吲哚等
- 反应类型
  - 第一相反应包括氧化、还原、水解三类反应
  - 第二相反应主要指结合反应
- 生理意义：极性增强，水溶性增大，易于随胆汁或尿液排出体外
- 影响因素：年龄、性别、肝疾病及诱导物等

胆汁酸代谢

胆汁
- 肝胆汁：肝细胞分泌，黄色或棕色液体，含水量97%，密度约1.009，略偏碱性，微苦，每天约生成300～700 ml
- 胆囊胆汁：浓缩而成，密度为1.030～1.040，颜色呈棕绿色或暗褐色
- 化学成分：胆汁酸盐（约占固体成分的50%），多种酶类如脂肪酶、磷脂酶、淀粉酶、磷酸酶及进入人体的重金属盐、药物、毒物、染料、胆色素等

胆汁酸分类
- 初级游离胆汁酸：胆酸、鹅脱氧胆酸
- 初级结合胆汁酸：甘氨胆酸、甘氨鹅脱氧胆酸 牛磺胆酸 牛磺鹅脱氧胆酸
- 次级游离胆汁酸：脱氧胆酸、石胆酸

胆汁酸肠肝循环
- 概念：排入肠道内的各种胆汁酸约95%被肠壁重吸收，经门静脉又回到肝，肝将游离的胆汁酸再转变为结合胆汁酸，并与新合成的初级结合胆汁酸一起再随胆汁分泌到肠道的过程
- 生理意义：使有限的胆汁酸最大限度地发挥乳化作用，促进脂类的消化吸收；使胆汁中的胆汁酸与胆固醇比例恒定，不易形成胆固醇结石

胆色素代谢

- 概念：胆绿素、胆红素、胆素原和胆素等化合物的统称

- 来源：体内含铁卟啉的化合物代谢产生，主要有血红蛋白、肌红蛋白、细胞色素、过氧化氢酶和过氧化物酶等。机体70%～80%胆色素来源于衰老的红细胞降解

代谢转变
- 单核-吞噬细胞系统中产生：（衰老的红细胞）血红蛋白→血红素→胆绿素→胆红素（游离胆红素或未结合胆红素）
- 血液中的运输：以清蛋白为载体，以胆红素-清蛋白复合物的形式运输
- 肝内的代谢转变：包括摄取、转化和排泄三个过程

- 肠肝循环：在生理情况下，排入肠道内约有10%～20%的胆素原被肠粘膜细胞重吸收，经门静脉入肝。肝可有效地、不经任何转变地将其中大部分胆素原随胆汁又排到肠道，构成胆色素的肠肝循环

黄疸
- 溶血性黄疸：未结合胆红素、尿胆素原明显增加，粪便颜色加深
- 肝细胞性黄疸：未结合胆红素、结合胆红素、尿胆素原均增加，尿胆红素阳性，粪便颜色变浅
- 阻塞性黄疸：结合胆红素明显增加，未结合胆红素不变或微增，尿胆红素阳性，尿胆素原减少或无，粪便颜色变浅或呈白陶土样

思考题

1. 概述肝在糖、脂类、蛋白质、维生素及激素代谢中的作用。
2. 简述非营养性物质的来源和生物转化的生理意义。
3. 简述胆汁酸肠肝循环及其意义。
4. 如何简单鉴别三种类型的黄疸？

（赵　霞）

第十章 肾的排泄功能

学习目标

1. 掌握排泄的概念和排泄途径,尿的生成过程及其影响因素,尿生成的调节。
2. 熟悉肾的功能,尿量,排尿反射。
3. 了解肾血液循环的特征,尿浓缩与稀释的过程。
4. 能运用本章所学基本知识,解释临床护理和日常生活中出现的现象,如注射大量生理盐水尿量增加、大量出汗尿量减少,养成用理论知识解决临床问题和生活实例的思维意识。
5. 认识到认真仔细地观察病情是提高护理工作质量的关键,也是护理人员必备的基本素质。

应用与实践

临床上,医务人员在进行子宫和子宫附件(指子宫两侧的输卵管和卵巢)B超时,为方便观察,一般要求患者在短时间内大量饮清水,以增加膀胱内的尿量。

【思考】

1. 为什么在短时间内大量饮清水能增加膀胱内的尿量?
2. 如果在短时间内,大量饮用生理盐水是否出现同样的结果?

如果把我们的身体比作一辆汽车,那么心脏就像汽车引擎;胃肠道就像油箱;而肾脏好比滤清器,每天无时无刻不在进行着净化血液,形成尿液,排出废物的工作。

第一节 概　　述

一、排泄的概念及排泄途径

机体将代谢终产物、多余的或有害的物质,经血液循环通过排泄器官排出体外的过程称为**排泄**(excretion)。机体的排泄途径包括皮肤、呼吸器官、消化器官、肾脏等,其中肾脏排出的代谢终产物数量最大、种类最多(表 10 - 1)。故肾脏是人体最重要的

 258　正常人体功能

排泄器官。另外,人体粪便中食物残渣的排出不属于排泄,因其未经过血液循环,未进入体内进行代谢。

表 10 - 1   排泄器官排出的主要物质

排泄器官	排出的主要物质
肾	水、无机盐、尿素、尿酸、肌酸、肌酐、药物、色素等
呼吸器官	CO_2、水、挥发性物质
皮肤	水、NaCl、尿素、乳酸等
消化器官	胆色素、无机盐、铅、汞等

肾脏在以泌尿的形式实现排泄功能时,还可根据机体的需要改变水、盐类、酸碱物质的排出量,起到调节水、电解质和酸碱平衡,维持机体内环境稳态的作用。此外,肾脏还具有内分泌功能,能合成和分泌多种激素,如肾素、促红细胞生成素、前列腺素、1,25 -二羟维生素 D_3 等,参与机体某些功能的调节。本章重点讨论肾脏的排泄功能。

二、肾血液循环的特点

(一) 血流量大,分布不均匀

正常成人安静时,每分钟约有 1 200 ml 的血液流经两肾,占心输出量的 20%～25%,其中 90% 左右的血液分布在肾皮质,10% 左右分布在肾髓质,通常所称的肾血流量主要是指肾皮质血流量。

(二) 肾内有两套串联的毛细血管网,血压差异大

肾内有两套毛细血管网,第一套是肾小球毛细血管网,介于入球小动脉和出球小动脉之间。由于肾动脉直接来自于腹主动脉,血压较高,加之入球小动脉短而粗,出球小动脉细而长,使得肾小球毛细血管血压较高,这有利于肾小球的滤过。第二套是肾小管周围毛细血管网,由出球小动脉分支所形成,缠绕于肾小管周围或形成与髓袢平行的"U"形直小血管。这套毛细血管血压较低,且血浆胶体渗透压较高,有利于肾小管和集合管的重吸收(图 10 - 1)。

(三) 肾血流量的调节

当动脉血压在 80～180 mmHg 范围内变动时,肾血流量不依赖于神经和体液因素的作用,能保持相对稳定,这种现象称为肾血流量的自身调节。它主要通过调节血管平滑肌,控制入球小动脉的口径来实现。需要说明的是肾血流量是与全身血液循环相配合的,也受神经和体液调节。例如,当交感神经兴奋时,肾血管平滑肌强烈收缩,肾血流量减少;而肾上腺素和去甲肾上腺素,也使肾血管平滑肌收缩,肾血流量减少;肾组织中的局部介质如前列腺素、氧化亚氮等,则使肾血管平滑肌扩张,肾血流量增加。

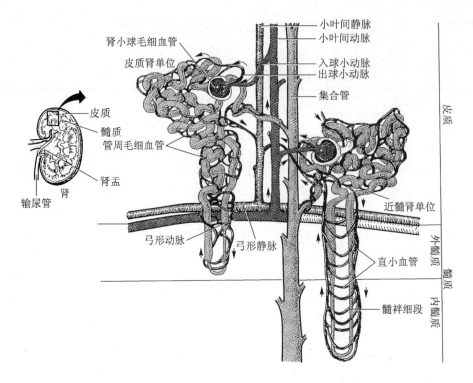

图 10-1 肾的血管

知识拓展

肾血流量自身调节的机制

关于肾血流量自身调节的机制,主要有肌原学说和管球反馈学说。

肌原学说认为:当肾动脉灌注压(相当于体内的平均动脉压)增高时,入球小动脉平滑肌收缩,其口径缩小,血流阻力增大,因而肾血流量增加不明显;当肾动脉灌注压降低时,入球小动脉平滑肌舒张,口径扩大,肾血流量减少不明显。

管球反馈学说认为:当肾血流量增加时,致密斑小管液流量及 Na^+ 增多,致密斑发出信息,通过入球小动脉平滑肌收缩使肾血流量恢复到正常。相反,当肾血流量减少时,通过致密斑的调节,使肾血流量增加至正常水平。

第二节 尿的生成过程

尿是在肾单位和集合管中生成的,其生成包括 3 个相互联系的过程:① 肾小球的滤过;② 肾小管和集合管的重吸收;③ 肾小管和集合管的分泌(图 10-2)。

一、肾小球的滤过功能

血液流经肾小球毛细血管时,血浆中的物质除大分子的蛋白质外,经滤过膜进入

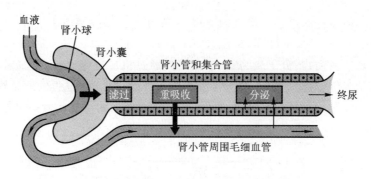

图 10-2 尿生成过程示意图

肾小囊形成原尿（滤液）的过程，称为**肾小球的滤过**（glomerular filtration）。采用微穿刺技术从大鼠肾小囊内抽取原尿的化学分析证明，原尿中除不含大分子的蛋白质外，其余成分及浓度均与血浆近似，故原尿是血浆的超滤液（表 10-2）。

表 10-2　血浆、原尿和终尿中物质含量及重吸收率

成分	血浆 （g/L）	原尿 （g/L）	终尿 （g/L）	终尿/血浆 （倍数）	重吸收率 （%）
Na^+	3.3	3.3	3.5	1.1	99
K^+	0.2	0.2	1.5	7.5	94
Cl^-	3.7	3.7	6.0	1.6	99
HCO_3^-	1.5	1.5	0.07	0.05	99
HPO_4^{2-}	0.03	0.03	1.2	40.0	67
尿素	0.3	0.3	20.0	67.0	45
尿酸	0.02	0.02	0.5	25.0	79
肌酐	0.01	0.01	1.5	150.0	0
氨	0.001	0.001	0.4	400.0	0
葡萄糖	1.0	1.0	0	0	近 100
蛋白质	60～80	0	0	0	近 100
H_2O	900	980	960		99

（一）肾小球滤过的结构基础——滤过膜

滤过膜是肾小球滤过的结构基础，电镜下可观察到由内向外依次由肾小球毛细血管内皮细胞、基膜、肾小囊上皮细胞 3 层组成（图 10-3）。3 层结构中，毛细血管内皮细胞上的小孔（窗孔），直径为 70～90 nm；基膜上有直径为 2～8 nm 的网孔；肾小囊上皮细胞足突间的裂隙膜上有直径为 4～11 nm 的微孔。这些大小不同的孔道构成了滤过膜的机械屏障，是分子大小的选择性过滤器。一般来说分子量大于和等于 70 000

的物质完全不能通过滤过膜。除机械屏障外,在滤过膜的各层均覆盖着一层带负电荷的蛋白质,起着电学屏障的作用,阻碍带负电荷的大分子物质通过,是分子电荷的选择性过滤器。如白蛋白,其分子量为 69 000,可以通过机械屏障,但由于其带负电荷,却不能通过电学屏障,故原尿中几乎不含蛋白质。由此可见,滤过膜的通透性受到了两道屏障的严格控制,且以机械屏障的作用为主,并对原尿的成分起着决定作用。

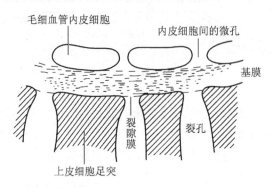

图 10-3　肾小球滤过膜示意图

护理专业教学资源库/课程中心/人体结构与功能/教学内容/学习单元 8-泌尿系统/教学图片

（二）肾小球滤过的动力——肾小球有效滤过压

肾小球滤过的动力是**肾小球有效滤过压**（effective filtration pressure,EFP）,其形成与组织液的有效滤过压相似,只是由于蛋白质不能通过滤过膜,故原尿的胶体渗透压几乎为零,肾小球有效滤过压就只是肾小球毛细血管血压、血浆胶体渗透压、囊内压3种力量相互作用的结果（图 10-4）。

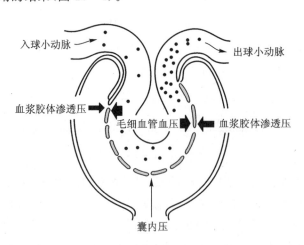

图 10-4　肾小球有效滤过压示意图

肾小球有效滤过压＝肾小球毛细血管血压－（血浆胶体渗透压＋囊内压）

构成肾小球有效滤过压的 3 个压力中,肾小球毛细血管血压是促进肾小球滤过的唯一动力。微穿刺实验表明,正常情况下约为 45 mmHg,且入球小动脉端和出球小动脉端几乎相等;而肾小球毛细血管中的血浆胶体渗透压,是肾小球滤过的阻力,在入球端约为 25 mmHg,从入球小动脉端到出球小动脉端的毛细血管中随着水分和小分子物质的滤出,血浆胶体渗透压会逐渐升高至 35 mmHg;囊内压是原尿对囊壁的压力,也是阻碍肾小球滤液形成的力量,约为 10 mmHg。把上述数据代入肾小球有效滤过压的公式得到:

入球小动脉端肾小球有效滤过压＝45－（25＋10）＝10(mmHg)

出球小动脉端肾小球有效滤过压＝45－（35＋10）＝0

上式说明,在入球小动脉端,肾小球有效滤过压为正值,有滤液生成;从入球小动脉端到出球小动脉端移行过程中,由于血浆胶体渗透压逐渐升高,肾小球有效滤过压会逐渐下降;在出球小动脉端,肾小球有效滤过压为 0,滤过停止,即达到滤过平衡(图10－5)。由此可见,不是肾小球毛细血管全段都有滤过作用。

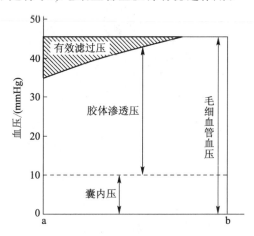

图 10－5　肾小球滤过平衡示意图

a. 肾小球毛细血管入球端　b. 肾小球毛细血管出球端

护理专业教学资源库/课程中心/人体结构与功能/教学内容/学习单元 8－泌尿系统/电子教案

（三）评价肾小球滤过功能的指标

流经肾小球毛细血管的血浆是形成原尿的物质基础。单位时间(每分钟)内两肾所生成的原尿量,称为**肾小球滤过率**(glomerular filtration rate,GFR),正常成人安静时约为 125 ml/min,据此计算,每昼夜两肾生成原尿的总量可达 180 L,约为体重的 3倍。肾小球滤过率与肾血浆流量的比值称为**滤过分数**(filtration fraction,FF)。正常成人安静时肾血浆流量约为 660 ml/min,滤过分数约为 19%,说明肾血浆流量中约有 1/5 由肾小球毛细血管滤出到肾小囊腔形成了原尿。肾小球滤过率和滤过分数是衡量肾小球滤过功能的重要指标。

二、肾小管和集合管的重吸收功能

原尿由肾小囊进入肾小管后更名为小管液。小管液流经肾小管和集合管时,其中大部分水分和溶质被重新转运回血液过程,称为肾小管和集合管的**重吸收**(reabsorption)。

(一) 重吸收的部位

由于形态结构上存在差异,各段肾小管和集合管重吸收能力不尽相同,但以近端小管重吸收的物质种类最多,数量最大,故近端小管是物质重吸收的主要部位。正常情况下,小管液中的葡萄糖、氨基酸等营养物质,几乎全部在近端小管被重吸收;大部分的 HCO_3^-,水和 Na^+、K^+、Cl^- 等,也在近端小管被重吸收。其余的水和无机盐在其他各段肾小管和集合管重吸收,少量随尿排出(图 10-6)。

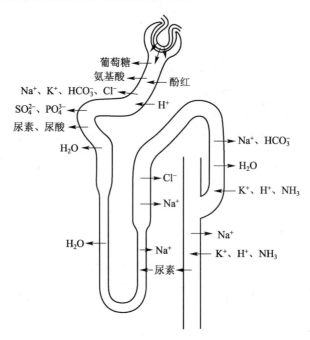

图 10-6 肾小管和集合管的重吸收及分泌作用示意图

(二) 重吸收特点

1. 选择性重吸收 对原尿和终尿的成分进行比较发现,肾小管和集合管对各种物质的重吸收程度不同(表 10-2)。一般情况下,对机体有用的物质,如葡萄糖、氨基酸、HCO_3^-、水等,为避免流失,肾小管和集合管会将其完全或者大部分重吸收;代谢终产物或者对机体有害的物质,如肌酐,不被重吸收。这表明肾小管和集合管的重吸收是有选择性的,其目的是既保留了对机体有用的物质,又清除有害和过剩的物质,从而实现其净化血液的功能。

2. 有限性重吸收　由于小管液中溶质的重吸收需要通过上皮细胞的转运体实现,故当小管液中某物质的浓度超过一定限度时,上皮细胞不能将其全部重吸收,此物质就会在终尿中出现,葡萄糖的重吸收就是最典型的例子(见葡萄糖的重吸收)。

(三) 几种重要物质的重吸收

1. Na^+、Cl^- 和水的重吸收　小管液中的 Na^+、Cl^- 和水重吸收率约为99%,尿中排出的量不到滤过量的 1%。其中,近端小管的重吸收量约占滤液总量的65%～70%,其余分别在肾小管各段和集合管重吸收(图10-6)。近端小管中,由于肾小管上皮细胞的管腔膜对 Na^+ 的通透性较大,小管液中 Na^+ 的浓度比上皮细胞内液高,Na^+ 就以 Na^+-葡萄糖同向转运或 Na^+-H^+ 交换的方式进入上皮细胞内。进入细胞内液的 Na^+ 随即被上皮细胞基底侧膜上的钠泵泵入组织液,使上皮细胞内 Na^+ 浓度降低,小管液中的 Na^+ 顺浓度差和电位差进入上皮细胞内(图10-7)。由于 Na^+ 的重吸收,使上皮细胞内呈正电位,肾小管管腔内呈负电位,加之小管

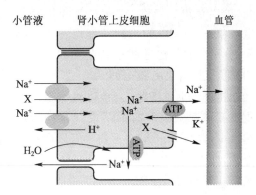

图10-7　Na^+、葡萄糖在近端小管重吸收示意图

X代表葡萄糖

液中的 Cl^- 浓度比上皮细胞内高,Cl^- 顺其电位差和浓度差而被动重吸收。由于 Na^+ 和 Cl^- 被重吸收入管周组织液中,使管周组织液渗透压升高,促使小管液中的水不断以渗透的方式进入上皮细胞及管周组织液,而被动重吸收。由于近端小管中水的重吸收是以渗透的方式随着 Na^+、Cl^- 和葡萄糖等溶质的重吸收而被动重吸收,所以其重吸收量不因机体的水状况而改变,属于必需性重吸收。

髓袢各段对 Na^+、Cl^- 和水的重吸收情况各不相同。髓袢降支细段对 Na^+ 和 Cl^- 几乎没有通透性,但对水的通透性高,于是水在管周组织液的高渗(本章第四节)作用下被重吸收,并使小管液中 Na^+、Cl^- 浓度升高。含 Na^+、Cl^- 浓度较高的小管液在流经对水不通透的髓袢升支细段时,由于此处对 Na^+、Cl^- 的通透性高,Na^+、Cl^- 便顺浓度差扩散至管周组织液,故小管液在流经髓袢升支细段时渗透压逐渐下降。在髓袢升支粗段,对 Na^+、Cl^- 的重吸收是通过主动重吸收实现的。此处肾小管上皮细胞管腔膜上有 Na^+-K^+-$2Cl^-$ 同向转运体,该转运体可使小管液中1个 Na^+、1个 K^+ 和2个 Cl^- 一起转运入上皮细胞内。进入细胞内的 Na^+ 被上皮细胞基底侧膜上的钠泵泵至管周组织液中,Cl^- 顺浓度差经基底侧膜上的通道进入管周组织液,而 K^+ 则顺浓度差经管腔膜返回小管液中,继续参与 Na^+-K^+-$2Cl^-$ 的同向转运(图10-8)。髓袢升支粗段这种对水不具通透性、主动重吸收 Na^+、Cl^- 的特性,造成小管液渗透压不断下降而管周组织液渗透压升高,成为形成肾髓质高渗的原动力,对尿的浓缩和稀释具有重要意义。呋塞米(速尿)等利尿剂可抑制 Na^+-K^+-$2Cl^-$ 同向转运,使 Na^+、Cl^- 的重

吸收减少,产生利尿效应。

远曲小管和集合管重吸收的 Na^+、Cl^- 和水约占滤液总量的 12%。此处对 Na^+、Cl^- 和水的重吸收可根据机体的水、盐平衡状况进行调节,故称为调节性重吸收,其中,Na^+ 的重吸收主要受醛固酮的调节,而水的重吸收则受抗利尿激素的控制(见本章第三节)。远曲小管和集合管重吸收 Na^+、Cl^- 的机制随部位不同而不同,分别为:① 在远曲小管起始段,Na^+、Cl^- 通过上皮细胞膜上的 $Na^+ - Cl^-$ 同向转运体进入上皮细胞内,然后 Na^+ 通过上皮细胞基底侧膜上的钠泵被泵至管周组织液中,再入血。② 在远曲小管后段和集

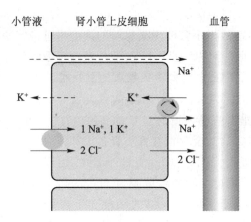

图 10 - 8 髓袢升支粗段重吸收
Na^+、K^+、Cl^- 示意图

合管,Na^+ 顺电化学差通过上皮细胞管腔膜上的 Na^+ 通道进入上皮细胞内,再由 Na^+ 泵将其泵至管周组织液而被重吸收。Na^+ 的重吸收使小管液呈负电位,可驱使小管液中的 Cl^- 顺电位差被动重吸收。

2. HCO_3^- 的重吸收 HCO_3^- 的重吸收量占滤过量的 99% 以上,其中高达 80% 以上在近端小管重吸收,其余在远曲小管和集合管重吸收。血液中的 $NaHCO_3$ 经滤过膜进入肾小囊后,在小管液中可解离为 Na^+ 和 HCO_3^-,其中的 Na^+ 被主动重吸收,而 HCO_3^- 不易透过肾小管的上皮细胞管腔膜,因此,它先与肾小管分泌出的 H^+(详见 H^+ 的分泌)结合生成 H_2CO_3,H_2CO_3 进而分解为 CO_2 和 H_2O。CO_2 是高脂溶性物质,可迅速扩散入肾小管上皮细胞内,并在上皮细胞内碳酸酐酶的作用下,与 H_2O 重新结合形成 H_2CO_3,然后又解离成 HCO_3^- 和 H^+。肾小管上皮细胞基底侧膜对 HCO_3^- 的通透性较高,故 HCO_3^- 随 Na^+ 以 $NaHCO_3$ 的方式被重吸收回血,则通过 $H^+ - Na^+$ 交换分泌到肾小管腔内。可见,小管液中的 HCO_3^- 是以 CO_2 的形式被重吸收的。CO_2 通过管腔膜的速度明显快于 Cl^- 的速度,故 HCO_3^- 的重吸收常优先于 Cl^-。HCO_3^- 是体内重要的碱储备,其优先重吸收对于体内酸碱平衡的维持具有重要意义。

3. K^+ 的重吸收 K^+ 重吸收量占总滤过量的 94%。滤液中的 K^+ 大部分在近端小管和髓袢升支粗段被主动重吸收,剩余在肾小管的其他部分几乎全部被重吸收回血。终尿中的 K^+ 绝大部分是由远曲小管和集合管分泌的(详见后述 K^+ 的分泌)。

4. 葡萄糖的重吸收 原尿中的葡萄糖浓度与血中葡萄糖浓度相等,但正常人终尿中几乎不含葡萄糖,说明正常情况下葡萄糖几乎全部被重吸收回血液。实验表明,葡萄糖的重吸收部位只限于近端小管,其余各段肾小管没有重吸收葡萄糖的能力,而近端小管对葡萄糖的重吸收是有限度的。所以,当血糖浓度升高到一定水平时,肾小管上皮细胞对葡萄糖的重吸收就达到极限,如果血糖浓度继续升高,将会使小管液中的葡萄糖不能全部重吸收,导致部分葡萄糖随尿液排出而出现糖尿。通常将尿中开始

出现葡萄糖时的最低血糖浓度,称为**肾糖阈**(renal glucose threshold),其正常值为 $160\sim180$ mg/100 ml($8.89\sim10.00$ mmol/L)。由于糖尿发生在血糖浓度超过肾糖阈时,故糖尿病的患者只要其血糖浓度不超过肾糖阈都不会出现糖尿;而且正常人在情绪激动,交感神经兴奋或一次性摄入大量葡萄糖时,都可引起血糖浓度暂时升高,而当血糖浓度超过肾糖阈时,也出现糖尿,但这些都是生理性糖尿。葡萄糖的重吸收是继发于 Na^+ 的主动重吸收。小管液中葡萄糖和 Na^+ 与管腔膜上的同向转运体结合后转运入肾小管上皮细胞内,而后葡萄糖经上皮细胞基底侧膜扩散至组织液,然后再入血液(图 $10-7$)。

三、肾小管和集合管的分泌功能

肾小管和集合管的分泌是指肾小管、集合管上皮细胞将代谢产物转运到小管腔的过程。肾小管和集合管主要分泌 H^+、NH_3 和 K^+ 等物质,这对保持体内的酸碱平衡具有重要意义。原尿经过肾小管和集合管的重吸收和分泌后形成终尿。

(一) H^+ 的分泌

除髓袢细段外,肾小管其他各段和集合管均有分泌 H^+ 的功能,但以近端小管分泌 H^+ 的能力最强。由肾小管上皮细胞代谢产生或从小管液中进入上皮细胞内的 CO_2,在上皮细胞内与 H_2O 经碳酸酐酶的催化生成 H_2CO_3,后者又解离成 H^+ 和 HCO_3^-。上皮细胞内的 H^+ 和小管液中 Na^+ 与细胞膜上的转运体结合,H^+ 被分泌到小管液中,小管液中的 Na^+ 则被吸收入血液,此过程称为 Na^+-H^+ 交换(图 $10-7$)。此后,上皮细胞内生成的 HCO_3^- 与重吸收的 Na^+ 结合生成 $NaHCO_3$ 回到血液中。在此过程中,每分泌一个 H^+,就可重吸收一个 $NaHCO_3$ 回血液,因为 $NaHCO_3$ 是体内重要的"碱储备"。所以,Na^+-H^+ 交换实际上是肾脏排酸保碱的过程。

(二) NH_3 的分泌

NH_3 主要是肾小管和集合管上皮细胞在代谢过程中由谷氨酰胺脱氨产生,NH_3 是脂溶性物质,易通过管腔膜扩散入小管液中。进入小管液中的 NH_3 与分泌的 H^+ 结合生成 NH_4^+,并进一步与强酸盐(如 NaCl)的负离子结合为铵盐随尿排出。强酸盐的正离子(如 Na^+)则与 H^+ 交换后和细胞内的 HCO_3^- 一起被转运回血(图 $10-9$)。所以,肾小管和集合管上皮细胞分泌 NH_3 既可促进排 H^+,又能促进 HCO_3^- 的重吸收,间接起到排酸保碱的作用。

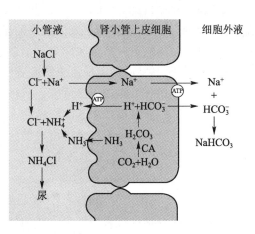

图 $10-9$ H^+ 的分泌和 NH_3 的分泌关系示意图

(三) K^+ 的分泌

终尿中的 K^+ 主要由远曲小管和集合管分泌,K^+ 的分泌是一种被动过程,

与 Na^+ 的主动重吸收有密切的关系。由于远曲小管和集合管对 Na^+ 的主动重吸收，造成肾小管内负电位增大，K^+ 便顺电位差从上皮细胞内扩散入小管液，故 Na^+ 的主动重吸收可促进 K^+ 的分泌。这种 K^+ 的分泌和 Na^+ 的重吸收相耦联的过程，称为 Na^+-K^+ 交换。由于 Na^+-K^+ 交换和 Na^+-H^+ 交换都是 Na^+ 依赖性的，故两者之间存在竞争性抑制作用，即当 Na^+-H^+ 增多时，Na^+-K^+ 减少；反之，当 Na^+-H^+ 减少时，Na^+-K^+ 增多。如酸中毒时，由于肾小管上皮细胞内碳酸酐酶活性增强，H^+ 生成增多，Na^+-H^+ 交换增加，导致 Na^+-K^+ 交换减少，机体排出的 K^+ 减少，使血钾升高，所以酸中毒时常伴高血钾，故在临床上应注意采取必要措施来维持体内的 K^+ 平衡。

知识拓展

体内的 K^+ 平衡维持

正常情况下，肾排 K^+ 量可随 K^+ 的摄入量多少而变化：多吃多排，少吃少排，不吃也排。故临床上，为维持体内的 K^+ 平衡，应对 K^+ 摄入不足、K^+ 丢失过多以及 K^+ 入细胞增多等有可能造成血钾下降的患者，如不能进食及禁食等情况，要注意观察并及时予以适量补 K^+，以免引起低血钾。而对 K^+ 排出减少、K^+ 出细胞增多、摄 K^+ 过多等有可能造成血钾升高的患者，如肾功能不全、输入大量库存血等情况，则要及时采取必要措施控制 K^+ 摄入量和疏通 K^+ 的去路，以免引起高血钾。

第三节　影响尿生成的因素

一、影响肾小球滤过的因素

(一) 滤过膜的改变

滤过膜的改变包括有效滤过面积和通透性两个方面。正常成人两肾滤过膜的总面积在 $1.5\ m^2$ 以上，足够满足人体血浆的滤过。只有在肾脏发生病理改变时，才会发生较大变化，而影响到尿的量和成分。如急性肾小球肾炎时，一方面因肾小球毛细血管内皮细胞增生、肿胀，使毛细血管管腔狭窄或完全阻塞，造成有效滤过面积减少。另外一方面，病变还有可能造成滤过膜上所带负电荷的糖蛋白减少，电学屏障作用降低，或破坏机械屏障，使一些本来不能滤过的大分子物质，如血浆蛋白、红细胞等也能通过滤过膜，故急性肾小球肾炎患者可出现少尿、蛋白尿、血尿等症状。

(二) 肾小球有效滤过压的改变

1. 肾小球毛细血管血压的改变　由于肾血流量的自身调节作用，动脉血压在 $80\sim180\ mmHg$ 范围内变动时，肾小球毛细血管血压和肾小球有效滤过压无明显变化，肾小球滤过率也保持相对稳定。当动脉血压低于 $80\ mmHg$，超出了肾血流量自身调节范围，肾小球毛细血管血压和肾小球有效滤过压都相应降低，以致肾小球滤过率下降，出现尿量减少；当动脉血压低至 $40\ mmHg$ 时，由于肾小球有效滤过压和肾小球滤过率接近于零,可导致无尿。

2. 血浆胶体渗透压的改变 正常人的血浆胶体渗透压相对稳定,只有某些原因使血浆蛋白浓度降低,如肝脏合成血浆蛋白减少时,才会引起血浆胶体渗透压下降,继而肾小球有效滤过压增加,肾小球滤过率升高,尿量增多。

3. 囊内压的改变 生理情况下,囊内压比较稳定。病理情况下,如尿路结石、肿瘤压迫等尿路梗阻时,由于小管液和终尿不能排出,引起逆行性压力升高,最终导致囊内压升高,肾小球有效滤过压降低,肾小球滤过率减少,尿量减少。

(三) 肾血流量改变

肾血流量对肾小球滤过率的影响是通过改变滤过平衡点实现的。当肾血流量增加时,肾小球毛细血管内血浆胶体渗透压的上升速度减慢,滤过平衡点向出球小动脉端移动,可生成滤液的肾小球毛细血管段延长,肾小球滤过率升高(图 10-5)。反之,当肾血流量减少,如休克、大失血时,肾血流量减少,滤过平衡点靠近入球小动脉端,使肾小球滤过率降低,尿生成减少。

二、影响肾小管、集合管重吸收和分泌的因素

(一) 小管液中溶质的浓度

当小管液溶质浓度增大时,小管液的渗透压升高,对抗水重吸收的力量增大,水重吸收会减少,造成尿量增多。这种由于小管液渗透压升高,引起的尿量增加的现象,称为**渗透性利尿**(osmotic diuresis)。如糖尿病患者,就是因为其血糖浓度升高超过了肾糖阈,肾小管上皮细胞不能将小管液中的葡萄糖全部重吸收,导致小管液中葡萄糖含量增加,小管液渗透压升高,阻碍了水的重吸收,使尿量增多并出现糖尿。临床上根据这一原理,给水肿患者使用一些可被肾小球滤过但不被肾小管重吸收的物质,如20%甘露醇,以增加肾小管液中的渗透压,阻碍水的重吸收,达到利尿消肿的目的。

(二) 球管平衡

肾小球的滤过率与近端小管的重吸收保持着动态平衡。不论肾小球滤过率增加还是降低,近端小管对滤液的重吸收率始终占肾小球滤过率的 65%～70%,这种现象称为球管平衡,其生理意义在于使尿量和尿 Na^+ 不致因肾小球滤过量的增减而出现大幅度变动。在某些情况下,球管平衡状态可被打破,如渗透性利尿时,近端小管的重吸收率明显小于 65%～70%,尿量增加。

(三) 抗利尿激素

1. 抗利尿激素的作用 **抗利尿激素**(antidiuretic hormone,ADH),又称血管升压素,主要由下丘脑视上核和室旁核分泌,在神经垂体储存,并由此释放入血。抗利尿激素主要生理作用是提高远曲小管和集合管上皮细胞对水的通透性,促进水的重吸收,使尿量减少。正常人的尿量在很大程度上受血中抗利尿激素含量的影响,如果下丘脑或下丘脑-垂体束发生病变,由于抗利尿激素的合成或者释放障碍,将会导致尿量显著增加,每日可达 10 L 以上,称为尿崩症。

2. 抗利尿激素释放的调节 抗利尿激素的释放受多种因素的影响,其中最主要

的因素是血浆晶体渗透压和循环血量的改变(图 10 - 10)。

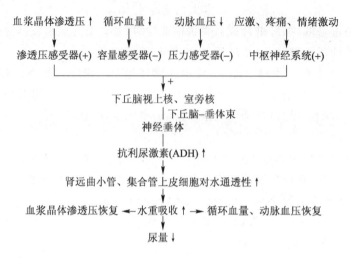

图 10 - 10　抗利尿激素的分泌及释放调节示意图

(1) 血浆晶体渗透压的改变:影响抗利尿激素释放的最主要因素是血浆晶体渗透压。在下丘脑视上核及室旁核附近存在对血浆晶体渗透压改变十分敏感的渗透压感受器,可调节抗利尿激素的合成和释放。由于机体水分丢失较多时,如大量出汗、严重呕吐或腹泻,血浆晶体渗透压升高,刺激渗透压感受器,使抗利尿激素合成和释放增加,远曲小管和集合管上皮细胞对水的重吸收增加,尿量减少,结果保留了体内的水分,有利于血浆晶体渗透压恢复正常。反之,当短时间内大量饮入清水时,由于大量水分被吸收入血,造成血液稀释,血浆晶体渗透压降低,引起渗透压感受器抑制,使抗利尿激素合成和释放减少,远曲小管和集合管上皮细胞对水的重吸收减少,使尿量增多,从而排出体内多余的水分。这种短时间内大量饮入清水引起尿量明显增多的现象,称为水利尿。若饮用的是等量生理盐水,尿量仅在 30 min 后轻度增多,这是因为水盐被同时吸收入血,血浆晶体渗透压不会发生改变的缘故。

(2) 循环血量的改变:循环血量的改变可通过左心房和胸腔内大静脉管壁上的容量感受器,反射性地影响抗利尿激素的释放。大量输液时,由于循环血量增加,刺激容量感受器,使抗利尿激素的合成和释放减少,从而使水的重吸收减少,尿量增加,机体排出过多的水分。反之,如急性大失血、严重呕吐或腹泻时,由于循环血量减少,容量感受器所受刺激减弱,则抗利尿激素的合成和释放增多,水的重吸收增加,尿量减少,以保留较多水分,有利于循环血量和动脉血压的恢复。

(四) 醛固酮

1. 醛固酮的作用　醛固酮由肾上腺皮质球状带分泌,其主要作用是促进远曲小管和集合管上皮细胞对 Na^+ 主动重吸收和 K^+ 的分泌。由于 Na^+ 重吸收的同时,伴随着 Cl^-、HCO_3^- 和水的重吸收。因此,醛固酮有保 Na^+、保水和排 K^+ 的作用。

2. 醛固酮分泌的调节

（1）肾素-血管紧张素-醛固酮系统：当循环血量减少、交感神经兴奋、肾上腺素和去甲肾上腺素分泌增加时，近球细胞合成和分泌肾素增多，肾素将血浆中的血管紧张素原水解为血管紧张素Ⅰ，后者在血管紧张素转换酶和氨基肽酶的催化下相继水解成血管紧张素Ⅱ和血管紧张素Ⅲ（图 10-11）。血管紧张素Ⅱ和血管紧张素Ⅲ均有刺激醛固酮分泌的作用，其中血管紧张素Ⅱ收缩血管的作用较强（详见第六章血液循环），血管紧张素Ⅲ主要刺激肾上腺皮质球状带分泌醛固酮。由于肾素、血管紧张素和醛固酮之间有着密切的功能联系，因此，被称为肾素-血管紧张素-醛固酮系统（RAAS）。

（2）血钾和血钠浓度：当血钾浓度升高或血钠浓度降低时，可直接刺激肾上腺皮质球状带使醛固酮分泌增加；反之，当血钾降低或血钠升高时，则醛固酮分泌减少。

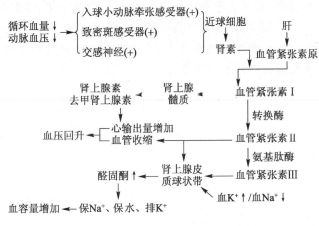

图 10-11 醛固酮的分泌调节示意图

（五）心房钠尿肽

心房钠尿肽（ANP）是由心房肌细胞合成并释放的一种肽类激素。当心房壁受牵拉，如血量过多、头低足高位和身体浸入水中时，都会使心房肌细胞释放心房钠尿肽。其作用是使血管平滑肌舒张，并促进肾脏排 Na^+、排水。ANP 对肾脏的作用主要通过以下途径实现：① 使入球小动脉舒张，肾小球滤过率增加；② 抑制集合管对 Na^+、Cl^- 的重吸收，使水的重吸收减少；③ 对抗抗利尿激素的作用，抑制集合管对水的重吸收；④ 抑制肾素、醛固酮和抗利尿激素的分泌。

知识拓展

透 析 疗 法

肾衰竭时，可导致代谢产物在体内堆积，水、电解质和酸碱平衡失调，机体内环境稳态被破坏，引起患者自身多器官系统中毒症状。为此，常采用透析疗法排出代谢产物。

常用的透析方法有血液透析和腹膜透析两种。血液透析（俗称人工肾）是利用透析膜的半透膜原理以及物质扩散的特性,采用透析器将患者血液中的有害物质清除。腹膜透析是将透析液注入腹腔,使患者血中的代谢产物通过腹膜扩散入透析液,达到排出废物,保持内环境稳定的目的。

第四节　尿液的浓缩和稀释

尿液的浓缩和稀释是指尿液的渗透压与血浆渗透压相比较而言的。正常人的尿液渗透压会随着体内水平衡状况的不同而改变,当体内缺水时,机体排出的尿液渗透压明显高于血浆渗透压,称为高渗尿,表示尿液被浓缩;当体内水过剩时,机体排出的尿液渗透压明显低于血浆渗透压,称为低渗尿,表示尿液被稀释。但当肾衰竭时,则无论机体缺水还是水过多,终尿的渗透压与血浆渗透压几乎相等,称为等渗尿。正常血浆渗透压约为 300 mOsm/L,原尿的渗透压基本等于血浆渗透压,而正常人终尿的渗透压在 50~1 200 mOsm/L 范围内变动,说明肾脏对尿液的浓缩和稀释能力很强,排出的尿液能很好地根据机体对水的需要做出相应的调整。

一、结构基础——肾髓质高渗透压梯度的存在

用冰点降低法测定鼠肾的渗透压,观察到肾皮质组织液渗透压与血浆渗透压之比为 1.0,说明肾皮质组织液渗透压是等渗的;而髓质组织液渗透压与血浆渗透压之比,则从外髓到乳头部随着深入其组织液的渗透压逐渐升高,分别为 2.0、3.0、4.0(图 10 - 12)。这表明肾髓质组织液的渗透压是高渗的,并有明确的渗透压梯度。

(一)肾髓质高渗透压梯度形成的机制

由于肾小管各段对水通透性不同,当小管液流经髓袢升支粗段时,由于肾小管上皮细胞能主动重吸收 Na⁺ 和 Cl⁻,而对水不通透,故小管液在髓袢升支粗段向皮质方向流动的过程中,随着 Na⁺ 和 Cl⁻ 的重吸收,其小管液 NaCl 的浓度和渗透压逐渐下降形成低渗,而髓袢升支粗段外周的组织液则出现高渗透压状态(图 10 - 13)。由于髓袢升支粗段位于外髓,故外髓的渗透压梯度主要是由髓袢升支粗段 NaCl 主动重吸收所形成,且越靠近皮质,渗透压越低;越靠近内髓,渗透压越高。

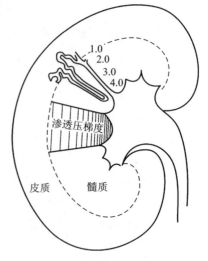

图 10 - 12　肾髓质渗透压梯度示意图

在内髓,渗透压梯度的形成与尿素的再循环和 NaCl 重吸收有密切关系。由于远曲小管、皮质和外髓的集合管对尿素不易通透,小管液在流经这些部位时,在抗利尿激素作用下,水被重吸收,使尿素浓度和渗透压也逐渐升高。因内髓的集合管对尿素有通透性,致尿素顺浓度差迅速向组织液扩散,使内髓组织液渗透压因此而升高。由于

髓袢升支细段对尿素具有一定的通透性,所以从内髓集合管扩散出来的尿素,一部分可以进入髓袢升支细段,随着小管液再流经髓袢升支粗段、远曲小管,流入内髓的集合管后,再重新扩散入内髓组织液,形成尿素的再循环。此外,由于髓袢降支细段对Na^+不易通透,而对水则易通透,所以在髓质渗透压的作用下,水从髓袢降支细段进入内髓组织液,使小管液中 NaCl 的浓度和渗透压都成倍增加,到髓袢折返处达最高;而当含高浓度 NaCl 的小管液反向流经髓袢升支细段时,由于此处对水不易通透而对NaCl 易通透,小管液中的 NaCl 借浓度差进入内髓组织液,进一步提高了内髓组织液渗透压。同时髓袢升支细段内的小管液随着 NaCl 的重吸收,渗透压则逐渐降低,这样降支和升支就构成了一个逆流倍增系统,使内髓组织液的渗透压由近外髓到乳头部逐渐升高,形成渗透压梯度(图 10 - 13)。

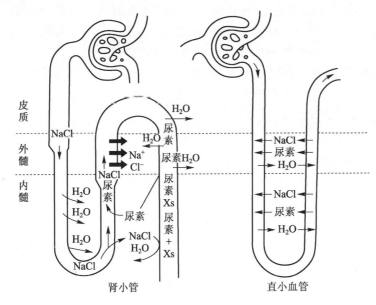

图 10 - 13　肾髓质渗透梯度形成和维持示意图
Xs 表示未被重吸收的溶质

(二) 肾髓质高渗透压梯度的保持

　　肾髓质高渗透压梯度的保持主要依靠直小血管的逆流交换作用来实现。伸入髓质内部的直小血管也呈 U 形,并与髓袢平行。由于直小血管对溶质和水的通透性高,血液顺直小血管降支向髓质深部下行时,周围组织液的尿素和 NaCl 会顺浓度差不断扩散到直小血管中,而直小血管中的水则渗出到组织液,使直小血管中的尿素和 NaCl 浓度不断升高,在折返处达到最高。如果直小血管降支此时离开髓质,就会把大量尿素和 NaCl 带回循环系统,而把从直小血管内出来的水留在髓质组织液。这样,髓质渗透梯度就不能维持。但由于直小血管是 U 形结构,因此,当血液顺直小血管升支从内髓深部返回外髓时,血管内的尿素和 NaCl 浓度比同一水平组织液高,故尿素和NaCl 逐渐扩散回组织液,水也重新渗入直小血管。这样,血液通过在直小血管的降支和升支的逆向流动,以及尿素和 NaCl 在其中的循环,进行着物质交换,离开外髓部时,只把多余的水带回循环中,从而维持了肾髓质高渗透压梯度(图 10-13)。

二、尿液的浓缩和稀释过程

集合管是与髓祥平行并处于肾髓质高渗透压梯度中,当小管液经远曲小管向集合管方向流动时,由于远曲小管和集合管上皮细胞对水的通透性受抗利尿激素的控制,来自髓祥升支粗段的低渗小管液会由于机体水平衡状况的不同,发生不同的改变。当机体缺水时,由于抗利尿激素释放增加,远曲小管和集合管上皮细胞对水的通透性增大,来自髓祥升支粗段的低渗小管液在流经远曲小管时,其中的水不断被重吸收,逐渐变为等渗;而后,在从外髓集合管到内髓集合管流动过程中,由于肾髓质组织液存在高渗透压梯度,水便以渗透的方式不断进入高渗的组织液,使小管液不断被浓缩而变成高渗尿,即尿液被浓缩,此时尿量减少。若机体水过剩时,抗利尿激素释放减少,远曲小管和集合管上皮细胞对水的通透性下降,由髓祥升支粗段流来的低渗小管液,在流经远曲小管时,由于 NaCl 继续被主动重吸收,而水不被重吸收,随着小管液中溶质的重吸收,小管液渗透压会进一步下降,形成低渗尿,即尿液被稀释,此时尿量增加。

护理专业教学资源库/课程中心/人体结构与功能/教学内容/学习单元 8-泌尿系统/电子教案

由此可见,尿液的浓缩和稀释过程主要在远曲小管和集合管中进行。尿液的浓缩是由于小管液中的水被重吸收而溶质仍留在小管液中所致,而尿液的稀释则是由于小管液中的溶质被重吸收而水不易被重吸收所致。尿浓缩的前提条件是髓质高渗梯度的形成与维持,决定尿液浓缩和稀释的关键因素是抗利尿激素的释放。所以,尿液的浓缩和稀释必须具备两个基本条件:① 肾髓质高渗梯度的形成;② 抗利尿激素的释放。

第五节　尿液及其排放

一、尿液

尿液来源于血浆。因此,尿液的改变除可反映肾脏的改变外,也可反映机体其他方面的一些变化。故临床上将尿量的测定和尿液的理化性质的检验,作为发现机体某些病理变化的途径之一。

(一)尿量

尿量是反映肾功能的重要指标之一。正常成人每 24 h 尿量为 1 000~2 000 ml,平均为 1 500 ml。尿量的多少随机体水平衡情况而变,大量饮水,尿量增多;大量出汗、饮水少则尿量减少。如果每 24 h 尿量长期保持在 2 500 ml 以上,称为**多尿**;24 h 尿量介于

$100\sim500$ ml,称为**少尿**;24 h尿量不足 100 ml,称为**无尿**。由于正常成人每天约产生 35 g 固体代谢产物,最少需 500 ml 尿液才能将其溶解并排出,故少尿或无尿会使代谢产物在体内堆积;多尿会使机体丧失大量水分,产生脱水现象。因此,不论是多尿还是少尿,都会使内环境的稳态遭到破坏,影响机体正常生命活动。

(二)尿液的理化性质

1. 尿液的化学成分　尿液由水及溶质组成。其中水占 $95\%\sim97\%$,溶质主要为电解质(如 Na^+、Mg^{2+}、K^+、Ca^{2+} 等)和非蛋白含氮化合物(如尿素氮、肌酐、氨等)。正常人一次性食入大量的糖或高度精神紧张时,也可出现一过性糖尿。

2. 尿液的颜色与气味　正常新鲜的尿液为淡黄色,主要由于尿胆原、尿胆素等所致,受某些食物(如胡萝卜)和药物(如核黄素)的影响,尿液可呈深黄色。正常新鲜的尿液有挥发性酸的气味,放置时间过久后,由于细菌分解尿素,可出现氨臭味。

3. 尿液的酸碱度　尿液通常偏酸性,pH 值介于 $5.0\sim7.0$ 之间。尿的酸碱度主要取决于食物的成分,荤食者,由于蛋白质分解后产生的硫酸和磷酸盐等经肾排出,故尿液呈酸性;素食者,由于植物酸可在体内氧化,酸性产物较少,排出的碱基较多,故尿液偏碱性。

知识拓展

氮质血症

肌酐、尿素等非蛋白氮物质(NPN)在血液中的含量增高,称为氮质血症。主要是由于肾小球滤过率小于正常引起少尿、无尿,肾脏不能充分排出体内蛋白质代谢产物引起含氮代谢产物的潴留所致,患者会有恶心、呕吐等表现。临床上检查血肌酐是衡量肾功能的一个重要因素。

二、尿液的排放

尿液在肾单位和集合管连续不断地形成后,经肾盏进入肾盂,通过输尿管被暂时送入膀胱内储存,当膀胱储存的尿液达一定量时,引起排尿反射,将尿液经尿道排出体外。

(一)膀胱和尿道的神经支配及作用

膀胱和尿道受盆神经、阴部神经和腹下神经等支配。其中,盆神经属副交感神经,由脊髓骶段发出,分布于膀胱,兴奋时引起膀胱逼尿肌收缩和尿道内括约肌舒张,促进排尿。腹下神经属交感神经,由脊髓腰段发出,节后纤维分布于膀胱,兴奋时主要引起尿道内括约肌收缩,阻止排尿。阴部神经属躯体神经,由骶髓发出支配尿道外括约肌,兴奋时可使尿道外括约肌收缩,这一作用受意识控制。

(二)排尿反射

排尿反射是一种受自主神经和意识双重控制的反射活动。当膀胱内尿量达到

400～500 ml时,膀胱内压升高明显,膀胱壁上的牵张感受器受到刺激而兴奋,冲动沿盆神经传入脊髓骶段初级排尿中枢,而后上传到大脑皮质高级排尿中枢,产生尿意。如环境条件不允许时,大脑皮质高级排尿中枢将发出抑制性指令抑制脊髓骶段初级排尿中枢的活动,同时兴奋阴部神经,使排尿反射暂时不发生。如环境允许时,高级排尿中枢发出兴奋冲动到达脊髓,加强初级排尿中枢的活动,使盆神经兴奋,膀胱逼尿肌收缩,尿道内括约肌舒张;同时抑制阴部神经,使尿道外括约肌松弛,尿液排出体外。在排尿过程中,尿液对后尿道的刺激可进一步反射性加强排尿中枢的活动,所以排尿反射是一种正反馈过程。

（三）排尿异常

排尿反射的任何一个环节发生障碍,均会造成排尿异常,临床上常见的排尿异常有遗尿、尿频、尿失禁、尿潴留等。

1. 遗尿　遗尿(俗称尿床)是指睡眠或昏迷中不自觉地发生排尿的表现。3岁以前的婴幼儿因大脑皮质发育尚未完善,对脊髓骶段初级排尿中枢的抑制能力较弱,所以易发生夜间遗尿现象,故3岁以前的遗尿是生理性的。

2. 尿频　正常成人白天排尿4～6次,夜间0～2次。如果白天和夜间排尿次数明显增多,超过上述范围称为尿频,生理性尿频常见于饮水过多、精神紧张或气候改变等因素。

3. 尿失禁和尿潴留　排尿失去意识控制或不受意识控制,尿液不自主地流出的现象,称为尿失禁。当脊髓受损伤,使初级排尿中枢失去高级中枢控制时,可出现尿失禁现象。膀胱内储存有大量尿液而不能自主排出称为尿潴留,可因支配膀胱的盆神经、脊髓骶段初级排尿中枢活动障碍,或尿道机械性受阻引起。

知识拓展

尿失禁和尿潴留患者的导尿术

导尿术是一种引流出尿液以减轻患者痛苦的护理操作技术,对尿潴留和尿失禁的患者都可实施导尿术,但其目的却不相同。

1. 尿失禁患者留置导尿的目的　临床上为使尿失禁患者膀胱正常生理功能的恢复,护理过程中常采用膀胱功能训练法。其方法是在留置导尿后,夹闭导尿管,每3～4 h开放1次,使膀胱定时充盈和排空,以训练膀胱壁肌张力。

2. 尿潴留患者导尿的目的　给各种原因尿潴留患者进行导尿时,对膀胱高度膨胀且又极度虚弱的尿潴留患者,要求第一次放尿不能超过1 000 ml。因为大量放出尿液后,造成腹腔内压急剧下降,血液则大量滞留在腹腔血管内,可致血压下降而虚脱;此外大量放尿会造成一些长期高压状态的膀胱内压突然降低,致膀胱黏膜急剧充血,从而发生血尿。

小　结

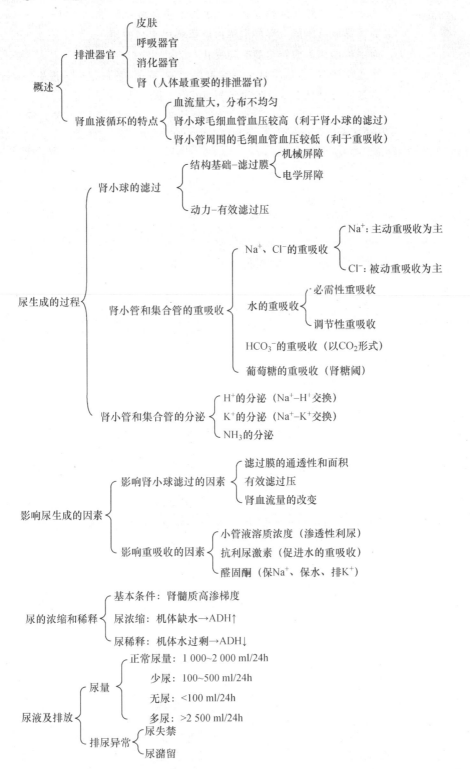

思考题

1. 为什么有些糖尿病患者会出现糖尿和多尿症状？

2. 简述排尿反射的过程并解释尿潴留和尿失禁的原因。

3. 酸中毒的病人血钾浓度有何变化？为什么？

4. 大量饮清水、静脉注射 50% 葡萄糖溶液 40 ml、静脉注射大量生理盐水，尿量会出现什么变化？试分析其机制。

（黄霞丽）

第十一章 水盐代谢和酸碱平衡

学习目标

1. 掌握水和电解质的生理功能,钾、钠离子的代谢特点,酸碱平衡的概念,血液缓冲体系、肺和肾脏在调节酸碱平衡中的作用及意义。
2. 熟悉体内酸、碱物质的来源,钾、钠、氯、钙、磷的摄入与排出,影响钙吸收的因素,并能合理指导饮食。
3. 了解酸碱平衡的调节因素,解释血浆 pH 与碳酸氢盐缓冲体系的关系。
4. 能运用本章所学基本知识,解释补液、补钾的原则等临床相关问题。

应用与实践

水是生命之源。在成人体内水的比例可达 60%,其中血液里的水可达 90%,脑组织里可达 85%,肌肉中达 75%,而新生儿体内的水可高达 80% 以上。

【思考】

1. 为什么不能给患者补纯水?
2. 临床上给患者补液需遵循哪些原则?

水孕育了生命,构成了机体的内环境,生命与水息息相关。人体正常的细胞要在适宜的 pH 条件下,才能进行正常的新陈代谢,保证我们身体功能的正常运行。

第一节 水 盐 代 谢

一、水平衡

(一) 水的摄入

正常成人体内水主要有饮水、食物中水和代谢水三个来源。其中,饮水量随气候、劳动强度、工作性质和生活习惯有很大差异,代谢水是营养物质在体内氧化所产生的水,也称**内生水**。一般情况下,成人每日需水量约为 2 500 ml,其中 1 200 ml 来自饮水,1 000 ml 随食物摄入,内生水约产生 300 ml。

（二）水的排出

正常成人体内有四条排水途径，每日共计排出约 2 500 ml 水。

1. 肺呼出　人体在呼吸时，以水蒸气的形式排出一定量的水。一般成人每日约排出 350 ml。肺的排水量随呼吸的深度和频率而变化。各种原因造成呼吸急促的患者由呼吸排出的水量增多。

2. 皮肤蒸发和排汗　通过皮肤排出的水即我们通常所说的汗，可分为两种形式：显性汗和非显性汗。显性汗是汗腺活动分泌的汗液，如气温升高、重体力劳动或剧烈运动时所见的汗，其量的多少与环境温、湿度及劳动强度有关。显性汗是低渗液，含少量 K^+、Na^+、Cl^- 等电解质，故剧烈运动、高强度劳动大量出汗后除补充水分外，还应适当补充电解质。另一种为正常成人每日经皮肤蒸发的水，约 500 ml，肉眼不可见，称为非显性汗。非显性汗不受环境条件及活动的影响，但与体表面积有关。

3. 粪便排出　消化道每日分泌消化液（唾液、胃液、胆汁、胰液及肠液等）约 8 000 ml，其中绝大部分被肠道重吸收，成人每日由粪便排出水量仅 150 ml 左右。消化液中含有大量电解质，呕吐、腹泻、引流不但丢失大量水，同时也丢失电解质，特别对婴幼儿危害更严重，临床上应根据具体情况及时给予适量的补充。

4. 肾排出　肾排尿是机体排水的主要途径。正常成人每日尿量 1 000～2 000 ml（平均为 1 500 ml）。可受饮水量、饮食状况、生活环境和劳动强度等多种因素的影响。正常成人体内每日至少有 35 g 固体代谢废物随尿排出，每克物质需要 15 ml 水溶解，所以成人每日尿量至少需要 500 ml 才能将这些物质溶解后排出体外，此量称为最低尿量。每日尿量低于 500 ml，临床上称为少尿，每日尿量低于 100 ml 称为无尿。

正常成人每日水的摄入量与排出量维持动态平衡，称为水平衡。每日摄入水量 2 500 ml 可满足正常生理需要，称为生理需水量。但在缺水或不能进水时，机体每日仍然需要从肺、皮肤、消化道和肾丢失约 1 500 ml 水量，称为水的**必然丢失量**。因此，每日最少应补充 1 200 ml 水（必然丢失量减去 300 ml 内生水）才能维持水平衡，此量称为**最低需水量**。临床上，对缺水或不能进水的成人患者，必须保证供给大于这种最低限度水的需要量，一般给予 2 000 ml 左右，以满足必要的生理消耗。

（三）水的生理功能

水是人体内含量最多的物质，是人体体液的主要成分，物质代谢的一系列化学反应都在体液中进行。体内的水有两种存在形式：结合水和自由水。大部分水与蛋白质、多糖、电解质等物质结合而形成结合水，小部分则以自由状态存在，即自由水。水的主要生理功能如下。

1. 促进和参与物质代谢　体内大多数物质都可溶于水中，水可促进各物质间化学反应的发生。水还可直接参与水解、水化、脱水、氧化等许多化学反应。

2. 调节维持体温恒定　水的比热和蒸发热均高于其他溶剂，能够吸收较多的热量，而机体本身的温度升高并不大；少量出汗时，即可散发大量的热，而机体本身的温度变化也不大。

注：水的比热是 1 g 水温度升高 1℃（15～16℃）需要的热量，约为 4.2 J。水的蒸发热是 1 g 水在 37℃ 时完全蒸发所吸收的热量，约 574 Cal。

3. 参与物质的运输与排泄　水是良好的溶剂，机体的营养物质和代谢产物大都能溶于水，有利于它们的运输。即使不溶或难溶的脂类，也能与亲水性的蛋白质结合而得以运输。

4. 润滑作用　自由水具有良好的流动性，具有润滑作用。如泪液可防止眼球干燥、唾液可使食物易咽、关节腔滑液有利于关节活动等。

5. 维持组织结构与形态　结合水参与构成细胞原生质的特殊形态，以保证一些组织具有独特的生理功能，其主要作用是使组织器官具有一定的弹性、硬度和形状。例如，心肌含结合水约 79%，而血液含自由水约 83%。

二、电解质平衡

体液中的溶质如无机盐、蛋白质和有机酸等常以离子状态存在，故称为电解质。体内的电解质主要是无机盐离子，如 K^+、Na^+、Cl^-、Ca^{2+}、HPO_4^{2-} 等。

（一）钠和氯的代谢

1. 含量与分布　钠是细胞外液的主要阳离子。正常成人体内含钠量约 1 g/kg，其中 50% 钠存于细胞外液，40% 存于骨骼，仅 10% 左右存在于细胞内液。血清钠浓度为 135～145 mmol/L。氯也主要分布在细胞外液，血清氯浓度约为 98～106 mmol/L。

2. 吸收与排泄　钠与氯主要来自于食盐（NaCl），其摄入量因个人饮食习惯不同而有很大差异，经消化道吸收。成人每日约需 4.5～9.0 g NaCl，低盐饮食患者，每日摄入量也不应少于 0.5～1.0 g。一般情况下成人每日从食物中摄入的 NaCl 几乎全部被消化道所吸收，所以体内不会缺乏钠和氯。

Na^+ 和 Cl^- 主要经肾随尿排出，消化道及汗液也能排出少量 Na^+ 和 Cl^-。正常情况下，肾脏对 Na^+ 的排出有很强的调控能力，其特点是"多吃多排，少吃少排，不吃不排"。因此，较长时期进食低钠饮食，如无意外丢失，可不出现低钠症状。但若长期禁止或过度限制食盐的摄入（0.5～1.0 g/d），也可引起低钠血症。

Na^+ 的摄入量与健康的关系很密切。若摄入过多，主要通过肾排 Na^+ 进行调节。长期摄入高 Na^+ 饮食的人，一方面加重肾脏负担；另一方面血容量长期处于较高水平，患高血压的可能性增大，成为诱发心血管疾患的危险因素，因此，应避免高盐饮食。对于儿童、老人或肾脏疾病患者，因肾功能较弱，则应低盐饮食，以保护肾脏，避免水肿、高血压等疾患的发生。

Cl^- 的排泄是伴随 Na^+ 的排泄而进行的。

（二）钾的代谢

1. 含量与分布　K^+ 是细胞内液主要阳离子。正常成人体内含钾量约为 2 g/kg，其中 98% 左右分布在细胞内液，细胞外液含量较少，仅 2% 左右。血浆钾含量相当稳定，其浓度为 3.5～5.5 mmol/L。由于细胞内、外钾的分布极不均衡，两者相差约 30 倍，故临床采集血标本测定血钾时，应严防溶血。

2. 吸收与排泄　机体所需的钾主要来自水果、蔬菜和肉类,如瘦肉、动物内脏、果实、橙子等食物含钾相当丰富,一般正常膳食即可满足生理需要。食物中 90% 的 K^+ 被肠道吸收。正常成人每日需钾约 2.5 g。

K^+ 必须依赖细胞膜上的 $Na^+ - K^+$ 依赖式 ATP 酶的作用,不断从细胞外泵入细胞内,因此其在细胞内外平衡速率十分缓慢。实验证明,静脉注射钾后要 15 h 才能达到平衡,因此,临床上补钾严格遵循"能食补不药补,宜慢不宜快"等原则,以免引起高血钾。

物质代谢影响 K^+ 在细胞内外分布。细胞内糖和蛋白质的合成与分解都将影响血钾的含量。合成 1 g 糖原或 1 g 蛋白质分别需要 0.15 mmol 或 0.45 mmol 的 K^+。因此,细胞合成糖原或蛋白质时 K^+ 将从细胞外液转入细胞内,而当糖原及蛋白质分解时,则有等量的 K^+ 返回细胞外液,故临床上可同时注射葡萄糖和胰岛素以纠正高血钾。在组织生长或创伤恢复期,蛋白质合成增强,大量 K^+ 从细胞外进入细胞内,可使血钾降低,此时应注意补钾;当严重创伤、组织破坏、感染或缺氧时,蛋白质分解增强,细胞释出较多的 K^+ 到细胞外,若超过肾脏排钾能力时,则可引起高血钾;体液的 $[H^+]$ 影响 K^+ 在细胞内外分布,机体酸中毒时,细胞外液 H^+ 与细胞内 K^+ 进行交换,以缓解酸中毒,从而导致高血钾;反之,碱中毒则可引起低血钾。

钾主要由肾排泄。肾调控排 K^+ 的能力不及调控排 Na^+ 的能力,特点是"多吃多排,少吃少排,不吃也排"。因此,对长期不能进食或大量输液的患者应注意补钾。由于 80%～90% 的 K^+ 经肾随尿排出,故临床上要"见尿补钾"。

 护理专业教学资源库/课程中心/人体结构与功能/教学内容/生化部分/电子教案

知识拓展

临床补钾原则

1. 补钾时,能口服尽量口服,不能口服者静脉补充。

2. 静脉补氯化钾,严禁推注,一般加入葡萄糖溶液滴注,浓度不要超过 0.3%,滴速每分钟不要多于 60 滴;每 24 h 滴入总量不要超过 6～8 g。

3. 当伴有酸中毒时,可改用碳酸氢钾。

4. 对伴有肝功能损害者,可改用谷氨酸钾。

5. 心脏受累明显或伴有缺镁时,可用 L-门冬氨酸钾镁。

(三) 钙和磷的代谢

1. 钙和磷的含量与分布　钙和磷是体内含量最多的无机元素,约占人体无机盐总量的 1/4。正常成人钙总量约为 700～1 400 g,其中 99% 以上分布在骨骼和牙齿中,其余存在于软组织和体液中。细胞膜上有钙泵,可把胞内 Ca^{2+} 不断泵到胞外,以

维持细胞内外 Ca^{2+} 浓度梯度。骨钙以骨盐羟磷灰石结晶及部分无定形磷酸钙的形式存在。

正常成人含磷约 $400 \sim 800$ g,其中 86% 与钙形成骨盐存在骨骼、牙齿中,其余 14% 存在于体液和细胞中。细胞内的磷含量比细胞外丰富,主要以磷酸盐和有机磷酸酯形式存在。

血液中的钙几乎全部存在于血浆中,故血钙即指血浆钙而言。血钙的正常参考范围为 $2.25 \sim 2.75$ mmol/L。血钙包括不可扩散钙和可扩散钙。与血浆蛋白质(清蛋白)结合的钙,不易透过毛细血管壁称为不可扩散钙。可扩散钙包括游离钙(Ca^{2+})和柠檬酸或其他酸结合的可溶性钙盐,它们可透过毛细血管壁。Ca^{2+} 发挥钙的生理作用,Ca^{2+} 浓度与蛋白结合钙之间呈动态平衡。血浆 pH 影响该平衡,pH 升高时蛋白结合钙增多,Ca^{2+} 浓度下降。因此,临床上碱中毒患者常伴有肌肉抽搐。

$$\text{蛋白质结合钙(约占 } 50\%) \underset{HCO_3^-}{\overset{H^+}{\rightleftharpoons}} Ca^{2+}(\text{约占 } 50\%)$$

2. 钙和磷的生理功能

(1)钙的生理功能:体内的钙,绝大部分与磷以骨盐等结合形式沉积在骨组织,参与构成骨骼,起着支撑和保护人体的作用。Ca^{2+} 的生理功能包括:① 作为第二信使,通过激活许多酶或蛋白质(如钙调蛋白),在生物信号转导过程中发挥重要的调节作用;② 降低毛细血管壁和细胞膜的通透性,临床上常用钙制剂治疗荨麻疹等过敏性疾病以减轻组织的渗出性病变;③ 降低神经肌肉的兴奋性;④ 增强心肌收缩力,可与 K^+ 拮抗,使心肌收缩和舒张达到协调统一;⑤ 还参与血液凝固过程等。

(2)磷的生理功能:磷除了参与骨骼和牙齿的组成外,主要以磷酸根的形式在体内发挥作用。例如核酸、磷脂、高能磷酸化合物以及一些辅酶或辅基的组成;磷酸化/脱磷酸是调控许多功能蛋白质生物活性的重要方式;以有机磷酸酯的形式参与体内糖等物质的代谢过程;构成体液中的缓冲对参与维持机体的酸碱平衡等。

3. 钙和磷的吸收与排泄

(1)钙的吸收:机体对钙的需要量和吸收量随年龄及生理状态的改变有较大差异。正常成人每日钙的需要量约为 $0.5 \sim 1.0$ g,孕妇及乳母、婴儿、儿童、青春期等特殊人群需要量增加,如婴儿 $360 \sim 540$ mg,儿童 800 mg,青春期 1 200 mg,孕妇及乳母 1 500 mg。

食物钙主要在酸度较高的十二指肠及空肠上段被吸收。钙的吸收率一般为 $25\% \sim 40\%$,体内缺钙或钙需要量增加时,吸收率会相应增加。钙的吸收是一个主动转运的过程,只有 Ca^{2+} 才能被肠道吸收,且受多种因素的影响。① 活性维生素 D-1,$25-(OH)_2D_3$ 是影响钙吸收最主要的因素,可促进小肠对钙的吸收。② 肠道 pH 可影响钙的吸收。凡能降低肠道 pH 的物质(如维生素 C、乳酸等),可促进钙盐溶解,促进钙吸收。③ 食物某些成分可影响钙吸收。正常情况下,食物中的钙的含量越丰富,越有利于钙的吸收。过多的碱性磷酸盐、草酸及植酸与钙结合生成不溶性钙盐,从而阻碍钙的吸收;钙、镁吸收有竞争作用,镁盐过多可抑制钙吸收。④ 年龄可影响钙吸收。钙吸收率随着年龄增长而降低,婴儿钙吸收率在 50% 以上,儿童约为 40% 左右,成年人则只能吸收 20％左右，尤其是 40 岁以后，不论其营养状况如何，钙吸收率急剧下降，平均每十年减少 5％～10％，女性显著于男性。老年人钙吸收不良，易出现许多与钙相关性病变，如骨质疏松、骨关节退行性变、易骨折等，故老年人可适当服用钙制剂以防止骨质疏松。此外，腹泻、胃肠蠕动加快时也会导致钙吸收减少。

（2）钙的排泄：人体每日排出的钙约有 80％经肠道随粪便排出，约 20％经肾随尿排泄。肾排钙较恒定，不受食物含钙量影响，每日血浆中约有 10 g 钙经肾小球滤过进入肾小管，其中 95％以上被肾小管重吸收，只有不足 5％的钙随尿排出。有试验证实，钙的排泄主要随血钙浓度而增减。当血钙降至 1.9 mmol/L(7.5 mg/dl)时，尿钙几乎为零。正常成人每日钙的摄入量与排出量大致相等，多进多排，少进少排，保持动态平衡。

（3）磷的吸收与排泄：磷主要来自食物中的磷脂、磷蛋白、磷酸酯及无机磷酸盐，经消化水解，以无机磷酸盐形式被吸收。磷的吸收部位及影响因素与钙相似，其吸收率可达 70％～90％，故缺磷在临床上极为罕见。食物中的 Ca^{2+}、Mg^{2+}、Fe^{2+} 等过多时，可与磷结合成不溶性的磷酸盐，从而妨碍磷的吸收。

体内磷约 80％由肾排出，其余部分由肠道随粪便排出。

4. 钙、磷代谢的调节　体内调节钙、磷代谢的物质主要有 1,25 -$(OH)_2D_3$、甲状旁腺素(PTH)和降钙素(CT)三种激素。

（1）1,25 -$(OH)_2D_3$：人体内存在的主要是维生素 D_3，可通过食物摄取，亦可在体内合成。皮肤细胞中 7 -脱氢胆固醇经紫外光照射可转化为维生素 D_3。体内的维生素 D_3 首先在肝内经 25 -羟化酶羟化生成 25 -$(OH)D_3$，然后再在肾皮质中经 1α -羟化酶进一步羟化成 1,25 -$(OH)_2D_3$，此即为维生素 D_3 的活化形式。当肝、肾严重疾患时，可造成 1,25 -$(OH)_2D_3$ 减少，引起钙代谢异常，从而导致佝偻病或软骨病。

1,25 -$(OH)_2D_3$ 与类固醇的作用机制相同，有小肠黏膜、肾、骨三种靶器官，其主要生理作用包括促进小肠对钙磷的吸收，维持血钙和血磷的正常水平；通过维持血中钙、磷的适当水平，为骨组织的正常钙化提供条件；促进肾小管对钙磷的重吸收，降低尿钙与尿磷。1,25 -$(OH)_2D_3$ 作用的最终结果是使血钙和血磷均升高。

（2）甲状旁腺激素(PTH)：PTH 由甲状旁腺主细胞合成并分泌，其化学本质为蛋白质，含有 84 个氨基酸残基。PTH 分泌主要受血钙浓度的调节，血钙升高，PTH分泌抑制；血钙降低，血中 PTH 浓度可增加 5～10 倍。PTH 作用的靶器官主要是骨和肾，对小肠则是间接通过维生素 D 发挥作用。其主要生理功能包括促进骨盐溶解，使细胞外液中钙、磷含量增多；促进肾小管重吸收钙，抑制近曲小管重吸收磷，从而使血钙升高、血磷降低、尿磷排出增多、尿钙排出减少；促进小肠对钙磷的吸收。PTH 可提高肾中 1α -羟化酶活性，促进维生素 D_3 的活化，使 1,25 -$(OH)_2D_3$ 生成增多，从而间接增加肠道对钙磷的吸收。同时，PTH 还可直接作用于肠黏膜，增加对钙的吸收。因此，PTH 作用的最终结果是使血钙升高而血磷降低。

（3）降钙素(CT)：CT 是由甲状腺滤泡旁细胞(C 细胞)合成并分泌的一种 32 肽单链激素。其分泌也受血钙水平的调节。血钙水平升高可使其分泌增多；血钙降低，则其分泌减少。其靶器官也是骨和肾，生理作用与 PTH 基本相反，包括对抗 PTH 对骨组织的作用，减少骨钙和骨磷的释出。CT 能抑制破骨细胞的活性，从而使破骨作用减弱，骨盐溶解减少，钙磷的释出亦减少；抑制肾小管对钙、磷的重吸收，使尿钙、尿磷排出量增多；间接抑制肠道对钙、磷的吸收。CT 能抑制维生素 D_3 的活化，使 $1,25-(OH)_2D_3$ 生成减少，从而间接减少肠道对钙、磷的吸收。因此，CT 作用的最终结果是使血钙和血磷均降低。

（四）无机盐的生理功能

无机盐是人体不可缺少的组成原料，在人体的化学组成中总量虽仅约占体重的 $4\%\sim5\%$，但种类很多，有些甚至含量甚微，却有着重要的生理功能。

1. 维持体液的渗透压和酸碱平衡 体液中由无机盐构成的渗透压称为晶体渗透压，对于细胞内外水的转移和物质交换具有十分重要的作用。Na^+、Cl^- 是维持细胞外液渗透压的主要离子，K^+、HPO_4^{2-} 是维持细胞内渗透压的主要离子。同时 Na^+、K^+、HCO_3^-、HPO_4^{2-} 等又参与形成了体内重要的缓冲对，如 $NaHCO_3$、NaH_2PO_4、Na_2HPO_4 等，以中和体内的酸碱物质，在维持机体酸碱平衡上发挥重要作用。此外，肾小管上皮细胞与小管液中的 H^+-Na^+ 交换、K^+-Na^+ 交换也进一步维持了机体的酸碱平衡。

2. 维持神经、肌肉的应激性 神经、肌肉的应激性与体液中的一些离子浓度有关。对于骨骼肌和平滑肌，神经、肌肉的应激性与离子的关系如下：

$$神经、肌肉应激性 \propto \frac{[Na^+]+[K^+]}{[Ca^{2+}]+[Mg^{2+}]+[H^+]}$$

神经、肌肉周期性麻痹就是由于患者周期性血钾过低，而出现神经、肌肉应激性下降、软弱无力甚至麻痹的症状。而血钙或血 Mg^{2+} 过低的患者可引起神经、肌肉应激性升高产生手足搐搦。临床上应用 Ca^{2+} 治疗手足搐搦和 K^+ 促进胃肠平滑肌蠕动都是基于此理。

无机离子对心肌细胞的应激性也大有影响，关系如下：

$$心肌应激性 \propto \frac{[Na^+]+[Ca^{2+}]+[OH^-]}{[K^+]+[Mg^{2+}]+[H^+]}$$

K^+ 是心肌的麻痹因子。血钾过高对心肌有抑制作用，可使舒张期延长，心率减慢，严重时心跳可停止于舒张期；血钾过低常出现心率失常，心跳加快，收缩有力，甚至停止于收缩期。Na^+ 和 Ca^{2+} 可拮抗 K^+ 对心肌的作用，正常的血钠和血钙浓度可维持心肌的正常应激状态。据此，临床上常采用钠盐或钙盐治疗高血钾对心肌产生的毒害作用。

3. 参与并影响物质代谢 细胞合成糖原及蛋白质都需要 K^+ 参加。一些无机离子可作为某些酶的辅助因子、激活剂或抑制剂影响酶活性，参与代谢调节，如 Zn^{2+} 是碳酸酐酶的辅助因子，Mg^{2+} 是磷酸化酶和各种磷酸激酶的激活剂，Cl^- 是唾液淀粉酶的激活剂,Na^+ 是丙酮酸激酶的抑制剂,Ca^{2+} 可激活血液凝固系统,还参与凝血和肌肉收缩过程,Fe^{2+} 是过氧化氢酶、过氧化物酶和细胞色素氧化酶的辅助因子,还参与血红蛋白的形成等。

4. 构成骨骼、牙齿及其他组织 钙、镁、磷是骨骼和牙齿的主要成分;含硫酸根的蛋白多糖则参与软骨、皮肤和角膜等组织的构成等。

护理专业教学资源库/课程中心/人体结构与功能/教学内容/生化部分/电子教案

第二节 酸 碱 平 衡

机体通过一系列的调节作用,使体液的 pH 维持在相对恒定范围内的过程称为**酸碱平衡**(acid - base balance)。这一个复杂的动态平衡过程,需在血液、肺、肾等器官协同作用下完成。

一、体内酸碱物质的来源

(一) 体内酸性物质的来源

凡能够解离出 H^+,使体液的 pH 降低的物质,称为酸性物质。体内酸性物质主要来自于糖、脂类和蛋白质及核酸等物质的代谢产物。代谢产生的酸性物质可分为两大类:挥发酸和固定酸。此外,还有少量来自于某些食物与药物。正常膳食情况下,体内产生的酸性物质多于碱性物质。

1. 挥发酸 挥发酸即碳酸(H_2CO_3)。营养物质糖、脂肪、蛋白质等在体内彻底氧化分解的终产物 CO_2 和 H_2O,在碳酸酐酶催化下生成 H_2CO_3,H_2CO_3 通过肺泡时,可重新解离出 CO_2 由肺呼出,故称之为挥发酸。据统计,正常成人每日可产生 CO_2 约 300~400 L,如果全部变成碳酸,可释放 15 mol 的 H^+。这是体内含量最多的酸性物质。

2. 固定酸(非挥发酸) 糖、脂类、蛋白质和核酸在分解代谢中还可产生有机酸(如乙酰乙酸、乳酸、丙酮酸等)及无机酸(磷酸等),每日释放出的 H^+ 约 50~100 mmol。这些酸不能由肺呼出,只能经肾随尿排出体外,故称为固定酸。

3. 食入的酸性物质 机体摄入一些酸性食物和药物,如醋酸、柠檬酸、氯化铵、阿司匹林等。

(二) 体内碱性物质的来源

凡能够接受 H^+,使体液的 pH 增高的物质,称为碱性物质。体内的碱性物质主要来自某些成碱食物,物质代谢过程中也会产生碱性物质,但量很少。

1. 成碱食物的摄入 大部分蔬菜、水果属于成碱食物。机体每日摄入的蔬菜、水果含较多的有机酸盐,如柠檬酸、苹果酸的钠盐或钾盐,它们进入人体进行水解,其中

有机酸根可与 H^+ 结合成有机酸进一步氧化分解成 CO_2 和 H_2O。而 Na^+、K^+ 则可与 HCO_3^- 结合生成碱性的碳酸氢盐,使体内的碱性物质增加。这是体内碱性物质的主要来源。

此外,某些碱性药物,如小苏打($NaHCO_3$)进入体内也可使血液 pH 升高。

2. **体内代谢产生** 体内代谢可产生少量的碱性物质,例如氨、有机胺等,数量远不如酸。

综上所述,分析体内酸性物质和碱性物质的来源,可以看出,在正常饮食条件下,体内酸性物质的来源大于碱性物质。因此,机体对酸碱平衡的调节主要是对酸的调节。

知识拓展

碱 性 食 物

食物的酸碱性与其本身的 pH 无关,主要是食品经过消化、吸收、代谢后,最后在人体内变成酸性或碱性的物质来界定。一般认为,含钠、钾、钙、镁等金属元素较多的是碱性食品。并非味道酸的就是酸性食品。比如醋是酸的,柑、梅、杏等水果也是酸的,但它们恰恰是典型的碱性食品。

香蕉是典型的碱性食物,因其食用方便、卫生、富含钾离子、能迅速缓解疲劳而成为运动员场间休息时最常食用的水果。

日常生活中我们常吃的碱性食物有西葫芦、萝卜、茄子、苦瓜、菠菜、油菜、菜花、黄瓜、胡萝卜、马铃薯、洋葱、山药、南瓜等。

二、酸碱平衡的调节

人体酸碱平衡的调节主要通过血液缓冲系统的缓冲、肺呼出二氧化碳的调节以及肾对酸、碱物质排泄的调节三个方面协同作用而完成。

（一）血液的缓冲作用

血液中含有大量的缓冲物质,在较短的时间内,以最快的速度,最先对体外进入和体内产生的酸、碱物质进行缓冲,使之变成较弱的酸或碱,此即血液的缓冲作用。

1. **血液的缓冲体系** 血液缓冲体系包括血浆缓冲体系和红细胞缓冲体系。

血浆缓冲体系有：$\dfrac{NaHCO_3}{H_2CO_3}$、$\dfrac{Na_2HPO_4}{NaH_2PO_4}$、$\dfrac{NaPr}{HPr}$（Pr 为血浆蛋白质）

红细胞缓冲体系有：$\dfrac{KHb}{HHb}$、$\dfrac{KHbO_2}{HHbO_2}$、$\dfrac{KHCO_3}{H_2CO_3}$、$\dfrac{K_2HPO_4}{KH_2PO_4}$（Hb 为血红蛋白）

血浆中以碳酸氢盐缓冲体系（$NaHCO_3/H_2CO_3$）缓冲能力最强,红细胞中以血红蛋白缓冲体系（KHb/HHb 及 $KHbO_2/HHbO_2$）缓冲能力最强。血液各缓冲体系的缓冲能力比较见表 11-1。

表 11-1   全血中各缓冲体系的缓冲能力比较

缓冲体系	占全血缓冲容量的百分比（％）
血浆碳酸氢盐	35
Hb 和 HbO$_2$	35
红细胞碳酸氢盐	18
血浆蛋白质	7
有机磷酸盐	3
无机磷酸盐	2

血浆 pH 取决于弱酸的电离常数 Ka 和组成缓冲体系的盐浓度/酸浓度的比值，以缓冲能力最强的血浆碳酸氢盐缓冲体系为例，血浆 pH 可由亨德森-哈塞巴（Henderson-Hasselbach）方程式计算：

$$pH = pKa + lg\frac{[NaHCO_3]}{[H_2CO_3]}$$

式中 pKa 是 H_2CO_3 解离常数的负对数，在 37℃ 时为 6.1。正常血浆 $NaHCO_3$ 的浓度约为 24 mmol/L，H_2CO_3 的浓度约为 1.2 mmol/L，比值为 20/1。代入上式可算出：

$$pH = 6.1 + lg\frac{20}{1}$$
$$= 6.10 + 1.30$$
$$= 7.40$$

由此可见，正常人血浆 pH 取决于 $NaHCO_3$ 和 H_2CO_3 的浓度之比。血浆的 $[NaHCO_3]/[H_2CO_3]$ 只要维持 20/1，血浆 pH 就能维持在正常范围。

2. 血液缓冲体系的缓冲作用

（1）对固定酸的缓冲作用：代谢过程中产生的磷酸、硫酸、乳酸、酮体等固定酸（HA）进入血液，最先与血浆中 $NaHCO_3$ 等缓冲碱接触并得到中和缓冲，使体内的缓冲碱减少、缓冲酸增多，缓冲结果是强酸（HA）变弱酸（H_2CO_3），pH 没有发生明显变化。对固定酸的缓冲作用可表示如下：

$$H\text{-}A + NaHCO_3 \longrightarrow Na\text{-}A + H_2CO_3$$
（固定酸）$\qquad\qquad\qquad \longrightarrow CO_2 + H_2O$

血浆中 $NaHCO_3$ 在一定程度上可以代表血浆对固定酸的缓冲能力，故习惯上把血浆中的 $NaHCO_3$ 称为碱储。碱储的多少，可用血浆 CO_2 结合力（CO_2-CP）来表示。

此外，血浆蛋白和 Na_2HPO_4 也能缓冲固定酸。

$$H\text{-}A + Na\text{-}Pr \longrightarrow Na\text{-}A + H\text{-}Pr$$
$$H\text{-}A + Na_2HPO_4 \longrightarrow Na\text{-}A + NaH_2PO_4$$

（2）对挥发性酸（H_2CO_3）的缓冲：血红蛋白缓冲体系对挥发酸的缓冲起着重要的作用。红细胞中含有丰富的碳酸酐酶（CA），机体代谢产生的 CO_2 绝大部分进入红细胞,与 H_2O 化合成 H_2CO_3,经红细胞中的血红蛋白缓冲体系所缓冲,此过程与血红蛋白的运氧过程相耦联(图 11-1)。

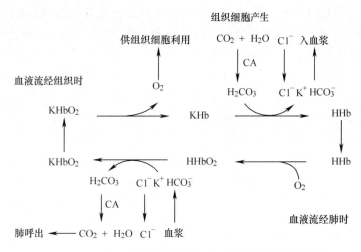

图 11-1　血红蛋白缓冲体系对挥发酸的缓冲作用示意图

（3）对碱的缓冲:碱性物质进入血液后可被血浆缓冲体系中的 H_2CO_3、NaH_2PO_4 及 H-Pr 所缓冲,使血液中的缓冲酸减少、缓冲碱增多,最终结果是强碱（Na_2CO_3）变弱碱（$NaHCO_3$）,pH 没有发生明显变化。

$$Na_2CO_3 + H_2CO_3 \longrightarrow NaHCO_3$$

$$Na_2CO_3 + NaH_2PO_4 \longrightarrow NaHCO_3 + Na_2HPO_4$$

$$Na_2CO_3 + H\text{-}Pr \longrightarrow NaHCO_3 + Na\text{-}Pr$$

护理专业教学资源库/课程中心/人体结构与功能/教学内容/生化部分/电子教案

（二）肺对酸碱平衡的调节作用

肺可接受来自延髓呼吸中枢的指令,通过调节呼吸的频率与深浅度来调节 CO_2 排出量,进而达到对酸碱平衡的调节作用。而延髓呼吸中枢的兴奋性受血液 CO_2 分压（PCO_2）和 pH 影响。当血浆 PCO_2 升高、pH 降低时,可刺激呼吸中枢使之兴奋性增强,呼吸加深加快,CO_2 排出增多;反之当血浆 PCO_2 降低、pH 升高时,呼吸中枢兴奋性降低,呼吸变浅变慢,CO_2 排出减少。这样,肺通过对 CO_2 排出的增减,调节血中 H_2CO_3 的浓度,维持血浆[$NaHCO_3$]/[H_2CO_3]的比值为 20/1,保持血液 pH 正常。在临床护理工作中,除了注意观察患者的呼吸频率外,留心观察其呼吸的深浅度也显得尤为重要。

（三）肾对酸碱平衡的调节作用

经过血液的缓冲作用和肺的调节,虽然防止了血浆 pH 的较大改变,但血液中的碳酸氢盐绝对含量仍有改变,此时及时恢复体内碳酸氢盐的含量显得尤为重要。肾主要是通过排出机体在代谢过程中产生的过多的酸或碱,调节血浆 $NaHCO_3$ 的浓度,保持 $[NaHCO_3]/[H_2CO_3]$ 的正常比值范围。肾的调节速度较肺慢,但调节效果比肺彻底,在生理条件下主要以排酸为主。肾通过泌 H^+、泌 NH_4^+、泌 K^+ 及重吸收 Na^+ 和保留 HCO_3^- 的作用方式来完成调节作用。

1. 肾小管的 H^+-Na^+ 交换　主要通过碳酸氢钠重吸收和尿液的酸化来实现。

(1) $NaHCO_3$ 的重吸收:人体每天从肾小球滤过 $NaHCO_3$ 约 300 g,但排出量通常仅为 0.3 g,说明肾脏重吸收 $NaHCO_3$ 的能力很强。重吸收主要在肾近端小管进行,约占重吸收总量的 80%,其余部分在髓袢、远曲小管和集合管被重吸收。肾小管细胞主动分泌 H^+ 的作用与 Na^+ 的重吸收同时进行。在肾小管上皮细胞内含有碳酸酐酶(CA)。该酶催化 CO_2 和 H_2O 迅速生成 H_2CO_3,后者进一步解离为 H^+ 和 HCO_3^-。

$$CO_2 + H_2O \xleftarrow{\quad CA \quad} H_2CO_3 \longrightarrow H^+ + HCO_3^-$$

小管腔液中的 $NaHCO_3$ 可解离为 Na^+ 和 HCO_3^-。细胞中的 H^+ 可主动分泌至小管腔与 Na^+ 进行交换(H^+-Na^+ 交换),进入细胞内的 Na^+ 可与 HCO_3^- 生成 $NaHCO_3$ 重新回到血液。$NaHCO_3$ 中的 Na^+ 是通过钠泵的作用向血液主动转运,HCO_3^- 则是被动吸收。进入小管腔中的 H^+ 与 HCO_3^- 生成 H_2CO_3,后者在细胞刷状缘 CA 的催化下,又分解成 CO_2 和 H_2O,CO_2 很快又扩散入细胞内再被利用,H_2O 则随尿排出(图 11-2)。

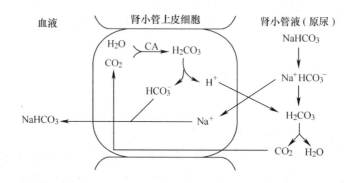

图 11-2　H^+-Na^+ 交换与 $NaHCO_3$ 的重吸收

血浆中 $NaHCO_3$ 的正常值为 22～28 mmol/L。当血浆 $NaHCO_3$ 的浓度低于 28 mmol/L 时,原尿中的 $NaHCO_3$ 可完全被肾小管重吸收;当血浆 $NaHCO_3$ 的浓度超过此值时,则不能完全被肾小管重吸收,多余部分随尿排出体外。故发生代谢性碱中毒时,有较多的 $NaHCO_3$ 随尿排出。

(2) 尿液酸化:尿液酸化即磷酸盐的酸化。血液 pH 为 7.4 时,血浆中磷酸氢盐缓冲体系的 $[Na_2HPO_4]/[NaH_2PO_4]$ 为 4/1。在近曲小管管腔的原尿中,这一缓冲对仍保持原来的比值。当原尿流经肾远曲小管时,肾小管细胞分泌增多,一部分 H^+ 就与 Na_2HPO_4 分子中的 Na^+ 交换,转变为(NaH_2PO_4)随尿排出,尿液 pH 下降,此过程尿液被酸化。反应式如下:

$$H^+ + Na_2HPO_4 \longrightarrow NaH_2PO_4 + Na^+$$
$$（由尿排出）$$

被重吸收的 Na^+ 与肾小管细胞内 HCO_3^- 一起转运回到血液。正常人总是以排酸为主,尿液 pH 为 $5.0 \sim 6.0$。若尿液 pH 降到 4.8 时,则 $[Na_2HPO_4]/[NaH_2PO_4]$ 比值将从原来的 $4:1$ 变为 $1:99$。这说明原尿经过肾远曲小管时,Na_2HPO_4 不断转变成 NaH_2PO_4,而导致原尿 pH 逐渐下降,尿液被酸化(图 11-3)。

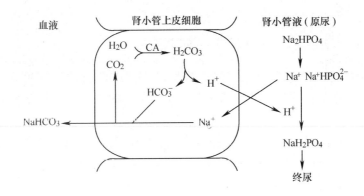

图 11-3　$H^+ - Na^+$ 交换与尿液酸化

机体代谢正常时,这一途径所占比例较小,但在发生酸中毒时(如糖尿病酸中毒),显得较为重要。

2. 肾小管的泌 NH_3($NH_4^+ - Na^+$ 交换)　强酸生成的 $NaCl$、Na_2SO_4 等不适用于 $H^+ - Na^+$ 交换,因为交换的结果将会产生 HCl、H_2SO_4 等强酸。肾主要是通过 $NH_4^+ - Na^+$ 交换来回收 $NaCl$、Na_2SO_4 中的 Na^+。肾远曲小管和集合管能主动分泌 NH_3,约有 60% 的 NH_3 来自血液的谷氨酰胺分解产生,40% 则在肾小管上皮细胞内发生氨基酸脱氨基作用过程中生成。分泌至小管腔液中的 NH_3 与 H^+ 结合成 NH_4^+,进而生成 NH_4Cl 随尿排出,促进了酸的排泄,同时换回了 Na^+。$NH_4^+ - Na^+$ 交换可表示为:

$$Na_2SO_4 + 2H_2CO_3 + 2NH_3 \longrightarrow (NH_4)_2SO_4 + 2NaHCO_3（进入血液）$$

Na^+ 与 HCO_3^- 形成 $NaHCO_3$ 进入血液;维持血浆中 $NaHCO_3$ 的正常浓度。随着 NH_3 的分泌,管腔液中 H^+ 浓度降低,有利于肾小管细胞分泌 H^+,肾小管细胞分泌 H^+ 增强,又反过来促进 NH_3 的分泌(图 11-4)。NH_3 的分泌量随尿液的 pH 而变化,尿液酸性愈强,NH_3 的分泌愈多;如尿呈碱性,NH_3 的分泌减少甚至停止。

正常情况下,每天约有 $30 \sim 50$ mmol 的 H^+ 与 NH_3 结合生成 NH_4^+ 由尿排出,而

在严重酸中毒时,每天由尿排出的 NH_4^+ 可高达 500 mmol。

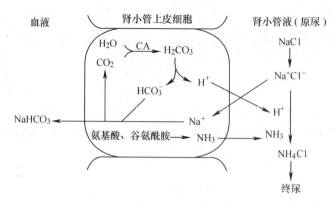

图 11-4　NH_4^+-Na^+ 交换和铵盐的排泄

3. **肾小管的泌 K^+**　除 H^+-Na^+ 交换外,肾远曲小管细胞还能主动分泌 K^+,进行 K^+-Na^+ 交换,这是人体保留 Na^+ 的另一种方式。且 K^+-Na^+ 交换与 H^+-Na^+ 交换有相互竞争作用,即 K^+-Na^+ 交换增强,则 H^+-Na^+ 交换减弱;H^+-Na^+ 交换增强,K^+-Na^+ 交换减弱。K^+-Na^+ 交换虽然不能直接生成 $NaHCO_3$,但与 H^+-Na^+ 交换的竞争性抑制作用,可间接影响 $NaHCO_3$ 的生成。故临床上高血钾与酸中毒互为因果,碱中毒与低血钾互为因果。

应该指出,肾小管对 $NaHCO_3$ 的重吸收是随着机体对 $NaHCO_3$ 的需求而变动的。当血浆 $NaHCO_3$ 浓度高于正常时(如碱中毒),肾小管对 $NaHCO_3$ 的重吸收减少,$NaHCO_3$ 随尿排出,以减少血浆 $NaHCO_3$ 的含量。

 护理专业教学资源库/课程中心/人体结构与功能/教学内容/生化部分/电子教案

三、酸碱平衡与电解质代谢的关系

机体的酸碱平衡与电解质的代谢存在着密切的关系。肾脏既是体内水盐排泄、水盐调节的主要器官,同时也是体内酸碱物质排泄、酸碱物质调节的主要器官。二者相互影响,可互为因果。

(一)酸碱平衡与血钾浓度的关系

K^+ 的细胞内外交换、肾小管的泌 H^+、泌 K^+ 之间的相互关系,使血浆 K^+ 浓度与血浆 H^+ 浓度之间有明显的相互影响关系。

肾远曲小管上皮细胞既有 Na^+-K^+ 交换,又有 Na^+-H^+ 交换,这样排 K^+ 与排 H^+ 之间就存在着竞争关系。当 H^+ 浓度增加时,一部分 H^+ 向细胞内转移,为保证细胞内正、负电荷平衡,细胞内的 K^+ 和 Na^+ 就会向细胞外转移。试验证实:每进入细胞内 3 mmol H^+ 时,就有约 2 mmol Na^+ 和 1 mmol K^+ 转移至细胞外。正常时血浆 K^+ 浓度只有 5 mmol/L 左右,因此,K^+ 向细胞外液的转移使血浆钾浓度有较大的升高,易产生高血钾。另一方面,血浆 H^+ 浓度增加时,肾小管的泌 K^+ 作用减弱,就会使 K^+ 在体内滞留,导致血钾浓度升高。所以,酸中毒患者往往并发高血钾。同理可推出,碱中毒易并发低血钾。

同理,钾的代谢紊乱也能导致酸碱平衡失常。当机体血浆 K^+ 浓度增高时,K^+ 由细胞外液转移至细胞内液。与此相对应的是细胞内部分 H^+ 转移至细胞外,使血浆 H^+ 浓度增高。同时,肾小管上皮细胞泌 K^+ 作用增强,泌 H^+ 减少,就会使 H^+ 在体内滞留,导致血 H^+ 浓度升高。所以,高血钾患者往往并发酸中毒。同理可推出,低钾血症患者易并发碱中毒。

由此可见,血钾浓度与酸碱平衡相互影响,互为因果关系。

(二) 酸碱平衡与血氯浓度的关系

体液中阴离子与阳离子总电荷数相等,所以体液呈电中性。血浆中主要阳离子是 Na^+,主要阴离子是 Cl^- 和 HCO_3^-。如果血浆 Na^+ 的浓度不变,Cl^- 的浓度下降必然使 HCO_3^- 浓度升高;反之,Cl^- 的浓度升高也必然会造成 HCO_3^- 浓度降低,两者呈相互消长的关系。其主要原因是肾小管上皮细胞的重吸收。当血氯浓度下降时,肾小管滤液中 Cl^- 含量不足,肾小管上皮细胞在重吸收 Na^+ 的同时没有足够的 Cl^- 相伴随,因而引起 H^+ 的分泌增多,这时不仅 H^+-Na^+ 交换增强,而且 K^+-Na^+ 交换也增强,$NaHCO_3$ 的重吸收增加。结果血中 HCO_3^- 浓度升高,形成代谢性低氯性碱中毒,如幽门梗阻大量胃酸(HCl)呕吐丢失时。如果血浆 Cl^- 浓度升高,如腹泻或胃肠引流引起的碱性消化液丢失,则发生与上述相反的过程,形成代谢性高氯性酸中毒。

小　结

水的生理功能
- 参与和促进物质代谢
- 调节体温恒定
- 参与物质的运输和排泄
- 润滑作用
- 维持组织结构与形态

无机盐的生理功能
- 维持体液的渗透压和酸碱平衡
- 维持神经、肌肉的应激性
- 构成骨骼、牙齿及其他组织
- 参与并影响物质代谢

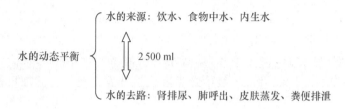

水的动态平衡 {
　水的来源：饮水、食物中水、内生水
　　　　⇕ 2 500 ml
　水的去路：肾排尿、肺呼出、皮肤蒸发、粪便排泄
}

肾对钠代谢的调节：多吃多排，少吃少排，不吃不排

肾对钾代谢的调节：多吃多排，少吃少排，不吃也排

钙磷的生理功能 {
　钙的生理功能 {
　　绝大部分与磷以骨盐形式沉积在骨组织，参与构成骨骼
　　作为第二信使在生物信号转导过程中发挥重要的调节作用
　　降低毛细血管壁和细胞膜的通透性
　　降低神经肌肉的兴奋性
　　增强心肌收缩力
　　参与血液凝固过程等
　}
　磷的生理功能 {
　　参与骨骼和牙齿的组成外，主要以磷酸根的形式在体内发挥作用
　　参与核酸、磷脂、高能磷酸化合物以及一些辅酶或辅基的组成
　　磷酸化/脱磷酸是调控许多功能蛋白质生物活性的重要方式
　　有机磷酸酯的形式参与体内糖等物质的代谢
　}
}

钙、磷代谢的调节 {
　活性维生素D {
　　促进小肠对钙磷的吸收
　　促进骨盐沉积，利于成骨作用
　　促进肾近曲小管对钙磷的重吸收
　　总效果：血钙和血磷均升高
　}
　甲状旁腺激素 {
　　促进骨盐溶解
　　促进重吸收钙，抑制重吸收磷
　　促使小肠对钙磷的吸收
　　总效果：血钙升高，血磷下降
　}
　降钙素 {
　　抑制骨盐溶解
　　抑制重吸收钙，促进重吸收磷
　　抑制小肠对钙磷的吸收
　　总效果：血钙和血磷均下降
　}
}

酸碱平衡 {

酸碱物质来源 {

酸性物质来源 {

挥发酸：营养物质在体内彻底氧化生成的CO_2和H_2O在碳酸酐酶催化下生成的H_2CO_3，这是体内含量最多的酸性物质

固定酸：糖、脂质、蛋白质和核酸在分解代谢中产生的乙酰乙酸、乳酸、丙酮酸、磷酸等

碱性物质来源 {

大部分蔬菜、水果

某些碱性药物如小苏打

体内代谢可产生的碱性物质如氨等

酸碱平衡调节 {

血液缓冲作用：

血液的缓冲体系包括血浆缓冲体系和红细胞缓冲体系

血浆缓冲体系以$NaHCO_3 / H_2CO_3$缓冲能力最强

红细胞缓冲体系：以KHb / HHb及$KHbO_2 / HHbO_2$缓冲能力最强

正常人血浆pH取决于$NaHCO_3$和H_2CO_3的浓度之比(20/1)

肺的调节作用：肺可接受来自延髓呼吸中枢的指令通过调节呼吸的频率与深浅度来调节CO_2排出量，进而达到对酸碱平衡的调节作用

肾的调节作用：通过泌H^+、泌NH_4^+、泌K^+及重吸收Na^+和保留HCO_3^-的作用方式来完成调节作用

思考题

1. 正常情况下，人体如何保持水平衡？

2. 人体血钾测定时为什么要避免标本溶血？

3. 为什么提倡限盐饮食？

4. 请给出补钙的指导和建议。

5. 血浆缓冲体系有几对缓冲对？最主要的是哪一对？为什么？

6. 请分别说出你最喜欢吃的 5 种酸性和碱性食物。

(赵　霞)

学习目标

1. 掌握眼的视觉功能,声波的传导途径。
2. 熟悉眼的折光系统异常。
3. 了解感受器的一般生理特性,外耳和中耳的功能,内耳耳蜗的功能。

应用与实践

　　一双健康的眼睛对我们的学习和生活是非常重要的,然而要始终拥有一双健康的眼睛却不是件容易的事情,须做到"三要"、"四不看",以预防为主。

【思考】

为什么看书、看电视或使用电脑 1 h 后要远眺几分钟?

　　眼睛对耳朵说:"我就在你的中央,可是我看不见静静聆听的你。"耳朵对眼睛说:"我就在你的两旁,可是我听不见你滴溜溜转动的声音。"可是,他们却永远在一起,成为世界上最好的朋友,带领人们认识世界。

第一节　概　　述

　　感觉是客观事物在人脑中的主观反映。感觉是由感受器或感觉器官接受内外环境的变化,并将其转变为神经冲动,沿一定的神经通路传导到大脑皮质的一定区域,经脑的分析综合而产生的。因此,感觉的产生是感受器或感觉器官、神经传导通路、感觉中枢共同作用的结果。人体主要的感觉有视觉、听觉、嗅觉、味觉、躯体感觉(包括皮肤感觉与深部感觉)和内脏感觉等。

一、感受器与感觉器官

　　感受器是指位于体表或体内,专门感受机体内、外环境变化的结构或装置。感受器种类多,分类方法各异。根据所感受刺激的性质,可分为机械感受器、化学感受器、光感受器和温度感受器等;根据所感受刺激的来源,又可分为外感受器和内感受器。外感受器多分布在体表,感受外环境变化的信息,通过感觉神经传到中枢,可引起清晰的主观感觉;内感受器存在于身体内部的器官或组织中,感受内环境变化的信息。根据引起感觉的类型和性质不同分为痛、温、触、视、嗅、听等感受器。

感觉器官除含有感受器外,还包含有一些附属结构,如视觉器官,除含有感光细胞外,还包括眼球壁的一些其他结构和眼球的内容物等。人体主要的感觉器官有视觉器官、听觉器官、前庭器官、嗅觉器官和味觉器官等。

二、感受器的生理特性

(一)感受器的适宜刺激

各种感受器通常都有其最敏感的特定形式的刺激,称为该感受器的适宜刺激。如 $20\sim20\,000$ Hz 的声波是耳蜗毛细胞的适宜刺激,波长 $380\sim760$ nm 的光波是视网膜感光细胞的适宜刺激。故当机体的内外环境发生变化时,这些变化形成的刺激常只引起特定的感受器发生反应,从而使机体能够准确地对内外环境中有意义的变化进行灵敏的感受和精确的分析。适宜刺激必须具有一定的刺激强度才能引起感觉。引起某种感觉所需要的最小刺激强度称为感觉阈值,对于一种感受器来说,某些非适宜刺激也可能会引起感受器发生一定的反应,但所需的刺激强度则要大得多。

(二)感受器的换能作用

感受器具有把外界各种形式的刺激能量,转换为生物电形式的作用,称为感受器的换能作用。因此,可以将感受器看成生物换能器。感受器在换能过程中,一般不是把刺激能量直接转变成神经冲动,而是先在感受器细胞内引起过渡性电变化,称为感受器电位。感受器电位与终板电位一样,是一种局部电位,可发生总和,当它达到阈值,或经过一定的信息处理过程后,便可触发传入神经纤维产生动作电位。

(三)感受器的编码作用

感受器把外界刺激转换成神经动作电位时,不仅仅是发生了能量形式的转换,更重要的是把刺激所包含的环境变化的各种信息也转移到了动作电位的序列之中,这就是感受器的编码作用。例如,耳蜗受到声波刺激时,不但能将声能转换成动作电位,而且,还能把声音的音量、音调、音色等信息编排在动作电位的序列中,感觉中枢便可以根据传入神经动作电位的序列变化,进行分析综合,最终获得对外界的各种主观感觉。

(四)感受器的适应现象

当某一相同强度的刺激持续作用于某种感受器时,感觉神经纤维上动作电位的频率会逐渐降低,这种现象称为感受器的适应现象。适应现象虽然是感受器的一个共同特性,但不同感受器适应的速度有所不同。有的较快,称为快适应感受器,如嗅觉和触觉感受器;有的较慢,称为慢适应感受器,如肌梭、颈动脉窦压力感受器、痛觉感受器等。快适应有利于机体再接受新刺激,慢适应则利于机体对某些功能状态进行长时间的监测,并根据其变化随时调整机体的功能状态。如颈动脉窦压力感受器属于慢适应感受器,可长期地对血压经常性的波动随时进行监测和调节,有利于维持血压的相对稳定。

第二节　视觉器官

眼是人体最重要的感觉器官。人脑所获得的关于周围环境的信息中,大约95％以上来自视觉。视觉是中枢对视网膜传入信息处理后形成的主观感觉,是通过视觉器官、视神经和视觉中枢的共同活动来完成的。眼是视觉器官,它由折光系统(附属结构)和感光系统(含有感光细胞的视网膜)组成的(图12-1)。眼具有两种功能:即折光成像和感光换能。外界物体的反射光线,经眼的折光系统折射后,成像于视网膜上,视网膜的感光细胞包括视锥细胞和视杆细胞是视觉感受器,视觉感受器的适宜刺激是380～760 nm的电磁波。视网膜的视杆细胞和视锥细胞能将外界光刺激所包含的视觉信息在视网膜内进行编码、加工,转变成神经冲动,沿着视神经传到视觉中枢,最后形成视觉。

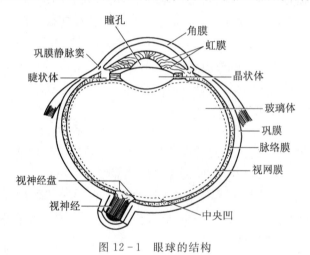

图12-1　眼球的结构

护理专业教学资源库/课程中心/人体结构与功能/教学内容/学习单元14-感觉器/教学图片

一、眼的折光功能

(一)眼的折光与成像

眼的折光系统由角膜、房水、晶状体和玻璃体组成,这四种折光体均为透明且无血管分布,但其折光率和曲率半径各不相同。

眼的成像机制与凸透镜的成像机制基本相似,但由于眼的折光系统是由四种折光率和曲率半径各不相同折光体所构成的复合透镜。因此,光线在眼内的行进途径和成像相当复杂。为了研究和应用的方便,通常将这一复杂的折光系统设计成与正常眼折光效果相同,但结构更为简单的等效光学系统或模型,称为简化眼。简化眼假定眼球的前后径20 mm,内容物为均匀的折光体,折光指数1.333,外界光线进入眼时,只发生一次折射。此球面的曲率半径为5 mm,即节点 n 在球形界面后5 mm 的位置,后主焦点在节点后方15 mm 处,相当于视网膜的位置。此模型与正常安静时的人眼一样,能使平行光线在视网膜上聚焦,形成清晰的物像。利用简化眼可以方便地计算出远近不同的物体在视网膜上成像的大小。

如图 12-2 所示根据相似三角形原理,可用下面计算公式表示:

$$\frac{AB(物体的大小)}{Bn(物体到节点的距离)} = \frac{ab(物像的大小)}{bn(节点到视网膜的距离)}$$

其中,bn 不变为15 mm,根据物体距节点的距离和物体的大小,就可算出物像的大小。

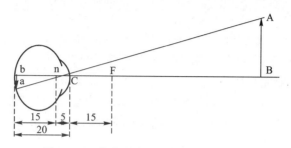

图 12-2　简化眼成像示意图(单位:mm)

(二) 眼的调节

在日常生活中,眼所看到的物体远近不同、亮度不同,为了看清物体,眼睛要根据物体的距离和明暗情况进行调节。对于正常眼来说,视远物(6 m 以外)时,物体进入人眼的光线相当于平行光线,故不需要调节光线经折射后即可聚焦到视网膜上成清晰的物像。视近物(6 m 以内)时,物体入眼的光线呈辐散状,光线不经调节将聚焦到视网膜后方成像,眼必须进行相应的调节才能使折射后的光线聚焦到视网膜上成像从而被看清。眼的调节包括晶状体的调节、瞳孔的调节和眼球会聚,这三种调节方式是同时进行的,其中以晶状体的调节最为重要。

1. 晶状体的调节　晶状体是一种富有弹性的折光体,呈双凸形,其周边部位借睫状小带附着在睫状体上。睫状体内有平滑肌,称睫状肌,受动眼神经中的副交感神经纤维支配。晶状体的调节是根据所看物体的远近,通过反射活动改变晶状体的凸度,从而改变其折光力,使入眼的光线经折射后总能聚焦在视网膜上。眼视远物时,睫状肌舒张,睫状小带拉紧,晶状体被拉成扁平状,折光能力减弱;眼视近物时,其光线呈辐射状,物像将落在视网膜的后面,在视网膜上形成模糊的物像,此信息传到视觉中枢后,反射性地引起睫状肌收缩,睫状小带松弛,晶状体受牵拉的力减小靠自身的弹性变凸,折光能力增强,物像前移,晶状体随物体远近程度而进行不同程度的调节,最终使得物像总能落在视网膜上(图 12-3)。由于看近物时睫状

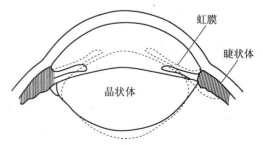

图 12-3　视近物时晶状体和瞳孔的调节

肌处于收缩状态，所以，长时间地看近物，眼睛会感到疲劳，若经常超出调节限度，会使晶状体变凸，眼球比正常突出，最终导致近视。

晶状体的调节能力是有限的，主要取决于晶状体的弹性，弹性越好，晶状体变凸的能力就越强，能看清物体的距离就越近。晶状体的最大调节能力用近点表示，所谓**近点**，是指眼作最大调节时所能看清物体的最近距离。近点越近，表示晶状体的弹性越好，眼的调节能力也就越强。晶状体的弹性随年龄的增长而逐渐减弱，近点也因而变远。人眼在 10、20、60 岁的平均近点分别为 8.3、11.8、80 cm。一般人在 45 岁以后，由于晶状体的弹性下降，调节力减退加快，形成老视，即通常所说的老花眼。其表现为视远物清楚，视近物不清，可用凸透镜进行矫正。

2. **瞳孔的调节**　瞳孔是虹膜中央的圆孔。一般人瞳孔的直径可变动于 1.5～8.0 mm 之间，瞳孔大小的改变可以调节入眼的光线量。生理状态下，瞳孔调节反射有两种，即瞳孔近反射和瞳孔对光反射。

物体移近，在晶状体变凸的同时，瞳孔缩小，以限制进入眼球的光量。这种视近物时反射性引起双眼瞳孔缩小的现象称为**瞳孔近反射**。这种调节的意义在于视近物时，可减少由折光系统造成的球面像差和色像差，使视网膜成像更为清晰。

当光线强时，瞳孔会缩小；当光线弱时，瞳孔会变大。瞳孔这种随着光照强弱而改变大小的现象称为**瞳孔对光反射**。瞳孔对光反射具有双侧效应，即光照一侧瞳孔，两侧瞳孔同时缩小。其反射过程是，当强光照射到视网膜上时，产生的冲动经视神经传到瞳孔对光反射中枢，由动眼神经中的副交感神经纤维传出，使瞳孔括约肌收缩，瞳孔缩小。瞳孔对光反射的生理意义在于随着所视物体的明亮程度，改变瞳孔的大小，调节进入眼内的光线，使视网膜上的物像保持适宜的亮度，以便既可以在光线弱时能看清物体，又可以避免眼在光线强时受到损伤。瞳孔对光反射的中枢在中脑，临床上常把它作为判断中枢神经系统病变部位、全身麻醉的深度和病情危重程度的重要指标。

3. **眼球会聚**　当双眼看近物时，两眼视轴向鼻侧会聚的现象，称为眼球会聚。眼球会聚是由两眼球的内直肌收缩来完成的，是一种反射活动，也称辐辏反射。其反射途径是在上述晶状体调节中传出冲动到达中脑的正中核后，再经动眼神经传到内直肌，引起该肌肉收缩，从而使双眼球会聚。双眼球会聚，可使物像落在双眼视网膜的对称点上，从而产生立体、单一的物像，避免复视。

（三）眼的折光异常

正常眼的折光系统不需调节就能将平行光线聚焦在视网膜上，因而可看清远处的物

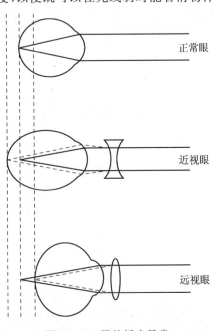

正常眼

近视眼

远视眼

图 12-4　眼的折光异常

体;经过眼的调节,也能看清 6 m 以内距离不小于近点的物体,这种眼称为正视眼。由于眼球的形态改变或折光系统异常,使平行光线不能聚焦在视网膜上,称为折光异常,也称为屈光不正。它包括近视、远视、散光 3 种(图 12 - 4)。其产生原因和矫正方法见表 12 - 1。

表 12 - 1 3 种折光异常的比较

折光异常	原因及成像部位	特点	矫正方法
近视	眼球前后径过长或折光力过强,物像落在视网膜之前	远点、近点都近移	凹透镜
远视	眼球前后径过短或折光力过弱,物像落在视网膜之后	视物易疲劳及近点远移	凸透镜
散光	角膜经纬曲率不同,不能清晰成像	视物不清或物像变形	柱状透镜

知识拓展

预防近视的"三要四不看"

预防近视应坚持做到:三要,四不看。

三要:

① 读写姿势要正确,眼与书的距离要在 33 cm 左右。

② 看书、看电视或使用电脑 1 h 后要休息一下,要远眺几分钟。

③ 要定期检查视力,认真做眼保健操。

四不看:

① 不在直射的强光下看书。

② 不在光线暗的地方看书。

③ 不躺卧看书。

④ 不走路看书。

二、眼的感光功能

视网膜是一层透明的神经组织膜,分为色素细胞层、感光细胞层、双极细胞层和神经节细胞层(图 12 - 5)。在视网膜的感光细胞层中,有视杆细胞和视锥细胞两种感光细胞,它们的功能是感光换能。由于两种感光细胞的结构和功能的不同,形成了功能上相互独立的两种感光系统,即视杆系统和视锥系统。当来自外界物体的光线,通过折光系统进入眼内并在视网膜上形成物像时,物像就被感光系统所感受并转变成神经冲动沿视神经传入中枢,经中枢分析处理后,最终形成主观意识上的视觉。

(一)视网膜的感光系统

视杆细胞和视锥细胞在形态上都可分为 3 部分,由外向内依次为外段、内段和终足(图 12 - 6)。其中外段是感光色素集中的部位,在感光换能过程中起重要作用。视杆细胞外段呈长杆状,视锥细胞外段呈圆锥状。两种感光细胞都通过终足与双极细胞发生突触联系,双极细胞再和神经节细胞联系,神经节细胞的轴突构成视神经。在视神经穿过视网膜的地方形成视神经乳头,此处没有感光细胞,故没有感光功能,是**生理性盲点**,大约在中央凹鼻侧的 3 mm 处。如果一个物体的成像正好落在此处,人将看不到该物体。正常时由于用两眼视物,一侧盲点可被另一侧视觉补偿,所以,平时人们并不觉得有盲点的存在。

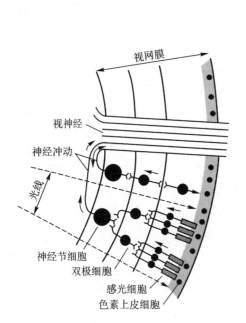

图 12 - 5　视网膜的主要细胞层次
及联系模式图

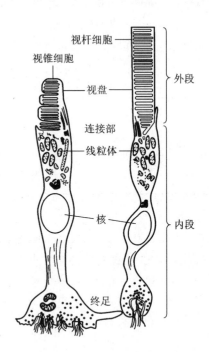

图 12 - 6　视锥细胞和视杆细胞的
结构模式图

1. 视杆系统　是指由视杆细胞和与它有关的传递细胞共同组成的感光换能系统。视杆细胞主要分布在视网膜的周边部,对光的敏感性较高,能感受弱光刺激,故视杆系统又称为晚光觉系统(或暗视觉系统)。该系统不能分辨颜色,只能区别明暗,分辨率较低,视物时的精细程度较差。自然界以晚间活动为主的动物,如鼠、猫头鹰等,它们的感光细胞以视杆细胞为主。

2. 视锥系统　是指由视锥细胞和与它有关的传递细胞共同组成的感光换能系统。视锥细胞主要分布在视网膜的中央部,它对光的敏感性较低,只感受强光刺激,故视锥系统又称为昼光觉系统(或明视觉系统)。该系统视物时能分辨颜色,有很高的分辨率,白天活动的动物,如鸡、鸽等,其视网膜上的感光细胞几乎全是视锥细胞。视杆细胞和视锥细胞的主要特点见表 12 - 2。

表 12 - 2　两种感光换能系统的比较

感光系统	感光细胞	分布	对光敏感度	对物体分辨力	辨色能力
视杆系统	视杆细胞	视网膜周边	高,感受弱光刺激	低	无
视锥系统	视锥细胞	视网膜中央	低,感受强光刺激	高	有

（二）视网膜的光化学反应

视网膜感光细胞的外段中存在感光色素,感光色素受到光刺激时,能产生一系列的光化学反应,把光能转换成生物电信号。

1. 视杆细胞的光化学反应　视杆细胞的感光物质为视紫红质,它由视蛋白和11-顺型视黄醛构成。视紫红质在强光的作用下迅速分解为全反型视黄醛和视蛋白,在暗处,在异构酶的作用下,全反型视黄醛转变成 11-顺型视黄醛,11-顺型视黄醛和视蛋白重新合成视紫红质(图 12-7)。视紫红质在分解与合成的过程中,会有部分视黄醛被消耗,有赖于食物中的维生素 A(相当部分储存于肝)来补充。如果摄入的维生素 A 长期不足,将导致视紫红质的合成障碍,引起**夜盲症**。

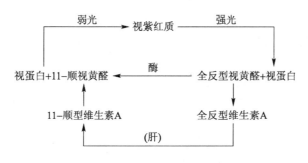

图 12 - 7　视紫红质的光化学反应

2. 视锥细胞的光化学反应和色觉　辨别颜色是视锥细胞的重要功能。视网膜上有 3 种视锥细胞,分别含有 3 种不同的感光物质。目前认为视锥细胞在受到光照时,也发生了与视杆细胞类似的光化学反应,只是视蛋白分子结构的差异,决定了对何种波长的光线最为敏感。关于色觉的形成,广为接受的是 20 世纪初提出的三原色学说。该学说认为,视网膜上有 3 种视锥细胞,分别能感受红、绿、蓝 3 种基本颜色。不同波长的光线作用于视网膜时,3 种视锥细胞发生不同程度的兴奋,因而产生不同的色觉,如用红的单色光刺激,红、绿、蓝 3 种视锥细胞兴奋程度的比例为 4：1：0,即产生红色色觉;当比例为 2：8：1 时,产生绿色色觉。色觉是由于不同波长的光线作用于视网膜后在人脑引起的主观感觉,这是一种复杂的物理和心理现象。人眼大致可区分约 150 种颜色。

若视锥细胞数量或功能异常则可出现色盲和色弱。色盲是一种色觉障碍,表现为对全部颜色或部分颜色缺乏分辨能力,因此,色盲可分为全色盲或部分色盲。全色盲表现为不能分辨任何颜色,只能分辨光线的明暗,呈单色视觉。全色盲的人很少见,较为常见的是部分色盲。部分色盲又可分为红色盲、绿色盲和蓝色盲。色盲绝大多数是由遗传因素引起的,只有极少数是由视网膜的病变引起的。色弱是由于某种视锥细胞的反应能力较弱引起的,表现为对某种颜色的识别能力较正常人稍差。

知识拓展

"色盲"的发现

色盲是指缺乏或完全没有辨别色彩的能力。那么,是谁发现了色盲症呢?18世纪英国著名的化学家兼物理学家道尔顿在其母亲过生日的时候,买了一双"灰色"的袜子送给他母亲,母亲很奇怪,说:"你怎么让我穿这么鲜艳的樱桃红的袜子?"道尔顿觉得很惊讶,于是道尔顿就让其他家人来看,结果大家都说袜子是樱桃红色的。

道尔顿最后发现自己和弟弟的色觉和大多数人不同,他把这个现象称为"色盲",并发表了论文《论色盲》。而道尔顿和他弟弟是世界上最先被发现的色盲患者,色盲症又被称作"道尔顿症"。

三、与视觉有关的几种生理现象

(一)暗适应与明适应

人从光亮处突然进入暗处时,起初看不清物体,经过一段时间后,能逐渐看清暗处的物体,这一过程称为暗适应。暗适应是由于在光亮处视杆细胞中的视紫红质大量分解,剩余量少,到暗处后视紫红质的再合成增多,暗视觉逐渐恢复,可见暗适应过程是视紫红质逐渐合成的过程。暗适应整个过程的完成需 25~30 min。

人从暗处突然进入光亮处,起初感到光线耀眼,不能看清物体,稍等片刻才恢复视觉,这一过程称为明适应。明适应主要是由于在暗处时视杆细胞内积蓄了大量的视紫红质,到光亮处遇到强光时迅速、大量地分解,因而产生了耀眼的光感,待视紫红质大量分解后,视锥细胞即恢复昼光觉。明适应只需 1 min 即可完成。

(二)视敏度

视敏度(visual acuity)又称视力,是指眼分辨物体上两点间最小距离的能力。正常人眼的视敏度以人所能看清楚的最小视网膜像的大小为指标,大致相当于视网膜中央凹处一个视锥细胞的平均直径(4~5 μm)。通常以视角的大小来衡量,视角是指物体上两点发出的光线射入眼球后,在节点交叉时所形成的夹角。眼能辨别两点所构成的视角越小,表示视力越好。视力表就是根据这个原理设计的,视力表上 1.0 行的 E 字符号,每一字画的宽度和每两笔之间的距离均为 1.5 mm。此时相距 1.5 mm 的两个光点所发出的光线交叉所形成的夹角(即视角)为 1,利用简化眼可算出此时视网膜像的大小正好为 5 μm。因此,把能够辨认 1.0 行 E 字作为眼的正常视力的判断标准(图 12-8)。

(三)视野

单眼固定凝视正前方一点时,所能看到的空间范围称为**视野**。由于感光细胞在视网膜上分布不同,在同一光照条件下,各种颜色的视野大小依次为:白色>黄色、蓝色

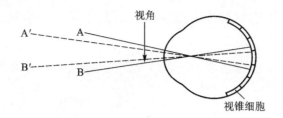

图 12 - 8　视力和视角示意图

A、B 两点光源发出的光经节点不折射，形成的物像兴奋了两个被隔开的视锥细胞，
人眼能分辨出两点，如 A′、B′为远移了的两点光源，形成的物像集中在一个视锥细
胞上，人眼不能分辨出两点

＞红色＞绿色。另外，由于面部结构特征的影响，鼻侧与上侧视野较小，颞侧与下侧视野较大。临床上检查视野，有助于对某些视网膜、视觉传导通路病变的诊断。

第三节　听觉、位置觉器官

听觉是由耳、听神经和听觉中枢的共同活动完成的。耳既是听觉也是位置觉器官。

一、耳的听觉功能

听觉的适应刺激是频率为 20～20 000 Hz 的声波。每一种频率的声波，都有一个刚能引起听觉的最小强度，称为**听阈**。耳分为外耳、中耳和内耳三部分。其中，外耳和中耳是传音系统，内耳的耳蜗是感音系统，内耳的前庭和半规管则是位置觉和运动觉的感受器，与人体平衡功能有关（图 12 - 9）。听觉的产生过程是：声波通过传音系统（外耳和中耳）传到内耳，经内耳的换能作用将声波转化为神经冲动，沿着蜗神经传导至大脑皮质的听觉中枢，产生主观意识上的听觉。

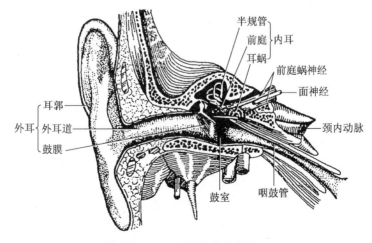

图 12 - 9　耳的结构示意图

（一）外耳和中耳的传音功能

1. 外耳的功能　外耳由耳郭和外耳道组成。耳郭的形状有利于收集声波，还有助于判断声源方向，外耳道是声波传入的通道。

2. 中耳的功能　中耳主要包括鼓膜、鼓室、听骨链和咽鼓管等结构。中耳的主要功能是将空气中的声波振动高效地传到内耳淋巴，其中鼓膜和听骨链在声音传递过程中起重要作用。

（1）鼓膜：鼓膜是椭圆形稍向内凹的半透明薄膜，是外耳道与鼓室的分界膜。它的形态和结构特点使它的振动与声波振动同步，能如实地将声波传递给听小骨。

（2）听骨链：听骨链由3块听小骨构成，从外到内依次为锤骨、砧骨和镫骨，锤骨柄附着于鼓膜，镫骨底与卵圆窗相连（图12-10）。3块听小骨形成固定角度的杠杆系统，声波由鼓膜经过听骨链传到卵圆窗时，振动的幅度减少而压强增大，这样即可提高传音的效率，又可避免内耳损伤。

（3）咽鼓管：咽鼓管是连接鼓室和鼻咽部的管道，鼓室内的空气借此与大气相通。其鼻咽部的开口通常处于闭合状态，在打呵欠、吞咽时开放，使鼓室与外界相通。咽鼓管的主要功能是调节鼓室内的压力，使之与外界大气压保持平衡，以维持鼓膜的正常位置、形状和振动性能。如咽鼓管因炎症而被阻塞后，鼓室内的空气被吸收，可造成鼓膜内陷而影响听力。

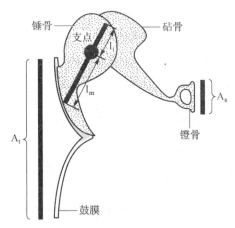

图12-10　听骨链结构模式图
A_t 和 A_s 分别为鼓膜和镫骨板的面积，
它们相当活塞两端。
I_m 和 I_t 为杠杆的长臂和短臂。
圆点为杠杆的支点。

3. 声波传入内耳的途径　声波可通过气传导和骨传导两种途径传入内耳，正常情况下，以气传导为主。

（1）气传导：声波引起鼓膜振动，再经听骨链和卵圆窗膜传到内耳的耳蜗，这种传导称为气传导。当鼓膜穿孔或听骨链损坏时，声波也可经圆窗传至内耳。

（2）骨传导：声波直接经颅骨振动传到内耳的耳蜗，这种传导称为骨传导。骨传导的效率较低，常人几乎感觉不到它的存在。只有较强的声波，或者是自己的说话声，或将振动的物体直接与颅骨接触时，才以骨传导为主。

临床上常通过检查气传导和骨传导的受损情况，协助诊断听觉障碍的病变部位和性质。若气传导明显减弱，骨传导的作用相对增强表明为传音性耳聋，当气传导、骨传导的作用均减弱表明为耳蜗病变引起感音性耳聋。

知识拓展

听力障碍的分类

若声波传导途径中任一部位受损就会产生听力障碍。临床上常用音叉检查气传导和骨传导受损情况,一般听力障碍可分为以下两类。

1. 传音性耳聋 一般指外耳或中耳的传导受到干扰所致的耳聋,常见的有中耳炎等。此类听力障碍可进行手术治疗以改善听力。

2. 感音性耳聋 一般指内耳蜗神经受损所致的耳聋,常见的有先天性耳聋及药物中毒性耳聋等。此类耳聋的治疗效果较差,可使用助听器来帮助改善听力。

(二) 内耳耳蜗的感音换能功能

内耳耳蜗是感音器官,它是一个形似蜗牛壳的骨质管道。在耳蜗的横断面上可见两个分界膜,一个是斜行的前庭膜、一个是横行的基底膜,这两个膜将耳蜗分成前庭阶、鼓阶和蜗管。前庭阶和鼓阶内充满外淋巴,二者通过耳蜗顶部的蜗孔相通。蜗管是一个盲管,里面充满内淋巴。基底膜上有螺旋器,为听觉感受器,由毛细胞及支持细胞等组成。毛细胞与蜗神经相连,每个毛细胞的顶端表面都有排列整齐的听毛,较长的听毛顶端埋植在盖膜的胶状物质中,盖膜的内侧与耳蜗轴相连固定,另一侧悬浮于内淋巴中。这些装置共同构成感受声波的结构基础(图 12 - 11)。

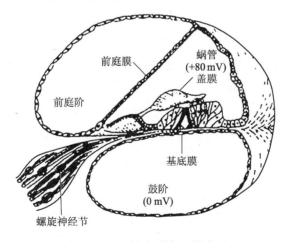

图 12 - 11　耳蜗蜗管切面模式图

1. 耳蜗的感音换能作用 耳蜗的感音换能作用是把传到耳蜗的机械振动转变成蜗神经上的神经冲动,即将机械能转变为生物电。在这个转变过程中,基底膜的振动至关重要。当声波传到内耳后,可通过内外淋巴振动继而引起基底膜振动,基底膜振动又带动螺旋器振动,于是毛细胞的顶端与盖膜之间发生移行运动,引起听毛弯曲,从而使毛细胞受到刺激而兴奋,产生电位变化即感受器电位,最后引起蜗神经产生动作电位,后者传入到大脑皮质颞叶引起听觉。

2. 耳蜗对声音频率和强度的分析　耳蜗对声音频率的分析目前普遍采用行波学说来解释,该学说认为:基底膜的振动,首先发生在耳蜗底部,随后呈波浪状向耳蜗顶部传播。在振动传播过程中,幅度逐渐增大,到基底膜上的某一部位振幅达到最大。声波频率越高,行波传播得越近,最大振幅出现的部位越靠近基底膜底部;反之,声波频率越低,行波传播得越远,最大振幅出现的部位越靠近基底膜顶部。那么与该区域有关的毛细胞就会受到最大的刺激,来自基底膜不同区域的蜗神经纤维冲动传到听觉中枢,就能产生不同音调的感觉。故临床上,耳蜗顶部受损主要影响低频听力,耳蜗底部受损主要影响高频听力。耳蜗对声音强度的分析,主要取决于基底膜振动幅度的大小。声音愈强,基底膜振动幅度越大,受刺激而兴奋的蜗神经元数量越多,神经冲动的频率越高,传到中枢后,主观感觉声音的强度越强。

知识拓展

噪音对人体的影响和危害

噪音是一类易引起人烦躁,甚至音量过强会危害人体健康的声音。噪音污染主要来源于交通运输、车辆鸣笛、工业噪音、建筑施工、社会噪音如音乐厅、高音喇叭等。

噪音给人带来生理上和心理上的危害主要有以下几方面:① 损害听力。② 对心血管系统产生不良影响。③ 影响神经系统,使人急躁易怒。④ 影响睡眠、造成疲倦。

二、内耳的位置觉和运动觉功能

人在进行各种活动时正常姿势的维持依赖于视觉器官、前庭器官和本体感受器的协同活动,其中前庭器官的作用最为重要。前庭器官由椭圆囊、球囊和 3 个半规管组成,在调节肌紧张和维持身体平衡中发挥重要作用。

(一) 椭圆囊和球囊的功能

椭圆囊和球囊是膜质的小囊,囊内充满内淋巴,并各有一囊斑,分别称为椭圆囊斑和球囊斑,它们是位置觉感受器。毛细胞存在于囊斑之中,其纤毛埋植在一种称为耳石膜的结构内(图 12 - 12)。耳石膜内有许多由碳酸钙组成的微细耳石,比重大于内淋巴,因而有较大的惯性。椭圆囊和球囊的基底部有前庭神经末梢分布,当头部的空间位置发生改变时,或者当人体作直线变速运动时,由于重力或惯性的作用,都会使耳石膜与毛细胞的相对位置会发生改变,引起纤毛发生弯曲,倒向某一方向,从而引起相应的毛细胞传入神经纤维发放冲动增加,冲动传入中枢后,可产生头部空间位置的感觉或直线变速运动的感觉,同时引起姿势反射,以维持身体平衡。因此,椭圆囊和球囊的功能是产生直线变速运动觉和头部空间位置觉。

(二) 半规管的功能

半规管由 3 个互相垂直的半环形管道组成,分别代表空间的前、后、水平 3 个平

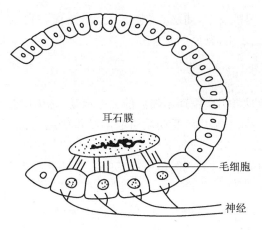

图 12-12 囊斑模式图

面。每条半规管的一端都有一膨大的部分,称为壶腹。壶腹内有一块隆起的结构,称为壶腹嵴,壶腹嵴上有一排面对管腔的感受性毛细胞。半规管的功能是感受旋转变速运动。当身体围绕不同方向的轴做旋转运动时,相应半规管壶腹中的毛细胞因管腔中内淋巴的惯性运动而受到冲击,顶部纤毛向某一方向弯曲;当旋转停止时,又由于管腔中内淋巴的惯性作用,使顶部纤毛向相反方向弯曲,从而使感受性毛细胞兴奋,神经冲动经前庭神经传入中枢,可引起眼震颤和躯体、四肢骨骼肌紧张性的改变,以调整姿势,保持平衡;同时冲动上传到大脑皮质,引起旋转的感觉。大脑正是根据两侧三对半规管传入的信号差别来判断旋转方向和旋转状态的。

三、前庭反应

当前庭器官受刺激而兴奋时,其传入冲动到达相应的神经中枢后,除引起运动觉和位置觉外,还可引起姿势调节反射和自主神经反应,这种现象称为前庭反应。

(一)前庭器官的姿势反射

当进行直线变速运动和头部运动时,可刺激椭圆囊和球囊,反射性引起颈部和四肢肌紧张的强度改变,以维持身体平衡。例如,猫由高处跳下时,常常头部后仰而四肢伸直,作准备着地的姿势;而它一着地,则头前倾,四肢屈曲。这些都是直线加速运动引起前庭的姿势反射。当做旋转变速运动时,可刺激半规管,反射性的改变颈部和四肢的肌紧张,以维持姿势的平衡。例如,当人体向左侧旋转时,可反射性地引起左侧上、下肢伸肌和右侧屈肌的肌紧张加强,使躯干向右侧偏移,以防歪倒;而旋转停止时,可使肌紧张发生反向变化,使躯干向左侧偏移。综上所述,当发生直线变速运动或旋转变速运动时,产生的姿势反射常同发动这些反射的刺激相对抗,其目的在于使身体尽可能地保持原有的位置,以维持一定的姿势和平衡。

(二)前庭器官的自主神经反应

前庭器官受到过强、过久的刺激或前庭功能过敏时,常会引起自主神经功能失调,表现出一系列相应的内脏反应,如恶心、呕吐、眩晕、皮肤苍白、心率加快、血压下降等现象。如晕车、晕船或晕机,其原因是前庭器官感受器受到过度刺激或前庭器官功能特别敏感所致。

(三)眼震颤

躯体做旋转运动时可引起眼球不随意的往返运动,称为眼震颤。眼震颤主要是半规管受刺激引起的,不同的半规管受刺激引起的眼震颤的方向不同:两侧水平半规管受刺激时,引起水平方向的眼震颤;上后半规管受刺激时引起垂直方向的眼震颤。临床上常用检查眼震颤的方法,来判断前庭器官的功能是否正常。

 护理专业教学资源库/课程中心/人体结构与功能/教学内容/学习单元 14 – 感觉器/电子教案

小　结

眼的折光功能
- 眼的调节
  - 晶状体的调节:视近物→物像落在视网膜后→睫状肌收缩→睫状小带松弛→晶状体变凸→折光能力↑→物像落在视网膜上
  - 瞳孔的调节
    - 瞳孔近反射　视近物→双侧瞳孔缩小
    - 瞳孔对光反射
      - 强光时→双侧瞳孔缩小
      - 弱光时→双侧瞳孔散大
  - 眼球会聚:视近物时→双眼向鼻侧靠拢
- 眼的折光异常
  - 近视:远点、近点近移　凹透镜矫正
  - 远视:视物易疲劳、近点远移　凸透镜矫正
  - 散光:视物不清、物像变形　柱状透镜矫正

感光系统
- 视杆系统:视杆细胞对光的敏感度高,无辨色能力
- 视锥系统:视锥细胞对光的敏感度低,有辨色能力

声波传入内耳的途径
- 气传导(为主):声波→外耳道→鼓膜→听骨链→前庭窗→内耳
- 骨传导:声波→颅骨→内耳

思考题

1. 眼长时间看书为什么会疲劳？

2. 眼的折光异常有哪几种？原因是什么？如何矫正？

3. 声波的传导途径有哪些？哪条途径更重要？

（陈慧勤）

第十三章 神经系统

学习目标

1. 掌握神经纤维传导兴奋的特征,突触传递的过程和原理,感觉投射系统,牵张反射及脑干对肌紧张的调节,自主神经系统的主要功能。
2. 熟悉神经元间信息传递的形式,中枢神经元的联系方式,中枢抑制,大脑皮质的感觉分析功能和对躯体运动的调节,各级中枢对内脏活动的调节,痛觉生理,大脑皮质的生物电活动。
3. 了解脑的高级功能。
4. 能运用本章所学基本知识,解释相关护理操作技术(如康复护理)和日常生活现象(做梦),养成用理论知识解决临床问题和生活实例的思维意识。
5. 认识到良好的服务态度和恰当的语言表达是提高护理工作质量的关键,也是护理人员必备的基本素质。

应用与实践

临床上,有机磷农药中毒时,出现头晕、头痛、恶心、呕吐、流涎、多汗、视物模糊、乏力症状等。主要解毒剂是阿托品和解磷定。

【思考】

1. 为什么患者会出现以上临床表现?
2. 应用阿托品和解磷定的目的是什么?

 护理专业教学资源库/课程中心/人体结构与功能/教学内容/学习单元 13 - 神经系统/电子教案

人是地球上最为杰出的生物。这是因为人体具有一个经数百万年的进化、功能复杂而又奇特的神经系统。神经系统在调节机体各种生理活动中起着主导作用。它不仅将机体各部分的功能联系起来,使之成为统一的整体;而且还使机体的功能和内外环境统一起来,使机体能更好地适应内外环境的变化,以维持生命活动的正常进行。

神经系统的功能是由其各组成部分紧密配合、相互协调地活动来完成的。

第一节　神经元及反射活动的一般规律

一、神经元和神经纤维

（一）神经元的结构和功能

神经系统主要由神经元（neuron）和神经胶质细胞（neuroglia cell）构成。神经元即神经细胞,是神经系统的基本结构和功能单位。神经元由胞体和突起两部分组成,胞体是神经元代谢和营养的中心,能进行蛋白质的合成;突起分为树突和轴突,树突较短,一个神经元常有多个树突,轴突较长,一个神经元只有一条。胞体和突起主要有接受刺激和传递信息的作用(图 13-1)。

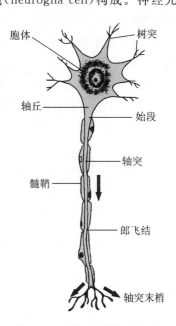

图 13-1　神经元结构示意图及其功能分段

神经元按其功能特征和生理意义分为传入神经元（感觉神经元）、中间神经元（联络神经元）和传出神经元（运动神经元）。一般来说,神经元的胞体、树突和轴突均能接受其他神经元传来的信息或冲动,但只有轴突才能传出信息或冲动。

神经胶质细胞是神经组织的支持细胞,包括星状胶质细胞、少突胶质细胞和小胶质细胞,其填充于神经元之间,对神经元有支持、保护和营养作用。

（二）神经纤维

神经元的轴突覆以神经膜即构成神经纤维。神经纤维外面被有神经膜和髓鞘者,称为有髓神经纤维;只有神经膜而无髓鞘者,称为无髓神经纤维。神经纤维的功能是传导兴奋。

1. 神经纤维的生理功能

（1）传导兴奋:神经纤维传导兴奋的生理特征① 生理完整性:神经纤维在实现其传导功能时,必须保持结构和功能上的完整性。破坏了神经纤维的完整性,例如神经被切断,冲动就不能通过断口。若影响了功能上的完整性,即使在结构上仍保持完整,冲动的传导也会发生障碍。如临床上用普鲁卡因（局部麻醉药）注射到神经干的周围,神经冲动的传导可被阻断。② 双向传导:游离神经纤维的任何一点受到刺激,产生的冲动可同时向纤维的两端传导。但在正常机体内,神经冲动是按反射弧的方向传递的。③ 绝缘性:各种神经纤维传导冲动时彼此隔绝的特性,称为绝缘性。因为在一条神经干内往往既含有感觉纤维,又含有运动纤维,它们均被以神经膜和髓鞘,具有绝缘性能。故许多条神经纤维同时传导冲动时只沿其本身传导,决不扩展到相邻的纤维,从而使神经调节更具精确性。④ 相对不疲劳性:在实验条件下连续电刺激神经数小时,神经纤维始终能保持其传导兴奋的能力。

（2）轴浆运输作用：神经末梢内，所有必需的蛋白质都是在胞体的粗面内质网和高尔基复合体内合成，然后通过轴浆流动，将这些蛋白质运输到神经末梢的突触小体。自胞体向轴突末梢的顺向轴浆运输分为两类：一类是快速轴浆运输，是指具有膜结构的细胞器的运输；另一类是慢速轴浆运输，指的是由胞体合成的蛋白质所构成的微管和微丝等结构不断向前延伸，其他轴浆的可溶性成分也随之向前运输。此外还有自末梢到胞体的逆向轴浆运输。

（3）营养作用：神经纤维对所支配的组织除能调节其功能活动外，还能通过其末梢经常性地释放某些物质，持续地调整被支配组织的内在代谢活动，影响其持久性的结构、生化和生理的变化，称为神经的营养性作用。运动神经纤维对骨骼肌的营养作用尤为突出，故脊髓前角运动神经元或神经纤维损伤，可使其对支配骨骼肌的营养作用丧失，出现肌萎缩。神经纤维的营养性功能与神经冲动无关，如用局部麻醉药阻断神经冲动的传导，则此神经纤维所支配的肌组织并不发生特征性代谢变化。神经元所支配组织和星形胶质细胞也能产生支持神经元的神经营养性因子。

2. 神经纤维的传导速度　根据电生理特性，可将神经纤维分为 A、B、C 3 类；依据神经纤维组织学特性（直径和有无髓鞘），可将神经纤维分为Ⅰ、Ⅱ、Ⅲ、Ⅳ类。神经纤维传导兴奋的速度与神经纤维的直径、有无髓鞘、髓鞘的厚度以及温度有密切关系。有髓鞘者传导速度快，无髓鞘者传导速度慢；直径大者传导速度较快，小者传导速度较慢。

二、神经元间的信息传递

兴奋由一个细胞传至另一个细胞的过程称为传递。细胞间的兴奋传递有两种：一种是神经元之间的兴奋传递，即突触传递；另一种是神经元与效应器之间的兴奋传递，如神经-肌接头的兴奋传递。神经元之间联系的基本方式是形成突触。中枢神经元之间的信息传递过程复杂，形式多样，包括化学性突触传递，缝隙连接、非突触性化学传递，但主要是通过化学性突触传递来完成的。

（一）突触的基本结构与分类

神经元之间相互接触并传递信息的部位，称为**突触**。

1. 突触的基本结构　突触由**突触前膜**、**突触后膜**和**突触间隙** 3 部分组成。突触前神经元的轴突末梢膨大形成突触小体，轴突末梢的轴突膜称为突触前膜，与突触前膜相对的膜则称为突触后膜，突触前膜与突触后膜之间的缝隙称为突触间隙。突触小体内有较多的线粒体和突触小泡，小泡内储存有兴奋性递质或抑制性递质，不同的突触内，所含小泡的形状、大小及递质种类均可能不同，这样就构成了人体内极为复杂的突触传递，囊泡内的递质在突触传递时呈量子释放状态。突触后膜上有与相应递质结合的受体（图 13-2）。

2. 突触的分类

（1）根据神经元接触部位分为：轴突-树突突触、轴突-胞体突触、轴突-轴突突触（图 13-3）。

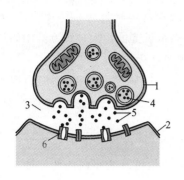

图 13－2　突触结构模式图
1．突触前膜　2．突触后膜　3．突触间隙
4．囊泡　5．递质　6．受体

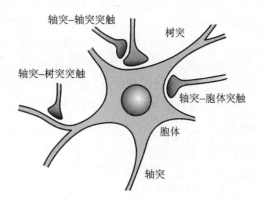

图 13－3　突触分类模式图

（2）根据功能分为兴奋性突触和抑制性突触：经突触传递引起突触后神经元兴奋的突触称为**兴奋性突触**；经突触传递引起突触后神经元抑制的突触称为**抑制性突触**。

（二）突触传递的过程

突触前神经元的轴突末梢释放递质引起突触后神经元活动的过程，称为**突触传递**。

突触前神经元的神经冲动即动作电位传到轴突末梢，使突触前膜去极化，导致突触前膜对 Ca^{2+} 的通透性增大，Ca^{2+} 进入突触小体，使突触小泡向突触前膜移动，促进突触小泡和前膜接触、融合及胞裂，最终导致神经递质的释放。递质通过突触间隙扩散到突触后膜，迅速与突触后膜上的特异性受体结合，使突触后膜上某些离子通道开放，改变膜对离子的通透性。由于离子的流动，从而使突触后膜发生一定程度的去极化或超极化。这种突触后膜上的电位变化称为突触后电位。可见，突触传递包括电-化学-电三个基本过程，它可以产生两种结果，即表现为突触后神经元兴奋或突触后神经元抑制。

1．兴奋性突触后电位　当兴奋传至突触前膜时，引起突触小泡释放兴奋性递质，与突触后膜相应受体结合，使突触后膜对 Na^+、K^+、Cl^-，尤其是对 Na^+ 的通透性增大，致膜电位负值减小，突触后膜出现局部去极化，这种电位变化称为**兴奋性突触后电位**（excitatory postsynaptic potential，EPSP）。当兴奋性突触后电位达到阈电位水平时，引起突触后神经元兴奋。

2．抑制性突触后电位　当兴奋传至突触前膜时，引起突触小泡释放抑制性递质，与突触后膜相应受体结合，使突触后膜对 K^+ 和 Cl^-，尤其是对 Cl^- 的通透性增大，致膜电位负值增大，突触后膜出现超极化，这种电位变化称为**抑制性突触后电位**（inhibitory postsynaptic potential，IPSP）。抑制性突触后电位降低突触后膜的兴奋性，阻止突触后神经元兴奋的产生，使其抑制。

3．突触传递的生理特征　与神经纤维的冲动传导相比，突触传递有独特的生理特征。

（1）单向传递：突触传递只能由突触前神经元沿轴突传给突触后神经元，不可逆向传递。因为只有突触前膜才能释放递质。因此，兴奋只能由传入神经元经中间神经元，再由传出神经元传出，使整个神经系统活动有规律进行。

（2）突触延搁：神经冲动由突触前神经元传递给突触后神经元，必须经历递质的释放、扩散及其作用于突触后膜引起 EPSP，总和后才使突触后神经元产生动作电位，这种传递需较长时间的特性称为突触延搁。

（3）对内环境变化的敏感性和易疲劳性：突触传递过程最易受内环境变化的影响。缺氧、酸碱度升降、离子浓度变化、咖啡因、茶碱等均可改变突触的传递能力。缺氧可使神经元和突触部位丧失兴奋性、传导障碍甚至神经元死亡。碱中毒时神经元兴奋性异常升高，甚至发生惊厥；酸中毒时，兴奋性降低，严重时导致昏迷。突触又是反射弧中最易疲劳的环节，突触传递发生疲劳的原因可能与递质的耗竭有关，疲劳的出现是防止中枢过度兴奋的一种保护性抑制。

（4）总和现象：突触前神经元传来一次冲动及其引起递质释放的量，一般不足以使突触神经元产生动作电位。只有当一个突触前神经元末梢连续传来一系列冲动，或许多突触前神经元末梢同时传来一排冲动，释放的递质积累到一定的量，才能激发突触后神经元产生动作电位。这种现象称为总和作用。抑制性突触后电位也可以进行总和。

（5）后发放和兴奋节律的改变：在反射活动中，当对传入神经的刺激停止后，传出神经仍可持续一段时间继续发放冲动的现象称为后发放。环路式联系是后发放的结构基础。在反射活动中，传入神经和传出神经的频率往往不同，呈现出兴奋节律的改变，是因为传出神经的频率不仅要受传入神经的频率影响，而且还要受中间神经元以及自身功能状态的影响，因此，最后传出冲动的节律是各种因素总和后的结果。

（三）神经递质

由突触前神经元合成并在轴突末梢处释放，特异性地作用于突触后神经元或效应器细胞上的受体，能产生突触后电位的信息传递物质称为神经递质，简称递质。根据递质存在和释放的部位不同，可分为外周递质和中枢递质。

1. 外周递质　由传出神经末梢释放的递质称为**外周递质**。外周递质主要包括乙酰胆碱（acetylcholine，Ach）和去甲肾上腺素（norepinephrine，NE）。根据释放外周递质的不同，将神经纤维分为胆碱能纤维和肾上腺素能纤维两大类。

（1）乙酰胆碱：乙酰胆碱是外周神经末梢释放的重要递质。在周围神经系统，释放乙酰胆碱作为递质的神经纤维，称为胆碱能纤维。交感神经和副交感神经节前纤维、副交感神经节后纤维、躯体运动纤维以及支配汗腺和骨骼肌血管的少部分交感神经节后纤维，都属于胆碱能纤维（图 13－4）。

（2）去甲肾上腺素：去甲肾上腺素是外周神经末梢释放的另一种重要的神经递质。在周围神经系统，以去甲肾上腺素作为递质的神经纤维，称为肾上腺素能纤维。大部分交感神经节后纤维（除支配汗腺和骨骼肌血管以外的大部分交感节后纤维）属于肾上腺素能纤维(图 13-4)。

（3）嘌呤类和肽类递质：分泌此类递质的神经纤维主要存在于胃肠道，其神经元胞体位于壁内神经丛，能分泌腺嘌呤化合物、三磷酸腺苷或肽类化合物，这类纤维称为嘌呤能纤维或肽能纤维，其作用是使消化道平滑肌舒张。

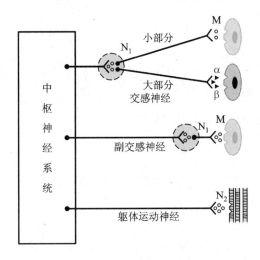

图 13-4　外周神经纤维的分类及神经递质的释放
○ 表示乙酰胆碱　▶ 表示去甲肾上腺素

2. 中枢递质　由中枢神经元释放的递质称为中枢递质。中枢递质种类复杂，目前主要分为 4 类。

（1）乙酰胆碱：在脊髓、脑干网状结构、丘脑、尾状核、边缘系统等处，都有乙酰胆碱的存在。其功能与感觉、运动、学习记忆等活动有关。

（2）单胺类：① 去甲肾上腺素：该递质系统的神经元分布比较集中，主要位于低位脑干的网状结构内，其功能与觉醒、睡眠、情绪活动有关。② 多巴胺：多巴胺属于儿茶酚胺类物质。多巴胺递质受体系统主要位于中枢，包括 3 个部分：黑质-纹状体部分、中脑边缘系统部分、结节-漏斗部分，沿黑质-纹状体投射系统分布，组成黑质-纹状体-多巴胺递质系统，其功能受损是出现震颤麻痹的主要原因。③ 5-羟色胺：主要位于低位脑干的中缝核内，与镇痛、睡眠、自主神经功能等活动有关。

（3）氨基酸类：氨基酸类递质主要存在于中枢神经系统，主要有谷氨酸、门冬氨酸，γ-氨基丁酸和甘氨酸，前两种为兴奋性氨基酸，在脊髓、小脑和大脑皮质均有分布；后两种为抑制性氨基酸，主要分布于大脑皮质和感觉传入系统。

（4）肽类：某些下丘脑肽能神经元分泌的多肽类神经激素，可能也是神经递质。脑内具有吗啡样活性的肽类物质称为阿片肽，包括 β 内啡肽、脑啡肽和强啡肽 3 类，与痛觉调节有关。脑内还有胃肠肽等，它们与摄食活动等生理过程有关。

近来还发现，一个神经元内可以存在两种或两种以上的神经递质，称为递质的共存。例如，在高等动物的交感神经节神经元发育过程中，去甲肾上腺素与乙酰胆碱可以共存。递质共存的生理意义目前尚未了解清楚。

3. 递质的合成、释放和灭活　各类递质的合成部位和过程并不相同。乙酰胆碱、单胺类等小分子递质，在胞浆内由其前体物质经一定的酶促反应，最后合成递质。肽类递质的合成是由基因调控表达，在核蛋白体上翻译合成。递质合成后储存于囊泡内。

当神经冲动抵达突触前膜，Ca^{2+} 进入突触小体，引起突触小泡向突触前膜移动、接触、融合，释放适量递质入突触间隙。递质发挥突触传递作用后，被迅速灭活，以保证突触传递的高度灵活。乙酰胆碱发挥生理作用后，迅速被胆碱酯酶水解成胆碱和乙酸而失活。去甲肾上腺素灭活包括：① 大部分被突触前膜重新摄取，回收后再利用；② 一部分被血液运输至肝脏而灭活；③ 另一部分在效应细胞内被儿茶酚胺氧位甲基移位酶和单胺氧化酶破坏而灭活。

（四）受体

突触后膜或传出神经所支配的效应器细胞膜上的受体主要分为两大类，即**胆碱能受体和肾上腺素能受体**。

1. 胆碱能受体　按其分布与性质又分为两种。① **毒蕈碱受体（M 受体）**：毒蕈碱受体因可被毒蕈碱激动而得名。M 受体分布在大多数副交感节后纤维、少数交感节后纤维（引起汗腺分泌和骨骼肌血管舒张的舒血管纤维）所支配的效应器细胞膜上，当乙酰胆碱作用于 M 受体时，可产生胆碱能纤维兴奋的效应，包括心脏活动抑制、支气管平滑肌收缩、胃肠平滑肌收缩、膀胱逼尿肌收缩、虹膜环行肌收缩、消化腺分泌增加，以及汗腺分泌增加和骨骼肌血管舒张等效应，称为 M 样作用。阿托品可与 M 受体结合可阻断乙酰胆碱的 M 样作用。② **烟碱受体（N 受体）**：烟碱受体能被烟碱激动。N 受体分布在自主神经节细胞膜（N_1 型）和骨骼肌细胞终板膜（N_2 型）上，N 受体与乙酰胆碱结合后，可产生植物性神经节后神经元兴奋和骨骼肌收缩，称为 N 样作用。筒箭毒碱能阻断 N_1、N_2 受体，可以作为肌肉松弛剂。十烃季胺主要阻断 N_2 受体，六烃季胺阻断 N_1 受体，从而拮抗乙酰胆碱的 N 样作用。

2. 肾上腺素能受体　肾上腺素能受体是指能与儿茶酚胺类物质（包括肾上腺素、去甲肾上腺素等）相结合的受体，可分为 α 受体与 β 受体。某些器官存有两种受体，有的器官只有 α 或 β 一种受体。① α 受体：去甲肾上腺素等与 α 受体结合，产生效应以兴奋为主，如血管收缩、子宫收缩、竖毛肌收缩、瞳孔散大等。但也有抑制作用，如小肠平滑肌的 α 受体兴奋后，则出现抑制性效应，使小肠平滑肌舒张。② β 受体：分为 $β_1$ 受体和 $β_2$ 受体两种。$β_1$ 受体分布于心脏，$β_1$ 受体兴奋呈现兴奋效应，表现为心率加快、心肌收缩力加强，心输出量增加。$β_2$ 受体分布于支气管、胃、肠、子宫等内脏平滑肌，支气管腺体、消化腺等细胞上，$β_2$ 受体兴奋主要呈现抑制效应，表现为内脏平滑肌舒张。故 β 受体与去甲肾上腺素等结合引起的细胞效应以抑制为主（心肌例外）。

肾上腺素能受体对血液中的肾上腺髓质激素也起反应。去甲肾上腺素主要与 α 受体结合，引起血管收缩。肾上腺素可兴奋 α、β 受体，故即可加强血管收缩，又可强心;异丙肾上腺素强烈兴奋 β 受体,对 α 受体无作用,故可使心跳加快加强。酚妥拉明是 α 受体阻断剂,普萘洛尔(心得安)是 β 受体阻断剂。

知识拓展

多巴胺与成瘾

海洛因、烟碱和可卡因等毒品可作用于脑内不同的神经递质系统。海洛因作用于阿片系统,烟碱作用于胆碱能系统,而可卡因则作用于多巴胺能和肾上腺素能系统,并产生不同的精神症状,但这三类毒品都有一个共同的特性,即高度的成瘾性。这一共同特性可能是因为它们都能作用于脑内与行为激发有关的神经通路所致。根据这一原理,人们可通过对毒品成瘾性的研究来了解有关行为激发的神经机制,也能通过对行为激发神经机制的研究来了解有关毒品的成瘾性。

已基本查明脑内与毒品或药物成瘾有关的部位。海洛因和烟碱主要作用于腹侧被盖区。此区存在大量多巴胺能神经元,这些神经元上有阿片受体和烟碱受体,其轴突通过下丘脑外侧区投射到前脑(包括视丘、下视丘、边缘系统、大脑皮质 4 部分)。可卡因则主要作用于伏隔核。腹侧被盖区多巴胺能上行纤维可到达前脑的伏隔核(伏隔核埋伏于尾-壳核、内囊前肢的腹侧和钩束形成的薄板之间,是大脑的快乐中心)。因此,这 3 种毒品都能刺激伏隔核内多巴胺的释放(如海洛因和烟碱)或增强多巴胺的作用(如可卡因)。实验证明,成瘾动物在毒品或药物的持续作用下,可伴随出现多巴胺释放明显减少和伏隔核功能降低。一旦中断毒品或药物的供应便会产生戒断症状,并强烈要求毒品或药物的继续供应。

(五) 突触抑制

反射活动能协调地、精确地进行,在于中枢内除有兴奋活动外,还具有抑制活动。兴奋和抑制是中枢活动的基本过程,二者的对立统一是反射活动协调的基础。一般认为,中枢抑制过程产生的部位主要在突触,故中枢抑制实际上就是突触抑制。一般将突触抑制分为两种:**突触后抑制**和**突触前抑制**。

1. 突触后抑制　突触后抑制是由抑制性中间神经元的活动引起的一种抑制,即抑制性突触前神经元的轴突末梢释放抑制性递质,使突触后膜产生超极化,出现抑制性突触后电位,而出现突触后神经元抑制的效应,称为突触后抑制。这种抑制在中枢神经系统内普遍存在,根据神经元间联系方式的不同,主要有传入侧支性抑制和回返性抑制两种形式。

(1) 传入侧支性抑制:是指冲动进入中枢后,一方面通过突触联系引起某一中枢神经元产生 EPSP,并经总和后发生兴奋;另一方面通过侧支兴奋一抑制性中间神经元,转而引起另一中枢神经元产生 IPSP,也称为交互抑制。这种抑制主要见于传入神经通路。屈肌反射过程就是典型的传入侧支性抑制的例子(图 13-5)。这种抑制的意义是保证反射活动的协调性。

（2）回返性抑制：为一种典型的突触后抑制，是指中枢神经元兴奋时，其传出冲动沿轴突外传，同时又经轴突侧支去兴奋一抑制性中间神经元，其轴突释放抑制性递质，反过来抑制原先发生兴奋的神经元及同一中枢的其他神经元。其意义在于使神经元的活动及时终止，也促使同一中枢内许多神经元之间的活动步调一致，主要见于传出神经通路（图 13-6）。

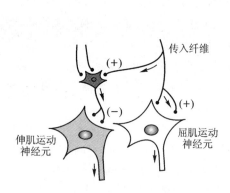

图 13-5　传入侧支性抑制

黑色星形细胞为抑制性中间神经元

（＋）兴奋（－）抑制

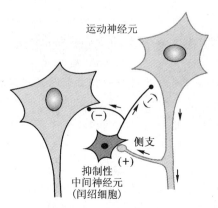

图 13-6　回返性抑制

黑色星形细胞为抑制性中间神经元

（＋）兴奋（－）抑制

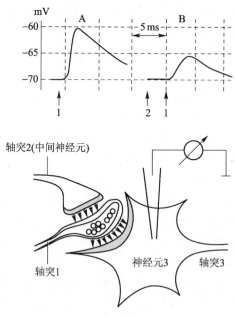

图 13-7　突触前抑制示意图

A. 刺激轴突 1 时，神经元 3 产生 EPSP　B. 先刺激轴突 2，再刺激轴突 1，神经元 3 产生的 EPSP 减小

2. 突触前抑制　　突触前抑制是由于突触前神经元兴奋性递质释放减少,引起突触后神经元产生的兴奋性突触后电位变小,从而产生的一种抑制现象。

突触前抑制的结构基础是轴突-轴突突触(图13-7)。它的形成是由于轴突末梢持续地去极化,以致神经冲动由突触前神经元传至轴突末梢时,递质释放量减少,不能引起突触后的神经元兴奋,这并不是突触后膜产生了抑制性突触后电位,而是兴奋性突触后电位的减弱。由于这种抑制的发生是突触前轴突末梢发生了去极化,故又称为去极化抑制。在中枢内,突触前抑制广泛存在,尤其发生在各级感觉传入途径中,它对调节感觉传入有重要作用。同时,也直接影响着传出效应。

三、中枢神经元之间的联系方式

中枢神经系统内,存在大量传入神经元、中间神经元和传出神经元,这些中枢神经元间的联系方式有以下几种(图13-8)。

1. 聚合式联系　　许多神经元的轴突末梢共同与一个神经元构成突触联系,称为聚合式联系。这种联系方式可使许多神经元的兴奋作用聚合在一个神经元上,引起后者的兴奋;也可使来自许多不同神经元的兴奋和抑制作用在同一神经元上而发生拮抗。在中枢神经系统内,传出神经元接受其他神经元的突触联系,主要是聚合方式,例如脊髓前角运动神经元,它接受许多不同来源的突触联系,其中有兴奋性的,也有抑制性的。因此,脊髓前角运动神经元最终表现为兴奋还是抑制,以及兴奋或抑制的程度有多大,则取决于不同来源的兴奋和抑制作用相互拮抗的结果。

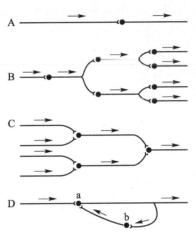

图13-8　中枢神经元联系方式
A. 单线式　B. 辐散式
C. 聚合式　D. 环路式

2. 辐散式联系　　一个神经元的轴突末梢与许多个神经元发生突触联系,称为辐散式联系。例如在脊髓,传入神经元的纤维进入中枢后,除以分支与本节段脊髓的中间神经元及传出神经元发生突触联系外,还有上升和下降分支与相邻节段脊髓的中间神经元发生突触联系。因此,传入神经元与其他神经元的联系方式主要是辐散方式。这种联系方式可使一个神经元的兴奋引起许多神经元同时兴奋或抑制,形成兴奋或抑制的扩散。

3. 环路式联系　　一个神经元轴突侧支通过若干中间神经元后再返回自身的联系,称为环路式联系。兴奋通过环状联系时,由于环路中神经元的性质不同而表现出不同的效应。如果环路中各种神经元的生理效应相同,则兴奋由于反复在环路中传导,导致兴奋活动时间延长。如果环路中存在抑制性中间神经元,则兴奋经过环路联系将使原来的神经元活动减弱或及时终止。

4. 单线式联系　　一个突触前神经元只与一个突触后神经元发生联系,称为单线式联系。单突触反射弧是指传入神经元和传出神经元之间只有一个突触的反射弧,是最简单的反射弧。通过单突触反射弧所发生的反射,称为单突触反射。机体内唯一的单突触反射是腱反射。

第二节 神经系统的感觉功能

机体内、外部感受器接受刺激后产生的神经冲动,沿传入神经传至中枢神经系统后,经过各级中枢最后抵达大脑皮质高级感觉中枢,进行综合分析,进而产生相应的主观感觉。

一、脊髓与脑干的感觉传导功能

躯体感觉的传导路分为浅感觉传导路和深感觉传导路两类。浅感觉是指皮肤与黏膜的痛、温、触、压觉,其感受器的位置较浅。这些纤维传入脊髓,在脊髓同侧后角更换神经元,在中央管前交叉到对侧,再向上形成脊髓丘脑前束(传导触压觉)和脊髓丘脑侧束(传导痛、温觉)抵达丘脑。深感觉是指肌肉、肌腱、关节等深部结构的本体感觉。这些纤维由后根内侧部进入脊髓后,先在同侧上行组成薄束或楔束,终止于同侧延髓下部的薄束核或楔束核,更换神经元后再发出二级纤维交叉到对侧并向上形成内侧丘系至丘脑。

二、丘脑及其感觉投射系统

丘脑是位于大脑皮质下的卵圆形灰质团块,由近 40 个神经核组成。各种感觉通路(除嗅觉外)都要在此换神经元,然后再向大脑皮质投射。丘脑是感觉的总转换站,同时也能对感觉进行粗略的分析与综合。

(一)丘脑的核群

丘脑含有许多神经元核群,以"Y"形的神经纤维髓板为界将其分为 3 大核群(图 13-9):

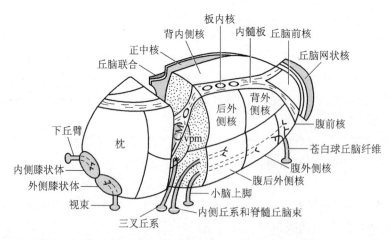

图 13-9 丘脑主要核团示意图

1. 感觉接替核　接受感觉的投射纤维,经换元后进一步投射到大脑皮质的特定感觉区。

2. 联络核　接受丘脑感觉接替核和其他皮质下中枢来的纤维,与各种感觉在丘脑和大脑皮质水平的联系协调有关。

3. 髓板内核群　通过多突触换元接替后,弥散地投射到整个大脑皮质,起着维持和改变大脑皮质兴奋状态的重要作用。

（二）丘脑的功能

在大脑皮质不发达的动物,丘脑是感觉的最高级中枢,在大脑皮质发达的动物,丘脑成了感觉传导的换元接替站。经接替站换元后,发出特异性投射纤维到大脑皮质某一特定区域,产生特定的感觉,或经髓板内非特异性核群间接地通过多突触接替换元后,再弥散地投射到整个大脑皮质,维持大脑皮质的兴奋状态。此外,丘脑也接受大脑皮质的下行纤维,构成皮质-丘脑间的环路联系。正常的感觉功能有赖于二者间的协同活动。

（三）感觉投射系统

根据丘脑各部分向大脑皮质投射特征的不同,可把感觉投射系统分为**特异性投射系统和非特异性投射系统**。

1. 特异性投射系统及其作用　从机体各感受器传入的神经冲动,进入中枢神经系统后,除嗅觉纤维外,都要通过丘脑交换神经元,再由丘脑发出特异性投射纤维投射到大脑皮质的特定区域,将这一投射系统称为特异性投射系统。它具有点对点的投射关系,每一种感觉的投射系统都是专一的。大部分投射纤维与皮质第4层的大锥体细胞的胞体发生突触联系,而且终止的区域狭窄。其功能是引起特定的感觉,并激发大脑皮质发出传出神经冲动（图13-10）。

2. 非特异性投射系统及其作用　特异感觉传导的纤维上行经过脑干时发出侧支与脑干网状结构的神经元发生突触联系,并在脑干网状结构内多次换元后到达丘脑髓板内核群,然后弥散地投射到大脑皮质的广泛区域,这一投射途径称为非特异投射系统,也称脑干网状结构上行激动系统（图13-10）。

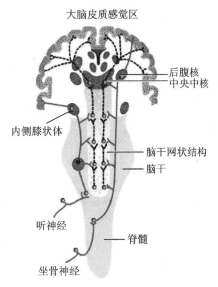

图13-10　感觉投射系统示意图
实线代表特异性投射系统
虚线代表非特异性投射系统

大脑皮质感觉区
后腹核
中央中核
内侧膝状体
脑干网状结构
脑干
听神经
脊髓
坐骨神经

非特异投射系统是不同感觉的共同上行通路,当特异感觉纤维在脑干发出侧支进入脑干网状结构后,即已失去了原先具有的特异性感觉功能,不具有点对点的投射关系,故不产生特定感觉。其功能是维持和改变大脑皮质的兴奋状态,维持机体的觉醒状态。

非特异性投射系统是多突触换元的上行系统,对某些药物比较敏感,易受麻醉药物影响而发生传导阻滞。例如,巴比妥类催眠药的作用,可能就是阻断了网状结构上行激动系统的传递,而使大脑皮质进入抑制状态。

三、大脑皮质的感觉功能

大脑皮质细胞能对传入的信息作最后的分析和综合,是神经系统感觉分析功能的最高级部位。大脑皮质的不同区域在功能上具有不同的分工,称为大脑皮质的功能定位。不同性质的感觉在大脑皮质都有不同代表区域。

(一)体表感觉区

大脑皮质的体表感觉代表区包括第一体表感觉区和第二体表感觉区。中央后回是体表感觉的主要投射区之一,称为第一体感区(图 13-11)。其投射特点为:① 躯体感觉向大脑皮质投射是左右交叉的,即一侧体表感觉投向对侧皮质的相应区,但头面部感觉的投射是双侧性的。② 投射区域具有一定的空间分布,下肢代表区在顶部,上肢代表区在中间部,头面部代表区在底部。因此,总的排列是倒置,但头面部代表区内部的排列是正立的。③ 投射区域的大小与感觉的灵敏度有关,感觉灵敏度高的部位如唇、舌和手指,其投射区域大,躯干感觉灵敏度低,其投射区域小。

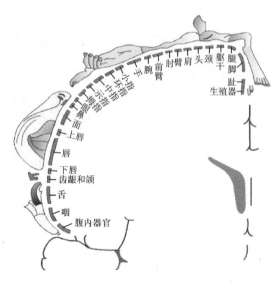

图 13-11　大脑皮质感觉区

第二体感区,位于中央前回及岛叶之间,体表感觉在该区内有一定的空间分布,但它的分布安排属正立而不倒置,并是双侧性投射,对感觉仅有粗略的分析作用,可能与痛觉有关。

(二)本体感觉区

本体感觉是指深感觉,即肌肉、关节的运动和位置觉。中央前回是运动区,也是肌肉本体感觉投射的代表区。

（三）视觉区

视觉区位于枕叶距状裂周围。特点：颞侧视网膜向同侧视区投射，鼻侧视网膜向对侧视区投射，即左侧枕叶皮质接受双眼视网膜左侧半的传入冲动，右侧枕叶皮质接受双眼视网膜右侧半的传入冲动。另外，视网膜的上半传入纤维投射到距状裂的上缘，下半传入纤维投射到它的下缘，视网膜中央的黄斑区投射到距状裂的后部（图13-12）。人眼前鼻侧的物像投射于颞侧视网膜，颞侧的物像投射于鼻侧视网膜；颞侧视网膜向同侧视区投射，鼻侧视网膜向对侧视区投射。故一侧视区损伤，使鼻侧视网膜向对侧视区投射障碍，颞侧视网膜向同侧视区投射障碍，出现对侧同向偏盲。

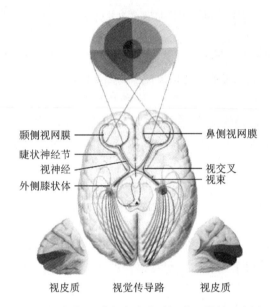

图13-12　视网膜向大脑皮质视觉区投射示意图

（四）听觉区

听觉区位于颞叶皮质的颞横回和颞上回，听觉的投射是双侧性的，即一侧耳蜗的传入冲动投射到两侧皮质。

（五）内脏感觉区

内脏感觉区位于第一体感区、第二体感区、运动辅助区和边缘系统等部位。该区与第一体感区有较多的重叠，但区域较小，且不集中，这可能与内脏感觉定位不够精确有关。

（六）嗅觉区和味觉区

嗅觉的皮质投射区位于边缘叶的前底部（包括梨状区皮质的前部、杏仁核的一部分）。味觉皮质投射区在第一体感区头面部感觉区的下侧。

四、痛觉

痛觉是机体受到伤害性刺激时产生的一种复杂的感觉,常伴有不愉快的情绪活动和防御反应,具有保护性意义。但是剧烈的疼痛刺激能造成中枢神经系统调节活动的严重障碍,甚至导致血压下降、心脏活动减弱等休克现象。疼痛又常是许多疾病的一种症状,因此,在临床上必须引起重视。

（一）痛觉感受器及其刺激

一般认为痛觉感受器是游离神经末梢,凡是超过一定强度的理化因素如温度、机械、酸碱等成为伤害性刺激时,都能引起痛觉。许多事实表明,感受痛觉的游离神经末梢是一种化学感受器,各种伤害性刺激可引起组织释放诸如 K^+、H^+、组胺、5 -羟色胺、缓激肽等致痛物质,使游离神经末梢去极化,从而引起痛觉。

（二）皮肤痛觉

当伤害性刺激作用于皮肤时,可先后出现两种性质不同的痛觉,即快痛和慢痛。快痛是指皮肤受到伤害性刺激时立即发生尖锐、定位清楚的"刺痛",当除去刺激后很快消失,快痛由有髓鞘、传导速度较快的 $A_δ$ 纤维传导,其痛阈较低。慢痛是刺激过后才感觉到定位不明确的"烧灼痛",这种痛觉强烈而又难忍,除去刺激后还持续较长时间,并伴有情绪、心血管及呼吸等方面的反应,慢痛由无髓鞘、传导速度较慢的 C 纤维传导,其痛阈较高。在外伤时,这两种痛觉相继出现,不易明确区分,但皮肤炎症时,常以慢痛为主。皮肤痛特点包括:① 定位精确,快痛快止,对刺激分辨力强;② 有一定的情绪反应;③ 对针刺、刀割和烧灼等刺激敏感。

（三）内脏痛与牵涉痛

内脏痛是指内脏本身受到刺激时所产生的疼痛,它是临床上一种常见的症状。内脏痛与皮肤痛比较,有以下特征:① 缓慢、持续、定位不精确和对刺激的分辨能力差。② 对机械性牵拉、缺血、痉挛、炎症等刺激较敏感,而对一般的切割、烧灼、夹捏等刺激不敏感。③ 常伴有明显的情绪反应,并伴有牵涉痛。了解疼痛的部位、性质、持续时间及牵涉痛部位等规律,有利于对某些内脏疾病的诊断。

由于内脏疾病引起体表特定部位发生疼痛或痛觉过敏的现象,称为**牵涉痛**。不同内脏疾患牵涉痛的部位不同(表 13 - 1),如心肌梗死或心绞痛时,其牵涉痛部位是心前区和左肩、左臂尺侧直至左小指和无名指;胆囊炎、胆结石的牵涉痛部位是右肩胛区;阑尾炎时,常感到上腹部或脐周有疼痛。了解牵涉痛的部位,有助于某些内脏疾病的诊断。

关于牵涉痛的产生机制,目前有两种学说(图 13 - 13)。① 会聚学说:发生牵涉痛的躯体组织与患病内脏的传入纤维在进入脊髓时位于同一水平。因而来自内脏痛和躯体痛的传入纤维会聚到同一个后角神经元。② 易化学说:患病内脏传入纤维与发生牵涉痛体表部位的传入纤维,由同一后根进入脊髓,抵达同一中枢的相邻神经元。当内脏传入性冲动增加时,引起脊髓该中枢的兴奋并向周围扩散,提高了邻近的躯体感觉神经元的兴奋性,使其阈值降低。这样,由该部位体表的传入冲动会在脊髓引起更大的兴奋,使平常不致引起疼痛的体表刺激变成了致痛刺激,从而产生相应体表部位的痛觉过敏。

表 13 - 1 常见内脏疾病牵涉痛的部位

患病内脏	内脏疾病牵涉痛部位
心	心前区、左肩、左上臂
胃、胰	左上腹、肩胛区
肝、胆囊	右肩胛
肾	腹股沟区
阑尾	脐周围或上腹部

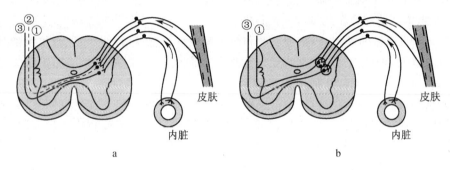

图 13 - 13 牵涉痛示意图

a. 会聚学说 b. 易化学说

第三节 神经系统对躯体运动的调节

中枢神经系统对躯体运动的调节主要是通过大脑皮质运动区、皮质下核团和脑干的下行系统及脊髓这 3 个水平的神经活动,调节各肌群的相互协调和密切配合来实现的。

一、脊髓对躯体运动的调节

脊髓是调节躯体运动最基本反射中枢。通过脊髓所完成的反射,称为脊髓反射。脊髓完成的骨骼肌反射中最基本的是牵张反射。

（一）脊髓的躯体运动神经元和运动单位

1. 脊髓前角的躯体运动神经元 在脊髓前角,存在大量支配骨骼肌运动的神经元,分为 α 和 γ 两类,它们的轴突构成躯体运动神经纤维,这些纤维直达所支配的骨骼肌。其末梢释放的递质都是乙酰胆碱。α 运动神经元胞体较大,纤维较粗,支配梭外肌,兴奋时引起梭外肌纤维收缩。γ 运动神经元胞体较小,纤维较细,支配梭内肌纤维,兴奋时引起梭内肌纤维收缩。γ 运动神经元的兴奋性较高,它的功能是调节梭内肌纤维的长度,使感受器处于敏感状态。

2. 运动单位　一个α运动神经元及其轴突末梢所支配的全部骨骼肌纤维组成一个功能单位,称为**运动单位**。运动单位是躯体运动的最后公路。运动单位的大小取决于其所支配的骨骼肌纤维数目,一个α运动神经元支配的骨骼肌纤维越多,则运动单位越大;反之越小。如一个支配股四头肌的运动单位,其所支配的骨骼肌纤维达2 000根。运动单位越大,兴奋时所产生的力量越大;运动单位越小,兴奋时所产生的运动越精细。如一个支配眼外肌的运动神经元只支配6～12根肌纤维,兴奋时可以引起眼球精细运转。

(二)脊髓的躯体反射

1. 牵张反射及其类型　受神经支配的骨骼肌,当受到外力牵拉使其伸长时,可反射性地引起被牵拉的同一肌肉发生收缩,称为**牵张反射**。它是脊髓躯体反射的基本形式,各种躯体运动都是在此基础上进行的。

(1)牵张反射的类型:包括腱反射和肌紧张两种。腱反射是指快速牵拉肌腱时发生的牵张反射,表现为受牵拉肌肉迅速而明显的收缩。例如膝反射,当叩击膝关节下的股四头肌肌腱时,股四头肌可因受到牵拉而发生快速收缩(图13－14)。腱反射持续时间很短,约0.7 ms,相当于一个突触传递的中枢延搁时间,故腱反射是单突触反射。跟腱反射和肘反射也属于腱反射。正常情况下,腱反射受高位中枢的控制,临床上常通过检查腱反射来了解神经系统的功能状态。腱反射减弱或消失,说明该反射的反射弧某部分有损伤;若腱反射亢进,则提示高位中枢可能有病变。肌紧张是指缓慢持续牵拉骨骼肌时发生的牵张反射,表现为受牵拉的肌肉发生紧张性收缩,以抵抗肌肉被牵拉。这是同一肌肉内的不同运动单位交替收缩的结果,因而不易发生疲劳。例如人体直立时,由于重力的作用,支持体重的关节将发生屈曲,会使相应的伸肌肌腱受到牵拉而产生肌紧张,维持直立姿势。肌紧张为多突触反射,是维持躯体姿势最基本

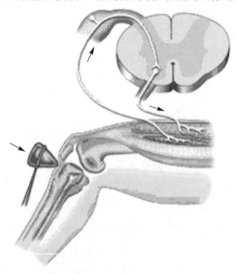

图13－14　膝反射示意图

的反射,也是实现躯体运动的基础。

(2)牵张反射的反射弧:感受器是肌梭,肌梭外面有一层结缔组织囊,囊内所含的肌纤维称为梭内肌,囊外的一般肌纤维称为梭外肌。肌梭和梭外肌呈并联关系。梭内肌的收缩成分在两端,感受装置(螺旋状感受器)在中间,两者呈串联关系。当肌肉受到外力牵拉伸长时,肌梭也被拉长,其中间的螺旋状感受器受到刺激而兴奋,冲动经肌梭传入纤维传至脊髓,使支配同一肌肉的脊髓前角运动神经元(α与γ运动神经元)兴奋。α运动神经元兴奋,引起梭外肌收缩,完成牵张反射;γ运动神经元兴奋,引起梭内肌收缩,可提高肌梭感受装置的敏感性,从而加强牵张反射。由此可见,牵张反射反射弧的显著特点是感受器和效应器位于同一块肌肉内(图13-15)。

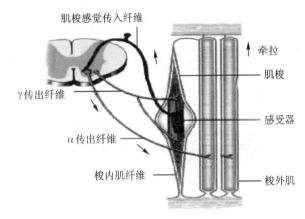

图13-15 牵张反射示意图

2. 屈肌反射与交叉伸肌反射

(1)屈肌反射:当四肢皮肤接受伤害性刺激时,可引起受刺激一侧肢体的屈肌收缩而伸肌舒张,出现肢体屈曲,称为屈肌反射。屈肌反射可使机体避开伤害性刺激,具有保护意义。

(2)对侧伸肌反射:如果四肢皮肤接受伤害性刺激强度更大时,则在同侧肢体发生屈肌反射的基础上出现对侧肢体伸直的反射活动,称为对侧伸肌反射。对侧伸肌反射是姿势反射之一,在保持身体平衡中起重要作用。

(三)脊髓横断与脊休克

当脊髓突然与高位中枢离断后,离断面以下的脊髓会暂时丧失所有的反射活动能力而进入无反应的状态,这种现象称为脊休克(spinal shock)。其原因是脊髓失去了高位脑中枢对它的易化作用,使脊髓的兴奋性处于极度的低下状态,以至任何反射均暂时消失。脊休克的主要表现为:断面以下躯体的感觉和随意运动完全丧失,骨骼肌紧张性减弱甚至消失,外周血管扩张,血压下降,发汗反射消失,尿粪积聚等。以后逐渐恢复,其恢复的快慢与动物进化水平和个体发育有关。如蛙,在数分钟内即可恢复,狗需数日,人类则需数周或数月。同类动物中较幼个体恢复得快。脊休克的产生是由于平时高位中枢不断地发放低频冲动下传到达脊髓运动神经元,使它们处于一定的兴奋状态,容易对传入冲动发生反应(这种作用称为易化作用),由于突然失去了高位中枢的易化作用,使脊髓神经元的兴奋性极度降低而出现脊休克。可见,在正常情况下,脊髓反射是在高位脑中枢的调节下完成的。

二、脑干对躯体运动的调节

上位中枢对躯体运动调节的基本模式为:上位中枢的下行纤维抵达脊髓前角,交互调整 α 运动神经元和 γ 运动神经元活动,从而实现对肌紧张和腱反射的调节,以完成对躯体运动的完善调节。

（一）脑干网状结构易化区和抑制区

1. 脑干网状结构易化区 　脑干网状结构下行易化区分布于延髓网状结构的背外侧部、脑桥被盖、中脑被盖及中央灰质、丘脑直至下丘脑等广泛区域(图 13-16)。其接受脑干网状结构上行激动系统的信息,可以自行产生兴奋发出冲动。有加强肌紧张和肌运动的作用。

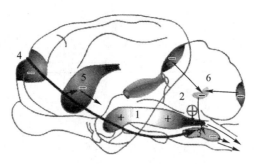

图 13-16　脑干网状结构易化区和抑制区

1. 网状结构易化区　2. 延髓前庭核　3. 网状结构抑制区　4. 大脑皮质　5. 尾状核　6. 小脑

＋易化区　－抑制区

2. 脑干网状结构抑制区 　脑干网状结构抑制区位于延髓尾端网状结构的腹内侧部分的狭小区域(图 13-16)。脑干网状结构抑制区不能自行产生兴奋,必须有大脑皮质抑制区、小脑和纹状体的始动才能发挥下行抑制作用,其下行神经冲动达脊髓前角,主要抑制 γ 神经元活动,使肌梭敏感性降低,发挥抑制肌紧张、腱反射和躯体运动的调节作用。

在正常情况下,易化作用与抑制作用共同作用于脊髓运动中枢,两者对抗而取得相对平衡,以维持正常的肌紧张。两者一旦平衡失调,将出现肌紧张的亢进或减弱。

（二）去大脑僵直

在中脑上、下丘之间突然离断脑干,只保留脑桥和延髓与脊髓相连的动物,称为去大脑动物。去大脑动物立即表现为四肢伸直,头尾昂起,脊柱挺硬,呈角弓反张状态,称为去大脑僵直。原因是由于切断了大脑皮质和纹状体等部位与网状结构的功能联系,造成抑制区和易化区之间活动的失衡,易化区活动明显占优势的结果。其主要特征是伸肌紧张性亢进。临床上脑炎或脑挫伤伤及脑干时,可出现去大脑僵直。

三、小脑对躯体运动的调节

根据与小脑联系的纤维情况不同,可将小脑分为前庭小脑、脊髓小脑和皮质小脑3个主要的功能部分,它们对躯体运动的调节作用各有其特点。

（一）维持身体平衡

前庭小脑又称为古小脑或原始小脑,主要指绒球小结叶,其主要功能是维持身体平衡。绒球小结叶受损,患者会出现平衡失调、步态蹒跚、身体摇摆不定等症状,但肌肉运动的协调性仍良好,绒球小结叶的平衡功能与前庭器官及前庭核活动有密切关系。

（二）调节肌紧张

脊髓小脑又称旧小脑,由小脑前叶和后叶的中间带构成。其对肌紧张的调节具有易化和抑制双重作用。小脑蚓部有抑制肌紧张的作用,小脑前叶两侧部有加强肌紧张的作用,以后者作用强,故小脑可易化同侧肌紧张。它们分别是通过加强脑干网状结构抑制区和易化区的活动实现的。损伤小脑前叶的蚓部或外侧部,将会破坏脑干网状结构抑制区和易化区之间原有的平衡,使肌紧张活动加强或减弱。局限于蚓部皮质的损伤,使去大脑动物的僵直现象加强;顶核的损伤则使去大脑动物的肌张力减弱。

（三）协调随意运动

皮质小脑又称新小脑,主要是指小脑半球的外侧部。这部分小脑被认为与大脑皮质运动联络区、基底神经节之间存在着联合活动,并共同参与了运动计划的形成和运动程序的编制过程。皮质小脑的主要功能是协调随意运动。随意运动是大脑皮质发动的意向性运动,而对随意运动的协调则是由小脑的半球部分,即新小脑完成的。当损伤新小脑后,患者行走跨步过大,躯干落后而易倾倒,运动准确性差(如患者闭眼指鼻不准);肢体运动时出现震颤,以及言语缓慢,说话不清等,临床上称这种运动协调障碍为"小脑性共济失调"。

知识拓展

醉酒与小脑功能失调

小脑半球损伤后,患者随意动作的力量、方向、速度和范围均不能很好地控制,同时肌张力减退、四肢乏力。患者不能完成精巧动作,肌肉在完成动作时抖动而把握不住动作的方向(称为意向性震颤),行走摇晃呈酩酊蹒跚状,如动作越迅速则协调障碍也越明显。患者不能进行拮抗肌轮替快复动作(例如上臂不断交替进行内旋与外旋),但当静止时则看不出肌肉有异常的运动。因此说明,小脑半球是对肌肉在运动过程中起协调作用的。小脑半球损伤后的动作性协调障碍,称为小脑性共济失调。

小脑与酒精亲和力强,故醉酒或长期酗酒可使小脑功能失调,表现为醉酒步(步态不稳、蹒跚、步行无力)、共济失调和肌无力等。

四、基底神经节对躯体运动的调节

基底神经节具有重要的躯体运动调节功能,它与随意运动的产生和稳定、肌紧张的调节、本体感受器传入冲动信息的处理都有关系。基底核是大脑基底的一些核团,主要包括尾状核和豆状核,后者又分为壳核和苍白球。尾状核和豆状核合称纹状体,其中苍白球是较古老的部分,称为旧纹状体;尾状核和壳核进化较新,称为新纹状体。丘脑底核、中脑的黑质和红核,在结构和功能上与纹状体紧密相连,故在此一并讨论。基底核各部分之间有广泛的神经纤维联系,其中,苍白球是纤维联系的中心(图13-17)。纹状体是皮质下较高级躯体运动的重要中枢,与随意运动的稳定、肌紧张的调节、本体感受传入冲动信息的处理密切相关。另外,基底神经节可能还参与运动的设计和程序的编制。

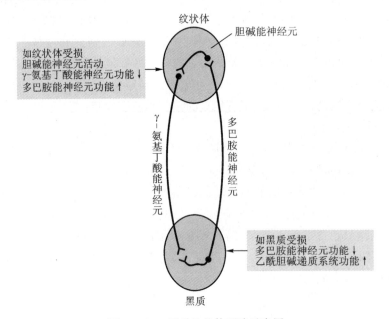

图13-17 黑质纹状体环路示意图

知识拓展

基底神经节损伤

临床上基底神经节损伤的主要表现可分为两大类:一类是运动过少而肌紧张过强综合征,代表疾病为帕金森病(震颤性麻痹);另一类是运动过多而肌紧张降低综合征,代表疾病为舞蹈病和手足徐动症。

1. **帕金森病** 帕金森病的症状是全身肌紧张增强、肌肉强直、随意运动减少、动作缓慢、面部表情呆板、静止性震颤(多见于上肢和头部)。在基底神经节中存在着黑质-纹状体反馈调节环路,黑质多巴胺递质系统可以抑制纹状体乙酰胆碱递质系统的活动。帕金森病的主要病变在黑质,造成多巴胺不足或缺乏,不能有效抑制纹状体乙酰胆碱递质系统的活动,使纹状体功能亢进,引发上述帕金森病的临床表现。

2. 舞蹈病　舞蹈病主要表现为头面部和上肢出现不自主的、无目的的舞蹈样动作,并伴有肌张力的降低等。患者的主要病变部位在纹状体。该病患者的纹状体神经元发生病变,新纹状体严重萎缩,其中的胆碱能神经元和γ-氨基丁酸能神经元功能减退。但黑质-纹状体通路完好无损,脑内多巴胺含量也正常,该系统功能相对亢进,而使肌紧张减退。

五、大脑皮质对躯体运动的调节

大脑皮质是中枢神经系统控制和调节躯体运动的最高级中枢,它是通过锥体系和锥体外系来实现的。

（一）大脑皮质的运动区

人类大脑皮质运动区主要在中央前回,其功能特点包括以下几点。

1. 交叉性支配　大脑皮质主要运动区对躯体运动是左右交叉性支配,但头面部除睑裂下表情肌和舌肌外为双侧支配。故一侧内囊损伤,可导致对侧肢体、对侧舌肌和对侧睑裂以下的面肌瘫痪。

2. 精细、严格的功能定位　大脑皮质主要运动区对躯体运动有精细、严格的功能定位,呈倒置的人体投影分布,但头面部为正立分布（图 13 - 18）。

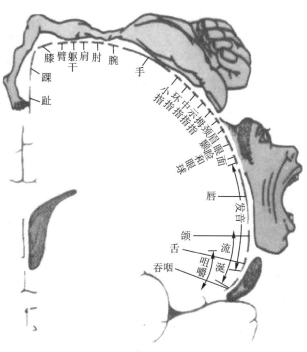

图 13 - 18　大脑皮质运动区

在两半球纵裂的内侧壁,还有运动辅助区,为双侧性支配。

3. 代表区域的大小与运动精细程度有关　运动越精细而复杂的肌肉其代表区越大,如手、舌所占的区域较大,躯干的定位区则较小。

4. 刺激皮质运动区只引起少数个别肌肉的收缩,甚至只引起某块肌肉的一部分收缩,因此,不产生肌肉群的协同性收缩。

（二）锥体系与锥体外系

1. 锥体系及其功能　锥体系一般是指起源于大脑皮质,经内囊和延髓锥体下行到达脊髓的传导束(即皮层脊髓束,或称锥体束)。由皮质发出抵达脑神经运动核的纤维(皮质脑干束)虽不通过延髓锥体,但也包括在锥体系的概念之中。锥体系的主要功能是发动随意运动和完成精细活动。在锥体系活动时,既可引起脊髓前角的 α 运动神经元的兴奋,发动随意运动,又可引起 γ 运动神经元的兴奋,通过 γ 环路间接控制 α 运动神经元以调节骨骼肌的活动。

皮质脑干束的下行纤维与脑运动核中躯体运动神经元形成突触联系,调节头面部有关肌群的活动。多数脑神经运动核受双侧皮质脑干束支配,但面神经核下部及舌下运动神经核只接受对侧的支配。因此,在一侧内囊损伤后,产生"上运动神经元麻痹"时,头面部多数肌肉并不完全麻痹,但对侧下部面肌及舌肌发生麻痹。

2. 锥体外系及其功能　锥体外系是指不经过延髓锥体而管理躯体运动的另一传导系。它不直接到达脊髓或脑神经运动核,而是经由基底神经节、红核、脑干网状结构等的神经元接替,转而控制脊髓前角运动神经元。发出锥体外系的皮质区域很广泛。锥体外系的主要功能是调节肌紧张,以维持正常姿势和身体平衡以及肌群的协同合作;另一方面通过几条环路向大脑皮质起反馈作用,对运动的协调、准确等发挥一定作用。它与锥体系互相配合,使身体能进行复杂而精确的随意运动。

知识拓展

上、下运动神经元的损伤

习惯上把锥体系的神经元称为上运动神经元,而把脑神经运动核和脊髓前角的神经元称为下运动神经元。正常情况下,上运动神经元对下运动神经元有较强抑制作用,从而抑制脊髓的牵张反射,降低肌紧张。上运动神经元损伤所致瘫痪,表现为骨骼肌肌紧张亢进,腱反射亢进,病理反射阳性,但肌萎缩不明显,可以出现失用性萎缩。下运动神经元损伤所致瘫痪,表现为骨骼肌肌紧张减弱,腱反射消失,病理反射阴性,肌萎缩明显。

第四节　神经系统对内脏活动的调节

调节内脏活动的神经系统称为自主神经系统或内脏神经系统。自主神经系统也受中枢神经系统的控制,它包括**交感神经系统**和**副交感神经系统**两部分。

一、自主神经系统

(一) 自主神经系统的结构

自主神经系统结构复杂,交感神经与副交感神经比较有下列结构特征:① 低级中枢不同:交感神经系统起源于脊髓胸腰段($T_1 - L_3$)灰质侧角;副交感神经系统起源于脑干的副交感神经核和脊髓骶段(S_{2-4})灰质相当于侧角的部位。② 效应范围不同:交感神经节后纤维较长,效应范围较广;副交感神经节后纤维较短,效应范围较小。③ 效应器相同:自主神经系统的效应器为心脏、血管平滑肌、内脏平滑肌和腺体。大部分效应器受交感、副交感神经双重神经支配,但肾上腺髓质受交感神经节前纤维支配,汗腺、竖毛肌、皮肤血管和骨骼肌血管只受交感神经支配。

护理专业教学资源库/课程中心/人体结构与功能/教学内容/学习单元13-神经系统/教学图片

(二) 自主神经系统功能特征

1. 双重支配和拮抗作用　交感神经和副交感神经对大部分效应器双重支配,而且效应相互拮抗。如心脏受交感神经和副交感神经双重支配,前者兴奋,使心脏活动兴奋;后者兴奋,使心脏活动抑制。

2. 紧张性活动和交互抑制现象　如心交感中枢和心迷走中枢均有紧张性活动,且交互抑制,分别表现为心脏兴奋效应和抑制效应,对立统一维持心脏的活动状态。

3. 紧张性支配作用　自主神经对效应器的支配一般表现为紧张性作用,与效应器功能状态有关。如切断迷走神经后,心率则加快;切断交感神经后,心率则减慢。一般认为,自主神经的紧张性来源于中枢,而中枢的紧张性则来源于神经反射和体液因素等多种原因。

4. 交感神经效应广泛,副交感神经效应局限。

5. 对整体生理功能调节的意义　在环境急骤变化的情况下,交感神经系统可以调动全身力量参与应急反应,适应环境的急剧变化。

(三) 自主神经系统的主要功能和生理意义

1. 自主神经系统的主要功能　交感神经和副交感神经的主要功能见表13-2。

2. 自主神经系统的生理意义

(1) 交感神经系统的生理意义:交感神经系统活动常伴有肾上腺髓质激素分泌增多,故称为交感-肾上腺髓质系统。例如,在剧烈运动、窒息、失血或寒冷环境等情况下,机体出现心率加快、皮肤与腹腔内脏血管收缩、血液储存库排出血液使循环血量增加等,以增加对上述有害刺激的抵抗力。其生理意义在于调动全身力量参与机体的应急反应。

表 13 - 2　自主神经系统的主要功能

器官	交感神经	副交感神经
循环器官	心率加快、心肌收缩力增强及心输出量增加、血管收缩(肾上腺素能)或舒张(胆碱能)	心率减慢、心肌收缩力及心输出量减少、外生殖器血管舒张
呼吸器官	支气管平滑肌舒张、腺体分泌减少	支气管平滑肌收缩、腺体分泌
消化器官	胃肠运动和消化腺分泌抑制、胃肠括约肌收缩	胃肠运动和消化腺分泌增加、胃肠括约肌舒张
泌尿器官	逼尿肌舒张、尿道括约肌收缩	逼尿肌收缩、尿道括约肌舒张
生殖器官	有孕子宫收缩、无孕子宫舒张	
眼	瞳孔开大、睫状肌松弛	瞳孔缩小、睫状肌收缩
皮肤	竖毛肌收缩、汗腺分泌	
代谢	促进糖原分解和肾上腺髓质分泌	促进胰岛素分泌

(2)副交感神经系统的生理意义：当机体处于安静状态时,副交感神经系统活动常伴有胰岛素分泌增加,故称为迷走-胰岛素系统。其生理意义在于使机体修整恢复,促进消化和吸收,积蓄能量,加强排泄及生殖功能。

二、内脏功能的中枢调节

(一)脊髓对内脏活动的调节

脊髓的灰质侧角是内脏反射活动的初级中枢,如排便、排尿、血管舒缩、出汗、立毛和勃起反射等简单反射均可通过脊髓完成。调节这些内脏活动的交感神经及部分副交感神经节前神经元位于脊髓胸腰段或骶段。临床上观察到,脊髓损伤的患者,在脊休克期过去以后,上述内脏反射可以逐渐恢复,说明脊髓对内脏活动的确具有一定的调节能力,但由于失去了高位脑中枢的控制,脊髓的各种反射多不能正常进行。例如,基本的排尿反射、排便反射虽可进行,但不能受意识控制,出现尿失禁、大便失禁现象。

(二)低位脑干对内脏活动的调节

脑干网状结构有许多重要的内脏活动中枢。其中,延髓具有特别重要的作用。延髓有心血管和呼吸等基本生命中枢,还有吞咽中枢、呕吐中枢等基本反射中枢。动物实验或临床实践中观察到,如延髓被压迫或受伤,可迅速引起呼吸、心跳等生命活动停止,造成死亡,故延髓被认为是生命中枢的所在部位。脑桥存在呼吸调整中枢和角膜反射中枢;中脑有瞳孔对光反射中枢。

(三)下丘脑对内脏活动的调节

下丘脑内有许多神经核团,是调节内脏活动的较高级中枢,在内脏活动的调节中发挥重要作用。下丘脑与边缘系统、脑干网状结构和脑垂体联系密切,共同调节着内脏活动,并把内脏活动与机体的其他生理过程联系起来,与躯体运动及情绪反应等都有密切的关系。下丘脑直接参与体温恒定、摄食行为、情绪反应和水平衡的调节,对腺垂体内分泌活动起着重要的调节作用,并具有神经内分泌功能。下丘脑主要功能归纳如下。

1. 调节摄食行为　下丘脑有摄食中枢和饱中枢。动物实验证实:如果毁坏动物下丘脑外侧区,动物拒绝饮食;电流刺激此区,动物发动摄食活动,食量大增,说明该区为摄食中枢。如果刺激下丘脑内侧区,则动物停止摄食活动,毁坏此区,动物则暴饮暴食,逐渐肥胖,证实该区为饱中枢。一般情况下,摄食中枢与饱中枢之间具有交互抑制的关系,而且它们对血糖浓度变化比较敏感。血糖浓度升高,可以抑制下丘脑摄食中枢,兴奋饱中枢。

2. 维持机体水平衡　下丘脑对水平衡的调节包括摄水与排水两个方面。实验证明,下丘脑内控制饮水的区域在外侧区,与摄食中枢靠近。破坏下丘脑外侧区后,动物除拒食外,饮水量也明显减少;而刺激下丘脑外侧区某些部位,动物饮水量增加。但是,直至目前,控制饮水的中枢确切部位尚不清楚。下丘脑控制机体水平衡的功能主要是通过调节抗利尿激素的合成与释放来完成的。

3. 调节体温　下丘脑是调节体温的基本中枢,包括散热中枢和产热中枢。前者有体温调定点的作用,并发挥和强化机体的散热效应;后者有体温整合作用,发挥和强化机体的产热效应。散热中枢和产热中枢在体温调定点的控制下,维持机体的产热和散热平衡,保持体温相对稳定。

4. 控制情绪反应　动物实验证明,下丘脑有与情绪反应密切相关的神经结构,在间脑水平以上切除大脑的猫,可出现一系列交感神经系统活动亢进的现象,如张牙舞爪、毛发竖起、心跳加速、呼吸加快、瞳孔扩大、血压升高等反应,称为"假怒"现象。平时下丘脑受制于大脑皮质抑制作用,该"假怒"不易显现。切除大脑后,抑制被解除,轻微的刺激即可引发"假怒"。近来还证明,在下丘脑近中线两旁的腹内侧区存在"防卫反应区"。刺激该区,可表现出防卫行为与情绪反应,可能与杏仁核之间有着密切的功能联系。临床上,人类的下丘脑疾病,也常常出现不正常的情绪反应。

人类情绪是一种心理活动,但它常伴有一系列的生理变化,包括自主神经功能、躯体运动功能以及内分泌功能的改变。比较多见的是交感神经系统活动的相对亢进,如果人长期处于紧张、愤怒、忧虑、烦闷等不正常的情绪中,常可造成自主神经功能紊乱,导致与情绪有关的心身疾病(如神经官能症、冠心病、高血压等)的发生。

5. 对垂体及其他内分泌功能的调节　下丘脑分泌 9 种调节性多肽,对腺垂体的内分泌功能施加重要的调节作用。

6. 对生物节律的控制　生物节律是指生物体的功能呈周期性变化的节奏和规律。根据周期的长短可划分为日节律、月节律、年节律等。对人体而言,日节律表现尤为明显,一些重要的生理功能多呈现昼夜的周期性波动。例如,动脉血压、体温、血细胞数等。据研究,这种日节律的总控制中心,可能在下丘脑的视交叉上核。它能对人体内一些重要功能的节律进行调整并使之同步化,因此,被称为生物钟。下丘脑视交叉上核通过特定的神经束与视觉器官联系,当昼夜光照变化时,经过视觉器官影响视交叉上核的活动,使人体功能的日节律与自然界昼夜的交替趋向同步化。

(四) 大脑皮质对内脏活动的调节

大脑皮质对内脏活动的调节极为复杂,与内脏活动关系密切的大脑皮质结构,是边缘叶和新皮质的某些区域。边缘叶与脑岛、颞极、眶回、隔区、杏仁核、丘脑前核和中脑中央灰质等构成边缘系统。边缘叶是内脏活动的高级中枢,可调节皮质下各级植物性神经中枢的活动而对内脏功能实现调节。边缘系统是内脏活动的重要中枢,可以调节呼吸、循环、消化、瞳孔、泌尿等器官活动,还与情绪、食欲、性欲、生殖和防御等活动有密切关系。动物实验与临床观察均证明,海马、穹窿、乳头体以及乳头体丘脑束等与近期记忆能力有关,如这些部位受到损伤,会导致近期记忆能力丧失。大脑皮质中的新皮质对内脏功能活动也有调节作用,如人们在情绪紧张时,出现心跳、呼吸加快、出汗等植物性反应。电刺激皮质运动区,除出现躯体运动外,也可见到内脏活动的变化。

第五节　大脑的高级功能

大脑的高级功能包括条件反射、学习和记忆、思维、语言、睡眠等。在大脑皮质活动中,伴有一系列自发性脑电和皮质诱发电位的变化,可以用于揭示大脑皮质生物电的规律性变化。

一、人类大脑皮质的活动特征

(一) 条件反射

1. 条件反射的形成　条件反射可以在生活过程中自然形成,亦可人工地加以训练形成。经典的条件反射的研究方法是著名生理学家巴甫洛夫创立的。在动物实验中,给狗喂食会引起唾液分泌,这是非条件反射,食物是非条件刺激。但是给予灯光刺激,则不会使狗分泌唾液,故灯光与进食无关,称为无关刺激。如果在狗进食前或同时给予灯光刺激,然后进食,可引起唾液分泌,此仍然是非条件反射,但经多次反复结合达到一定程度,灯光刺激逐渐演变成相当于进食的信号,此时即使不给狗进食,灯光刺激也能引发狗分泌唾液,这就是条件反射的建立。在这种情况下,灯光不再是无关刺激,而成为进食的信号,也就是变成了条件刺激。由条件刺激引起的反射称为条件反射。在日常生活中,任何无关刺激只要多次与非条件刺激结合,都可能转变成条件刺激而引起条件反射。如铃声、食物的形状、颜色、气味、进食的环境、喂食的人等,由于经常与食物伴随出现,都可能成为条件刺激而引起唾液分泌。由此可见,条件反射形成的基本条件,是无关刺激与非条件刺激在时间上的结合,这个结合过程称为强化。初建立的条件反射一般尚不巩固,容易消退,经过多次强化后,就可以巩固下来。

条件反射必须建立在非条件反射的基础上,是个体在生活过程中获得的,它的建立有一个过程。巴甫洛夫条件反射研究的结论是:① 无关刺激与非条件刺激反复结合变为条件刺激,才能引发条件反射;② 由无关刺激与非条件刺激反复结合变为条件刺激引起的反射称为条件反射;③ 条件反射的建立实质上就是无关刺激转换为条件刺激的过程;④ 条件反射是在非条件反射的基础上,在一定生活条件下于后天获得的。

2. 条件反射形成机制　曾经认为条件反射的建立是皮质某些部位之间在功能上暂时性联系的结果。现在认为,条件反射建立过程中的暂时联系不是简单地发生在大脑皮质两个兴奋灶之间,而与脑内各级中枢的活动都有关系。

3. 条件反射的巩固与消退、泛化与分化

(1) 条件反射的巩固与消退:条件反射建立后,如果反复应用条件刺激同时不断地给予非条件刺激强化,使条件反射持久存在的现象,称为条件反射的巩固。条件反射建立之后,如果反复应用条件刺激而没有非条件刺激强化时(即不强化),条件反射就会减弱,最后乃至完全消失,这种现象称为条件反射的消退。例如,上述灯光与喂食多次结合,使狗建立了条件反射,然后反复单独应用灯光,则其引起狗的唾液分泌量就会逐渐减少,甚至完全不能引起唾液分泌。条件反射的消退是由于在不强化的条件下,使原来的条件刺激失去了信号的意义,皮质条件反射中枢发生了抑制的缘故。

(2)条件反射的泛化与分化:在条件反射建立的初期,给予近似条件刺激的刺激,也能引发条件反射的现象,称为条件反射的泛化。以后,如果只对条件刺激进行强化,而对近似的刺激不给予强化,这样泛化反应就逐渐消失。动物只对经常受到强化的刺激产生条件反射,而对其他近似刺激则产生抑制效应,这种现象称为条件反射的分化。

4. 条件反射的特点和生物学意义　条件反射建立在非条件反射的基础上,有个体差异;反射弧不固定,数量无限;由条件刺激引发,适应性强;须大脑皮质参与。因此,增加了机体适应环境的能力,使机体具有预见性,并随环境条件的变化而发生相应的变化,具有极大的易变性,从而使机体对千变万化的环境具有高度的适应性。

5. 人类条件反射活动的生物学特征　人类条件反射活动区别于其他动物的条件反射活动的本质特征就是在一般条件反射基础上,建立起高级的条件反射,即语言的建立。也就是说,人类大脑皮质有两个信号系统。条件反射都是由信号刺激引起的。信号刺激的数目、种类繁多,但大体上分为第一信号和第二信号两大类。

(1)第一信号及第一信号系统:现实的具体信号称为第一信号。如灯光、铃声、食物的形状、气味等,它们都是以信号本身的理化性质来发挥刺激作用的;能对第一信号发生反应的大脑皮质功能系统,称为第一信号系统。该系统是人类和动物所共有的,通过其活动建立一般的条件反射。

(2)第二信号及第二信号系统:语言、文字是抽象信号,称为第二信号。对第二信号发生反应的大脑皮质功能系统,称为第二信号系统。该系统为人类所特有,通过其活动建立起语言功能,这是人类条件反射活动的生物学特征。第二信号系统是在第一信号系统活动的基础上建立的,是个体在后天发育过程中逐渐形成的。人类由于有了第二信号系统活动,就能借助于语言和文字来表达思维,并通过抽象思维进行推理,从而大大扩展了认识的能力和范围,发现和掌握事物的规律,以便认识世界和改造世界。从医学角度来看,由于第二信号系统对人体心理和生理活动能产生重要影响,所以作为医护工作者,不仅要注意自然环境因素对患者的影响,还应注意语言、文字对患者的作用。

(二)优势半球

语言活动的中枢主要集中在一侧大脑半球,主持语言功能的一侧大脑半球称为优势半球或主侧半球。优势半球是后天生活实践中逐渐形成的,与人类习惯运用右手进行劳动有密切关系,而且也不总是一成不变。一般人多习惯用右手进行劳动,其语言中枢多集中于左侧半球。在儿童期如果左侧半球受损,则尚有可能改在右侧大脑皮质重建这种优势,恢复语言功能。这种一侧优势的现象仅为人类特有。一侧优势的现象充分说明人类两侧大脑半球的功能是不对称的。左侧半球在语言活动功能上占优势,而右侧半球则在非语词性认识功能上占优势,例如,对空间的辨认,对深度知觉和触觉的认识以及音乐欣赏等。

（三）语言中枢

语言中枢主要位于优势半球。各种语言中枢有特定的分布区域,各区管理语言功能的内涵不同,但各区的活动又是紧密关联的。正常情况下,它们共同活动,以完成复杂的语言功能。

1. 运动性语言中枢　位于优势半球额下回后部的布罗卡皮质区（中央前回底部前方）,也称语言运动区。此区损伤,患者能听懂别人的话语,读书、写字也正常,但丧失讲话的能力,故称为运动性失语。

2. 书写中枢　位于优势半球额中回后部接近中央前回手部代表区的部位。损伤该部位,则患者能听懂别人的讲话和看懂文字,也会说话,手的功能也正常,但却丧失了书写的功能,故称为失写症。

3. 感觉性语言中枢　位于优势半球颞上回、颞横回。如果颞上回后部损伤,则患者可以写字和讲话,也能看懂文字,但听不懂别人的谈话,即所答非所问,故称为感觉性失语。

4. 读中枢　位于优势半球角回,也称语言文字辨认中枢。损伤此区,患者视觉正常,可以讲话和听懂别人的话语,但看不懂文字,故称为失读症。

二、学习与记忆

学习与记忆是两个互相联系、分阶段的神经活动过程。学习是指人或动物通过神经系统接受外界环境信息获得新的行为习惯（经验）的神经活动过程,即将所处环境中的行为转变为适应性活动的功能的心理过程。建立在学习基础上的行为为学习行为,其与本能行为、遗传行为是有区别的。记忆则是指人或动物对刺激感知（获得）之后,在撤除刺激时能将已感知的内容追想并复述出来的一种心理过程,即将学习到的信息在脑内储存和读出的神经活动过程。

学习和记忆是人类脑活动中最具有特色的生理功能。人类的学习和记忆能力是进行思维活动的基本环节,是组成智力结构的重要成分。学习和记忆对人类智慧的形成、意识的产生、知识的积累以及科学文化的发展,都起着至关重要的作用。与记忆有关的脑内结构有大脑皮质联络区、海马及其周围结构、杏仁核、丘脑和脑干网状结构等。

三、大脑皮质的电活动

大脑皮质神经细胞的生物电活动有两种形式:一种是在无特殊外来刺激的情况下,大脑皮质自身具有持续的、节律性的电位变化,称为自发脑电活动,在头皮特定位置放置引导电极,把大脑自发性脑电活动引导出来,并经脑电图机放大而记录的曲线,称为脑电图（EEG）;另一种是在外加刺激引起的感觉传入冲动激发下,大脑皮质的某一区域产生的较为局限的电位变化,称为皮质诱发电位。如果将颅骨打开,直接在皮质表面安放引导电极,所记录出的脑电波称为皮质电图。

（一）正常脑电图的波形

正常脑电图的波形不规则，一般主要依据频率的不同，分为α、β、θ和δ4种基本波形（图13-19）。

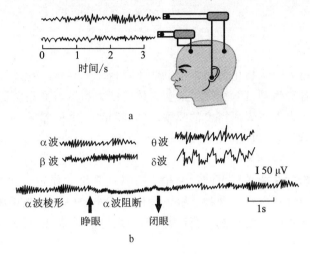

图13-19　正常脑电图
a. 脑电图记录方法示意图　b. 脑电图的各种波形

1. α波　频率为每秒8～13次，波幅为20～100 μV。人类α波在清醒、安静、闭目时出现。睁开眼睛或接受其他刺激时，α波立即消失转而出现β波，这一现象称为α波阻断。如果被试者又安静闭眼，则α波又重现。α波是大脑皮质安静的标志。

2. β波　频率为每秒14～30次，波幅为5～20 μV。在α波节律的基础上，当受试者睁眼视物或接受其他刺激时即出现β波。一般认为β波是大脑皮质兴奋的标志。

3. θ波　频率为4～7次/秒，波幅100～150 μV。特点：困倦时出现；麻醉、大脑器质性病变可出现。θ波是大脑皮质浅抑制的标志。

4. δ波　频率为0.5～3次/秒，波幅20～200 μV。特点：睡眠时出现；麻醉、大脑器质性病变可出现。δ波是大脑皮质深抑制的标志。

总之，β波是大脑皮质处于紧张活动状态时的表现；α波是大脑皮质处在安静、清醒时的主要表现；θ波和δ波是睡眠状态下的主要脑电表现，困倦时出现θ波。在婴幼儿时期，脑电频率比成人慢，一般只见到θ波和δ波，10岁以后才出现α波节律。若12岁以上儿童清醒时仍有δ波出现，就是智力发育欠佳的象征。

一般情况下，脑电波随大脑皮质不同的生理情况而变化。当有许多皮质神经元的电活动趋于一致时，就出现低频率高振幅的波形，这种现象称为同步化；当皮质神经元的电活动不一致时，就出现高频率低振幅的波形，称为去同步化。一般认为，脑电波由高振幅的慢波转化为低振幅的快波时，表示兴奋过程的增强；反之，由低振幅的快波转化为高振幅的慢波时，则表示抑制过程的加深。

（二）皮质诱发电位

皮质诱发电位主要有两个成分，分别称为主反应和后发放。主反应为先正后负的电位变化,波幅较大。一般认为,它是大锥体细胞的综合电位。后发放在主反应之后出现,它是一系列正相的周期性电位,波幅较小,是皮质与丘脑接替核之间环路电活动的表现。目前临床上常记录的皮质诱发电位有躯体感觉诱发电位、视觉诱发电位、听觉诱发电位等几种。

四、觉醒与睡眠

觉醒与睡眠是人类维持生命基本活动的生理现象,为昼夜活动规律。觉醒时人们从事劳动及其他各种活动;通过睡眠,又使人体的精力和体力得到恢复,有利于保持良好的觉醒状态。正常人每天所需要的睡眠时间,随年龄、个体差异、工作性质而异。一般来说,成年人需要 7~9 h,新生儿 18~20 h,儿童 12~14 h,老年人 5~7 h。

（一）觉醒状态的维持

人体觉醒状态的维持是脑干网状结构上行激动系统的作用。觉醒状态可以包括脑电觉醒状态与行为觉醒状态两种。脑电觉醒状态指脑电图波形由睡眠时的同步化慢波变为觉醒时的去同步化快波,而行为上不一定呈觉醒状态;行为觉醒状态指动物出现觉醒时的各种行为表现。

（二）睡眠的发生和睡眠时的生理变化

睡眠是一个主动过程,脑干尾端存在着一个睡眠中枢,由这一中枢发出的冲动,向上传导,可作用于大脑皮质,与脑干网状结构上行激动系统引起的觉醒作用相对抗,并使上行激动作用主动减弱到一定程度,即可导致睡眠。睡眠时生理功能发生以下许多变化。嗅、视、听、味觉和一般的躯体感觉功能逐渐减退,乃至明显减退;意识逐渐消失以致明显丧失;骨骼肌腱反射和肌紧张逐渐减弱,甚至明显减弱;自主神经功能的改变,如心率减慢、呼吸减慢、血压下降、瞳孔缩小、尿量减少、代谢降低、体温下降、发汗功能增强等。上述变化不同于麻醉或昏迷的人,能随着觉醒而迅速恢复,故睡眠具有可唤醒性。

（三）睡眠的时相

通过对睡眠过程的观察,发现睡眠时脑电图慢波和快波波形交替变化,故将其划分为慢波睡眠和快波睡眠两个时相。

1. 慢波睡眠　夜间睡眠大多数属于慢波睡眠,与快波睡眠交替往复。慢波睡眠的特点是:① 脑电图特征为同步化慢波,故又称正相睡眠;② 生长激素分泌增加;③ 出现上述睡眠功能状态的变化。其生理意义有利于消除疲劳,促进生长和体力的恢复。

2. 快波睡眠　由慢波睡眠转入,持续 20~30 min 再转入慢波睡眠。特点:① 脑电图特征为去同步化快波,故也称异相睡眠;② 多梦、快速眼球转动,所以又称为快速眼球运动睡眠;③ 出现上述睡眠功能状态的变化更明显,各种感觉功能进一步减退,以致唤醒阈升高,骨骼肌反射运动及肌紧张进一步减弱,肌肉几乎完全松弛,睡眠更深;④ 自主神经系统功能可出现不规则的波动,如出现阵发性呼吸加快、心率加快、血压增高等。其生理意义有利于精力的恢复和幼儿神经系统的发育。

在整个睡眠过程中,慢波睡眠与快波睡眠交替出现。如此往复 4~5 次,越接近睡眠后期,快波睡眠时间越延长。正常成人慢波睡眠和快波睡眠均可转为觉醒,在快波睡眠期间,如将其唤醒,80%左右的人会诉说正在做梦,所以,做梦也是快波睡眠的特征之一。快波睡眠与幼儿神经系统的成熟、增进记忆和促进精力恢复密切相关。异相睡眠期间出现心血管活动波动的现象,可能与夜间阵发性呼吸困难、突发性心绞痛有一定的相关性。

小 结

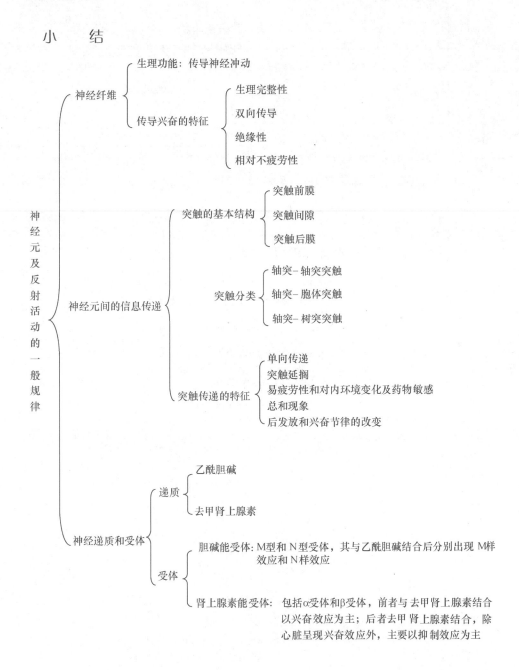

神经系统的感觉功能
- 感觉投射系统
  - 特异性投射系统
    - 作用:产生特定感觉、激发大脑皮质发放传出冲动
    - 特点:点对点的投射关系,投射到大脑皮质的狭窄区域
  - 非特异性投射系统
    - 作用:提高中枢神经系统兴奋性,维持机体呈觉醒状态
    - 特点:弥散地投射到大脑皮质的广泛区域,不具有点对点的投射关系
- 大脑皮质的感觉功能
  - 第一体表感觉区:中央后回
  - 视觉区:位于枕叶距状裂周围
  - 听觉区:位于颞叶皮质的颞横回和颞上回
- 内脏痛的特征
  - 缓慢、持续、定位不精确和对刺激的分辨能力差
  - 对机械性牵拉、缺血、痉挛、炎症等刺激较敏感,而对一般的切割、烧灼、夹捏等刺激不敏感
  - 常伴有明显的情绪反应及牵涉痛

神经系统对躯体运动的调节
- 牵张反射
  - 特点:感受器和效应器位于同一块肌肉中
  - 肌紧张:姿势反射和躯体运动的基础
  - 腱反射:判定中枢和外周神经损伤的部位
- 脑干对躯体运动的调节
  - 脑干网状结构易化区:加强肌紧张和肌肉的运动
  - 脑干网状结构抑制区:抑制肌紧张和肌肉的运动
- 小脑对躯体运动的调节
  - 维持身体平衡
  - 调节肌紧张
  - 协调随意运动
- 大脑皮质对躯体运动的调节
  - 锥体系:发动随意运动和完成精细活动
  - 锥体外系:调节肌紧张,协调和稳定随意运动,协调完成各种精细的技巧性动作

条件反射形成:无关刺激与非条件刺激在时间上的结合

条件反射活动的生物学特征
- 第一信号系统:人和动物共有
- 第二信号系统:人所特有

脑的高级功能

正常脑电图波形
- α波
- β波
- θ波
- δ波

睡眠的时相
- 慢波睡眠:脑电图特征为同步化慢波;生长激素分泌增加
- 快波睡眠:脑电图特征为去同步化快波;多梦、快速眼球转动

思考题

1. 兴奋在神经纤维上的传导和在神经元之间的传递有何不同？解释其形成原因。

2. 神经-肌接头的兴奋传递与中枢的突触传递有何异同？

3. 特异性投射系统与非特异性投射系统有何区别？

4. 内脏痛与皮肤痛比较有哪些特点？

5. 大脑皮质主要运动区有哪些特点？

6. 试述突触后抑制与突触前抑制的结构基础、形成机制和生理意义。

7. 何谓胆碱能纤维？包括哪些纤维？

8. 胆碱能受体有哪些？如何分布？列出其阻断剂。

9. 应用M受体阻断剂阿托品,可能发生哪些内脏活动变化？请说明原因。

10. 简述骨骼肌牵张反射类型、特点和生理意义。

（李洪润）

第十四章 内 分 泌

学习目标

1. 掌握内分泌和激素的概念,腺垂体的激素及生理作用,甲状腺激素、肾上腺皮质激素、肾上腺髓质激素、胰岛素的生理作用。
2. 熟悉激素作用的特征,下丘脑与垂体之间的功能关系,神经垂体激素及生理作用,甲状旁腺激素作用,下丘脑-腺垂体-甲状腺轴、下丘脑-腺垂体-肾上腺皮质轴的调节及意义。
3. 了解激素的分类及作用原理,交感-肾上腺髓质系统、应急反应与应激反应的概念,甲状腺激素合成过程及碘对甲状腺激素合成的影响。
4. 结合本章内容的学习,运用基本理论知识,解释某些内分泌疾病的诊治和护理。学会发现和解决临床工作中的问题。
5. 结合护理专业特点,树立救死扶伤的精神和高尚的职业道德,养成关心他人,乐于助人,谦虚谨慎,诚实守信的良好品质。

应用与实践

　　某患者女性,52岁,最近口渴,多食多饮多尿,消瘦乏力,空腹血糖 9.10 mmol/L,尿糖阳性,诊断为糖尿病。

【思考】

1. 为什么糖尿病患者会出现高血糖?
2. 护士应如何对糖尿病患者进行护理和健康指导?

　　青春期时,对爱情的梦想,对人生的憧憬就像是心中一股炙热的火焰,总是让我们不由自主的热血沸腾,内心有各种各样的激情和想法,其实这些生理特征是体内多种内分泌腺所分泌激素作用的结果。

第一节　概　　述

　　内分泌系统是体内重要的功能调节系统,是由内分泌腺和散在于某些器官组织中的内分泌细胞组成。内分泌腺和内分泌细胞是通过所分泌的激素来发挥调节作用的,激素不经导管,而是直接释放于体液中,这种现象称为**内分泌**(endocrine)。内分泌系统与神经系统密切联系,相互配合,共同调节机体的各种功能活动,维持内环境相对稳定。

由内分泌腺或内分泌细胞所分泌的高效能的生物活性物质,称为**激素**(hormone)。激素经血液或组织液传递而发挥其调节作用,主要调节机体的新陈代谢、生长发育及生殖功能。

关于激素传递方式,目前认识的比较深入。大多数激素经血液循环运送到远距离的器官发挥作用,这种方式称为远距分泌;某些激素仅由组织液扩散作用于邻近细胞,这种方式称为旁分泌;如果内分泌细胞所分泌的激素在局部扩散又返回作用于该内分泌细胞,这种方式称为自分泌;另外,下丘脑有许多具有内分泌功能的神经元,其产生的激素可沿神经轴突内轴浆流动送到末梢释放,这种方式称为神经分泌。

一、激素的分类

激素按化学性质可分为两大类。

(一)含氮激素

1. 肽类和蛋白质激素 主要有下丘脑调节性多肽、神经垂体释放的激素、腺垂体激素、胰岛素、甲状旁腺激素、降钙素和胃肠激素等。

2. 胺类激素 包括肾上腺素、去甲肾上腺素、甲状腺激素。

含氮激素易被消化液分解而破坏,用药时不宜口服,一般需注射。

(二)类固醇激素

类固醇激素主要包括肾上腺皮质和性腺分泌的激素,如皮质醇、醛固酮、性激素等。这类激素不易被消化液分解破坏,用药时可口服。另外,1,25-二羟维生素 D_3 也属于固醇类激素。

人体内分泌系统分泌的激素种类繁多,主要的内分泌腺所分泌的激素及其化学本质见表 14-1。

表 14-1 主要内分泌腺所分泌的激素及其化学本质

内分泌腺	激素	英文缩写	化学性质
下丘脑	促甲状腺激素释放激素	TRH	肽类
	促肾上腺皮质激素释放激素	CRH	肽类
	促性腺激素释放激素	GnRH	肽类
	生长激素释放激素	GHRH	肽类
	生长激素释放抑制激素	GHPIH	肽类
	催乳素释放因子	PRF	肽类
	催乳素释放抑制因子	PIF	肽类
	促黑素细胞激素释放因子	MRF	肽类
	促黑素细胞激素释放抑制因子	MIF	肽类

续表

内分泌腺	激素	英文缩写	化学性质
垂体:腺垂体	促肾上腺皮质激素	ACTH	肽类
	促甲状腺激素	TSH	蛋白类
	促卵泡激素	FSH	蛋白类
	黄体生成素	LH	蛋白类
	促黑(素细胞)激素	MSH	肽类
	生长激素	GH	蛋白类
	催乳素	PRL	蛋白类
垂体:神经垂体	血管升压素(抗利尿激素)	VP(ADH)	肽类
	催产素	OXT	肽类
甲状腺	甲状腺素(四碘甲腺原氨酸)	T_4	胺类
	三碘甲腺原氨酸	T_3	胺类
甲状腺 C 细胞	降钙素	CT	肽类
甲状旁腺	甲状旁腺激素	PTH	蛋白类
胰岛	胰岛素		蛋白类
	胰高血糖素		肽类
	胰多肽		肽类
肾上腺:皮质	糖皮质激素(如皮质醇)		类固醇
	盐皮质激素(如醛固酮)		类固醇
肾上腺:髓质	肾上腺素	E	胺类
	去甲肾上腺素	NE	胺类
睾丸:间质细胞	睾酮		类固醇
睾丸:支持细胞	抑制素		类固醇
卵巢及胎盘	雌二醇	E_2	类固醇
	雌三醇	E_3	类固醇
	黄体酮	P	类固醇
胎盘	绒毛膜促性腺激素	CG	蛋白类
消化道	促胃液素		肽类
	促胰液素		肽类
消化道及脑	缩胆囊素	CCK	肽类
心房	心房钠尿肽		肽类
松果体	褪黑素		胺类
胸腺	胸腺素		肽类
皮肤、食物	胆钙化醇(维生素 D_3)	VD_3	固醇类
肝	25 -羟胆钙化醇(25 -羟维生素 D_3)		固醇类
肾	1,25 -二羟胆钙化醇(1,25 -二羟维生素 D_3)		固醇类

二、激素作用的一般特性

(一) 激素的信息传递作用

激素本身并不直接参与细胞的物质代谢和能量代谢过程,只是作为信息传递者,以这种化学的方式传递给靶细胞,使其靶细胞原有的生理生化过程增强或减弱。在实现其调节作用的过程中,并不引起细胞新的功能活动,也不为原有功能活动提供能量,仅仅起到"信使"的作用。在信息传递结束后,激素即被分解失活。

(二) 激素作用的特异性

激素释放进入血液被运送到全身各个部位,但激素只选择性地作用于某些器官、组织和细胞,称为激素作用的特异性。特异性的本质是靶细胞上存在与该激素结合的特异性受体。激素与受体相互识别,并发生特异性结合,从而发挥生理效应。

(三) 激素作用的高效能

各种激素在血液中极微量,一般在纳摩尔(nmol/L),甚至在皮摩尔(pmol/L)数量级,但其作用却非常显著,其原因是激素与受体结合后,在细胞内发生一系列酶促反应,逐级放大,形成一个高效能生物放大系统。某内分泌腺分泌的激素稍有过多或不足,便可引起机体代谢或功能的异常,分别称为内分泌腺功能亢进或功能减退。

(四) 激素间的相互作用

体内多种激素其作用各异,但激素与激素之间可互相影响,表现为相互对抗作用和相互协同作用,如胰岛素降低血糖,而胰高血糖素升高血糖,这表现为相互对抗作用;而肾上腺素、糖皮质激素、生长激素等均能升高血糖,这表现为相互协同作用。还有的激素对某一生理反应不起直接作用,但其为另一种激素发挥作用创造必备条件,如糖皮质激素本身并不能引起血管平滑肌收缩,但只有它存在时,去甲肾上腺素才能充分发挥其缩血管作用,这种现象称为激素的允许作用。

三、激素作用机制

(一) 含氮激素的作用机制——第二信使学说

该学说认为,激素作为第一信使,经血液循环送到靶细胞,与靶细胞膜表面的特异性受体结合,激活位于细胞膜内侧面的腺苷酸环化酶(AC),在 Mg^{2+} 参与下,促使腺三磷酸苷(ATP)转变为环磷酸腺苷(cAMP),cAMP 作为第二信使激活细胞内蛋白激酶系统,蛋白激酶的活化有赖于 Ca^{2+} 的存在。激活的蛋白激酶可使多种蛋白质或酶发生磷酸化反应,进而调节细胞的各种功能(图 14-1)。

(二) 类固醇激素的作用机制——基因表达学说

类固醇激素相对分子质量小,脂溶性高,能透过靶细胞膜进入细胞内,与胞质受体结合,形成激素-胞质受体复合物,再进入核内与核内受体结合,转变为激素-核受体复合物,从而激发 DNA 的转录过程,生成新的 mRNA,诱导某种蛋白的合成而产生生理效应。另外,有的激素(如甲状腺激素,维生素 D_3)可直接进入核内,与附着于 DNA 上的核内受体分子结合,调节蛋白质的合成。

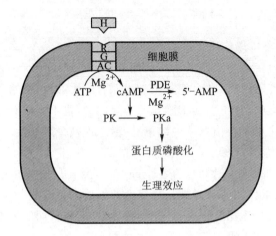

图 14-1　含氮激素的作用机制示意图

H:激素　R:受体　AC:腺苷酸环化酶　PDE:磷酸二酯酶

PKa:活化蛋白激酶　cAMP:环磷酸腺苷　G:鸟苷酸结合蛋白

　　应该说明,上述两类激素作用原理不能绝对分开。例如,胰岛素除作用于细胞膜受体外,还能进入细胞内发挥作用。甲状腺激素也是通过进入细胞核内,通过调节蛋白质合成的转录过程而发挥作用的(图 14-2)。

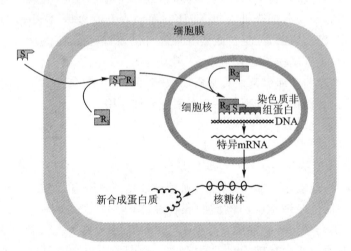

图 14-2　类固醇激素的作用机制示意图

S:激素　R₁:胞质受体　R₂:核受体

护理专业教学资源库/课程中心/人体结构与功能/教学内容/学习单元 12-内分泌/教学图片

第二节　下丘脑与垂体

一、下丘脑与垂体的功能联系

下丘脑在丘脑的前下方,贴靠颅底中部,前以视交叉为界,下连垂体,下丘脑的许多核团兼有内分泌功能,能合成分泌多种激素,影响和调节垂体的功能。垂体体积小,平均重量 0.6 g,位于颅底的垂体窝内,借漏斗与下丘脑相连。垂体按其结构和功能可分为**腺垂体**和**神经垂体**两部分,由于这两部分都与下丘脑有密切关系,因此,按它们的结构和功能特点,可分为下丘脑-腺垂体系统和下丘脑-神经垂体系统(图 14-3)。

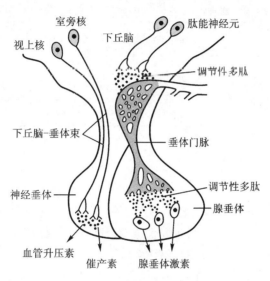

图 14-3　下丘脑与垂体功能联系示意图

(一)下丘脑-腺垂体系统

下丘脑基底部存在一个"促垂体区",主要包括正中隆起、弓状核、腹内侧核、视交叉上核以及室周核等核团。这些核团的神经元(称肽能神经元)能合成分泌至少 9 种具有生物活性的多肽,通过垂体门脉系统运送到腺垂体,调节腺垂体的内分泌活动,因此,将这些多肽称为下丘脑调节性多肽(HRP)。目前已对下丘脑调节性多肽中的 9 种多肽激素作了较深入的研究,对腺垂体具有兴奋作用,已经确定其化学结构的,称为释放激素;没有确定其化学结构的,称为释放因子。对腺垂体分泌具有抑制作用的,称为释放抑制激素或释放抑制因子。下丘脑调节性多肽的名称及主要作用见表 14-2。

（二）下丘脑-神经垂体系统

下丘脑视上核和室旁核的神经元能合成抗利尿激素（ADH）和催产素，经下丘脑-垂体束的轴浆运输到神经垂体储存，并由神经垂体释放入血。

表 14-2 下丘脑调节性多肽及其作用

下丘脑调节性多肽（HRP）	英文缩写	对腺垂体的调节作用
促甲状腺激素释放激素	TRH	促甲状腺激素↑催乳素↑
促肾上腺皮质激素释放激素	CRH	促肾上腺皮质激素↑
促性腺激素释放激素	GnRH	黄体生成素↑促卵泡激素↑
生长激素释放激素	GHRH	生长激素↑
生长激素释放抑制激素（生长抑素）	GHPIH	生长激素↓
催乳素释放因子	PRF	催乳素↑
催乳素释放抑制因子	PIF	催乳素↓
促黑素细胞激素释放因子	MRF	促黑激素↑
促黑素细胞激素释放抑制因子	MIF	促黑激素↓

注：↑升高，↓降低。

二、腺垂体

（一）腺垂体激素及其生理作用

腺垂体合成和分泌 7 种激素：生长激素（GH）、催乳素（PRL）、促黑激素（MSH）、促甲状腺激素（TSH）、促肾上腺皮质激素（ACTH）、促卵泡激素（FSH）和黄体生成素（LH）。其中促甲状腺激素、促肾上腺皮质激素、促卵泡激素、黄体生成素均有各自的靶腺，分别形成下丘脑-腺垂体-甲状腺轴；下丘脑-腺垂体-肾上腺皮质轴；下丘脑-腺垂体-性腺轴。腺垂体所分泌的这些激素是通过促进靶腺分泌激素而发挥作用，所以这些激素也称为"促激素"。

1. 生长激素 生长激素（GH）是腺垂体中含量最多、分泌量最大的一种激素。

GH 作用主要是促进机体生长，特别是促进骨骼、肌肉和内脏器官的生长。人在幼年时期生长激素分泌不足，将出现生长迟缓，身材矮小，称为**侏儒症**；若幼年时期生长激素分泌过多，身材过于高大，称为巨人症；成年后分泌过多，因骨骺已闭合，长骨不再增长，可刺激手足肢端短骨、面骨及软组织生长异常，出现手足粗大、鼻大唇厚、下颌突出等症状，称为**肢端肥大症**。

GH 促进骨质生长的机制已阐明清楚，在 GH 的作用下，主要由肝和肾产生一种小分子多肽物质，称为生长介素，其经血液循环作用于软骨，促进硫酸盐、氨基酸进入软骨细胞,加速软骨细胞蛋白质合成、增加软骨胶原组织、促进软骨细胞分裂,使软骨生长,软骨骨化后即变成成骨,使长骨变长。

GH 对代谢的影响较广泛,具有促进蛋白质合成、促进脂肪分解和升高血糖的作用。GH 可通过生长介素促进氨基酸进入细胞,促进蛋白质的合成,包括软骨、骨、肌肉、肝、肾、心、脑及皮肤等组织的蛋白质合成增加;GH 能促进脂肪分解,增强脂肪酸氧化;GH 抑制外周组织摄取与利用葡萄糖,减少葡萄糖的消耗,提高血糖水平。过量的生长激素可使血糖升高而引起糖尿,称为垂体性糖尿。

影响 GH 分泌的因素包括:① 睡眠的影响:人在觉醒状态下,GH 分泌较少,进入慢波睡眠后,GH 分泌明显增加。② 代谢因素的影响:血糖、氨基酸与脂肪酸均能影响 GH 的分泌,其中以低血糖对 GH 分泌的刺激作用最强。此外,运动、应激刺激、青春期(血中雌激素或睾酮浓度增高),可促进 GH 分泌。

2. 催乳素(PRL)　PRL 主要作用是促进妊娠期乳腺发育生长,引起并维持成熟乳腺泌乳,并对男性和女性的性腺有一定的作用。在应激反应状态下血中 PRL 浓度升高。

3. 促黑激素(MSH)　MSH 主要作用于黑(色)素细胞。人体内黑(色)素细胞主要分布于皮肤、毛发、虹膜和视网膜的色素层及软脑膜。MSH 能促进黑(色)素细胞中的酪氨酸酶的合成和激活,使酪氨酸转变成黑色素,使皮肤与毛发颜色变深,但与正常人的皮肤色素沉着关系不大。

4. 促激素

(1) 促甲状腺激素(TSH):促进甲状腺激素的合成与释放,并刺激甲状腺组织增生。

(2) 促性腺激素:促性腺激素包括促卵泡激素(FSH)和黄体生成素(LH)。FSH 在女性刺激卵巢卵泡发育和卵子成熟;在男性也称精子生成素,刺激曲细精管上皮和精子的发育与成熟。LH 在女性可促进卵泡排卵及黄体生成,刺激卵巢分泌雌激素和孕激素;在男性也称间质细胞刺激素,刺激睾丸间质细胞分泌雄激素。

(3) 促肾上腺皮质激素(ACTH):ACTH 主要作用是刺激肾上腺皮质束状带分泌糖皮质激素,并促进肾上腺皮质增生,维持其正常功能和反应性。

知识拓展

垂体性巨人症和肢端肥大症

垂体是控制人体生长发育的重要器官,如果其功能亢进,垂体激素分泌异常,如患垂体生长激素细胞腺瘤时,可分泌过多的生长激素,若在青春期以前即骨骺未闭合时,引起垂体性巨人症;若在青春期以后即骨骺已闭合时,引起肢端肥大症。垂体性巨人症表现为骨骼、肌肉、内脏器官及其他组织的过度生长,致使身材异常高大，内脏器官也按比例增大，但生殖器官如睾丸、卵巢等发育不全，女性患者常无月经，有的并发糖尿病。肢端肥大症发病呈隐匿性，表现为头颅骨增厚，下颌骨、眶上脊及颧弓增大突出，鼻、唇、舌由于软组织增生而增厚变大，皮肤粗糙变厚，呈现特有面容；四肢肢端骨、软骨及软组织增生使手足宽而粗厚，手指及足趾粗钝，内脏器官也肥大，约有半数患者伴有其他内分泌功能障碍，如高胰岛素血症、性功能减退等。巨人症患者若不及时治疗，肿瘤越长越大，导致垂体破坏，通常在成年后不久死亡。其根本治疗是手术切除垂体瘤，不能手术的可放射治疗，也可应用性激素控制身体增长。

（二）腺垂体功能的调节

1. 下丘脑对腺垂体分泌功能的调节　下丘脑调节性多肽，经垂体门脉系统到腺垂体，调节腺垂体功能，促进或抑制腺垂体分泌相应的激素。

2. 靶腺激素对下丘脑和腺垂体的反馈调节　腺垂体分泌的促激素作用于靶腺（甲状腺、肾上腺皮质、性腺），促进靶腺分泌激素，维持靶腺正常功能。而靶腺激素在血中的浓度，会影响下丘脑、腺垂体的活动，当靶腺激素在血中浓度升高时，将反馈作用于下丘脑和腺垂体，主要是负反馈，使相应的释放激素和促激素分泌减少，因而使靶腺激素浓度维持于正常水平。

三、神经垂体

神经垂体无分泌功能，只是储存和释放下丘脑激素的部位。神经垂体储存释放两种激素。

（一）抗利尿激素(ADH)

抗利尿激素又称血管升压素(VP)，其作用有两方面：一方面，可促进远曲小管和集合管对水的重吸收，使尿量减少；另一方面作用于血管，使血管收缩。生理情况下，由于VP的浓度很低，几乎没有收缩血管而致血压升高的作用，只有在大失血时，血容量下降可引起VP大量释放，使血管收缩，对维持血压有一定的作用。临床上常用垂体后叶素（主要含VP）治疗某些出血性疾病，如肺咯血等。由于VP也能使冠状血管收缩，可造成心肌缺血，所以不选它作为升压药使用。

（二）催产素(OXT)

OXT由下丘脑室旁核分泌，其作用主要是促进乳腺周围肌上皮细胞收缩，促进乳汁排出；另外催产素可促进子宫收缩，对非妊娠子宫作用较小，对妊娠子宫作用强。在临床工作中，使用药理剂量的催产素，可引起子宫强烈收缩，减少产后出血。

OXT的释放属反射性调节，当临产时，分娩子宫、子宫颈、阴道受到牵拉刺激，可反射性地引起OXT释放，促进子宫收缩，有利于产妇分娩。另外，当哺乳时婴儿吸吮刺激乳头，也可引起OXT释放。

垂体激素对靶器官的作用和反馈调节见图14-4。

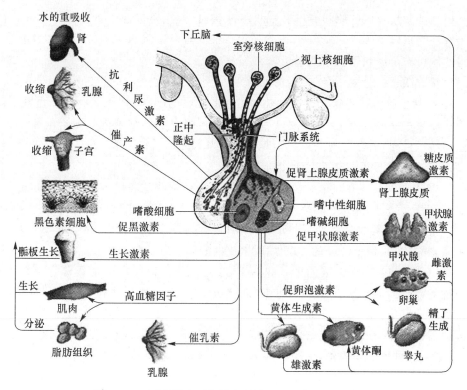

图 14 - 4　垂体激素对靶器官的作用和反馈调节示意图

 护理专业教学资源库/课程中心/人体结构与功能/教学内容/学习单元 12 -内分泌/电子教案

第三节　甲状腺及甲状旁腺

一、甲状腺

甲状腺是人体内最大的内分泌腺,平均重 20～30 g。甲状腺由许多大小不等的单层上皮细胞围成的腺泡所组成。腺泡上皮细胞是甲状腺激素合成与释放的部位。腺泡腔内充满胶质,是甲状腺激素的储存库。在甲状腺组织中,还有滤泡旁细胞,又称为甲状腺 C 细胞。

（一）甲状腺激素的合成和代谢

甲状腺激素（thyroid hormone）主要包括四碘甲腺原氨酸（T_4）和三碘甲腺原氨酸（T_3）两种,T_4 和 T_3 均为酪氨酸的碘化物。甲状腺分泌的 T_4 比 T_3 多,但 T_3 的生物活性却是 T_4 的 3～5 倍,T_3 是甲状腺激素发挥生理作用的主要形式。

甲状腺激素合成的原料有碘和甲状腺球蛋白,碘主要来源于食物,人每日从食物中摄取的无机碘为 $100\sim200~\mu g$,正常人每日最低需要量为 $50\sim70~\mu g$,所以从食物中获得的碘可满足甲状腺激素的合成。

甲状腺激素的合成包括三个过程。

1. 甲状腺腺泡的聚碘与碘的活化　由小肠吸收的碘,以 I^- 形式存在于血液中,甲状腺从血浆中摄取 I^- 的能力极强,I^- 从血液进入腺泡上皮细胞内是逆着电化学梯度的主动转运过程,依靠腺泡上皮细胞膜上的碘泵来完成。摄入腺泡上皮细胞的 I^-,在过氧化酶的作用下氧化成具有活性的碘,这一过程称为碘的活化。

2. 酪氨酸碘化　在过氧化酶催化后,活化后的碘迅速取代甲状腺球蛋白分子中酪氨酸残基上的氢,生成一碘酪氨酸(MIT)和二碘酪氨酸(DIT),这一过程称为碘化。

3. 甲状腺激素的合成　一个分子的 MIT 和一个分子的 DIT 发生耦联生成三碘甲腺原氨酸(T_3),两个分子的 DIT 耦联生成四碘甲腺原氨酸(T_4)。

在甲状腺球蛋白上形成的甲状腺激素,在腺泡腔内以胶质的形式储存。在 TSH 的刺激下,释放入血,其中的 99% 与蛋白质结合,1% 以游离形式存在,主要为 T_3。只有游离型的甲状腺激素才能进入组织,发挥生理效应。20% 的 T_3 和 T_4 在肝内降解,与肝的葡萄糖醛酸或硫酸盐结合后,随胆汁排入小肠,分解后随粪便排出。80% 的 T_3 和 T_4 首先在外周组织脱碘,所脱下的碘可由甲状腺再摄取或由肾排出。

（二）甲状腺激素的生理作用

甲状腺激素的主要作用是促进物质和能量代谢及生长发育过程,作用较广泛,对心血管、神经、消化系统等都有影响。

1. 对代谢的作用　甲状腺激素能增加组织的耗氧量和产热量,提高能量代谢水平,使基础代谢率增高,这些作用称为甲状腺激素的产热作用。甲状腺功能亢进的患者因产热量增多,体温偏高,怕热多汗,基础代谢率显著增高,可比正常值高 25%～80%;甲状腺功能低下则相反,患者因产热量减少,体温偏低,怕冷,基础代谢率降低,可比正常值低 20%～40%。测定基础代谢率,有助于了解甲状腺的功能状态。甲状腺激素对三大营养物质代谢的作用:

（1）糖代谢:甲状腺激素可促进小肠对葡萄糖的吸收,增加糖原分解和糖异生作用,所以可以升高血糖;但是,甲状腺激素还可加强外周组织对糖的利用,又可以降低血糖。因此,正常情况下,甲状腺激素对血糖浓度影响不大。大量的甲状腺激素,如甲状腺功能亢进时,升糖作用强于外周组织对糖的利用,可出现血糖升高,有时出现糖尿。

（2）蛋白质代谢:生理浓度的甲状腺激素可促进蛋白质的合成,使肌肉、肝和肾的蛋白质合成明显增加,有利于机体的生长、发育。但甲状腺激素分泌过多时,则蛋白质分解明显大于合成,特别是促进骨骼肌中的蛋白质分解,患者出现肌肉消瘦和肌无力,由于骨骼蛋白质的分解而出现不同程度的骨质疏松。甲状腺激素分泌不足时,蛋白质合成减少,组织间的黏蛋白增多,可结合一部分的盐和水,在皮下形成黏液性水肿。

（3）脂肪代谢:甲状腺激素可促进脂肪和胆固醇的合成,又可加速脂肪的动员、分解,促进肝对胆固醇的降解,但分解速度大于合成速度。故甲状腺功能亢进患者血胆固醇低于正常,甲状腺功能低下患者血胆固醇高于正常。

2. 对生长发育的作用　甲状腺激素是维持机体正常生长、发育必不可少的激素,特别是对骨和脑的发育尤为重要。甲状腺功能低下的儿童,以身材矮小、智力低下为特征,称为呆小症(又称克汀病)。在胚胎期缺碘可造成甲状腺激素合成不足,或出生后甲状腺功能低下,脑发育明显障碍,脑各部位的神经细胞变小,轴突、树突与髓鞘均减少,胶质细胞数量也减少。所以治疗呆小症要抓住时机,在出生后 3 个月以内补充甲状腺激素,过迟难以奏效。

3. 对神经系统的作用　甲状腺激素具有兴奋中枢神经系统的作用。甲状腺功能亢进时,主要表现为注意力不集中、烦躁不安、失眠、多愁善感和喜怒无常等。甲状腺功能低下时,中枢神经系统兴奋性降低,表现为记忆力减退、说话缓慢、动作迟缓、表情淡漠和终日嗜睡等。

4. 对心血管的作用　甲状腺激素可直接作用于心肌,增加心肌的收缩力,并可加快心率,使心输出量增多。甲状腺功能亢进患者可出现心动过速,严重者可致心力衰竭。甲状腺激素由于增加组织的耗氧量而使组织相对缺氧,使小血管舒张,外周阻力降低,但同时心输出量增加,所以收缩压升高,舒张压降低,脉压增大。

另外,甲状腺激素能增进食欲,甲状腺功能亢进患者,食量增加;甲状腺激素也影响男性和女性生殖功能,甲状腺激素分泌过多或过少,均可导致生殖功能紊乱。

（三）甲状腺功能的调节

1. 下丘脑-腺垂体-甲状腺轴的调节　下丘脑分泌的促甲状腺激素释放激素(TRH),经垂体门脉系统运至腺垂体,促进腺垂体合成、分泌促甲状腺激素(TSH),TSH 作用于甲状腺,促进甲状腺腺泡增生,并使甲状腺激素(T_3、T_4)合成、释放增加。

血中游离的 T_3 与 T_4 浓度的升降,对腺垂体 TSH 的分泌起经常性反馈调节作用。当血中 T_3 与 T_4 浓度增高时,可反馈抑制腺垂体合成分泌 TSH,TSH 合成分泌减少,从而使 T_3、T_4 浓度降至正常水平;当血中 T_3 与 T_4 浓度降低时,对腺垂体的抑制作用减弱,TSH 合成分泌增加,从而使 T_3、T_4 浓度升至正常水平。这种负反馈调节,对维持 T_3、T_4 浓度的相对稳定起重要作用(图 14-5)。

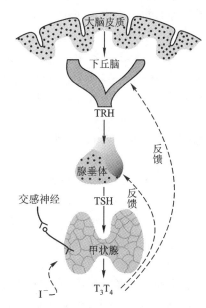

图 14-5　甲状腺功能的调节

TRH:促甲状腺激素释放激素　TSH:促甲状腺激素
——→表示促进　- - →表示抑制

2. 自身调节　甲状腺能根据机体的碘供应情况,调整自身对碘的摄取和利用,以及甲状腺激素的合成与释放,称为自身调节,这是一种有限度的、缓慢的调节。当食物供碘增多时,甲状腺摄碘减少,合成甲状腺激素减少;相反,供碘不足时,甲状腺摄碘增多,合成甲状腺激素增多,使 T_3、T_4 的合成和释放维持稳定。如地方性甲状腺肿,由于食物中长期缺碘,超过了甲状腺自身调节的限度,使 T_3、T_4 合成减少,对腺垂体的负反馈作用减弱,引起 TSH 分泌增多,导致甲状腺组织代偿性增生肿大。

3. 自主神经对甲状腺活动的影响　甲状腺受自主神经支配。交感神经兴奋可使甲状腺激素合成与分泌增多;副交感神经兴奋可使甲状腺激素合成与分泌减少。

二、甲状旁腺和甲状腺 C 细胞

甲状旁腺为扁圆小体,呈棕黄色,形似大豆。位于甲状腺两侧叶的后面,上、下各一对。甲状旁腺分泌甲状旁腺激素(PTH)。甲状腺 C 细胞分泌降钙素(CT)。甲状旁腺激素、降钙素和 1,25-二羟维生素 D_3 是共同调节机体钙磷代谢的 3 种主要激素,从而维持血浆中钙、磷水平的相对稳定。

(一) 甲状旁腺素的生理作用及分泌调节

甲状旁腺素主要生理作用是通过对骨和肾的作用使血钙升高,血磷降低。

1. 对骨的作用　PTH 能动员骨钙入血,使血钙升高。其作用包括快速效应与延缓效应两个时相。快速效应在 PTH 作用几分钟即出现,主要能提高细胞膜对 Ca^{2+} 的通透性,促进钙泵活动,将 Ca^{2+} 转运至细胞外液,使血钙升高;延缓效应在 PTH 作用后 12~14 h 表现出来,通常几天或几周后达高峰,这是通过加强破骨细胞的溶骨作用和促进破骨细胞增生而实现的,使骨钙溶解加速,动员骨钙入血。两个效应相互配合,既能对血钙的急切需要做出反应,又可保证长时间的持续效应。

2. 对肾的作用　PTH 促进远曲小管对 Ca^{2+} 的重吸收,减少尿钙排出,使血钙升高。同时,PTH 能抑制近端小管对磷酸盐的重吸收,增加尿磷排出,使血磷下降。另外,PTH 能激活肾的 1,25-羟化酶,使 25-维生素 D_3 转化成有活性的 1,25-二羟维生素 D_3,后者可促进小肠对 Ca^{2+} 的吸收,使血钙升高。若因甲状腺手术不慎,误将甲状旁腺切除,则可引起血钙降低,使神经与肌肉的兴奋性增高,出现手足抽搐等症状,严重者可因呼吸肌痉挛而窒息。

甲状旁腺素分泌主要受血钙浓度的调节。血钙升高,PTH 分泌减少;血钙降低,PTH 则分泌增多。此外,血磷升高可通过降低血钙而刺激 PTH 分泌,降钙素大量释放也可促使 PTH 分泌。

(二) 降钙素(CT)的生理作用及分泌调节

CT 的主要作用是降低血钙和血磷。降钙素可抑制破骨细胞活动,减少溶骨过程,使骨组织释放钙和磷减少;还能抑制肾小管对钙、磷的重吸收,从而使血钙和血磷降低。另外,CT 还可通过抑制肾的 1,25 -羟化酶,减少肾 1,25 -二羟维生素 D_3 的合成,间接地影响小肠黏膜对钙的吸收,使血钙降低。

降钙素的分泌受血钙浓度的调节,当血钙升高时,CT 分泌增多;当血钙降低时,CT 分泌减少。

护理专业教学资源库/课程中心/人体结构与功能/教学内容/学习单元 12 -内分泌/电子教案

第四节　肾　上　腺

肾上腺左、右各一,位于两侧肾的内上方,左肾上腺呈半月形,右肾上腺呈三角形,两腺共重约 12 g。肾上腺表面有致密结缔组织的被膜。肾上腺的实质分为周围的皮质及中央的髓质两部分,两者在发生、结构与功能上均不相同,实际上是两个独立的内分泌腺体。

护理专业教学资源库/课程中心/人体结构与功能/教学内容/学习单元 12 -内分泌/教学图片

一、肾上腺皮质

肾上腺皮质较厚,占肾上腺的 $80\% \sim 90\%$,根据细胞排列形式,由外至内可分 3 层,即球状带、束状带、网状带。球状带的细胞分泌盐皮质激素,束状带细胞分泌糖皮质激素,网状带细胞分泌雄激素和少量的雌激素。

(一)肾上腺皮质激素的合成与代谢

合成肾上腺皮质激素的原料是胆固醇,主要来自血液。在皮质细胞的线粒体内膜或内质网中所含的裂解酶与羟化酶等酶系的作用下,使胆固醇先变成孕烯醇酮,然后再进一步转变为各种皮质激素。

(二)肾上腺皮质激素的作用

1. 盐皮质激素的作用　盐皮质激素以醛固酮为主,主要作用是调节水盐代谢。醛固酮能促进远曲小管和集合管重吸收 Na^+、水和排出 K^+,即保 Na^+、保水和排 K^+ 作用。故醛固酮对维持体内的 Na^+、K^+ 含量的相对稳定,以及循环血量的相对稳定起重要作用。另外,盐皮质激素能增强血管平滑肌对儿茶酚胺的敏感性。

2. 糖皮质激素的作用　人体血浆中的糖皮质激素主要为皮质醇,其次为皮质酮。糖皮质激素在调节三大营养物质的代谢方面,以及参与人体应激反应等都具有重要作用。如摘除动物的双侧肾上腺后,如不适当处理,1～2周内即可死去;如仅切除肾上腺髓质,动物可以存活较长时间,说明肾上腺皮质是维持生命所必需的。

(1)对物质代谢的作用

1)糖代谢:糖皮质激素是调节机体糖代谢的重要激素之一,它促进糖异生,升高血糖。这是由于其促进蛋白质分解,有较多的氨基酸进入肝,同时增强肝内与糖异生有关酶的活性,使糖异生加强。另外能使外周组织对葡萄糖的摄取、利用减少,促使血糖升高。如果糖皮质激素分泌过多,可引起血糖升高,甚至出现糖尿。

2)蛋白质代谢:糖皮质激素可促进肝外组织,特别是肌肉组织蛋白质分解,糖皮质激素分泌过多时,出现肌肉消瘦、皮肤变薄、骨质疏松等症状。

3)脂肪代谢:促进脂肪分解,增强脂肪酸在肝内的氧化过程,有利于糖异生。另外,糖皮质激素可使机体内脂肪分布发生变化,即四肢脂肪分解加强,面部和躯干脂肪合成增加,当肾上腺皮质功能亢进时,或长期使用糖皮质激素的患者,出现面圆、背厚而四肢消瘦的特殊体形,称为向心性肥胖。

(2)对水盐代谢的作用:糖皮质激素有较弱的保 Na^+ 排 K^+ 作用。另外,还可增加肾小球滤过率,有利于水的排出。肾上腺皮质功能不足患者,排水能力明显降低,严重时出现"水中毒",补充适量的糖皮质激素即可缓解。

(3)对器官组织的作用

1)对血细胞的作用:糖皮质激素能增强骨髓造血功能,使血中的红细胞、血小板增加;能促使附着在小血管壁边缘的中性粒细胞进入血液循环,使血中的中性粒细胞增多;由于糖皮质激素抑制胸腺与淋巴组织的细胞分裂,促进淋巴细胞和嗜酸性粒细胞的破坏,使淋巴细胞和嗜酸性粒细胞减少。

2)对心血管系统的作用:糖皮质激素对维持正常血压有重要意义,它能增强血管平滑肌对儿茶酚胺的敏感性(允许作用)。另外糖皮质激素能降低毛细血管壁的通透性,有利于维持血容量。

3)对消化系统和神经系统的作用:糖皮质激素能增加胃酸分泌和胃蛋白酶的生成,所以溃疡患者应慎用。糖皮质激素有维持中枢神经系统正常功能的作用,肾上腺皮质功能亢进时,可出现失眠、烦躁不安、思维不集中等症状。

(4)在应激反应中作用:当机体受到各种有害刺激时,如创伤、失血、感染、中毒、缺氧、饥饿、疼痛、寒冷和精神紧张等,血中 ACTH 和糖皮质激素增多,这一反应称为应激反应。能引起 ACTH 和糖皮质激素增加的各种刺激称为应激刺激。通过应激反应,可增强机体对有害刺激的抵抗能力,对维持生命有重要意义。大剂量糖皮质激素具有抗炎、抗毒、抗过敏、抗休克等药理作用。

3.糖皮质激素分泌调节 糖皮质激素分泌调节与甲状腺功能调节类似,主要受下丘脑-腺垂体-肾上腺皮质轴活动的调节及糖皮质激素反馈性调节(图14-6)。

下丘脑分泌促肾上腺皮质激素释放激素(CRH),通过垂体门脉系统,促进腺垂体分泌 ACTH,ACTH 促进肾上腺皮质束状带和网状带生长发育,并促进肾上腺皮质分泌糖皮质激素。当血中糖皮质激素浓度升高时,可抑制腺垂体分泌 ACTH,使 ACTH

合成、分泌减少,这是糖皮质激素对腺垂体的负反馈作用。另外糖皮质激素也可抑制下丘脑分泌 CRH,这种反馈称为长反馈;ACTH 可反馈抑制下丘脑合成分泌 CRH,称为短反馈。综上所述,糖皮质激素的分泌受 ACTH 的影响,而 ACTH 一方面受下丘脑的 CRH 的促进作用,另一方面受糖皮质激素的反馈调节,从而维持血中糖皮质激素的相对稳定。

临床上长期大剂量使用糖皮质激素的患者,可出现肾上腺皮质逐渐萎缩,如果突然停药,将会引起肾上腺皮质功能不全的症状。所以,在治疗中可间断给予 ACTH,以防止肾上腺皮质萎缩。故停药时不能骤停,应逐渐减量。

二、肾上腺髓质

肾上腺髓质位于肾上腺的中央部,髓质细胞的胞质颗粒可被铬盐染成黄色,故称为嗜铬细胞,嗜铬细胞分泌**肾上腺素**(E)和**去甲肾上腺素**(NE)。

肾上腺素和去甲肾上腺素属于儿茶酚胺类化合物,是以酪氨酸为原料,合成过程为:酪氨酸→多巴→多巴胺→去甲肾上腺素→肾上腺素。在血液中去甲肾上腺素除由髓质分泌外,主要来自肾上腺素能神经纤维末梢,血中肾上腺素主要来自肾上腺髓质。体内的肾上腺素和去甲肾上腺素通过单胺氧化酶与儿茶酚-O-甲基移位酶的作用而灭活。

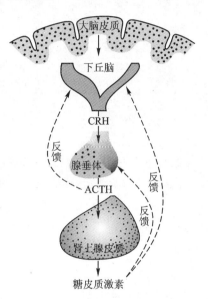

图 14-6 糖皮质激素分泌调节示意图
CRH:促肾上腺皮质激素释放激素;
ACTH:促肾上腺皮质激素
──→ 表示促进 ---→ 表示抑制

(一)肾上腺髓质激素的作用

肾上腺髓质激素对心血管、内脏平滑肌的作用已在有关章节叙述,比较肾上腺素与去甲肾上腺素的主要生理作用见表 14-3。

表 14-3 肾上腺素与去甲肾上腺素的主要生理作用

作用部位	肾上腺素	去甲肾上腺素
心脏	心率加快,收缩力明显增强,心输出量增加	心率减慢(减压反射的作用)
血管	皮肤、胃肠、肾血管收缩;冠状动脉、骨骼肌血管舒张	冠状动脉舒张(局部体液因素的作用)其他血管均收缩
血压	血压上升(心输出量增加)	血压明显上升(外周阻力增大)
支气管平滑肌	舒张	稍舒张

肾上腺髓质激素还能提高中枢神经系统的兴奋性,使机体反应灵敏,警觉性提高。对物质代谢的作用,可促进肝糖原分解、肌糖原分解,使血糖升高;可分解脂肪,血中脂肪酸增多,为骨骼肌、心肌等活动提供更多的能量。肾上腺素对代谢的作用比去甲肾上腺素的作用稍强。

(二)肾上腺髓质激素分泌调节

肾上腺髓质受交感神经节前纤维支配,当交感神经兴奋时,肾上腺髓质激素分泌,交感神经系统和肾上腺髓质组成交感-肾上腺髓质系统。

护理专业教学资源库/课程中心/人体结构与功能/教学内容/学习单元 12-内分泌/电子教案

第五节 胰 岛

胰岛是存在于胰腺中的内分泌组织,是散在于胰腺腺泡组织之间大小不等的内分泌细胞团,呈岛状,故称为胰岛。人类的胰腺中含有 100 万～200 万个胰岛,主要有 A 细胞、B 细胞、D 细胞及 PP 细胞。A 细胞约占胰岛细胞的 20%,分泌胰高血糖素;B 细胞占 60%～70%,分泌**胰岛素**(insulin);D 细胞占 10%,分泌生长抑素;PP 细胞数量很少,分泌胰多肽。

护理专业教学资源库/课程中心/人体结构与功能/教学内容/学习单元 12-内分泌/教学图片

一、胰岛素

胰岛素是含有 51 个氨基酸的小分子蛋白质,相对分子质量为 6 000。由含有 21 个氨基酸的 A 链和含有 30 个氨基酸的 B 链,借助两个二硫键联结而成。正常成人空腹血清胰岛素浓度为 35～145 pmol/L。血液中胰岛素以游离型和结合型存在,游离型具有生物活性,主要在肝灭活。

(一)胰岛素的生理作用

胰岛素是合成代谢的重要激素,它是体内唯一能降低血糖的激素,对维持血糖相对稳定起重要作用。

1. 对糖代谢的调节 胰岛素能促进组织细胞对葡萄糖的摄取、氧化和利用,加速肝糖原和肌糖原的合成,并促进葡萄糖转化为脂肪;还可抑制糖原分解和糖异生,从而使血糖降低。当胰岛素分泌不足时,血糖浓度升高,如果超过肾糖阈则出现糖尿,引起糖尿病。

2. 对脂肪代谢的调节　胰岛素能促进脂肪的合成,促进葡萄糖进入脂肪组织合成甘油三酯和脂肪酸。胰岛素可抑制脂肪酶的活性,减少脂肪分解,使血中游离脂肪酸减少。胰岛素缺乏时,脂肪分解增强,血脂升高,可引起动脉硬化,并使脂肪酸分解增多,加速脂肪酸在肝内氧化,生成大量酮体,引起酮血症与酸中毒。

3. 对蛋白质代谢的调节　胰岛素能促进氨基酸进入细胞,促进 DNA、RNA 和蛋白质的合成;抑制蛋白质分解。由于生长激素促进蛋白质合成的作用,必须在胰岛素存在的情况下才能表现出来,所以胰岛素也是人体生长不可缺少的激素之一。胰岛素缺乏时,蛋白质合成减少,故糖尿病患者伤口不易愈合,由于机体抵抗力降低,细胞外液葡萄糖浓度升高,易并发感染。

(二) 胰岛素分泌的调节

1. 血糖的作用　血糖浓度是调节胰岛素分泌的最重要因素。当血糖浓度升高时,胰岛素分泌明显增加,从而使血糖降低;当血糖浓度下降至正常水平时,胰岛素分泌也迅速恢复到基础水平,从而维持血糖浓度的相对稳定。

2. 氨基酸和脂肪酸的作用　血中氨基酸特别是精氨酸和赖氨酸浓度升高时,促进胰岛素分泌。血中脂肪酸和酮体大量增加时,也促进胰岛素的分泌。

3. 激素的作用　胰高血糖素、胃肠激素如促胃液素、促胰液素、缩胆囊素和抑胃肽等都可促进胰岛素分泌。生长激素、糖皮质激素、甲状腺激素可通过升高血糖浓度而间接促进胰岛素分泌,而肾上腺素则抑制胰岛素的分泌。

4. 神经调节　迷走神经兴奋促进胰岛素的分泌,交感神经兴奋抑制胰岛素的分泌。

知识拓展

胰岛素与糖尿病

胰岛素是促进糖、蛋白质、脂肪合成代谢和维持血糖相对稳定的主要激素。糖尿病患者胰岛素分泌绝对或相对不足以及靶组织对胰岛素敏感性降低,引起糖、蛋白质、脂肪代谢紊乱,以及水和电解质的紊乱。临床上以高血糖为主要特征,以多食、多饮、多尿、体重降低,"三多一少"为典型临床症状。

糖尿病患者最明显的表现为血糖升高,使尿量增多并出现糖尿,由于多尿造成失水,出现口渴多饮。因为葡萄糖不能被充分利用,常使机体处于饥饿状态而多食,但大量的脂肪和蛋白质分解,使体重降低,并影响机体的生长,抵抗力降低,易并发感染。还可引起酮血症与酸中毒。由于血脂升高,引起动脉硬化,导致心、脑血管系统的疾病。

糖尿病的治疗,包括饮食疗法、运动疗法、口服降糖药及应用胰岛素,其中胰岛素是治疗Ⅰ型糖尿病和严重并发症的重要手段。胰岛素治疗的主要副作用是低血糖反应和抗药性,所以,糖尿病患者应注意监控血糖浓度,早发现早处理。

二、胰高血糖素

胰高血糖素是由 29 个氨基酸组成的直链多肽,相对分子质量为 3 485,胰高血糖素主要在肝灭活,肾也有降解作用。

(一) 胰高血糖素的生理作用

胰高血糖素与胰岛素的作用相反,是一种促进分解代谢的激素。胰高血糖素具有很强的促进糖原分解和糖异生作用,使血糖明显升高。胰高血糖素能促进蛋白质分解,抑制蛋白质合成,因而组织蛋白质含量下降。胰高血糖素还能促进脂肪分解,加强脂肪酸氧化,使酮体生成增多。

(二) 胰高血糖素的分泌调节

1. 血糖浓度的作用　血糖浓度是重要的调节因素。血糖升高抑制胰高血糖素的分泌,血糖降低则促进胰高血糖素的分泌。

2. 激素的作用　胰岛素可直接作用于 A 细胞,抑制胰高血糖素的分泌,也可通过降低血糖间接刺激胰高血糖素的分泌。

3. 神经调节　交感神经兴奋促进胰高血糖素的分泌,迷走神经兴奋抑制胰高血糖素的分泌。

胰岛素与胰高血糖素是一对作用相反的激素,它们都受血糖浓度负反馈性调节。当机体处于不同的功能状态时,血中胰岛素和胰高血糖素的比值不同,饥饿时或长时间运动时,比值减小,这是由于胰岛素分泌减少和胰高血糖素分泌增加所致,这对于维持血糖浓度,保证大脑、心脏的葡萄糖能量供应具有很重要的意义。

知识拓展

内分泌的新发现——瘦素

瘦素于 1994 年由 Zhang 等采用克隆技术,首次成功克隆了小鼠的肥胖基因(*ob* 基因)及人类的同源序列,*ob* 基因的蛋白质产物 Leptin,为瘦素。瘦素具有广泛的生物学效应,是调节能量平衡的重要激素,可增加机体能量的消耗和降低食欲,使体重降低。瘦素与糖代谢、脂代谢、骨代谢有关,并影响人体发育、生殖及心血管系统等。

瘦素是一种由 167 个氨基酸组成的内分泌型蛋白质,相对分子质量约为 16×10^3。人瘦素基因位于染色体 7q31.3,为单拷贝基因。该基因在白色脂肪组织中特异表达,且在不同部位脂肪组织中的表达量各不相同,当基因突变时,能引起明显肥胖和 Ⅱ 型糖尿病。

小　结

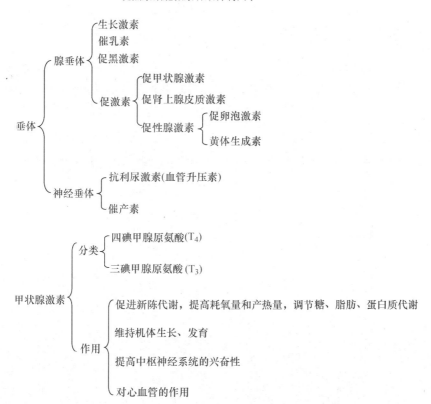

激素
- 分类
  - 含氮激素：不宜口服
  - 类固醇激素：宜口服
- 作用特征
  - 信息传递
  - 特异性
  - 高效能性
  - 激素间的相互作用

下丘脑调节性多肽
- 促甲状腺激素释放激素
- 促肾上腺皮质激素释放激素
- 促性腺激素释放激素
- 生长激素释放激素
- 生长激素释放抑制激素
- 催乳素释放因子
- 催乳素释放抑制因子
- 促黑素细胞激素释放因子
- 促黑素细胞激素释放抑制因子

垂体
- 腺垂体
  - 生长激素
  - 催乳素
  - 促黑激素
  - 促激素
    - 促甲状腺激素
    - 促肾上腺皮质激素
    - 促性腺激素
      - 促卵泡激素
      - 黄体生成素
- 神经垂体
  - 抗利尿激素(血管升压素)
  - 催产素

甲状腺激素
- 分类
  - 四碘甲腺原氨酸(T_4)
  - 三碘甲腺原氨酸(T_3)
- 作用
  - 促进新陈代谢，提高耗氧量和产热量，调节糖、脂肪、蛋白质代谢
  - 维持机体生长、发育
  - 提高中枢神经系统的兴奋性
  - 对心血管的作用

肾上腺 {
  皮质 {
    盐皮质激素：醛固酮
    糖皮质激素：皮质醇
    性激素：雄激素和少量雌激素
  }
  髓质 {
    肾上腺素
    去甲肾上腺素
  }
}

胰岛分泌的主要激素 {
  A细胞：胰高血糖素
  B细胞：胰岛素
}

思考题

1. 饮食中长期缺碘为什么会引起甲状腺肿大？

2. 为什么长期大量使用糖皮质激素不能突然停药？

3. 升高血糖的激素有哪些？

4. 胰岛素对糖代谢的主要作用是什么？

5. 用生理学知识解释侏儒症、巨人症和肢端肥大症的产生原因。

6. 试述下丘脑与腺垂体在结构与功能上的联系。

（冯润荷）

第十五章 生 殖

学习目标

1. 掌握雌激素与孕激素的生理作用,月经周期的特点及其形成机制。
2. 熟悉卵泡的发育、成熟与排卵过程。
3. 了解睾丸的功能、雄激素的生理作用及睾丸功能的调节。
4. 能运用生殖的基本知识,解释日常生活现象,养成用理论知识解决临床问题和生活实例的思维意识。

应用与实践

某女性患者,30 岁,14 岁时月经初潮,其月经周期为 34 天。

【思考】

1. 预测该女性患者排卵日大约在月经周期的哪一天? 其预测的方法有哪些?
2. 根据月经周期中可能出现的生理心理变化特点,简述如何进行护理?

每一个生命都要经历发育生长、衰老、死亡的历程。生命是有限的,是不可抗拒的自然规律。只有珍惜生命,才能实现生命的无限价值。

生物体发育成熟后,能够产生与自己相似的子代个体,这种功能称为生殖(reproduction)。生殖使生命得以延续。在高等动物,生殖是通过两性生殖器官的活动来实现的,生殖过程主要包括生殖细胞(精子和卵子)的形成、交配、受精、着床、胚胎发育及分娩等重要环节。

生殖器官根据功能分为主性器官和附性器官。产生生殖细胞的器官称为主性器官,其余为附性器官。

第一节 男 性 生 殖

男性的主性器官是睾丸,附性器官有附睾、输精管、前列腺、精囊、尿道球腺和阴茎等。睾丸具有产生精子和分泌雄激素的功能。

一、睾丸的生精功能

睾丸由曲细精管和间质细胞组成。曲细精管是精子生成的场所。曲细精管上皮由生精细胞和支持细胞构成。睾丸生精是指原始生精细胞即精原细胞发育为成熟精子的过程,即从青春期开始精原细胞→初级精母细胞→次级精母细胞→精子细胞→精子。整个生精过程是持续发生的,约需两个半月。在精子生成的过程中,支持细胞形成特殊的"微环境",为生精细胞发育提供营养物质,相邻支持细胞间的"紧密连接",形成"血睾屏障"的主要结构,能限制某些大分子物质进入曲细精管,确保微环境稳定。因此,支持细胞起着支持、营养和保护作用,有利于精子的形成。精子在曲细精管管壁生成后,脱离支持细胞进入曲细精管管腔,借助于曲细精管肌上皮细胞的收缩和管道上皮细胞纤毛的运动,被运送至附睾进一步发育成熟,获得运动能力。大量精子储存在输精管中。在性活动时,随着输精管的蠕动,精子被输送至后尿道,与附睾、精囊、前列腺和尿道球腺的分泌物混合形成精液,射出体外。精子也可在输精管壶腹部、精囊等处储存,故在输精管结扎术后的一段时间内,射出的精液中还有精子。正常男子每次射出精液约 3～6 ml,每毫升精液中含有 2 千万到 4 亿个精子,少于 2 千万个则不易使卵子受精,生育力下降,少于 500 万个则受精的可能性很小。精子在女性生殖道中存活 1～3 d,其受精能力可持续到 20 h 左右。一个男性一生中产生精子约 10^{12} 个。

精子生成过程受很多因素影响,主要有:① 年龄:幼儿期无生精过程,青春期后有生精能力,45 岁以后减弱。② 温度:精子的生成需要适宜的温度,阴囊内温度比腹腔内低 2℃ 左右,适宜于精子的生成。如睾丸由于胚胎发育障碍而停留在腹腔或腹股沟内,不能下降到阴囊,称为隐睾症。由于腹腔内的温度较高,将影响精子的生成。因此,隐睾症应及早手术。③ 其他因素:如放射性物质、吸烟、酗酒、疾病等均可引起精子活力降低,畸形率增加,导致少精或无精,造成男子不育。

二、睾丸的内分泌功能

睾丸的内分泌功能是由间质细胞和支持细胞完成的。间质细胞分泌雄激素,支持细胞分泌抑制素。雄激素主要成分为睾酮。除睾丸外,肾上腺皮质和女性的卵巢也可分泌少量睾酮。50 岁后随年龄增长,睾酮的分泌量逐渐减少。睾酮主要在肝内被灭活,代谢产物大部分由尿排出。

睾酮分泌有节律性波动,表现为:① 日节律:早晨最高,傍晚最低。② 年节律:春季低,秋季较高。③ 脉冲式:每 1～3 h 出现一次微小波动。

（一）睾酮的生理作用

1. 促进男性附性器官的生长发育

2. 促进和维持男性副性征 青春期后男性在外表出现一系列不同于女性的特征称为男性副性征。表现为胡须生长、喉结突出、声调低沉、毛发呈男性型分布、骨骼粗壮、肌肉发达等。

3. 维持生精作用 睾酮自间质细胞分泌后,可经支持细胞进入曲细精管与生精细胞的雄激素受体结合,促进精子的生成。

4. 维持正常性欲

5. 对代谢的影响　促进蛋白质的合成,特别是肌肉及生殖器官的蛋白质合成;参与水、电解质代谢的调节,使水钠在体内适度潴留;促进骨骼生长及钙、磷沉积;刺激红细胞的生成,使体内红细胞增多。

（二）抑制素的作用

抑制素对腺垂体分泌的促卵泡激素(FSH)有很强的抑制作用,而同样生理剂量的抑制素对腺垂体分泌的黄体生成素(LH)无明显影响。

三、睾丸功能的调节

睾丸功能受下丘脑、腺垂体的调节。下丘脑分泌促性腺激素释放激素(GnRH)经垂体门脉系统到达腺垂体,促进腺垂体合成和分泌 LH 和 FSH。LH 主要作用于间质细胞,调节睾酮的分泌;FSH 主要作用于曲细精管的生精细胞和支持细胞,调节生精过程。睾酮对下丘脑、腺垂体有反馈调节作用。

（一）睾丸内分泌功能的调节

睾丸的内分泌功能直接受 LH 的调节。腺垂体分泌 LH 经血液运输到睾丸,LH 与睾丸间质细胞膜上的 LH 受体结合,促进间质细胞分泌睾酮。血中睾酮浓度达一定水平后,可作用于下丘脑和腺垂体,通过负反馈调节作用抑制 GnRH 和 LH 分泌,使血中睾酮浓度保持在相对稳定水平(图 15-1)。

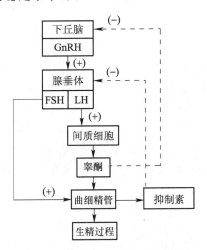

图 15-1　睾丸功能的调节

护理专业教学资源库/课程中心/人体结构与功能/教学内容/学习单元9-生殖/教学图片

（二）睾丸生精功能的调节

LH 与 FSH 对睾丸生精功能都有调节作用,但 LH 对生精的调节作用是通过睾酮实现的。实验表明,FSH 对生精过程有始动作用,睾酮则有维持生精的作用。此外,FSH 能刺激睾丸支持细胞分泌抑制素,抑制素可通过负反馈作用抑制腺垂体分泌FSH,使 FSH 的分泌稳定在一定水平,保证睾丸生精功能的正常进行。

知识拓展

睾酮与体育运动

20 世纪 40 年代,人们就发现睾酮有促进肌组织生长的作用,因此,设想用它来提高体育运动的能力,增强运动员的体力。1944 年科学家又设想当老年人的体力衰退是否可用雄激素来替代治疗。40 年代后期及 50 年代初,美国西部的健身工作者开始用睾酮制品进行实验,目的是希望增强体力,提高训练成绩。现代研究已经证明,体内睾酮含量高的运动员,其运动能力较强;在自然情况下运动员体内睾酮含量高,这是一种先天的优势。通过测定血中睾酮能客观、准确、定量反映运动员身体状态,及时调整训练负荷,使运动训练科学化。

第二节 女 性 生 殖

女性的主性器官是卵巢,卵巢具有生卵功能和内分泌功能。附性器官包括输卵管、子宫、阴道、外生殖器等。

一、卵巢的生卵功能

卵子是由卵巢内的原始卵泡逐渐发育而成的。原始卵泡在女性出生前就已经生成,数量不会有增加。新生儿两侧卵巢中约有 60 万个以上原始卵泡,随着年龄的增长,绝大多数原始卵泡逐渐退化而消失,到青春期时已减少到 30 万~40 万个。原始卵泡在青春期以前处于静止状态,青春期开始后,在腺垂体促性腺激素的作用下,部分原始卵泡开始发育成熟。每个月有 15~20 个原始卵泡同时开始发育,但通常只有 1个发育成熟,其过程为原始卵泡→初级卵泡→次级卵泡→成熟卵泡(图 15 - 2)。卵泡

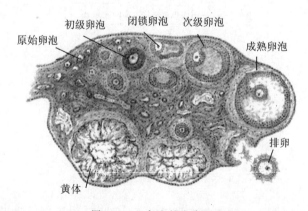

图 15 - 2 卵泡的发育过程

在成熟过程中逐渐移向卵巢表面形成突起,随后从卵巢突起部分破裂,卵细胞和它周围的放射冠等一起排入腹腔的过程,称为**排卵**(ovulation)。排出的卵子随即被输卵管伞捕捉,送入输卵管中。

成熟卵泡排卵后,卵泡壁内陷,卵泡膜血管壁破裂,血液流入卵泡腔,形成血体。随着血液被吸收,在 LH 的作用下残存的卵泡组织继续演化发育,出现黄色颗粒,转变为血管丰富外观呈黄色的内分泌腺细胞团,称为月经黄体。排卵后 7~8 d,黄体体积发育达高峰。若排出的卵子未受精,在排卵后 9~10 d 黄体开始萎缩,最后被吸收并纤维化成为结缔组织瘢痕,外观呈白色,称为白体。若排出的卵子受精,在胎盘分泌的人绒毛膜促性腺激素的作用下,黄体继续生长,称为妊娠黄体,到妊娠 4 个月后才逐渐萎缩。

卵巢排卵平均 28d 一次,一般是左右交替进行,也可由一侧连续排出。卵巢通常每次只排出一个卵子,排出两个或以上卵子的较少见。

 护理专业教学资源库/课程中心/人体结构与功能/教学内容/学习单元9-生殖/教学图片

二、卵巢的内分泌功能

卵巢是一个重要的内分泌腺,主要分泌雌激素(E)、孕激素(P)和少量雄激素。

(一) 雌激素

人体内的雌激素主要由卵巢分泌(包括卵泡和黄体),此外,睾丸、胎盘和肾上腺皮质网状带也能分泌少量雌激素。卵巢分泌的雌激素有雌二醇、雌三醇、雌酮。雌二醇的分泌量最大,活性最强。雌激素在肝内被灭活,随尿排出。雌激素的生理作用有以下几点。

1. 促进女性附性器官生长发育　促进子宫发育,使子宫内膜增厚,血管和腺体增生,但腺体不分泌;提高子宫平滑肌对催产素的敏感性;使子宫颈口松弛并分泌大量清亮、稀薄的黏液,有利于精子穿透;促进子宫和输卵管平滑肌的运动,有利于精子和卵子的运行;促进卵泡发育;刺激阴道上皮细胞增生、角化、糖原合成增加,使阴道分泌物呈酸性(pH 为 4~5),增强阴道抗菌能力。由于阴道上皮的角化程度与雌激素的量成正比,因此,临床上通过查阴道涂片,根据脱落细胞的角化程度来判断雌激素的分泌水平。

2. 促进女性副性征的出现　雌激素可促进乳房发育,刺激乳腺导管和结缔组织增生,产生乳晕;使脂肪、毛发分布呈女性特征,骨盆宽大、臀部肥厚、音调变高等一系列女性特征,并使之维持成熟状态。

3. 维持正常性欲

4. 对代谢的影响　刺激醛固酮分泌促进对水和钠的重吸收,导致水、钠潴留,增加细胞外液量,某些妇女月经期前水肿可能与此有关;促进胆固醇的降解,使血中胆固醇降低,可能对动脉粥样硬化有一定缓解作用,故育龄妇女冠心病的发病率较低;影响钙、磷代谢,刺激成骨细胞活动,加速骨骼生长,促进骨骺愈合,围绝经期妇女由于雌激素分泌不足可发生骨质脱钙,骨质疏松,易发生骨折;促进肌肉蛋白质的合成,对青春期的生长和发育起促进作用。

（二）孕激素

卵巢黄体分泌的孕激素以**黄体酮**（progesterone）为主,肾上腺皮质和胎盘也可分泌少量黄体酮。孕激素的主要作用是保证胚泡着床和维持妊娠,它通常要在雌激素作用的基础上才能发挥效应。

1. 对子宫的作用　使子宫内膜进一步增生变厚,腺体分泌,有利于受精卵的着床;使子宫颈口闭合,减少宫颈黏液的分泌量,黏液变稠,阻止精子穿透;使子宫平滑肌的兴奋性降低,抑制子宫收缩,降低子宫对催产素的敏感性,保证胚胎有一个适宜的生长发育环境,故有安胎作用。孕激素缺乏可能出现早期流产,故临床上用黄体酮可预防早期流产。

2. 对乳腺的作用　使乳腺腺泡和腺管发育成熟,为分娩后泌乳创造条件。

3. 对平滑肌的作用　使消化道和血管平滑肌紧张性降低。

4. 产热作用　促进机体产热,使基础体温升高。在排卵前体温较低,排卵日最低,排卵后基础体温可升高 0.5℃左右。临床上常将这一体温改变作为判定排卵日期的一种标志,指导避孕。

三、月经周期及形成机制

（一）月经周期的概念

女性从青春期开始,在整个生育期内(除妊娠期和哺乳期外),每月子宫内膜发生周期性脱落、出血,经阴道流出的现象,称为月经。因为是周而复始进行的过程,故称为**月经周期**（menstrual cycle）。

月经的出现是女性生殖功能成熟的标志。每次经量约 50～100 ml,月经血呈暗红色,除血液外,还有子宫内膜的碎片、宫颈黏液及脱落的阴道上皮细胞。因子宫内膜含有丰富纤溶酶原激活物,使月经血中的纤溶酶原被激活成纤溶酶,降解纤维蛋白,所以月经血不凝固。月经期内,子宫内膜脱落形成创面易感染,故要注意保持经期卫生和避免剧烈运动。

月经周期一般为 20～40 d,平均 28 d。月经周期的计算,通常从子宫内膜开始出血的第一天算起(为月经周期的第 1 天),到下一次开始出血止,所经历的时间。月经第一次来潮称为初潮。我国女性初潮年龄一般多在 12～14 岁之间。到 50 岁左右,月经周期停止,称为绝经。

（二）月经周期中卵巢和子宫内膜的变化

月经周期中,子宫内膜会发生一系列形态和功能的变化。根据子宫内膜的变化通常将月经周期分为 3 期。

1. 增殖期　从本次月经停止日起到排卵日止,相当于月经周期的第 5～14 d,历时约 10 d,这段时间称为增殖期,亦称卵泡期或排卵前期。此期内,卵巢的卵泡处于发育和成熟阶段,并不断分泌雌激素。在雌激素作用下子宫内膜增生,血管、腺体增生,但腺体不分泌。卵泡要到此期末才发育成熟并排卵(图 15-3)。

2. 分泌期　从排卵日起到下一次月经到来日止,相当于月经周期的第15~28 d,历时约 14 d,这段时间称为分泌期,亦称黄体期或排卵后期。此期内,排卵后的残余细胞形成黄体,分泌雌激素和大量孕激素。在孕激素作用下子宫内膜进一步增生变厚,血管扩张,腺体迂曲,并分泌黏液。子宫内膜变得松软、血供充足并富含营养物质,子宫平滑肌活动相对静止,为受精卵的着床和发育做好准备。这一时期的内膜变化极为典型,通过内膜活检,常用于诊断有无排卵、距离排卵时间、性激素功能等,对不孕症的检查有重要意义。

3. 月经期　从月经开始起到出血停止,相当于月经周期的第 1~4 d,历时约 3~5 d,称为月经期。此期内,由于排出的卵子未受精,月经黄体开始退化、萎缩,孕激素、雌激素的分泌迅速减少。子宫内膜由于突然失去了这两种激素的支持,血管发生痉挛,导致内膜缺血、坏死、脱落和出血,即月经来潮。

(三) 月经周期形成的机制

月经周期中,子宫内膜的周期性变化是卵巢分泌的雌激素与孕激素引起的,而卵巢分泌的雌激素和孕激素又受腺垂体分泌的 FSH 和 LH 的影响,腺垂体分泌的 FSH 和 LH 又受下丘脑分泌的 GnRH 的影响。因此,月经周期的形成主要是下丘脑-腺垂体-卵巢轴活动的调节。

1. 增殖期的形成　青春期前,下丘脑发育尚未成熟,GnRH 分泌较少,腺垂体分泌的 FSH、LH 也较少,卵巢和子宫内膜不出现周期性变化。随着青春期的到来,下丘脑发育成熟,分泌的 GnRH 增多,使腺垂体分泌 FSH 和 LH 也增多,FSH 使卵泡逐渐发育成熟,在 LH 配合下,使卵泡分泌雌激素。在雌激素作用下子宫内膜出现增殖期的变化。到排卵前一天左右,雌激素在血中的浓度达到最高水平,对下丘脑产生正反馈作用使 GnRH 分泌进一步增加,使 FSH 和 LH 增加,以 LH 增加最为明显,在高浓度的 LH 作用下使成熟的卵泡排卵。

2. 分泌期和月经期的形成　卵泡排卵后,在 LH 作用下形成黄体,黄体继续分泌雌激素和大量孕激素。在这两种激素作用下,特别是孕激素的作用,使子宫内膜出现分泌期变化。到排卵后的第 8~10 d,雌激素和孕激素在血中的浓度达到高水平,通过负反馈作用使下丘脑 GnRH、腺垂体 FSH 和 LH 分泌减少。LH 减少导致黄体退化、萎缩,因此,雌激素、孕激素分泌迅速减少,使血中雌激素、孕激素浓度降到最低水平。子宫内膜由于失去了雌激素、孕激素的支持作用,子宫内膜血管痉挛,导致子宫内膜缺血缺氧,发生坏死、脱落、出血,形成月经。

随着血中雌激素、孕激素浓度的下降,解除对下丘脑、腺垂体的抑制作用,卵泡又在 FSH 和 LH 的共同作用下生长发育,开始下一个月经周期。如此周而复始(图 15-3)。

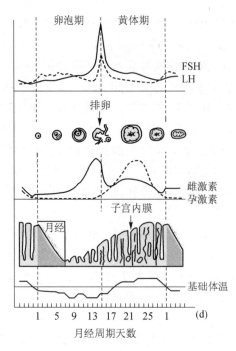

图 15 - 3　月经周期形成机制

　　由此可见,月经周期是在卵巢周期性变化基础上形成的。增殖期是雌激素的作用所致,分泌期是雌激素和孕激素特别是孕激素作用的结果,月经期是由于子宫内膜失去雌激素和孕激素支持作用所致。卵巢的周期性变化,是在大脑皮质控制下由下丘脑、腺垂体调节的结果。因此,任何环节发生病变,都会导致月经失调。

知识拓展

女性的生理阶段及各期特点

　　女性在人类社会中扮演着重要角色,因此,女性要认清各阶段的特点,进行科学的保健。女性的一生分为 7 个生理阶段。① 胎儿期:在胚胎 4～8 周是女性内外生殖器官发育的关键时期,如受到干扰则发育异常,出现各种不同的畸形。此期应重视母亲保健,加强营养、避免感染、慎用药物等。② 新生儿期:受母体雌激素刺激,乳房略有肿胀,有少量乳汁分泌,阴道可有少量血性分泌物流出,均属生理现象。③ 儿童期:卵巢功能不健全,生殖器官处于幼稚状态。④ 青春期:下丘脑-腺垂体-卵巢轴发育成熟,出现副性征。月经来潮是青春期的标志。⑤ 性成熟期:也称育龄期,卵巢功能成熟,有性激素周期性分泌并排卵。是女性一生的鼎盛时期,历时约 30 年。⑥ 围绝经期:从性成熟期到老年期的过渡阶段,卵巢功能开始衰退,生殖器官开始由萎缩向衰退变更。⑦ 老年期:卵巢功能消失,体内性激素水平低下,各器官发生老化性改变。

小   结

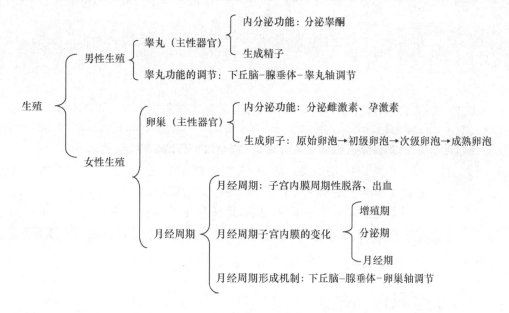

生殖
- 男性生殖
  - 睾丸（主性器官）
    - 内分泌功能：分泌睾酮
    - 生成精子
  - 睾丸功能的调节：下丘脑-腺垂体-睾丸轴调节
- 女性生殖
  - 卵巢（主性器官）
    - 内分泌功能：分泌雌激素、孕激素
    - 生成卵子：原始卵泡→初级卵泡→次级卵泡→成熟卵泡
  - 月经周期
    - 月经周期：子宫内膜周期性脱落、出血
    - 月经周期子宫内膜的变化
      - 增殖期
      - 分泌期
      - 月经期
    - 月经周期形成机制：下丘脑-腺垂体-卵巢轴调节

思考题

1. 运用所学知识，叙述安全避孕的方法有哪些？其机理是什么？

2. 何为月经周期？简述月经周期中子宫内膜变化的特点。

3. 为什么妊娠期不来月经也不再受孕？

（田培燕）

第十六章　遗传信息的传递与表达

学习目标

1. 掌握分子生物学中心法则，复制、转录和翻译的概念。
2. 熟悉 DNA 的生物合成、RNA 的生物合成、蛋白质的生物合成的过程。
3. 了解分子生物学及其技术在医学上的应用。
4. 能运用本章所学基本知识，理解抗生素和抗肿瘤药物的分子作用机制、分子病的发病机理，养成用理论知识解决临床问题的思维意识。

应用与实践

中国的许多老百姓有自己去药店买药的习惯，如感冒发烧会自己买几盒抗生素服用，由于滥用抗生素使细菌的耐药现象越来越严重，你知道何种情况要用抗生素？抗生素的作用机制是怎样的？转基因植物、转基因动物不绝于耳，基因工程生产的药物、疫苗层出不穷，基因诊断、基因治疗也已广泛应用于临床，医护人员对分子生物学新技术应该有所了解。

【思考】

1. 在医院经常看到护士给患者作肌肉注射或静脉滴注抗生素，为何病毒对抗生素不敏感而细菌感染却能用抗生素治疗？抗生素对人体蛋白质的合成有影响吗？

2. 细胞中有许多蛋白质，它们决定细胞的形态和功能，这些蛋白质是怎么合成的？细胞中的遗传信息又是如何传递与表达的？为什么有些疾病会遗传？镰刀型红细胞性贫血的发病机理是什么？

大千世界，从低等植物到高等动物乃至人类，生物物种丰富多彩，其形态结构千奇百态，但每一物种都有其特定的性状，且能代代相传，生物体内的遗传物质是如何控制生物性状的？

DNA 是遗传的主要物质，DNA 通过复制将亲代遗传信息传递给子代。各种生物在生长发育过程中，DNA 上的遗传信息经转录传递给 RNA，然后通过翻译合成特定的蛋白质，以执行生物体的各种生命活动，使后代表现出与亲代相似的遗传性状。对 RNA 病毒来说，没有 DNA 分子，RNA 就是遗传信息的携带者，它能以自身核酸分子为模板进行复制产生 RNA，也能通过反转录的方式将 RNA 上遗传信息传递给

DNA。1958 年,诺贝尔奖获得者 F. Crick 把上述遗传信息的传递归纳为中心法则(central dogma)(图 16-1)。

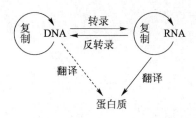

图 16-1　遗传信息传递的中心法则

第一节　DNA 的生物合成

DNA 主要存在于细胞核,其生物合成主要以半保留复制的形式进行,反转录和损伤修复也与 DNA 的合成有关。

一、DNA 复制

(一) 概念

以亲代 DNA 为模板合成子代 DNA 的过程称为复制(reproduction),即遗传信息从亲代 DNA 传递到子代 DNA。

(二) 部位

细胞核和线粒体。

(三) 方式——半保留复制

DNA 分子是由两条互补的脱氧多核苷酸链组成,两条核苷酸链上的碱基按 A 与 T、C 与 G 配对。复制时,亲代 DNA 的双链解开成两条单链,然后各自作为模板,根据碱基互补原则指导合成新的互补子链,这样一个 DNA 分子就可以复制形成两个同样的 DNA 分子。每个子代 DNA 分子中的一条链来自亲代 DNA,另一条链是新合成的,这种方式称为半保留复制。DNA 半保留复制模式已用放射性核素示踪实验得到证实。

(四) 条件

DNA 的生物合成需要多种物质的共同参与,复制是在许多酶参与下由核苷酸聚合的过程。DNA 复制需要满足一定条件,如有模板、原料、引物、酶和蛋白因子、供能物质、无机离子等才能进行。

1. 模板　DNA 复制时要有亲代 DNA,并且以亲代 DNA 的两条链为模板指导子代 DNA 的合成。解开成单链的亲代 DNA 链,指导着 dNTP 按照碱基配对的原则逐一合成新链。

2. 原料　合成核苷酸链的直接底物是 dNTP(dATP、dGTP、dCTP、dTTP)(图 16-2)。

$$(dNMP)_n + dNTP \longrightarrow (dNMP)_{n+1} + PP_i$$

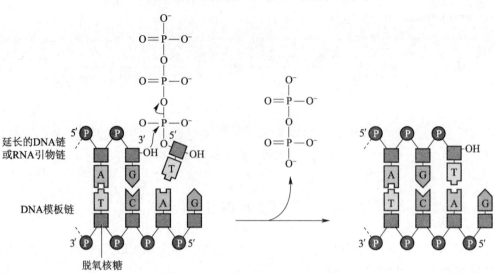

图 16 - 2　dNTP 是 DNA 合成的直接原料

3. 引物　参加 DNA 复制的 DNA 聚合酶需在 3′- OH 末端的引导下合成 DNA 链,故需 3′- OH 末端的核苷酸链作为引物,此引物是由引物酶催化合成的一小段 RNA,为 DNA 聚合酶提供 3′- OH 末端。

4. 酶类

(1) DNA 聚合酶:DNA 聚合酶能催化 DNA 新链从 5′→3′方向合成,在大肠杆菌中发现了三种,即 DNA 聚合酶Ⅰ(含量最多)、DNA 聚合酶Ⅱ、DNA 聚合酶Ⅲ。三者比较见表 16 - 1。

表 16 - 1　大肠杆菌三种 DNA 聚合酶比较

	DNA 聚合酶Ⅰ	DNA 聚合酶Ⅱ	DNA 聚合酶Ⅲ
相对分子量	103 000	88 000	830 000
3′→5′外切酶活性	有	有	有
5′→3′外切酶活性	有	无	无
聚合速度(核苷酸/分)	1 000～3 000	2 400	15 000～60 000
功能	① 引物切除和冈崎片段的延长 ② 校读作用 ③ DNA 损伤修复	① 校读作用 ② DNA 损伤修复	① 复制中起主要作用的酶,完成主要的聚合过程 ② 校读作用

不同生物体中各种 DNA 聚合酶具有共同的特点:① 以 dNTP 为底物;② 合成 DNA 链具有模板依赖性,严格遵循碱基配对规律;③ 聚合方向为 5′→3′,催化核苷酸以 3′,5′-磷酸二酯键相互连接(图 16 - 3);④ 均需在 3′- OH 末端延伸 DNA 链,而不

能从头合成 DNA 链。因此,DNA 的合成需要现有的 DNA 或 RNA 片段作为引物。在细胞中,引物成分是 RNA,由引物酶催化聚合;实验室合成 DNA 时既可以用 RNA 为引物,也可以用 DNA 为引物。聚合酶链式反应(DNA 体外快速扩增技术,PCR)使用现成的 DNA 片段为引物,这样省去了引物酶,使合成方便快捷。

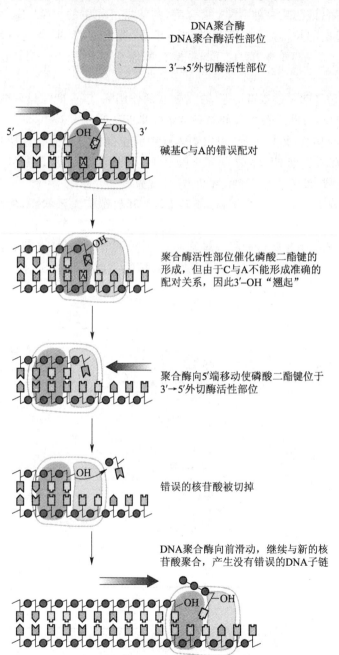

DNA聚合酶
DNA聚合酶活性部位

3′→5′外切酶活性部位

碱基C与A的错误配对

聚合酶活性部位催化磷酸二酯键的形成,但由于C与A不能形成准确的配对关系,因此3′–OH"翘起"

聚合酶向5′端移动使磷酸二酯键位于3′→5′外切酶活性部位

错误的核苷酸被切掉

DNA聚合酶向前滑动,继续与新的核苷酸聚合,产生没有错误的DNA子链

图 16 – 3　DNA 聚合酶的聚合酶活性和 3′→5′外切酶活性

真核细胞中DNA聚合酶主要有α、β、γ、δ、ε等五种。α具有引物酶活性;β可能与修复作用有关;γ存在于线粒体内,参与线粒体DNA复制;δ是DNA合成中起主要作用的酶;ε与原核细胞的DNA聚合酶Ⅱ相似,在复制中起校读、修复和填补缺口的作用。

(2)引物酶:该酶是一种RNA聚合酶,与转录过程中的RNA聚合酶不同,它在模板的复制起始部位,经过与模板链碱基互补,催化NTP聚合成小片段RNA,为DNA合成提供3′-OH末端,使DNA聚合酶能在引物的3′-OH末端延长DNA子链。

(3)解链酶:DNA是双链分子,在解链酶的作用下,解开两条链间碱基对的氢键,形成两条单链DNA作为模板。此过程需消耗ATP。

(4)拓扑异构酶:拓扑一词,是指物体或图像作弹性移位而又保持物体不变的性质。DNA双螺旋沿轴旋绕,复制解链也沿同一轴反向旋转,复制速度快,旋转达100次/s,易造成DNA分子打结、缠绕、连环现象。

拓扑异构酶能水解磷酸二酯键,旋转DNA释放螺旋紧张状态,然后重新以磷酸二酯键连接断开的DNA。拓扑异构酶有两种,一种能断开DNA的一条链,并使断开的单链绕未断开的单链旋转而释放螺旋,另一种能同时断开DNA双链。

拓扑异构酶、解链酶、引物酶和DNA聚合酶的综合作用见图16-4。

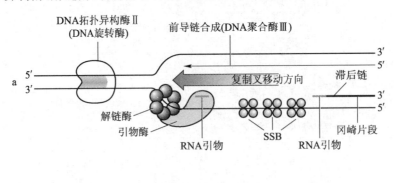

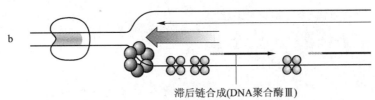

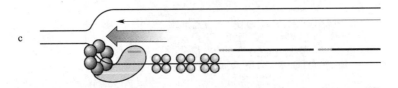

图16-4 DNA的复制过程中主要酶的综合作用

(5) 单链结合蛋白(SSB):DNA 复制时处于单链状态才能作为模板,而 DNA 分子的双链通过碱基配对又总会有互补形成双链的倾向,以使分子达到稳定状态而免受细胞内存在的核酸酶降解。如果 DNA 解链后,两条单链再度互补可使 DNA 复制无法继续。单链结合蛋白结合在被解链酶解链后的单链 DNA 上,防止单链变为双链,使 DNA 复制能够进行。

(6) DNA 连接酶:DNA 连接酶的作用是将 1 个 DNA 片段的 3′-OH 末端和另一个 DNA 片段的 5′-磷酸基脱水生成磷酸二酯键,从而把两段相邻的 DNA 片段连接起来,形成完整的 DNA 子链。连接酶的催化作用在原核细胞需要消耗 NAD^+,在真核细胞则需消耗 ATP(图 16-5)。

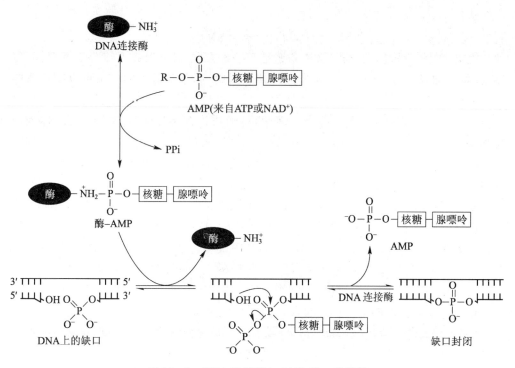

图 16-5 DNA 连接酶与 DNA 缺口的封闭

(五) 过程

复制是连续的过程,可分为起始、延长和终止三个阶段。

1. 复制的起始　DNA 进行复制起始时,首先起作用的是 DNA 拓扑异构酶和解旋酶,它们分别松弛 DNA 超螺旋结构和解开一段双链,然后单链结合蛋白结合于单链模板链上,形成一个叉状结构,称为复制叉(图 16-6)。

在此基础上,引物酶以解开的单链 DNA 为模板,按碱基配对规律合成 RNA 引物。引物合成时要求 DNA 模板的方向是 3′→5′,引物 RNA 生成的方向是 5′→3′。由引物提供 3′-OH,成为新合成 DNA 的起点,使复制开始进行。

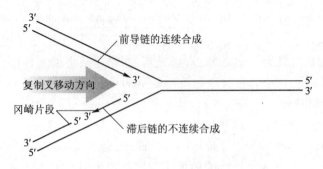

图 16 - 6　DNA 的复制叉

2. 复制的延长　复制过程是在引物 $3'-OH$ 上逐个加入 dNTP,使新链沿 $5'→3'$ 不断延长。

$$(dNMP)_n + dNTP \longrightarrow (dNMP)_{n+1} + ppi$$

由于 DNA 双链的走向相反,一条链是 $5'→3'$ 方向,其互补链是 $3'→5'$ 方向,而复制过程新链的延长,总是从 $5'→3'$ 方向延伸。因此,两条新链中的一条可以顺着解链方向连续复制,称为前导链。另一条链的复制方向与解链方向相反,是不连续复制,称为滞后链。滞后链上复制起始位点有多个,可形成许多不连续的 DNA 片段,称为冈崎片段。

3. 复制的终止　原核生物复制,往往从一定的起始点向两个方向同时进行,称为双向复制。某些原核生物还有一定的复制终止点。

复制叉中,前导链几乎可以不间断地延长,滞后链是通过冈崎片段来延长的。第一个冈崎片段延长至第二个冈崎片段引物前方时,DNA 聚合酶的 $5'→3'$ 外切酶活性可把前方的 RNA 引物水解,同时,DNA 聚合酶的聚合活性使第一个冈崎片段继续延长。此时,第一个片段的 $3'-OH$ 和第二个片段的 $5'-$磷酸端仍是游离的,也就是说,两链之间还有个小缺口,未连接起来(图 16 - 6)。DNA 连接酶把片段之间所剩的小缺口通过生成磷酸二酯键而接合起来,成为真正连续的子链。

DNA 聚合酶只有 $5'→3'$ 聚合活性,没有 $3'→5'$ 聚合活性。但是 DNA 聚合酶都具有外切酶活性(表 16 - 1)。因此,在原核生物的环状 DNA 复制时所有的引物都能被水解并由 DNA 链填补。在真核生物的线性 DNA 分子中,前导链的 RNA 引物和滞后链的最后一个 RNA 引物水解后无法再形成 DNA 链,与引物配对的模板链形成单链,单链 DNA 不稳定,随后被 DNA 聚合酶的外切酶活性催化水解,导致线性 DNA 分子每复制一次,DNA 分子就截短一节(图 16 - 7)。这个特性导致大多数真核细胞不能无限分裂下去,真核胚胎细胞体外培养分裂代数大约为 50 代。

在无限增殖的细胞如生殖细胞、干细胞、癌细胞中存在恢复 DNA 原有长度的端粒酶,端粒酶是一种反转录酶。酶分子中存在一段 RNA 序列,端粒酶以这段 RNA 为模板合成 DNA 子链,从而恢复 DNA 的长度。这导致 DNA 分子的两端出现高度重复的碱基序列,这种重复结构存在于染色体的两端,称为端粒。具有端粒酶的细胞是可以无限增殖的。此外,真核生物 DNA 复制的同时,几乎是与染色体蛋白,包括组蛋

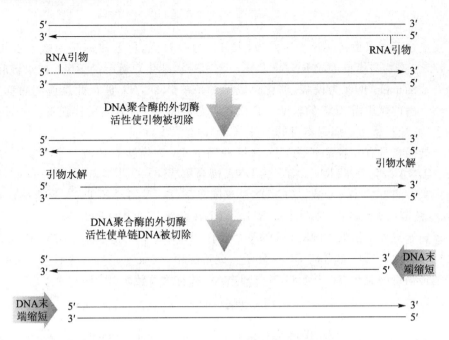

图 16 - 7　线性 DNA 每复制一次，DNA 两端截短一节

白及非组蛋白类的合成同步进行的。DNA 复制完成后，随即装配成核内的核小体，并组装成染色体。

（六）DNA 复制的特点

半保留复制；保真性；对称性；方向性。

（七）意义

半保留复制是细胞分裂、生物生长、繁殖的物质基础。

 护理专业教学资源库/课程中心/人体结构与功能/教学内容/生化部分/电子教案

二、反转录

1970 年 H. Temin 和 D. Baltimore 分别从 RNA 病毒中发现了一种酶，能催化单链 RNA 合成双链 DNA，遗传信息可从 RNA 传递到 DNA，对遗传学中心法则作了有益补充。

（一）概念

以 RNA 为模板合成 DNA 的过程，即遗传信息可从 RNA 传递到 DNA 的过程，称为反转录（reverse transcription）。

（二）条件

RNA 模板、dNTP 为原料、反转录酶。

（三）过程

反应过程先以单链 RNA 为模板，dNTP 为原料，催化合成一条单链互补 DNA（cDNA）。产物与模板生成 RNA-DNA 杂化双链，杂化双链中的 RNA 被水解后，再以新合成的单链 DNA 为模板，催化合成第二条单链 DNA。催化此反应的酶称为反转录酶。酶的作用需 Zn^{2+} 的辅助。合成方向也是从 $5'\rightarrow 3'$ 方向延伸新链。全过程所用的引物，现在认为是病毒本身的一种 tRNA。

反转录酶具有 3 种酶活力：① 它可利用 RNA 为模板合成互补 DNA 链，形成 RNA-DNA 杂化分子（RNA 指导的 DNA 聚合酶活性）；② 它以新合成的 DNA 为模板合成另一条互补 DNA 链，形成 DNA 双链分子（DNA 指导的 DNA 聚合酶活性）；③ 具有核糖核酸酶活性，专门水解 RNA-DNA 杂化分子中的 RNA 链。

反转录过程是依赖 RNA 的 DNA 合成作用；以 RNA 为模板，由 dNTP（dATP、dGTP、dCTP、dTTP）聚合成 DNA 分子。此过程中，核酸合成与转录（DNA→RNA）过程遗传信息的流动方向相反（RNA→DNA），故称为反转录（图 16-8）。

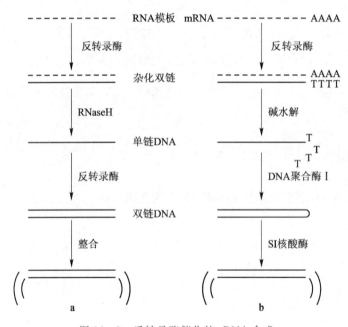

图 16-8　反转录酶催化的 cDNA 合成

反转录酶和反转录现象是分子生物学研究中的重大发现。中心法则认为：DNA 的功能兼有遗传信息的传递和表达，因此，DNA 处于生命活动的中心位置。反转录现象说明：至少在某些生物，RNA 同样兼有遗传信息传递和表达功能。20世纪 80 年代末，又发现了某些 RNA，即具有催化功能的核酶。过去所知，有生物催化作用的酶，其化学本质都是蛋白质。核酶的发现，使科学界对 RNA 在生命活动中的重要性添加了更深刻的认识。有人认为，RNA 在进化过程中，是比 DNA 更早出现的生物大分子。

三、DNA 损伤与修复

（一）DNA 损伤

某些理化因素如紫外线、电离辐射和化学诱变剂，可引起 DNA 突变。因为这些因素都能作用于 DNA 分子，造成其结构改变和功能的破坏。由自发的或环境因素引起的 DNA 一级结构的异常改变称为 DNA 损伤，也称为突变（mutation）。常见的 DNA 的损伤包括碱基脱落、碱基修饰、交联、链的断裂、重组等，突变的类型主要有点突变、缺失、插入、重排。然而在一定的条件下，生物体能使其 DNA 的损伤得到修复。这种修复作用是生物在长期进化过程中获得的一种保护功能。

（二）DNA 的修复

目前已知的修复系统有四种，即光复活、切除修复、重组修复和 SOS 修复。后三种机制不需要光照，因此又称为暗修复。

1. 光修复　由细菌中的 DNA 光解酶完成，此酶能特异性识别紫外线造成的核酸链上相邻嘧啶共价结合的二聚体，并与其结合，这步反应不需要光；结合后如受 $300\sim600\ nm$ 波长的光照射，则此酶就被激活，将二聚体分解为两个正常的嘧啶单体，然后酶从 DNA 链上释放，DNA 恢复正常结构。

2. 切除修复　对多种 DNA 损伤包括碱基脱落形成的无碱基位点、嘧啶二聚体、碱基烷基化、单链断裂、交联等 DNA 突变部位通过切除起到修复作用。这种修复方式普遍存在于各种生物细胞中，也是人体细胞主要的 DNA 修复机制。需要多种酶作用，在复制前进行。

3. 重组修复　指由基因的同源重组介导的修复过程。在某些情况下没有互补链可以直接利用，例如在 DNA 复制时两条链已经分开后发生 DNA 损伤，此时进行重组修复。重组修复不能完全去除损伤，损伤的 DNA 段落仍然保留在亲代 DNA 链上；只是重组修复后合成的 DNA 分子是不带有损伤的，经多次复制后，损伤就被"冲淡"了，在子代细胞中只有一个细胞是带有损伤 DNA 的。

4. SOS 修复　SOS 修复是指 DNA 受到严重损伤、细胞处于危急状态时所诱导的一种 DNA 修复方式，修复结果只是能维持基因组的完整性，提高细胞的生成率，但留下的错误较多，故又称为错误倾向修复，细胞有较高的突变率。

第二节　RNA 的生物合成

储存在 DNA 分子上的遗传信息通过转录、翻译产生具有生物功能的蛋白质的过程称为基因表达。DNA 中的遗传信息是决定蛋白质氨基酸序列的原始模板。mRNA 把遗传信息从细胞核染色体 DNA 储存的状态转送至胞液，作为蛋白质合成的直接模板。转录还包括 tRNA 和 rRNA 的生物合成，这两种 RNA 不作翻译模板，但参与蛋白质的生物合成。

转录和复制都与遗传信息传递有关，都是酶催化的核苷酸聚合反应，有许多相似之处:都以 DNA 为模板;都需依赖聚合酶;聚合过程都是核苷酸之间生成磷酸二酯键;新链的合成都由 $5'\to3'$ 方向延伸;都遵从碱基配对规律。但相似之中又有区别(表16-2)。

表16-2 复制、转录、反转录的比较

	复制	转录	反转录
模板	DNA	DNA	RNA
原料	dNTP	NTP	dNTP
酶	DNA 聚合酶	DNA 指导的 RNA 聚合酶	RNA 指导的 DNA 聚合酶
产物	DNA	RNA	cDNA
引物	RNA	—	tRNA
碱基配对	A=T,G≡C	A=U、T=A,G≡C	U=A、A=T,G≡C

一、转录

(一)概念

转录(transcription)是指以 DNA 为模板合成 RNA 的过程,即遗传信息从 DNA 传递到 RNA。

(二)部位

细胞核。

(三)方式

不对称转录。RNA 分子只有一条多核苷酸链,故转录时以 DNA 双链分子上的一条链为模板进行转录,另一条链不转录,这种方式称为不对称转录。

(四)条件

转录也需要有模板、原料、酶等才能进行。

1. 模板 DNA 双链中按碱基配对规律指导转录生成 RNA 的一条单链称为模板链。与其对应的互补链称为编码链(图16-9)。

$5'$—CGCTATAGCGTTT—$3'$(编码链)

$3'$—gcgatatcgcaaa—$5'$(模板链)

$5'$—CGCUAUAGCGUUU—$3'$(转录产生的RNA链)

图16-9 DNA 模板链与编码链

转录是有选择性的,在细胞不同的发育时期,按生存条件和需要进行转录。不对称转录具有两方面的含义:一是在 DNA 双链分子上,一条链可转录,另一条链不转录;二是模板链并非永远在同一单链上(图16-10)。

在 DNA 双链某一区段,以其中一条单链为模板链;在另一区段,又反过来以其对应单链作模板链。

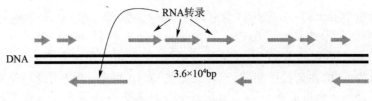

图 16 - 10　不对称转录

2. 原料　NTP(ATP、GTP、CTP、UTP)。

3. 酶　转录酶即 RNA 聚合酶(DNA 指导的 RNA 聚合酶,DDRP),在原核生物及真核生物均广泛存在,但有所区别。

原核细胞中只有一种 RNA 聚合酶,由五个亚基($\alpha_2\beta\beta'\sigma$)共同组成全酶。$\sigma$ 亚基的功能是辨认起始点,脱离了 σ 亚基的 $\alpha_2\beta\beta'$ 称为核心酶,核心酶的作用是延长 RNA 链。真核细胞已发现有三种 RNA 聚合酶,分别称为 RNA 聚合酶I、II、III,它们专一地转录不同的基因,因此,由它们催化的转录过程产物也各不相同,RNA 聚合酶I转录产物为 45S rRNA,RNA 聚合酶II转录产物为 hnRNA,RNA 聚合酶III转录产物为 tRNA、5S rRNA。RNA 聚合酶II因与 mRNA 合成有关,被认为是真核生物中最重要的 RNA 聚合酶。

二、转录过程

转录过程以 RNA 聚合酶辨认、结合 DNA 模板开始。随着酶向前移动,转录产物RNA 逐渐延长。直至转录酶到达终止信号处,RNA 聚合酶与 DNA 模板分离,产物RNA 链脱落,转录即告终止。真核生物的转录产物还需要有转录后再加工的过程。

(一) 起始

目前已知,转录时 DNA 解开成单链的幅度只有 10～20 个碱基对,形成转录泡(图16-11)。原核生物辨认转录起始点现已知只有 σ 因子,起始点的碱基序列也比较单一。

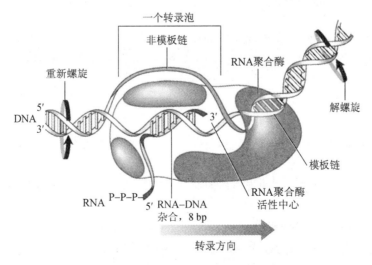

图 16 - 11　RNA 聚合酶与 RNA 的转录

转录起始不需引物,两个相邻核苷酸只要与模板相配对,直接在起始点上就被 RNA 聚合酶催化形成磷酸二酯键。为首的一个总是 GTP 或 ATP,以 GTP 更为常见。GTP 与随后而来的 NTP 生成磷酸二酯键,仍保留三磷酸鸟苷状态。$5'$-端的三磷酸鸟苷结构,不但在延长中保留,至转录完成,RNA 脱落,也还有这一结构。

第一个磷酸二酯键形成后,σ 亚基即从转录起始复合物上脱落。核心酶则连同合成的 RNA 链,继续结合于 DNA 分子上并沿 DNA 链向前移动。实验证明:σ 亚基不脱落,RNA 聚合酶则停留在起始位置,即转录不能继续进行。

(二) 延长

随着 σ 亚基的脱落,核心酶的构象会发生改变。起始区的 DNA 有特殊的碱基序列,因此,酶与模板的结合有高度的特异性,而且较为紧密。过了起始区,不同基因的碱基序列大不相同,所以,RNA 聚合酶与模板的结合就是非特异性的。而且结合得较为松弛,有利于 RNA 聚合酶迅速向前移动。RNA 聚合酶构象的改变,就是适应于这种不同区段的结构所需要的。

转录延长过程中,DDRP 是沿着 DNA 链 $3' \rightarrow 5'$ 向前移动,从 $5' \rightarrow 3'$ 方向合成 RNA 链,新合成的 RNA 链与模板链互补。

(三) 终止

转录终止的现象是 RNA 聚合酶在模板的某一位置停顿,RNA 链从转录复合物上脱离出来。大肠杆菌的转录终止有两种类型:一种是不依赖 ρ 因子的终止,由于终止区域有富含 C/G 碱基的发夹结构及其 $3'$-端的寡聚 T 序列(编码链),使新合成的 RNA 链的发夹式的二级结构,阻止 RNA 聚合酶的滑动,RNA 链的延伸便终止。另一种是依赖 ρ 因子的转录终止,ρ 因子进入终止区域,能与 RNA 链结合,并具有 ATP 酶活性,它能利用 ATP 水解释放的能量,使 RNA 链释放,转录终止后,核心酶也从 DNA 模板上脱落下来,核心酶与 σ 因子结合,重新形成全酶,开始一条新的 RNA 链的合成。

护理专业教学资源库/课程中心/人体结构与功能/教学内容/生化部分/电子教案

三、转录后的加工、修饰

在原核细胞,由于不存在核膜,因此 RNA 是边转录边翻译,即转录还没完成,蛋白质的翻译过程已经开始。而真核细胞转录产生的 RNA 必须经过加工修饰,然后经核膜孔被送入细胞质才能开始蛋白质的翻译,所以,真核细胞在转录和翻译之间有一个加工修饰过程。

(一) mRNA 转录后的加工

mRNA 分子的前体是核不均一 RNA(hnRNA),hnRNA 的加工修饰主要有以下 3 步。

1. 戴帽　即在 $5'$端添加 m^7GpppG(7-甲基鸟苷三磷酸),这种结构使水解酶无法从 5′端进行水解。

2. 加尾　在 3′端添加多聚腺苷酸尾巴(poly A)。多聚 A 的存在保护遗传密码部分不被核糖核酸酶水解,但是多聚 A 的尾巴依然能被水解,所以多聚 A 的长短决定了 mRNA 的寿命。

3. 剪接　真核生物 DNA 上的基因是断裂基因,有外显子(编码序列)和内含子(非编码序列),转录产生的 RNA 为 hnRNA,它不是最后翻译时用的模板,需对其进行加工,即切除内含子,同时将外显子拼接起来,形成最终的翻译模板 mRNA。

(二) tRNA 转录后的加工

tRNA 的初始转录产物核苷酸数多于成熟的 tRNA,它的加工修饰包括以下 3 步:

1. 剪接　tRNA 前体通常包括一个以上的 tRNA 分子,然后通过核苷酸水解加工过程将它们分开。许多 tRNA 基因中相当于反密码环的部分有 14～60 个核苷酸的插入序列。因此加工过程也包括除去插入序列,即相当于外显子转录产物的拼接。

2. 碱基的修饰　如某些碱基的甲基化,$A \rightarrow A^m$,$G \rightarrow G^m$;尿嘧啶转变成二氢尿嘧啶(DHU)的还原反应;腺嘌呤转变为次黄嘌呤($A \rightarrow I$)的脱氨等碱基修饰的反应。

3. 3′-末端加上 CCA　在核苷酸转移酶的催化下,以 CTP、ATP 为供体,在 RNA 前体的 3′-末端加上 CCA - OH 结构,使 tRNA 具有携带氨基酸的能力。

(三) rRNA 转录后的加工

真核细胞的三种 rRNA 在细胞核核仁内生成,合成过程中先形成共同的 45S 的前体,然后再断裂成 18S rRNA、5.8S rRNA 和 28S rRNA。5S rRNA 的基因与其他 rRNA 基因是分开的,当其转录后经过适当的加工,即与 28S rRNA 以及有关蛋白质一起组成核蛋白体的大亚基。18S rRNA 则与有关蛋白质组成小亚基。

第三节　蛋白质的生物合成

翻译(translation)就是以 mRNA 为模板合成蛋白质的过程,即把核酸中四种碱基组成的遗传信息,以遗传密码翻译方式转变为蛋白质中 20 种氨基酸的排列顺序。DNA 分子储存遗传信息,通过转录生成 mRNA,由 mRNA 作直接的模板来指导翻译。翻译在细胞质中进行,mRNA 则在核内(原核生物则在核区)合成。mRNA 经过加工修饰后穿过核膜进入细胞质与核糖体结合,在 rRNA 和 tRNA、蛋白质、酶、供能物质和无机离子等的共同参与下,以各种氨基酸为原料,完成蛋白质的生物合成过程。

一、参与蛋白质生物合成的物质

(一) 原料

20 种编码氨基酸。

(二) 酶及蛋白质因子、无机离子、供能物质

1. 氨基酰 tRNA 合成酶　有 20 种以上,催化特定的氨基酸与其相应的 tRNA 结合,消耗 ATP。

2. 转肽酶　催化氨基酸间形成肽键,存在于核糖体的大亚基上,过去认为是核糖体的蛋白质部分,现在已经证实转肽活性是核糖体辅基 RNA 的作用,即该 RNA 具有催化活性。转肽过程是不需要任何蛋白因子参与的核糖体催化过程。

3. 移位酶　催化核糖体向 mRNA 的 3′-端移动 1 个密码子的距离。

4. 其他因子　起始因子(IF1、2、3);延长因子(EF1、2);终止因子或释放因子(RF)。

5. 其他物质　Mg^{2+}、K^+ 等无机离子;ATP、GTP 等供能物质。

(三) 三种 RNA

蛋白质生物合成时需要三种 RNA 参与,即 mRNA、tRNA、rRNA。mRNA 是蛋白质合成的直接模板,rRNA 参与构成核糖体,后者是蛋白质合成场所,tRNA 作为运输氨基酸的工具;核糖体在模板 mRNA 链的 5′→3′ 移动,使活化的氨基酸在核糖体上缩合成多肽链,合成方向从 N 端→C 端。

1. mRNA　mRNA 是蛋白质生物合成的直接模板。mRNA 从 5′→3′ 方向,以 AUG 开始,每三个相邻的核苷酸组成一个三联体,成为一个遗传密码。生物体内共有 64 个密码子,其中 61 个分别代表了 20 种不同的编码氨基酸(表 16-3)。AUG 除代表蛋氨酸外,还可作为多肽链合成的起始信号,称为起始密码子,而 UAA、UAG、UGA 则代表多肽链合成的终止信号,成为终止密码子。遗传密码具有以下特点。

表 16-3　遗传密码表

第一碱基 (5′-端)	第二碱基				第三碱基 (3′-端)
	U	C	A	G	
U	UUU 苯丙	UCU 丝	UAU 酪	UGU 半胱	U
	UUC 苯丙	UCC 丝	UAC 酪	UGC 半胱	C
	UUA 亮	UCA 丝	UAA 终止	UGA 终止	A
	UUG 亮	UCG 丝	UAG 终止	UGG 色	G
C	CUU 亮	CCU 脯	CAU 组	CGU 精	U
	CUC 亮	CCC 脯	CAC 组	CGC 精	C
	CUA 亮	CCA 脯	CAA 谷胺	CGA 精	A
	CUG 亮	CCG 脯	CAG 谷胺	CGG 精	G
A	AUU 异亮	ACU 苏	AAU 天胺	AGU 丝	U
	AUC 异亮	ACC 苏	AAC 天胺	AGC 丝	C
	AUA 异亮	ACA 苏	AAA 赖	AGA 精	A
	AUG* 蛋	ACG 苏	AAG 赖	AGG 精	G
G	GUU 缬	GCU 丙	GAU 天	GGU 甘	U
	GUC 缬	GCC 丙	GAC 天	GGC 甘	C
	GUA 缬	GCA 丙	GAA 谷	GGA 甘	A
	GUG 缬	GCG 丙	GAG 谷	GGG 甘	G

* 在 mRNA 起始部位的 AUG 为起始信号

（1）方向性：密码子的排列有一定的方向性。起始密码子位于 mRNA 链的 5′端，终止密码子位于 3′端。翻译从起始密码子开始，沿 5′→3′方向进行，直到终止密码子出现为止，与此相应的多肽链的合成从 N 端向 C 端延伸。

（2）连续性：密码之间没有核苷酸间断，连续三个一组往下翻译。mRNA 链上的碱基插入或缺失，可造成框移突变，使下游翻译出的氨基酸完全改变。

（3）简并性：在遗传密码中，除色氨酸和蛋氨酸外，其余氨基酸均有 2 个或 2 个以上的密码。有 2、3、4 个密码的氨基酸，其三联体上 1、2 位碱基相同，第 3 位碱基则不同。若前两位碱基发生错配突变，可以译出不同的氨基酸；而第 3 位碱基的突变，有可能不会影响氨基酸的翻译。

（4）通用性：从最简单的病毒、原核生物、直至人类，都使用相同的一套遗传密码。

（5）摆动性：翻译过程中，氨基酸的正确加入，需靠 mRNA 上的密码与 tRNA 上的反密码相互辨认。密码与反密码配对辨认时，有时不完全遵照碱基互补的规律。尤其是密码的第 3 位碱基对应反密码的第 1 位碱基，更常出现这种摆动现象，即碱基不严格互补也能互相辨认。tRNA 碱基组成的特点是有很多稀有碱基，其中次黄嘌呤常出现于反密码的第 1 位，可以与密码的第 3 位 A、C 或 U 配对，这就是常见的摆动现象。

2. tRNA　tRNA 分子的反密码可识别 mRNA 密码子，通过氢键相互配对。tRNA 的 3′-末端 CCA - OH 是氨基酸的结合位点。一种氨基酸可以与 2～6 种 tRNA 特异地结合，已发现的 tRNA 有 40～50 种。这种由密码-反密码-氨基酸之间的"对号入座"，保证了从核酸到蛋白质的信息传递的准确性。

3. rRNA　rRNA 与多种蛋白质共同构成核糖体。核糖体是多肽链合成的场所，是蛋白质生物合成的"装配机"。参加蛋白质生物合成的各种成分，最终均需结合于核糖体上，再将氨基酸按特定的顺序聚合成多肽链。

核糖体由大、小两个亚基组成。原核生物核糖体为 70S，包括 30S 小亚基和 50S 大亚基；小亚基由 16S rRNA 和 21 种蛋白质构成，大亚基由 5S rRNA、23S rRNA 和 35 种蛋白质构成。真核生物中的核糖体为 80S，分为 40S 小亚基和 60S 大亚基两部分；小亚基由 18S rRNA 和 30 多种蛋白质构成，大亚基则由 5S rRNA、28S rRNA 和 50 多种蛋白质构成，在哺乳动物中大亚基还含有 5.8S rRNA。核糖体在蛋白质的生物合成中具有以下的功能：（1）小亚基：① 有容纳 mRNA 的通道，可结合模板 mRNA。② 结合起始 tRNA。③ 结合和水解 ATP。（2）大亚基：① 主要有两个 tRNA 的结合位点。第一个称为受位或 A 位，是氨基酰 tRNA 进入核糖体后占据的位置；第二个称为给位或 P 位，是肽酰 tRNA 占据的位置。② 具有转肽酶的活性，催化肽键的形成。③ 能够结合参与蛋白质合成的多种可溶性蛋白因子，如 EF、IF、RF 等。

二、蛋白质生物合成的过程

（一）氨基酸的活化与转运

氨基酸、tRNA 在 ATP 参与下，由氨基酰-tRNA 合成酶催化，氨基酸与 tRNA 的 3′-末端游离的 - OH 以酯键相结合成为氨基酰 - tRNA 即活化型的氨基酸。氨基

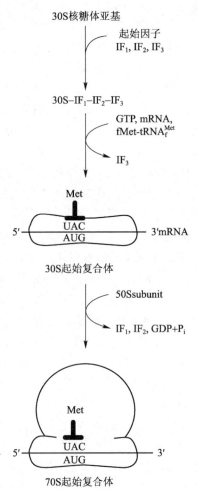

酰－tRNA合成酶有较高的的特异性,使不同的氨基酸和不同的 tRNA 特异结合。

$$\text{氨基酸} + \text{tRNA} \xrightarrow[\substack{\text{Mg}^{2+}\\ \text{ATP} \quad\quad \text{AMP+PPi}}]{\text{氨基酰－tRNA合成酶}} \text{氨基酰－tRNA}$$

(二) 核糖体循环

可分为起始、延长和终止三个阶段。

1. 起始　翻译的起始是在起始因子、Mg^{2+}、GTP参与下,将带有蛋氨酸的 tRNA 与 mRNA 结合到核糖体上形成起始复合物的过程,此过程在原核生物与真核生物中基本相同。起始复合物的形成是翻译的关键步骤,影响起始复合物形成的因素均能影响蛋白质的生物合成。起始复合物由大、小亚基、mRNA 与甲酰蛋氨酰－tRNA (fMet－tRNA^{fmet}) 共同构成(图 16－12)。起始复合物的核糖体上有 P 位和 A 位,可结合氨基酰－tRNA。

2. 延长　翻译过程的肽链延长,也称为**核糖体循环**(ribosmal cycle)。每次核糖体循环,可分为三个步骤:注册、成肽、转位。每循环一次,肽链延长一个氨基酸,如此不断重复,肽链不断延长,直至肽链合成终止。

(1) 注册(进位):指氨基酰－tRNA 根据遗传密码的指引,进入核糖体的 A(受位)位。起始复合体形成后,核糖体的 P 位(给位)已为 fMet－tRNA^{fmet}占据,但 A 位是留空的,而且对应着 mRNA 的第二位密码,即紧接 AUG 的三联体。接受新的氨基酰－tRNA 进入 A 位(受位)称为进位。这是一个耗能过程,由 GTP 提供所需能量。需要延长因子－1 及 Mg^{2+}和 K$^+$参加。

(2) 成肽(转肽):此过程由转肽酶催化,反应在 A位上进行,即 P 位上的蛋氨酸移至 A 位成肽,P 位留下一个无负载的 tRNA。在成肽结束前,tRNA 从核糖体上脱落,使 P 位留空。转肽过程还需要 Mg^{2+}和 K$^+$参加。

(3) 转位(移位):转肽作用之后,肽酰－tRNA 位于 A 位,P 位空出。在转位酶的催化下,核糖体沿着 mRNA 模板向 3′－端方向移动一个密码的距离,使得原来结合在 A 位的二肽酰 tRNA 由 A 位换到 P 位,而 A 位空出,又可以接受下一个与其密码相对应的氨基酰－tRNA,重复进行下一轮的进位、转肽和移位,形成三肽酰 tRNA。如此三个步骤不断重复进行,肽链就按着遗传信息所编码的氨基酸序列不断延长,直到 A 位上出现终止密码为止。延长因子 EF－G 有转位酶活性,可结合并水解 GTP 提供能量。

图 16－12　蛋白质合成的起始阶段

由此可见,核糖体阅读 mRNA 密码是从 $5'\rightarrow3'$ 方向进行,肽链合成是从 N-端向 C-端方向进行的。每进行一次核糖体循环,肽链便延长一个氨基酸(图 16-13)。

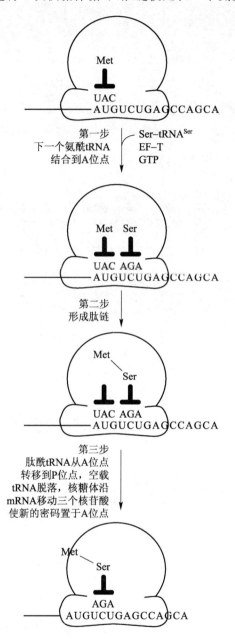

图 16-13 蛋白质合成的延伸阶段

3. 终止 肽链合成的终止包括终止信号(UAA、UAG、UGA)的辨认,肽链从肽-tRNA上水解释放,mRNA从核糖体中分离,大、小亚基拆开。终止过程也需蛋白质因子,通常称为释放因子(RF)。任何一种终止信号出现,延长即终止(图 16-14)。具体过程如下。

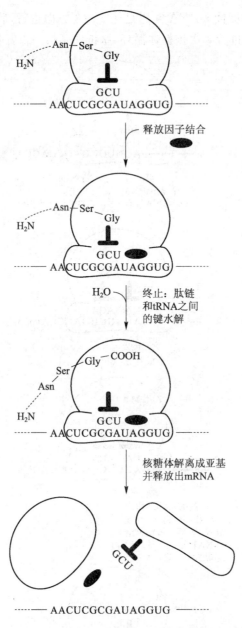

图 16-14 蛋白质合成的终止阶段

（1）当翻译到 A 位出现 mRNA 的终止密码时,因无氨基酰-tRNA 与之对应,由 RF-1 或 RF-2 识别终止密码,进入 A 位。RF-3 加强此种作用。

（2）释放因子的结合,可诱导核糖体上的转肽酶表现出酯酶活性,使 P 位上的肽链与 tRNA 分离。

（3）通过 GTP 水解为 GDP 及 Pi,使残留在核糖体上的 tRNA,乃至各种释放因子释出,最终使核糖体也从 mRNA 脱落下来。

（三）多聚核糖体循环

在蛋白质生物合成过程中,一条 mRNA 链上,常有多个核糖体呈串珠状排列,可见核
糖体以多聚核糖体的形式存在。每个核糖体之间有 5～15 nm 距离,估算在 mRNA 链上的
每 80 个核苷酸即附有一个核糖体。多聚核糖体的形成是由于第一个核糖体在 mRNA 链
上随着翻译的进行而向下游移动,空出的起始部位就会与第二个核糖体结合,以后第三、第
四个核糖体也可在 mRNA 的起始位点进入。通过多个核糖体在一条 mRNA 链上同时翻
译,可以加快蛋白质的合成速度,mRNA 得到充分的利用(图 16 - 15)。

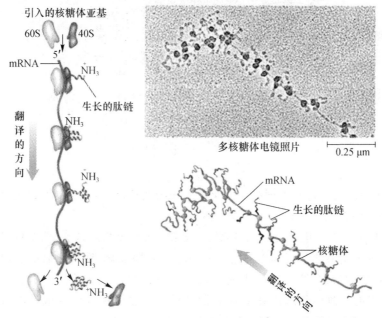

图 16 - 15　多聚核糖体

蛋白质合成的全过程见图 16 - 16。

三、翻译后的加工

对于大多数蛋白质来说,多肽链翻译后还要进行下列不同方式的加工修饰才具有
生理功能。

（一）氨基端与羧基端的修饰

在原核生物中几乎所有蛋白质都是从 N -甲酰蛋氨酸开始,真核生物从蛋氨酸开
始。甲酰基经酶水解而除去,蛋氨酸或者氨基端的一些氨基酸残基常由氨基肽酶催化
而水解除去,包括除去信号肽序列。因此,成熟的蛋白质分子 N -端可以没有甲酰基,
或没有蛋氨酸。同时,某些蛋白质分子氨基端要进行乙酰化,在羧基端也要进行修饰。

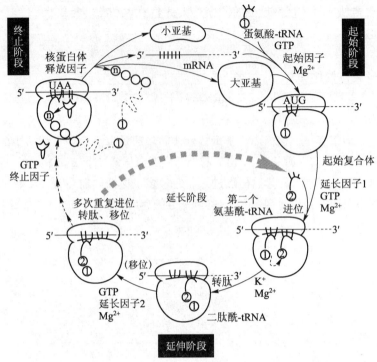

图 16-16　核蛋白体循环

（二）共价修饰

许多蛋白质可以进行不同类型的化学基团的共价修饰，修饰后可以表现为激活状态，也可以表现为失活状态。

1.磷酸化　磷酸化多发生在多肽链丝氨酸、苏氨酸的羟基上，偶尔也发生在酪氨酸残基上，这种磷酸化的过程受细胞内一种蛋白激酶催化，磷酸化后的蛋白质可以增加或降低它们的活性，例如：促进糖原分解的磷酸化酶，无活性的磷酸化酶 b 经磷酸化以后，变成具有活性的磷酸化酶 a；而有活性的糖原合成酶 a 经磷酸化以后变成无活性的糖原合成酶 b，共同调节糖原的合成与分解。

2.糖基化　质膜蛋白质和许多分泌性蛋白质都具有糖链，这些寡糖链结合在丝氨酸或苏氨酸的羟基上，例如红细胞膜上的 ABO 血型决定簇。这些寡糖链是在内质网或高尔基体中加入的。

3.羟基化　胶原蛋白前 α 链上的脯氨酸和赖氨酸残基在内质网中受羟化酶、分子氧和维生素 C 作用产生羟脯氨酸和羟赖氨酸，如果此过程受障碍，胶原纤维不能进行交联，会极大地降低它的张力强度。

4.二硫键的形成　mRNA 上没有胱氨酸的密码子，多肽链中的二硫键，是在肽链合成后，通过两个半胱氨酸的巯基氧化而形成的，二硫键的形成对于许多酶和蛋白质的活性是必需的。

（三）亚基的聚合

有许多蛋白质是由两个以上亚基构成的，亚基之间通过非共价键聚合成多聚体才能表现生物活性。例如成人血红蛋白由两条 α 链,两条 β 链及四分子血红素构成四级结构才有运氧功能。

(四) 水解断链

一般真核细胞中一个基因对应一个 mRNA,一个 mRNA 对应一条多肽链,但也有少数的情况,即一种翻译后的多肽链经水解后产生几种不同的蛋白质或多肽。例如,哺乳动物的鸦片样促黑皮质素原(POMC)初翻译产物为 265 个氨基酸,在脑下垂体前叶细胞中,被切割成为 N-端片段和 C-端片段的 β-促脂解激素。然后 N-端片段又被切割成较小的 N-端片段和 89 肽的促肾上腺皮质激素(ACTH)。而在脑下垂体中叶细胞中,β-促脂解激素再次被切割产生 β-内啡肽;ACTH 也被切割产生 13 肽的促黑激素。

四、蛋白质生物合成与医学

蛋白质生物合成与遗传、分化、免疫、肿瘤发生以及药物作用均有密切关系,是医学上的重大课题。

(一) 分子病

由于 DNA 分子上基因突变,引起 mRNA 密码子改变,使翻译出的蛋白质一级结构与正常不同,导致体内某些结构和功能的异常,由此造成的疾病即为分子病。例如镰刀型红细胞贫血,患者血红蛋白 β-链的 N-端第 6 位氨基酸残基由亲水的谷氨酸变成疏水的缬氨酸。患者血红蛋白容易析出聚集,而使红细胞变形成镰刀形并较易破裂而引起溶血。

(二) 抗生素对蛋白质合成的影响

多种抗生素可作用于复制、转录和翻译各个环节,通过抑制细菌或肿瘤细胞蛋白质的合成,起到抑菌或抗癌作用。

抑制 DNA 模板功能的抗生素有博来霉素、丝裂霉素 C、放线菌素等。例如丝裂霉素 C 能选择性地与模板 DNA 上鸟嘌呤的第 6 位氧原子结合,妨碍 DNA 双链解离,从而抑制 DNA 复制,临床上用以治疗白血病、肉瘤等恶性肿瘤。

抑制 RNA 合成的抗生素有利福霉素等,其作用机制是与原核细胞 RNA 聚合酶的 β-亚基结合,使核心酶不能和起始因子 σ 结合,从而抑制转录。利福霉素对真核细胞的 RNA 聚合酶无明显作用,临床用以抗结核治疗。

抑制蛋白质翻译过程的抗生素有链霉素和卡那霉素等,它们能与 30S 亚基结合,使氨基酰-tRNA 上的反密码子与 mRNA 上的密码子结合松弛,还能引起读码错误,导致合成异常蛋白质。四环素与小亚基结合,能阻止氨基酰-tRNA 注册,另外氯霉素能与原核细胞大亚基结合,抑制转肽酶的活性,阻止肽键的形成。

知识拓展

克隆羊多莉

1997 年 2 月 27 日的英国《自然》杂志报道了一项震惊世界的研究成果:1996 年 7 月 5 日,英国爱丁堡罗斯林研究所(Roslin)的伊恩·维尔穆特(Wilmut)领导的一个科研小组,利用克隆技术培育出一只小母羊。这是世界上第一例用已经分化的成熟的体细胞(乳腺细胞)克隆出的动物。克隆羊多莉的诞生,引发了世界范围内关于动物克隆技术的热烈争论。它被美国《科学》杂志评为 1997 年世界十大科技进步的第一项,也是当年最引人注目的国际新闻之一。科学家们普遍认为,多莉的诞生标志着生物技术新时代来临。继多莉出现后,克隆,这个以前只在科学研究领域出现的术语变得广为人知。克隆猪、克隆猴、克隆牛纷纷问世,似乎一夜之间,克隆时代已来到人们眼前。

第四节　分子生物学及相关技术

一、概述

1953 年,DNA 双螺旋结构模型的提出标志着分子生物学的诞生,生命科学的发展也经历了从表型到基因型,从整体水平到细胞水平,再到分子水平这样一个漫长的过程。分子生物学是从分子水平研究生物大分子(如核酸和蛋白质等)的结构和功能,进而阐明生命现象和本质的一门新兴学科。自诞生以来,就飞速发展并渗透到医学的各个领域,推动现代医学由细胞水平向分子水平、基因水平纵深发展,形成了分子遗传学、分子细胞学、分子免疫学、分子诊断学、分子微生物学等一系列的新兴学科。随着人类基因组计划的实施和完成,分子生物学已成为当代生命科学和医学研究的核心前沿并推动了整个科学的发展,为人类认识生命现象带来了前所未有的机遇,使医学进入了一个崭新的"分子医学"时代。而基于分子生物学的相关技术已经成为破解生命奥秘、探究疾病现象的最重要的工具和手段之一。

(一) 分子生物学

分子生物学是以核酸和蛋白质等生物大分子的结构及其在遗传信息和细胞信息传递中的作用作为研究对象,从分子水平探讨生命现象和本质的一门新兴学科。分子生物学主要研究生物大分子的结构与功能、生物大分子间的相互作用及其与疾病发生、发展的关系。可概括为以下几个方面。

1. 核酸分子生物学　主要研究核酸的结构与功能,是目前分子生物学中研究最活跃、内容最丰富的一个领域。

2. 蛋白质分子生物学　核酸分子中储存的大量的遗传信息靠蛋白质表达,蛋白质是生命活动的执行者。蛋白质分子生物学主要研究蛋白质的结构与功能,揭示蛋白质功能与细胞生命活动的规律。

3. 细胞信号转导的分子生物学　主要研究细胞内、细胞间信息传递的分子基础,明确每种信号转导与传递途径及参与该途径的所有分子的作用和调节方式,阐明这些变化的分子机理。

(二) 分子生物学相关技术

随着限制性核酸内切酶、反转录酶、连接酶等一系列工具酶的相继发现,为 DNA 重组技术的发展奠定了坚实的基础,并以 DNA 重组技术的出现作为里程碑,标志着分子生物学相关技术在人类认识生命本质和改造生命的新时期的开始。

随着分子生物学的进一步发展,1977 年由 Sanger 等人提出的双脱氧链终止法以及由 Maxam 与 Gilibert 等人提出的化学降解法,可以快速进行 DNA 序列的测定分析;单链构象多态性分析是近年来在基因突变检测中运用最广泛的方法之一;**聚合酶链反应(PCR 技术)**是 80 年代中期发展起来的体外核酸扩增技术,能在一个试管内将所要研究的目的基因或某一 DNA 片段于数小时内扩增十万乃至百万倍,过去几天甚至几个星期做到的事在几个小时内便可完成,该技术是医学领域中的革命性创举;除此之外,分子杂交技术、蛋白质印迹技术、基因定点诱变、RNA 干扰、基因芯片、蛋白质芯片等一系列分子生物学的新兴技术,也积极推动了医学的深入发展,并取得了可喜的成绩。

二、分子生物学与医学的关系

由于分子生物学的发展和渗透,对机体的生理功能和疾病机制的研究,已由整体水平、器官水平进入到细胞和分子水平;对生命的了解,由表面现象观察进入了本质的探讨,各种生理和病理现象都可能从基因水平找到答案。肿瘤发生与癌基因、抑癌基因,药物的耐药性与抗药基因,表明生物体各种各样的生命现象及生理、病理表现,几乎无一不与基因有关。分子生物学可以从本质上真正认识疾病发生的根本原因,从根本上治疗疾病和阐明疾病的发病机制。并且随着分子生物学的飞速发展,其原理和技术已经广泛地应用到医药的各个领域。

1. 疾病诊断　随着人们对发病机制认识的不断深入,临床疾病的诊断和防治正在发生质的改变,传统的疾病诊断方法难以从深层次上揭示各种临床状态及从实质上对疾病进行准确的诊断。自 1978 年 Kan WY 等首次采用液相 DNA 分子杂交技术进行 α-地中海贫血病的基因诊断以来,基因诊断技术经过近些年的发展已经进入了临床实用阶段,它不仅适用于遗传性疾病诊断,而且已经扩展到一些感染性疾病、肿瘤的诊断以及刑事案件的侦破和亲子鉴定。

2. 疾病治疗　疾病的基因治疗是利用分子生物学方法将目的基因导入患者体内,使之表达目的基因产物,从而治疗疾病,它是现代医学和分子生物学相结合而诞生的新技术。1990 年美国科学家在一名 4 岁的腺苷脱氨酶缺乏症患者身上实施了体细胞基因治疗方案并取得成功,给医学带来了新希望和新的治疗手段,开辟了治疗学的新纪元。而人类基因组遗传信息的全部破译和基因功能的阐明,使分子外科医生有可能根据患者需要将外源基因导入患病的细胞,替换有缺陷的基因以达到治疗疾病的目的。随着分子生物学技术的发展,相信基因治疗会有更广阔的发展空间。

3. 基因工程药物和疫苗的生产　基于分子生物学技术—基因工程(DNA 重组技术)的蓬勃兴起而首先受益的产业就是制药工业。现在已经有很多种肽或蛋白质类药物,如人胰岛素、生长激素、干扰素等能够通过“工程菌”大量生产,更多的药物则正在开发之中。疫苗的研制正在极大地促进预防医学的发展。例如,乙型肝炎疫苗、轮状病毒疫苗、疟疾疫苗等,已付诸应用。基因工程药物和疫苗的开发和生产,降低了生产成本,增加了经济效益,同时也极大地促进了医药企业的发展。

随着分子生物学及相关技术的不断进步和发展,可以预见,在未来的几年或几十年内,分子生物学技术将改变医学的研究方式,革新医学诊断和治疗,从而进一步促进人类健康水平的提高。

小　结

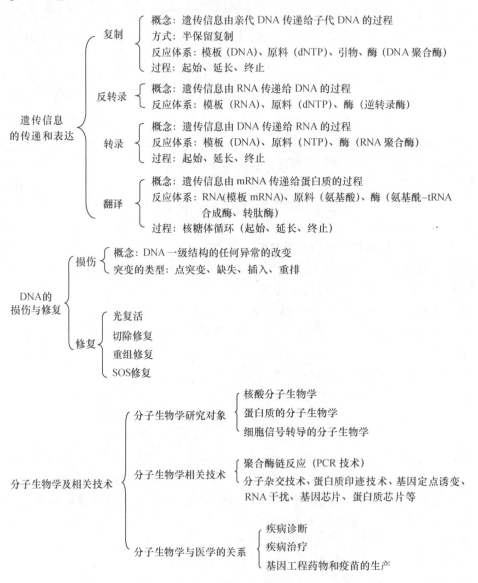

思考题

1. 简述 DNA 半保留复制的过程。

2. 列表比较复制、转录、翻译的部位、原料、有关的酶、产物。

3. 真核生物 mRNA 如何加工？

4. 有一核苷酸序列为：

5′—AUGTTAGACGCAATTTCGAGGCCCGTAAACTAA—3′：

① 写出半保留复制时上述核苷酸链的互补链。

② 如以上述 DNA 链为模板链，写出转录的 mRNA 的核苷酸序列。

③ 写出以此 mRNA 为模板合成的蛋白质多肽链中氨基酸的排列顺序。

（何国产）

参考文献

1. 彭波.生理学.2版.北京:人民卫生出版社,2010.

2. 朱大年.生理学.7版.北京:人民卫生出版社,2008.

3. 丁报春.生理学.北京:北京大学医学出版社,2009.

4. 马晓健.生理学.北京:高等教育出版社,2010.

5. 周朋进.生理学.北京:中国科学技术出版社,2010.

6. 王庭槐.生理学.北京:高等教育出版社,2007.

7. 顾承麟.生理学.2版.北京:科学出版社,2007.

8. 白波,高明灿.生理学.2版.北京:人民卫生出版社,2009.

9. 周森林.生理学.北京:高等教育出版社,2007.

10. 徐筱跃.生理学.西安:第四军医大出版社,2010.

11. 查锡良.生物化学.北京:人民卫生出版社,2008.

12. 潘文干.生物化学.6版.北京:人民卫生出版社,2009.

13. 何旭辉.生物化学.北京:人民卫生出版社,2010.

14. 成凡.生物化学.北京:人民卫生出版社,2009.

15. 黄诒森,张光毅.生物化学与分子生物学.北京:科学出版社,2008.

16. 王云霞,罗婉妹.正常人体功能.北京:高等教育出版社,2011.

17. 张敏.正常人体功能.北京:高等教育出版社,2010.

18. 丁明星.人体结构与机能.杭州:浙江大学出版社,2010.

19. 王光亮.正常人体功能.武汉:华中科技大学出版社,2001.

20. 赵汉芬.正常人体功能.上海:复旦大学出版社,2011.

21. 徐玲.人体机能学基础及护理应用.北京:科学出版社,2007.

22. 李金钟.正常人体结构与功能.北京:人民卫生出版社,2010.

23. 邓祖国,张勋.图表生理学.北京:科学出版社,2006.

高等职业教育护理专业教学资源库平台使用说明

1. 登录www.cchve.com.cn，在专业列表中选择"护理专业"。

2. 自行注册账号，登录后可看到相关课程及资源，还可进入课程中心进行选课。